Daniel Völker

Therapeutisches Yoga

Daniel Völker

Therapeutisches Yoga

In Neurologie, Orthopädie, Innerer Medizin

1. Auflage

Mit Beiträgen von:
Lena Braun, München
Dorothea Hauswald, Berlin
Gesine Ufkes, Berlin

ELSEVIER

Elsevier GmbH, Bernhard-Wicki-Str. 5, 80636 München, Deutschland
Wir freuen uns über Ihr Feedback und Ihre Anregungen an kundendienst@elsevier.com

ISBN 978-3-437-45027-3
eISBN 978-3-437-05611-6

1. Auflage 2024

Wichtiger Hinweis
Die medizinischen Wissenschaften unterliegen einem sehr schnellen Wissenszuwachs. Der stetige Wandel von Methoden, Wirkstoffen und Erkenntnissen ist allen an diesem Werk Beteiligten bewusst. Sowohl der Verlag als auch die Autorinnen und Autoren und alle, die an der Entstehung dieses Werkes beteiligt waren, haben große Sorgfalt darauf verwandt, dass die Angaben zu Methoden, Anweisungen, Produkten, Anwendungen oder Konzepten dem aktuellen Wissensstand zum Zeitpunkt der Fertigstellung des Werkes entsprechen.
Der Verlag kann jedoch keine Gewähr für Angaben zu Dosierung und Applikationsformen übernehmen. Es sollte stets eine unabhängige und sorgfältige Überprüfung von Diagnosen und Arzneimitteldosierungen sowie möglicher Kontraindikationen erfolgen. Jede Dosierung oder Applikation liegt in der Verantwortung der Anwenderin oder des Anwenders. Die Elsevier GmbH, die Autorinnen und Autoren und alle, die an der Entstehung des Werkes mitgewirkt haben, können keinerlei Haftung in Bezug auf jegliche Verletzung und/oder Schäden an Personen oder Eigentum, im Rahmen von Produkthaftung, Fahrlässigkeit oder anderweitig übernehmen.

Für die Vollständigkeit und Auswahl der aufgeführten Medikamente übernimmt der Verlag keine Gewähr.
Geschützte Warennamen (Warenzeichen) werden in der Regel besonders kenntlich gemacht(®). Aus dem Fehlen eines solchen Hinweises kann jedoch nicht automatisch geschlossen werden, dass es sich um einen freien Warennamen handelt.

Bibliografische Information der Deutschen Nationalbibliothek
Die Deutsche Nationalbibliothek verzeichnet diese Publikation in der Deutschen Nationalbibliografie; detaillierte bibliografische Daten sind im Internet über https://www.dnb.de abrufbar.

24 25 26 27 28 5 4 3 2 1

In ihren Veröffentlichungen verfolgt die Elsevier GmbH das Ziel, genderneutrale Formulierungen für Personengruppen zu verwenden. Um jedoch den Textfluss nicht zu stören sowie die gestalterische Freiheit nicht einzuschränken, wurden bisweilen Kompromisse eingegangen. Selbstverständlich sind **immer alle Geschlechter** gemeint.

Planung: Laura Eichhorn, München
Projektmanagement: Birgit Pietzsch, München
Redaktion: Esther Kinateder, Waldkirchen
Rechteklärung: Andrea Ispan, München
Herstellung: Dietmar Radünz, Leipzig
Satz: Thomson Digital, Noida/Indien
Druck und Bindung: Printer Trento S.r.l., Trento/Italien
Umschlaggestaltung: SpieszDesign, Neu-Ulm
Titelfotografie: Isabel Wallace, Zorneding

Aktuelle Informationen finden Sie im Internet unter **www.elsevier.de**

Geleitwort von Jonathan Rosenthal

In recent years, the intersection of traditional wellness practices and modern medicine has grown increasingly important. Yoga, once seen as only for „hippies", has emerged as a key evidence-based component of healthcare, with inclusion in practice guidelines for cancer, migraine, and more to come. This book, authored by Daniel Völker and Lena Braun, offers an invaluable resource for therapists who seek to integrate yoga into their practice. With a blend of real patient examples and a comprehensive insight into the principles of therapeutic yoga, this book lays out the path of applying yoga in healthcare.

As a neurologist with a keen interest in scientific research on yoga, I find this work crucial for several reasons. Scientific publications on yoga have surged to over 15,000 in the last two decades, with more than 1,500 randomized controlled trials published on the topic. This explosion of evidence underscores the potential benefits of yoga for various health conditions. However, despite the growing evidence base, challenges remain in disseminating knowledge effectively to healthcare practitioners and ensure that practices are individualized for patients with specific needs. This book directly addresses these issues by providing therapists with practical, well-researched information they can apply in their clinical settings.

This book stands out for its scientific merit. We live in an age where misinformation runs rampant, particularly on the internet. This phenomenon is especially concerning when it comes to health and wellness, where incorrect or misleading information can have serious consequences. In such an environment, reputable, well-researched sources like this book are invaluable for combating misinformation and guiding both practitioners and patients toward evidence-based practices. Further, the book covers a wide range of topics, from the history and philosophy of yoga to its applications in neurology, orthopedics, and internal medicine. This breadth of coverage ensures that therapists from various specialties will find relevant and practical information.

In addition to summarizing the scientific literature with rigor, the authors also address the practical aspects of integrating yoga into therapy. They provide detailed instructions on how to conduct therapy sessions, including guidance on materials, tools, and techniques. This practical advice, combined with the comprehensive case studies, ensures that therapists have the framework necessary to design and implement therapeutic yoga. The authors' emphasis on individualization and adaptation is particularly noteworthy, as it aligns with the growing recognition of personalized medicine in healthcare.

In conclusion, this book is a significant contribution to the field of therapeutic yoga and an invaluable resource for therapists. By combining scientific rigor with practical advice, the authors have created a guide that will help practitioners enhance their skills and improve patient outcomes.

With great gratitude for the work of Daniel Völker, Lena Braun, Dorothea Hauswald and Gesine Ufkes.

Jonathan Rosenthal, MD
Clinical Fellow in Neurophysiology
Weill-Cornell School of Medicine, Memorial Sloan Kettering Cancer Center
Founder of the Neuroscience and Yoga Online Conference
New York, NY

Geleitwort von Renata Horst

Es freut mich sehr, für dieses Werk ein Grußwort verfassen zu dürfen.

Insbesondere in Zeiten der digitalen Reizüberflutung, des Leistungsdrucks und der Zunahme von chronischen Erkrankungen: Bei Beschwerden des Bewegungsapparates und/oder neurodegenerativen Pathologien kann therapeutisches Yoga für unsere Patientinnen und Patienten eine Strategie bieten, die Anforderungen des täglichen Lebens bewältigen zu können. Auch für Therapeutinnen und Therapeuten kann dieses Buch eine Bereicherung sein, um ihr Behandlungsrepertoire zu erweitern.

Yoga habe ich schon als Jugendliche kennenlernen dürfen und unterstützend zu meiner klassischen Ballett-Ausbildung praktiziert. Als Physiotherapeutin, spezialisiert in der orthopädischen manuellen Therapie, Neurologie und im Bereich des motorischen Lernens, habe ich später den Stellenwert von Yoga in der Praxis für meine Patientinnen und Patienten entdeckt.

Kraftausdauer, Beweglichkeit und Entspannung sind Kernelemente für körperliche und geistige Gesundheit. Yoga ist eine Lebensphilosophie. Die Philosophie der Neuroorthopädischen Therapie (N.A.P.) ist, dass Menschen gefördert werden, zu handeln anstatt ausschließlich behandelt zu werden. Die therapeutischen Methoden folgen dem Grundsatz, dass funktionelle Anforderungen Körperstrukturen beeinflussen und formen.

In diesem vorliegenden Werk erfahren Therapeutinnen und Therapeuten, wie sie ihre Patientinnen und Patienten sowohl während der Therapieeinheit gezielt begleiten können als auch wie sie Übungen für sie gestalten können, die sie eigenmotiviert selbst, zwischen den Therapieeinheiten, ausführen können. Hierdurch lernen sie zu handeln, statt ausschließlich behandelt zu werden.

Vor allem bietet dieses Werk Therapeutinnen und Therapeuten verschiedener Berufsgruppen die Möglichkeit, den Menschen als Ganzes zu betrachten und interdisziplinär begleiten zu dürfen.

Renata Horst, MSc Neurorehabilitation, PT-OMT, Gründerin der N.A.P.-Therapie

Vorwort

Yoga erfreut sich vor allem in den letzten Jahren immer größerer Beliebtheit. Nicht selten bekommen wir von unseren Patientinnen und Patienten zu hören, dass diese bei der Frage nach Hobbys oder körperlicher Betätigung „Yoga“ angeben und dieser Begriff sehr positiv besetzt ist und mit Entspannung, Wohlergehen und Achtsamkeit assoziiert wird. Schon vor meiner therapeutischen Laufbahn bin ich, damals noch in Freiburg, über eine Freundin zum Yoga gekommen. Mich faszinierten die bildhaften Bezeichnungen der Körperhaltungen und Flows, die spirituelle Auseinandersetzung mit sich selbst, der teilweise hohe physische Anspruch und das Gefühl von Freiheit nach dem Üben. Aus diesem Grund führte ich nach meiner Physiotherapie-Ausbildung eine erste Yoga-Lehrer-Ausbildung durch. Der Beginn meiner Yoga-Reise. Später im Studium der Physiotherapie lernte ich, Studien zu lesen und zu interpretieren und war nach einer Recherchearbeit überrascht, dass es hierbei schon seit vielen Jahrzehnten eine wissenschaftliche Auseinandersetzung mit Yoga gibt. Die erste Publikation bei PubMed zum Thema Yoga geht auf das Jahr 1948 zurück! Dies nahm ich zum Anlass, mich näher mit der Wirkweise des Yoga und der möglichen Anwendung im therapeutischen Setting, unter den Gesichtspunkten der evidenzbasierten Praxis zu beschäftigen.

In der Arbeit mit (neurologischen und orthopädischen) Patientinnen und Patienten stieß ich teilweise auf eine Resistenz, was „klassische“ Physiotherapie betrifft und dagegen auf eine große Offenheit, was andere „unkonventionelle“ Methoden betrifft – unter anderem Yoga. Die Ziele der Patientinnen und Patienten, „wieder mobil im Alltag zu werden“, „sicherer stehen zu können an der Supermarktkasse“ oder „den Haushalt selbstständig zu bewältigen“ ließen sich mit Physiotherapie gut verfolgen und messen, doch fehlte häufig die Motivation, selbstständig weiter zu üben, da die Therapie als „Therapie“ wahrgenommen wurde und nicht als eine tägliche Routine, die man gerne macht und weiterentwickelt. Dieser Weg zeigte sich in vielen Fällen beim Yoga. Durch das Ausprobieren und Entwickeln der Yoga-Praxis sowie das Entdecken des eigenen Körpers profitierten die Patientinnen und Patienten auf vielen Ebenen und sahen Yoga dann vielmehr als ein Hobby an, welches man gerne macht. Durch die therapeutischen Hinweise und Modulationen wurde zudem die Selbstwirksamkeit gesteigert, da es weniger darum geht, eine Position (Asana) perfekt zu imitieren, als vielmehr darum, selbst eine Interpretation dessen zu finden und das Vertrauen in den eigenen Körper wiederzugewinnen. Die wettbewerbslose, beobachtende und nicht bewertende Philosophie des Yoga ändert nicht immer die Tatsachen, aber sehr wohl den Blick darauf.

Auf dem Buchmarkt gibt es zahlreiche Werke, die sich rund ums Thema Yoga beschäftigen. Schwerpunkte sind häufig die korrekte Ausführung der Asanas, die möglichen Wirkungen, die zu erwarten sind, Vorschläge zu Modellierungen und Anpassungen, spezielle Yoga-Programme und spirituelle Schriften. Das vorliegende Buch schlägt die Brücke zwischen diesen Gesichtspunkten und legt großen Wert auf die wissenschaftliche und hypothesengeleitete Begründung zur Anwendung der yogischen Techniken und benennt gleichzeitig die Herkunft und lange geschichtliche Entwicklung dieser. Anhand von Fallbeispielen aus diversen Fachrichtungen und Vorschlägen zu Yoga-Programmen werden mögliche Herangehensweisen vorgestellt, die in der Praxis zur Anwendung kommen können. Durch eine Auswahl an Studien wird vorhandene und aktuelle Evidenz zum (therapeutischen) Yoga dargestellt, um die Bandbreite der Therapiemöglichkeiten aufzuzeigen. Ebenso wird das Thema der Messbarkeit aufgegriffen, welche unter anderem durch geeignete Assessments geschieht.

Herzlich möchte ich mich bei meinen Freuden für ihre großartige Unterstützung über das gesamte Projekt hinweg bedanken. Ebenso geht mein Dank an meine lieben Kolleginnen/Kollegen und Bekannten aus Therapie- und Yoga-Kreisen für ihren fachlichen und konstruktiven Rat sowie an den Elsevier Verlag, der dieses Projekt von Beginn an tatkräftig und professionell unterstützt und maßgeblich zum Gelingen beigetragen hatte. Und natürlich danke ich allen weiteren lieben Menschen, die an dem Buch mitgewirkt und mitgearbeitet haben, wie die lieben Patientinnen und Patienten mit ihren persönlichen Therapiegeschichten!

Im Rahmen der Yoga-Therapie werden verschiedene Hilfsmittel benötigt. Matte, Bolster oder Mediationskissen unterstützen die Praktizierenden darin, in einer Asana zu entspannen, aktiv Körpergewicht abzugeben und dadurch die eigene Körperwahrnehmung zu stärken. Blöcke oder Gurte können die biomechanische Ausgangsposition einer Asana verbessern und damit das Alignment des Körpers unterstützen.

Es war uns eine Freude, für dieses Buch mit hejhej zusammenzuarbeiten. hejhej ist eine closed-loop Yoga Brand, die Produkte aus nachhaltigen Materialien herstellt.

Die Logos auf den Matten werden in Zusammenarbeit mit einer Werkstätte für Menschen mit Behinderung aufgenäht. Darüber hinaus betreibt das Unternehmen einen inklusiven YouTube-Kanal. Ich wünsche Ihnen und Euch viel Freude beim Lesen und Ausprobieren.

Berlin 2024
Daniel Völker

Video 1

Warum therapeutisches Yoga?
https://else4.de/voelker_video_1

Autoren

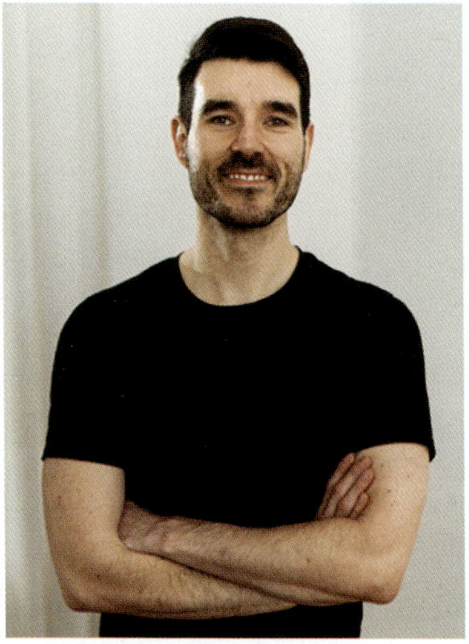

Foto: Isabelle Wallace, Zorneding

Daniel Völker absolvierte die Physiotherapieausbildung am Universitätsklinikum Halle (Saale) und studierte Physiotherapie (B. Sc.) an der SRH Hochschule für Gesundheit Gera, mit Schwerpunkt Neurowissenschaften, unter Prof. Dr. Jan Mehrholz und Prof. Dr. Bernhard Elsner. In seinem Masterstudium Medizinpädagogik (M. A.) beschäftigte er sich unter anderem mit dem Einsatz und der Gestaltung evidenzbasierter Praxis im Bereich der Therapieberufe. Er absolvierte mehrere Aus- und Fortbildungen wie Manuelle Therapie (Maitland), N. A. P., Bobath, P. N. F., Lymphdrainage, Heilpraktiker (PT) und weitere. Seinen Arbeitsschwerpunkt sieht Daniel Völker in der Umsetzung von leitlinienorientierter und evidenzbasierter Praxis, insbesondere anhand kreativer und aktivitätsorientierter Behandlungsmethoden. Yoga ist seit vielen Jahren fester Bestandteil seines Alltags und seiner Arbeit in der Lehre und an der Patientin/am Patienten, weshalb er Yoga-Lehrer-Ausbildungen in diversen Stilen wie Medical Yoga, Hatha Yoga oder Ashtanga Yoga (AYA, 840 Stunden) in Indien und Deutschland absolviert hat. Besonders die Umsetzung wissenschaftlicher Erkenntnisse als therapeutische Argumentationsgrundlage in die (yogische) Praxis ist für ihn bedeutsam. Er gibt Fortbildungen im Bereich Neurologie und therapeutisches Yoga (u.a. in der N.A.P.-Akademie und am MFZ Deutschland) und nimmt dies auch zum Anlass für Publikationen in therapeutischen Fachjournalen. Derzeit arbeitet er als stellvertretender Schulleiter und Lehrer an den Wannseeschulen e. V. in Kooperation mit der Alice Salomon Hochschule in Berlin und unterrichtet dort im Fachbereich Neurologie und Psychiatrie sowie Bewegungstherapie und evidenzbasierte Praxis in der Physiotherapie. In der Schule leitet er zudem regelmäßig Yoga-Stunden für Lernende und Mitarbeitende an. Zu erreichen ist Daniel Völker unter d.voelker@posteo.de.

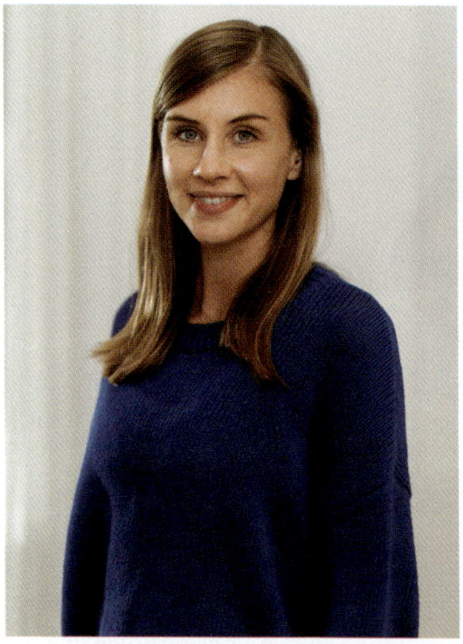

Foto: Isabelle Wallace, Zorneding

Lena Braun absolvierte 2017 ihren Bachelor of Science in Physiotherapie an der Hochschule Osnabrück. 2023 beendete sie ihr Masterstudium M. Sc. „Neuroorthopädie – Disability Management" an der Donau-Universität in Krems/Österreich. Als Physiotherapeutin hat sie sich auf die Arbeit mit Kindern und Erwachsenen mit angeborenen oder erworbenen Behinderungen spezialisiert. Derzeit arbeitet Sie als Physiotherapeutin an der Phoenix Schule der Pfennigparade in München und betreut überwiegend Kinder mit Zerebralaparese oder Spina bifida. Ihre Masterarbeit beschäftigte sich mit dem Thema, welchen Effekt ein Yoga-Programm mit externem Fokus auf die Konzentration und Motorik bei Kindern mit Zerebralparese hat. Bereits 2018 schloss Lena ihre erste Yoga-Ausbildung (200 Stunden Hatha Vinyasa) ab. Nach mehreren Jahren, in denen sie hauptsächlich Gruppenunterricht gab, spezialisierte sie sich 2021 auf Yoga im Einzelsetting für Menschen mit Einschränkungen. Hier betreut Lena besonders Menschen mit Multipler Sklerose, Morbus Parkinson oder Querschnittslähmungen. Neben der Yoga-Grundausbildung hat sie weitere Fortbildungen wie pre- und postnatal Yoga, Kinder-Yoga und Budokon Yoga absolviert. Seit 2023 befindet sie sich in der 800-h-Yoga-Therapie-Ausbildung, zertifiziert über die International Association of Yoga Therapists (IAYT). Nebenbei ist sie Dozentin an der N.A.P. Akademie für den Bereich „N.A.P.-Neuroyoga". In München hat sie 2021 ihr kleines Yoga-Studio ana.akazi gegründet. Mit jeder Yoga-Einheit gehen Spenden an soziale Projekte in Malawi.

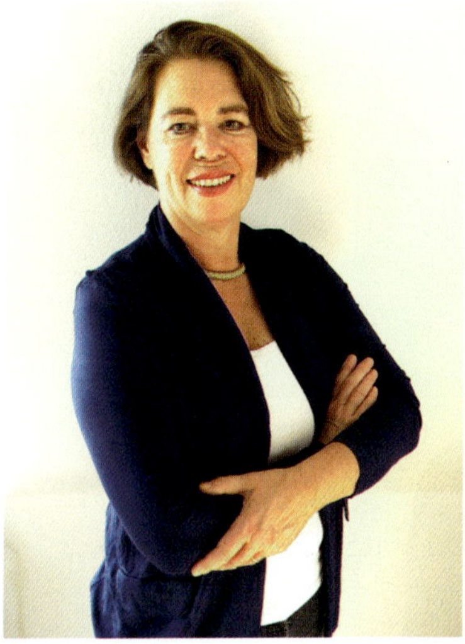

Foto: Frank Wassermann, Berlin

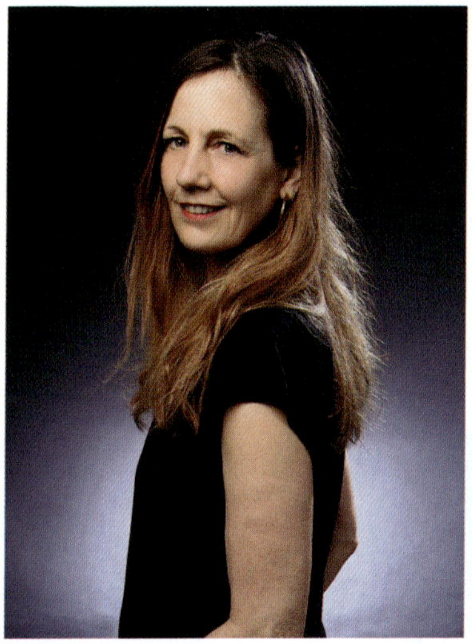

Foto: privat

Dorothea Hauswald erwarb ihre staatliche Anerkennung als Krankengymnastin im Jahr 1986 nach Ausbildung an den Voglerschulen in Berlin. Danach begann sie, in Lübeck an der Medizinischen Hochschule in den Abteilungen Neurologie und Psychiatrie sowie in einer Krankengymnastikpraxis (konservative Orthopädie) zu arbeiten (1987–1995). Die Suche nach patientenorientierter Bewegungspädagogik führte sie 1989 an die Musikhochschule Lübeck, wo sie bis 1994 Rhythmik und musikalische Früherziehung studierte und mit Diplom abschloss (Diplomarbeit: „Sinnliche Erfahrung in der Rhythmik"). Seit 1995 arbeitet Dorothea Hauswald als Lehrerin für Physiotherapie an den Wannseeschulen Berlin mit den Schwerpunkten Frauenheilkunde, FBL Klein-Vogelbach, Brügger und Bewegungspädagogik. Als Lehrbeauftragte der Alice Salomon Hochschule in Berlin im primärqualifizierenden Studiengang Physiotherapie/Ergotherapie unterrichtet sie seit 2011 Frauenheilkunde und Bewegung und Entwicklung in der Lebensspanne. Als Lehrerin für Musik und Bewegung ist Dorothea Hauswald Dozentin am Sozialpädagogischen Institut SPI in Berlin in Ausbildung und Weiterbildung (Altenpflege, Heilpädagogik, Facherzieher) tätig. In ihre vielfältige Lehrtätigkeit fließt die Ausbildung als systemischer Coach (2011, GST Berlin) ein. Der Master in Erwachsenenbildung (TU Kaiserslautern 2013) schärfte ihr Profil als Erwachsenenpädagogin. Das Spektrum der Publikationen von Doro Hauswald reicht über „Der Gang einer Schwangeren", „Clinical Perceiving" bis hin zu Fachartikeln für Laktationsberatung. In Fachfortbildungen für Physiotherapeuten in der Frauenheilkunde und für Laktationsberaterinnen vermittelt sie aktuelle Behandlungsansätze. Yoga-Praktizierende ist Doro Hauswald seit 1985: „Die Yoga-Praxis begleitet mich seit meinem frühen Erwachsenendasein und ist mir ein lieber, aufbauender Lebensbegleiter geworden, der meine Gesundheit stärkt und mir Einkehr beschwert. Meinen Patientinnen in der Frauenheilkunde ermöglicht Yoga den Bogen vom Hobby zur gezielten Physiotherapie. Die therapeutische Praxis findet somit Eingang in das sportliche Tun."

So vielfältig wie **Gesine Ufkes** Leben ist, ist es auch der Yoga-Weg. Ihre Grundausbildung machte sie als Sozialpädagogin und arbeitete auch viele Jahre in diesem Bereich. Der Schwerpunkt lag auf der Förderung von autistischen Menschen. Der Weg des Yoga begann vor ungefähr 20 Jahren, als sie in Köln wohnte. Es war mehr Neugier und die Leidenschaft für körperliche Bewegung, und vielleicht auch die Suche nach einem ganzheitlichen System. Nach dem ersten Besuch eines Yoga-Kurses in einem kleinen Raum in einem Hinterhof in Köln war die Verbindung geschlossen und der Grundstein gelegt. Durch eine berufliche Veränderung und einen damit verbundenen Wohnortswechsel erfolgte in Zürich die erste 500-Stunden-Ausbildung zur Hatha-Yoga-Lehrerin. In der Schweiz lernte sie auch Remo Rittiner kennen, bei dem sie dann die Ausbildung zur Yoga-Therapeutin und Ayur-Yoga-Lehrerin absolvierte. Seit neun Jahren lebt Gesine Ufkes in Berlin. Hier folgte die Ausbildung zur Kinder-Yoga-Lehrerin. Seit 2019 ist Gesine Ufkes selbständig als Yoga-Lehrerin mit folgenden Schwerpunkten: Betriebs-Yoga, Yoga für Menschen mit besonderen Bedürfnissen und Kinder-Yoga. Die Zeit der Pandemie war beruflich eine Herausforderung, aber bahnte auch den Weg für die neue Ausrichtung im Yoga: das Anusara. Dieser Stil bedient sich einer besonderen Sprache: wertschätzend und herzlich. Hier fand Gesine Ufkes auch eine klare Struktur. Anusara Yoga kommt aus dem Iyengar, bedient sich bestimmter Prinzipien, achtet auf genaue Ausrichtung der Asanas und auf das Herzthema einer jeden Stunde. Gesine Ufkes arbeitet seit 2017 als Dozentin für ein Weiterbildungsinstitut, welches Ausbildungen für medizinische Berufe zum Yoga-Lehrer anbietet. Sie unterrichtet in Berlin in Betrieben, Kitas und bietet selber Yog-Kurse im Kiez an. Zurzeit befindet sich Gesine Ufkes in einer Ausbildung zur Atem- und Meditationslehrerin. Der Weg geht weiter …

Abkürzungen

AA Ausatmung
ABD Abduktion
ADHS Aufmerksamkeitsdefizit-/Hyperaktivitätsstörung
AH Atemhalten
ANS autonomes Nervensystem
APA antizipatorische posturale Anpassungen
ARAS aufsteigendes retikuläres Aktivierungssystem
ARAT Action-Research-Arm-Test
ASR Achillessehnenreflex
ASTE Ausgangsstellung
ATP Adenosintriphosphat
ATPase Adenosintriphosphatase
AWMF Arbeitsgemeinschaft der Wissenschaftlichen Medizinischen Fachgesellschaften e. V.
BBS Berg Balance Scale
BDY Berufsverband der Yogalehrenden in Deutschland e. V.
bpm Schläge pro Minute (beats per minute)
BSR Bizepssehnenreflex
BWS Brustwirbelsäule
CIMT zwangsinduzierte Bewegungstherapie (constraint-induced movement therapy)
COPD chronisch obstruktive Lungenerkrankung
CT Computertomografie
CTÜ zervikothorakaler Übergang
DEMMI De Morton Mobility Index
DGSS Deutsche Gesellschaft zum Studium des Schmerzes e. V.
EA Einatmung
EDSS Expanded Disability Status Scale
EbP evidenzbasierte Praxis (evidence-based practice)
FAM Functional Assessment Measure
FBA Finger-Boden-Abstand
FES Falls Efficacy Scale
FEV1 Einsekundenkapazität
FGA Functional Gait Assessment
FR Formatio reticularis
FRT funktionelle Reichweite
GA Grundlagenausdauer
GAS Goal Attainment Scale
HBB Hand behind back (Hand hinter Rücken)
HBN Hand behind neck (Hand hinter Nacken)
HITT High-Intensity-Intervall-Training
HKM Handkraftmessung
HWS Halswirbelsäule
ICF Internationale Klassifikation der Funktionsfähigkeit, Behinderung und Gesundheit (International Classification of Functioning, Disability and Health)
IPS idiopathisches Parkinson-Syndrom
KG Kniegelenk
KG Krankengymnastik
KP knowledge of performance
KR knowledge of results
LWS Lendenwirbelsäule
M./Mm. Musculus/Musculi
MP Morbus Parkinson
MRT Magnetresonanztomografie
MS Multiple Sklerose
MT manuelle Therapie
N./Nn. Nervus/Nervi
N.A.P. Neuro-orthopädische Aktivitätsabhängige Plastizität
NHPT Nine-Hole-Peg-Test
NRS numerische Rating-Skala
NSAR nicht-steroidales Antirheumatikum
OAB überaktive Blase (overactive bladder)
o. B. ohne Befund
OEX obere Extremität
OSG oberes Sprunggelenk
pK posturale Kontrolle
PMR progressive Muskelrelaxation
POP Pelvic Organ Prolaps
PSR Patellarsehnenreflex
PSS Perceived Stress Scale (Skala Selbsteinschätzung Stress)
PT Physiotherapie
QoL Lebensqualität (quality of life)
RCT randomisiert-kontrollierte Studie (randomized controlled trial)
RMI Rivermead Mobility Index
RMDQ Roland-Morris Disability Questionnaire
RST Tractus reticulospinalis
SGB Sozialgesetzbuch
SHS Schulter-Hand-Syndrom-Score
SIAS Spina iliaca anterior superior
SL Seitlage
TLÜ thorakolumbaler Übergang
TOS Thoracic-Outlet-Syndrom
TSR Trizepssehnenreflex
UEX untere Extremität
USG unteres Sprunggelenk
VNS Vagusnervstimulation
VST Tractus vestibulospinalis
Wdh. Wiederholungen
WMFT Wolf-Motor-Function-Test
WOMAC Western Ontario and McMaster Universities Osteoarthritis Index
WS Wirbelsäule
ZNS zentrales Nervensystem
ZP Zerebralparese
ZPP Zentrale Prüfstelle für Prävention

Abbildungsnachweis

Der Verweis auf die jeweilige Abbildungsquelle befindet sich bei allen Abbildungen im Werk am Ende des Legendentextes in eckigen Klammern.

A300 Reihe Klinik- und Praxisleitfaden, Elsevier, Urban & Fischer Verlag
E402-005 Drake RL et al.: Gray's Anatomy for Students, 5th ed., Elsevier, 2024
E1356 Waugh/Grant: Ross & Wilson Applied Anatomy and Applied Physiology in Health and Illness, 14th Ed., Elsevier, 2022
G572 Drake R, Vogl A, Mitchell A. Gray's Anatomy for Students. Elsevier/Churchill Livingstone, 3. Aufl. 2015
G1289 Mit freundlicher Genehmigung aus Patwardhan B, Mutalik G, Tillu G. Integrative approaches for health – Biomedical research, Ayurveda and Yoga. 1st Ed. London: Academic Press
J787 Colourbox.de
K545 Isabelle Wallace, Zorneding
L126 Katja Dalkowski, Buckenhof
L190 Gerda Raichle, Ulm
L231 Stefan Dangl, München
L275 Martin Hoffmann, Neu-Ulm
L311 Birgit Pietzsch, Pullach i. Isartal
M1171 Lena Braun, München
M1250 Daniel Völker, Berlin
M1346 Gesine Ufkes, München
M1378 Dorothea Hauswald, Berlin
R501 Donnelly JM. Travell, Simons & Simons‘ Handbuch der Muskeltriggerpunkt,3. Auflage, Elsevier, 2022
[S130-6-L106]~[L126] Dr. med. Katja Dalkowski, Buckenhof nach Henriette Rintelen in Speckmann, Hescheler, Köhling: Physiologie, 6.Aufl. Elsevier GmbH, Urban & Fischer Verlag, München 2013
T872 Dr. Martin Trepel
V1048 Mit freundlicher Genehmigung von Lee & Lee ©
W1305 DGGG-OEGG-SGGG: Haarinkontinenz der Frau. S2 Leitlinie. 2001. AWMF-Registernummer 015-091
W1306 Bloem B et al.: Europäische Physiotherapie-Leitlinie beim idiopathischen Parkinson-Syndrom, 2015

Fehler gefunden?

An unsere Inhalte haben wir sehr hohe Ansprüche. Trotz aller Sorgfalt kann es jedoch passieren, dass sich ein Fehler einschleicht oder fachlich-inhaltliche Aktualisierungen notwendig geworden sind.

Sobald ein relevanter Fehler entdeckt wird, stellen wir eine Korrektur zur Verfügung. Mit diesem QR-Code gelingt der schnelle Zugriff.

https://else4.de/978-3-437-45027-3

Wir sind dankbar für jeden Hinweis, der uns hilft, dieses Werk zu verbessern. Bitte richten Sie Ihre Anregungen, Lob und Kritik an folgende E-Mail-Adresse: kundendienst@elsevier.com

Inhaltsverzeichnis

KAPITEL

1

Daniel Völker

Die Geschichte des Yoga

Das ist es, was man nennt Yoga,
Der Sinne starke Fesselung,
Doch ist man nicht dabei lässig:
Yoga ist Schöpfung und Vergang
Katha Upanishad 6.11

(Michel 2017)

Yoga ist die Beruhigung der Geistesbewegungen
Yogasutra 1.2

(Shakti und Patañjali 2019)

Yoga ist Fähigkeit im Handeln
Bhagavadgita 2.50

(Bretz 2017)

Yoga bedeutet buchstäblich Einheit

(Sadhguru 2023)

Im folgenden Kapitel wird die Geschichte des Yoga mit ihren zahlreichen Facetten dieser aus Indien stammenden Kunst dargestellt. Um den Zusammenhang zwischen der therapeutischen Praxis mit ihren Möglichkeiten und der ursprünglichen Idee des Yoga herzustellen, werden die Grundlagen der yogischen Philosophie und Bedeutung sowie die Ursprünge und Verbreitung des Yoga im Westen abgebildet.

1.1 Ursprung, Wandel und Verbreitung

Yoga (Sanskrit योग _yoga m.; von yuga „Joch", yuj für: anjochen, zusammenbinden, anspannen, anschirren) ist eine Jahrtausende alte, aus Indien stammende philosophische Lehre (Desikachar 2015, S. 12). Wie alt genau Yoga ist, lässt sich schwer sagen. In den ältesten philosophischen Schriften Indiens, den Veden, finden sich aber bereits erste Hinweise auf Yoga. Es werden verschiedene zeitliche Abschnitte des Yoga beschrieben. In der „goldenen Zeit" des Yoga soll es von sämtlichen gesellschaftlichen Schichten Indiens praktiziert worden sein. Nach dieser Zeit entstanden die wichtigsten Schriften des Yoga, die Upanishaden, das Yoga Sutra und die Bhagavadgita. In dieser Zeit entwickelte sich Yoga weiter zu einer Gesundheitslehre, die sich auch in anderen Religionen wie dem Buddhismus und des Jainismus etablieren konnte. In den nächsten Jahrhunderten entstanden immer mehr Zentren des Yoga und Ayurveda, an denen Yoga gelehrt wurde. Als der Islam im indischen Mittelalter Einzug hielt, wurden diese Zentren geschlossen und nur noch in Familientraditionen und Mönchsorden gelehrt. Mit der Besetzung Indiens durch die englische Krone entwickelte sich Tantra. Erst Ende des 19. Jahrhunderts erlebte der Yoga eine Renaissance, insbesondere durch Bemühungen berühmter Yoginis und Yogi. Mit der Unabhängigkeit Indiens im Jahr 1947 entstanden neue Universitäten und die ersten Yoga-Lehrer-Ausbildungen entwickelten sich. In den 1930er Jahren eröffnete Borys Sacharow die erste Yoga-Schule in Berlin.

Mit dem Aufkommen des New Age verstärkte sich das Interesse. In den späten 1960er und frühen 1970er Jahren, während der Blütezeit der Hippie-Bewegung, erfuhr Yoga eine bedeutende Renaissance in der westlichen Welt. Die Hippies waren eine Gegenkultur, die sich gegen den Konsumismus, die Normen der Gesellschaft und den Vietnamkrieg auflehnte. Sie suchten nach alternativen Lebensstilen und spirituellen Praktiken, die ihre Verbundenheit mit der Natur und dem Universum betonten. In diesem Kontext wurde Yoga zu einem wichtigen Bestandteil der Hippie-Kultur. Viele Hippies entdeckten Yoga während ihrer Reisen nach Indien und anderen exotischen Orten und wurden von der Philosophie und den Praktiken des Yoga fasziniert. Die Betonung der persönlichen Entfaltung, der spirituellen Suche und der Selbstverwirklichung in der Yoga-Philosophie sprach die Hippies an, die sich nach innerem Frieden und Erleuchtung sehnten. Yoga-Asanas und Meditation wurden zu integralen Bestandteilen des Hippie-Lifestyles. Yoga-Lehrer und spirituelle Lehrer aus Indien und anderen Ländern zogen in die westliche Welt und lehrten Yoga in spirituellen Gemeinschaften und Yoga-Zentren, die von den Hippies besucht wurden. Die Ästhetik des Yoga, mit seinen bunten Yoga-Matten, losen, luftigen Kleidern und spirituellen Symbolen, wurde zu einem Mode- und Lifestyle-Statement für die Hippies. Die Suche nach einem bewussten und natürlichen Lebensstil spiegelte sich in der Kleidung, der Ernährung und der Lebensweise der Hippies wider. Die ursprünglichen philosophischen Grundsätze wurden durch eine empirische Bewertung und eine Betonung auf körperliches Wohlbefinden teilweise ersetzt. In den darauffolgenden Jahrzehnten wurde Yoga immer populärer. Es entwickelten sich viele neue Stile und Traditionen. Insbesondere in der westlichen Welt wurden Formen des Yoga wie Power Yoga, Luna Yoga oder Bikram Yoga entwickelt. Traditionelles Yoga beinhaltet Ratschläge für den Lebensstil, spirituelle und körperliche Praxis, Atemübungen und Meditationsübungen (Iyengar 1993, S. 14–25).

1.1.1 Bedeutsame Persönlichkeiten im Yoga

Im Verlauf der Geschichte des Yoga haben einige herausragende Persönlichkeiten einen bedeutenden Einfluss auf die Entwicklung und Verbreitung des Yoga gehabt. Im Folgenden seien einige wichtige Persönlichkeiten des Yoga aufgezählt:

- Patañjali (um 2. Jahrhundert v. Chr.): Patañjali gilt als der Vater des klassischen Yoga. Er verfasste die Yoga Sutras, eine Sammlung von Aphorismen, die den achtstufigen Pfad des Yoga beschreiben (➤ Abb. 1.9) und als Grundlage für verschiedene Yoga-Praktiken dienen.
- Swami Vivekananda (1863–1902): Swami Vivekananda war ein indischer Mönch und Philosoph, der Yoga und indische Spiritualität im Westen bekannt machte. Seine Rede auf dem Weltparlament der Religionen in Chicago im Jahr 1893 trug dazu bei, Yoga in der westlichen Welt einzuführen und Interesse für östliche Philosophien zu wecken.
- B. K. S. Iyengar (1918–2014): B. K. S. Iyengar war ein bekannter indischer Yoga-Lehrer, der das Iyengar-Yoga entwickelte. Er betonte die präzise Ausrichtung der Asanas und die Verwendung von Hilfsmitteln, um die Schüler zu unterstützen und zu korrigieren.
- Paramahansa Yogananda (1893–1952): Paramahansa Yogananda war ein indischer Mönch und Autor, der das Kriya Yoga in den Westen brachte. Er gründete die Self-Realization Fellowship und betonte die Bedeutung der Meditation und spirituellen Selbsterkenntnis.
- Sri Tirumalai Krishnamacharya (1888–1989): Sri Krishnamacharya gilt als „Vater des modernen Yoga". Er war ein einflussreicher Yoga-Lehrer, der viele bekannte Yoga-Meister, darunter B. K. S. Iyengar und Krishna Pattabhi Jois, unterrichtete. Er entwickelte einen flexiblen Ansatz des Yoga, der die Bedürfnisse und Fähigkeiten jedes Schülers berücksichtigte.
- Indra Devi (1899–2002): Indra Devi war eine russische Yogalehrerin, die als „Mutter des modernen Yoga" bekannt war. Sie war die erste ausländische Frau, die Yoga in Indien studierte und trug dazu bei, Yoga in den westlichen Ländern zu popularisieren.
- Swami Sivananda Saraswati (1887–1963): Swami Sivananda war ein einflussreicher Yoga-Meister und Gründer der Divine Life Society. Er propagierte einen ganzheitlichen Ansatz des Yoga, der Körper, Geist und Seele umfasst und die Prinzipien von Hatha Yoga, Raja Yoga und Bhakti Yoga vereint.
- Sharon Gannon (*1951) und David Life (*1950): Sharon Gannon und David Life sind die Gründer des Jivamukti Yoga, einer kreativen und spirituellen Praxis, die auf dem Prinzip der Verbindung von Körper, Geist und Musik basiert. Sie haben Yoga in den urbanen Zentren populär gemacht und betonen die ethischen Aspekte des Yoga.

Diese Persönlichkeiten haben mit ihrer Hingabe, Weisheit und Lehrtätigkeit einen nachhaltigen Beitrag zur Entwicklung und Verbreitung des Yoga geleistet. Ihre Einflüsse sind auch heute noch spürbar und haben dazu beigetragen, Yoga zu einer globalen Bewegung zu machen.

1.1.2 Yoga-Stile

Heute gibt es für jegliche Bedürfnisse den passenden Yoga-Stil. Ob körperlich herausfordernd, ruhig und fließend, meditativ, atemschulend – Yoga bietet jedem die Möglichkeit, seinen eigenen persönlichen Yoga-Weg gehen zu können. Die ➤ Tab. 1.1 gibt eine Übersicht über die bekanntesten und am häufigsten praktizierten Yoga-Stile.

Tab. 1.1 Auswahl bekannter Yoga-Stile

Yoga-Stil	Beschreibungen und Hinweise
Hatha Yoga	Hatha Yoga ist der populärste Stil im Yoga und wird im Westen oft mit Yoga an sich gleichgestellt. Zwischen dem 6. und 15. Jahrhundert n. Chr. entwickelte sich das Hatha Yoga, abgeleitet von Traditionen, Praktiken und Lehren, die sogar deutlich älter sind. Abgeleitet von Ha – Tha (Sonne – Mond) werden Gegensätze vereint. Auf eine Vorbeuge folgt eine Rückbeuge, nach der rechten Seite kommt die linke Seite, etc. Dieser Stil vereint sanfte und kraftvolle Asanas, Atemtechniken, Entspannung und Meditation. Er ist besonders für Anfänger geeignet, da viele Varianten angeboten werden können und eine progressive Praxis gut möglich ist. Eine Hatha-Yoga-Stunde behandelt meist ein Thema (z. B. Standposen, Herzöffnung, Haltung), das nach dem Erfahrungslevel der Teilnehmenden oder nach funktionellen, mentalen, geistigen Aspekten ausgewählt wird. Die Dauer der Yoga-Stunde variiert, liegt aber häufig zwischen 60 und 90 Minuten.
Ashtanga Yoga	Ashtanga wurde aus dem Hatha Yoga aus der Tradition von Tirumalai Krishnamacharya abgeleitet und von K. Pattabhi Jois in Mysore/Indien Anfang/Mitte des 20. Jahrhunderts entwickelt. Es zählt zu den komplexesten und am meisten fordernden Yoga-Stilen. Es gibt sechs Serien, wobei am häufigsten die Erste (Roga Chikitsa) unterrichtet und praktiziert wird. Eine Serie besteht aus Sonnengrüßen, mehreren Asanas im Stehen, Sitzen, Knien, Liegen und Übergängen wie Sprüngen. In der Regel wird jede Asana fünf tiefe Atemzüge gehalten, bevor in die nächste Asana gewechselt wird. Zwar können auch Anfänger mit diesem Stil in Variationen und mit Hilfsmitteln arbeiten, doch bietet sich meist eine profunde Hatha-Praxis an, bevor mit Ashtanga begonnen wird, da durch die höhere Geschwindigkeit der Ausführung und die Sprünge eine höhere Belastung und somit auch potenzielle Verletzungsgefahr bestehen kann. Eine klassische Ashtanga-Einheit dauert etwa 90–120 Minuten.
Vinyasa Yoga	Vinyasa Yoga geht auf das klassische Hatha Yoga zurück und orientiert sich ebenso am Ashtanga. Anders als beim oft statischen Hatha geht es beim Vinyasa eher um dynamische Elemente und Bewegung, die mit dem Atemfluss koordiniert werden. Eine Yoga-Einheit wird in Sequenzen unterteilt und die einzelnen Asanas werden in Flows verbunden. Dieser Stil zeichnet sich doch eine hohe Kreativität und Freiheit aus, da jede Stunde anders aussehen kann und auch jede Asana anders aufgebaut und erfahren werden kann. Klassisch beginnt jede Stunde aber mit Atemübungen, einer kurzen Einführung und Meditation und einigen Runden Sonnengrüßen. Die Dauer einer typischen Vinyasa-Stunde beträgt zwischen 60 und 75 Minuten.
Power Yoga	Power Yoga stammt aus den USA und geht auf Ashtanga zurück. Anders als im Ashtanga können die Asanas unterschiedlich lange gehalten werden und es gibt keine festgelegten Serien und Bewegungsfolgen. Ähnlich wie im Vinyasa können diese von Stunde zu Stunde variieren. Meditative Praxis und spirituelles Erleben sind im Power Yoga eher untergeordnet, weshalb es daher für eine breite Bevölkerungsgruppe anwendbar ist. Besonders körperlich-sportlich orientierte Menschen können im Power Yoga ein forderndes, Yoga-orientiertes Workout erfahren und so leichter den Zugang zum Yoga und dem ursprünglichen, eigentlichen Gedanken gewinnen. Die regelmäßige Praxis kann, wie bei anderen sportlichen Tätigkeiten, zu einem besseren Wohlbefinden führen. Eine klassische Power-Yoga-Stunde dauert zwischen 60 und 90 Minuten.
Iyengar Yoga	B. K. S. Iyengar, ein Schüler von T. Krishnamacharya und einer der populärsten und einflussreichsten Yogalehrer, entwickelte diesen Stil im 20. Jahrhundert aus seiner eigenen Praxis heraus und setzte seine Schwerpunkte besonders auf eine korrekte Ausführung, Alignment und Effekte des Asanas. Der Stil orientiert sich am Hatha Yoga. Iyengar selbst hatte gesundheitliche Beschwerden und verschaffte sich durch die Praxis Heilung. Zahlreiche Ausgangsstellungen, Hilfsmittel, das längere Verweilen in einer Stellung und aufeinander abgestimmte Haltungen sind charakteristisch. Eine klassische Stunde dauert zwischen 60 und 90 Minuten.
Yin Yoga	Yin Yoga hat seine Wurzeln im Hatha Yoga und wurde in den 1980er Jahren von Paulie Zink entwickelt. Charakteristisch ist, dass die Asanas im Sitzen oder Liegen ausgeführt werden und jede Pose zwischen 3 und 7 Minuten gehalten wird. Durch dieses längere passive Halten sollen ein Entspannungseffekt und das Gefühl des Loslassens eintreten und die tieferen Gewebeschichten und Faszien angesprochen werden. Es werden in der Regel viele Hilfsmittel und Props verwendet. Eine klassische Yin-Yoga-Stunde dauert zwischen 60 und 75 Minuten.
Yoga Nidra	Yoga Nidra wird häufig auch als „yogischer Schlaf" übersetzt. Durch verschiedene Übungen wird versucht, einen Bewusstseinszustand zwischen Schlaf und Wachheit, den so genannten Alpha-Zustand, zu erreichen. In diesem Zustand soll eine geistige Erholung und dadurch körperliche Entspannung erzielt werden, die wirksamer sei als normaler Schlaf. Eine klassische Yoga-Nidra-Einheit wird häufig am späteren Abend praktiziert und dauert zwischen 30 und 60 Minuten.

Tab. 1.1 Auswahl bekannter Yoga-Stile *(Forts.)*

Yoga-Stil	Beschreibungen und Hinweise
Kundalini Yoga	Im Kundalini Yoga geht es darum, die Kundalini (einer Kraft oder Energie) zu öffnen und von Blockierungen zu befreien. Die Chakrenlehre spielt hier eine große Rolle. Es ist sehr spirituelles Yoga und zur Praxis gehören das Mantrasingen, Atemtechniken wie der Feueratem, Visualisierungsmeditationen, Mudras und Asanas aus den Traditionen des Hatha sowie viele dynamische Bewegungselemente. Eine typische Kundalini-Einheit dauert zwischen 60 und 90 Minuten.
Anusara Yoga	Anusara Yoga wurde gegen 1997 in den USA von John Friend gegründet, einem ehemaligen Iyengar-Yoga-Lehrer. Der Begriff „Anusara" kommt aus dem Sanskrit und bedeutet „mit Anmut fließen". Bei der Yoga-Praxis wird viel Wert auf die korrekte Bewegungsausführung, den Aufbau einer Asana und das Alignment gelegt. Dies kombiniert Friend mit dem Fokus auf „Herzöffnung" und die „innere Haltung der Praktizierenden". Das heißt: Jede Stunde ist zu einem bestimmten Herzensthema aufgebaut (z. B. Offen sein für das, was kommt) und die Ausrichtungsprinzipien und Übungssequenzen werden entsprechend ausgewählt. Jede Yoga-Stunde ist geprägt von drei Punkten der Einstellung im Geist, die in einer Handlung manifestiert sind, den fünf universellen Prinzipien der körperlichen Ausrichtung und den Feineinstellungen zur Aufrichtung des Körpers. Ziel ist es, Bewusstsein und Wertschätzung zu erfahren und zu praktizieren und die Energie von innen nach außen zu lenken. Eine typische Anusara-Stunde dauert zwischen 60 und 90 Minuten.
Sivananda Yoga	Swami Sivananda Saraswati entwickelte den Yoga-Stil in den frühen 1920–30er Jahren in Rishikesh/Indien. Dieser wurde von seinem Schüler Swami Vishnudevananda verbreitet. Es vereint sämtliche Yoga-Formen und wird häufig im Ashram, im Zusammenleben mit dem Guru, nach recht strengen Abläufen praktiziert und ist ein Yoga, dass in vielen Formen wie Essen, Meditation, Tätigkeiten, körperlicher Praxis oder dem Studieren von Texten und Büchern praktiziert wird.
Bikram Yoga	Bikram Yoga ist eine spezielle Form des Hatha Yoga, die in einem beheizten Raum bei Temperaturen von etwa 35–42°C praktiziert wird. Es umfasst eine festgelegte Abfolge von 26 Asanas und zwei Atemübungen, die darauf abzielen, die Muskeln zu lockern, das Schwitzen zu fördern und die Flexibilität zu verbessern.
Hormon Yoga	Beim Hormon Yoga sollen revitalisierende Asanas, Atemtechniken, Meditation, Shavasana und Yoga Nidra genutzt werden, um den Hormonspiegel und die bei dessen Ungleichgewicht auftretenden Störungen auf natürlichem Weg wieder in Balance zu bringen. Über die Praxis sollen die hormonbildenden Organe wie die Hypophyse, die Schilddrüse, die Eierstöcke oder die Nebennieren stimuliert werden. Hormon Yoga wurde von der Brasilianerin Dinah Rodrigues (1927) in den frühen 1990er Jahren entwickelt.
Ayuryoga	Ayuryoga ist eine integrative Yoga-Praxis, die auf den Prinzipien des Ayurveda basiert, einer traditionellen indischen Heilkunst. Es kombiniert Yoga-Asanas, Atemübungen, Meditation und Ernährungsrichtlinien, um die individuelle Konstitution (Dosha) auszugleichen und die Gesundheit zu fördern. Ayuryoga zielt darauf ab, körperliche, emotionale und geistige Harmonie zu erreichen und das Wohlbefinden durch die Verbindung von Yoga und Ayurveda zu unterstützen.
Lach-Yoga	Lach-Yoga ist eine einzigartige Form des Yogas, die das bewusste und absichtliche Lachen in den Mittelpunkt stellt. Es wurde in den 1990er Jahren von Dr. Madan Kataria (Mumbai/Indien) entwickelt und kombiniert spielerische Übungen, Atemtechniken und Bewegung, um das Lachen zu fördern. Lach-Yoga hat positive Auswirkungen auf die Stimmung, reduziert Stress und fördert soziale Verbindungen und Gelassenheit.

i PRAXISTIPP

Für Anfängerinnen und Anfänger ist Hatha Yoga in der Regel gut geeignet. Hatha Yoga ist eine sanfte und langsame Form des Yoga, die sich auf die Grundlagen konzentriert und eine gute Einführung in die Yoga-Praxis bietet. In einer Hatha-Yoga-Klasse werden verschiedene Asanas (Körperhaltungen) geübt, Atemtechniken (Pranayama) eingeführt und die Grundlagen der Meditation vermittelt. Es ist ratsam, eine Klasse bei einem qualifizierten und erfahrenen Hatha-Yoga-Lehrenden zu besuchen, der die Übungen sicher anleiten und auf die individuellen Bedürfnisse der Teilnehmerinnen und Teilnehmer eingehen kann. Dies ermöglicht es Anfängerinnen und Anfängern, die richtigen Techniken zu erlernen und Verletzungen zu vermeiden, während sie die Grundlagen des Yoga entdecken und eine solide Basis für ihre Yoga-Praxis schaffen.

1.1.3 Yoga in Zahlen

Der Berufsverband der Yogalehrenden in Deutschland e. V. (BDY) hat in der repräsentativen Studie „Yoga in Zahlen" in zwei Erhebungswellen 2014 und 2018 interessante Daten zum Thema Yoga in Deutschland erhoben (Berufsverband der Yogalehrenden in Deutschland e. V. und GfK SE | Omnibus & Legal Research 2018):

- Frauen praktizieren (9 %) häufiger Yoga als Männer (1 %).
- Besonders Singles zwischen 25 und 49 Jahren, in kinderlosen Partnerschaften und in Großstädten Lebende, sowie Menschen mit höheren Bildungsabschlüssen praktizieren Yoga.
- 23,2 % der Deutschen gaben an, dass eine Yoga-Praxis für sie in Betracht käme oder dass sie daran interessiert seien, in den nächsten zwölf Monaten damit zu beginnen.
- Die durchschnittliche Dauer der Yoga-Praxis beträgt unter den befragten Personen 43 Monate.
- Hauptgründe für die Yoga-Praxis sind: Verbesserung des körperlichen Befindens (66 %), Verbesserung des geistigen Befindens (64 %), Steigerung der körperlichen (58 %) und geistigen (53 %) Leistungsfähigkeit.

- 86 % der Befragten gab an, durch die Praxis Veränderungen wie mehr Gelassenheit/Ruhe/Ausgeglichenheit (50 %) wahrzunehmen oder sich körperlich fitter (49 %) zu fühlen.
- Die Befragten praktizieren zu Hause (54 %), im Studio (27 %) oder in der Volkshochschule/im Sportverein/bei anderen Bildungsanbietern (24 %).
- Die meisten Befragten haben Yoga in einem Kurs gelernt (79 %).

Weitere Fakten zum Yoga:

- Es wird geschätzt, dass jährlich etwa 300 Millionen Menschen Yoga praktizieren (Yogawiki 2023).
- Die Daten von Google Trend aus den Jahren 2004–2023 zeigen, dass Yoga immer stärker nachgefragt wird. Am häufigsten wird der Begriff in Kanada, Singapur, Australien, Neuseeland und Indien gegoogelt. Deutschland kommt hier auf Platz 18 (Stand Januar 2023).
- Gibt man heute den Begriff YOGA in das deutsche Google ein, erhält man über 2.300.000.000 Ergebnisse (Stand Januar 2023).
- Laut der Fitogram-Studie (2016) sind die Yoga-Ballungszentren in Deutschland u. a. Berlin, Düsseldorf, München, Aachen oder Köln-Bonn. Berlin ist mit 300 aktiven Yoga-Studios die Yoga-Metropole Deutschlands. Die Zahlen dürften aktuell deutlich höher liegen (Fitogram GmbH 2016).
- In Indien wird Yoga an vielen Schulen als eigenes Fach unterrichtet. 2006 wurde in der Niederlausitz-Grundschule als erste Schule deutschlandweit Yoga zum Pflichtfach gemacht (Johannsen 2006).
- Bei der Yoga Alliance sind 84.011 Yogalehrende weltweit registriert (Yoga Alliance 2023) und beim BDY sind 1.921 Yogalehrende eingetragen (Berufsverband der Yogalehrenden in Deutschland e. V. 2023).

Yoga zählt zu den am häufigsten praktizierten Mind-Body-Interventionen, also zu den Interventionen, die durch Praxis die körperliche, die geistige und mentale Ebene ansprechen und wird häufig auch als stressreduzierende oder präventive Maßnahme in Yoga-Studios, Fitnessstudios oder in Betrieben angeboten (Barnes et al. 2008). Viele Krankenkassen honorieren die gesundheitserhaltenden, nach der Zentralen Prüfstelle für Prävention (ZPP) zertifizierten Kurse, darunter unter anderem Hatha Yoga, Entspannungskurse oder Meditationskurse, mit finanziellen Zuschüssen (Krankenkassen.Deutschland 2023).

1.2 Philosophie und Hintergründe

Von *dem* „Yoga" und *einer* „Yoga-Philosophie" einheitlich zu sprechen ist aufgrund der vielen religiösen Strömungen, Traditionen, Richtungen, Vertreterinnen und Verfechter einzelner Yoga-Schulen und Yoga-Stile nicht möglich. Folgend sollen aber einige wichtige Elemente yogischer Philosophie aufgezeigt werden, die übergreifend bekannt sind, sich aber sowohl schwerpunktmäßig als auch im Bezug auf die Auslegung unterscheiden können.

1.2.1 Heilige Schriften im Yoga

Bhagavadgita: Aus dem Sanskrit übersetzt bedeutet Bhagavadgita „der Gesang Gottes". Der Text gehört zu den wichtigsten Schriften des Hinduismus und stellt das populärste hinduistische Werk im Westen dar. In dem Gespräch zwischen dem Gott Krishna und dem Krieger und Prinzen Arjuna auf dem Schlachtfeld geht es um die wahre Natur, die Hingabe, die Erkenntnis, die Beziehung zum Göttlichen und das selbstlose Handeln. Dieses Gespräch steht symbolisch für die Auseinandersetzung des Menschen mit seinem Ego und seiner wahren Natur.

Sutras: Dies sind Lehrtexte, die in einprägsamer Versform verfasst wurden. Die wichtigsten Sutras sind die Patañjali-Sutras und die Brahma-Sutras (Fuchs 2005). Die Sutras von Patañjali wurden zwischen 200 v. Ch. und 400 n. Ch. formuliert und in 195 Versen zusammengefasst (Wörle und Pfeiff 2017, S. 3.).

Hatha Yoga Pradipika: Die wichtigste klassische Schrift über das körperorientierte Hatha Yoga und wurde im indischen Mittelalter (ca. 1400 n. Ch.) von Svatmarama verfasst. Enthalten sind auch Ratschläge, um den Körper gesund zu halten, und Atemtechniken (Fuchs 2005).

Upanishaden: Diese Schriften wurden ab 800 v. Ch. verfasst. Sie sind Bestandteil der Veden und gehören zu den wichtigsten Texten im Hinduismus. Die etwas jüngeren Yoga-Upanishaden beschäftigen sich mit dem Yoga-Weg. Es gibt insgesamt 108 Upanishaden (Michel 2017). In den Upanishaden sind alte Rituale, mystische Geschichten, Gebete und Lieder sowie philosophische Texte enthalten. Die Katha-Upanishad wird gemein hin als erstes Lehrbuch des Yoga angesehen (Wörle und Pfeiff 2017, S. 2.).

Puranas: Hierbei handelt es sich um meist mündlich weitergegebene Texte, die zwischen 400 und 1000 n. Ch. entstanden sind. Dort ist die Rede von Verhaltensweisen in der Gesellschaft, den Verehrungsriten der Hauptgottheiten Brahma, Vishnu und Shiva sowie von weiteren religiösen Normen und Hinweisen.

Itihasas: Dies sind Erzählungen und Heldengeschichten, um die Veden verständlicher auszudrücken. Sie bilden ebenso Grundlage für das Bhakti Yoga und das Karma Yoga.

1.2.2 Samkhya-Philosophie

Samkhya ist eine alte philosophische Lehre, die ihren Ursprung im alten Indien hat. Das Wort „Samkhya" stammt aus dem Sanskrit und bedeutet übersetzt „Aufzählung" oder Ergründung. Es gehört zu den sechs orthodoxen Schulen Indiens und weist bemerkenswerte Parallelen zu den buddhistischen Lehren auf. Die zentrale Frage, die Samkhya zu beantworten versucht, ist, wie der ewige Kreislauf des Lebens durchbrochen werden kann (Larson und Īśvarakrṣṇa 2011, S. 154). Die Kernphilosophie von Samkhya konzentriert sich darauf, die Elemente zu identifizieren, die sowohl das menschliche Leben als auch das kosmische Bewusstsein beeinflussen. Dabei ist das grundlegende Konzept die Unterscheidung zwischen zwei Haupteinheiten: „Purusha" und „Prakriti".

- „Purusha" repräsentiert das höhere Bewusstsein oder das spirituelle Selbst. Es ist zeitlos, rein und unveränderlich. Purusha ist unabhängig von jeglichen Einflüssen und bleibt immer unberührt von den Vorgängen in der materiellen Welt.
- „Prakriti" hingegen steht für die Natur und alle Erscheinungsformen im Universum. Es umfasst alle materiellen Elemente, Kräfte und Eigenschaften, die die physische Welt formen und erhalten. Prakriti ist ständig in Bewegung und unterliegt Veränderungen (Feuerstein 2013, S. 152–155)

Das Hauptziel von Samkhya ist es, die Dualität zwischen Purusha und Prakriti zu erkennen und zu verstehen. Durch diese Erkenntnis kann der Mensch das höhere Bewusstsein von der Materie trennen und sich von den Bindungen der physischen Welt lösen. Indem man sich von den Begierden und Identifikationen mit den materiellen Aspekten befreit, kann man das Leiden überwinden und schließlich Moksha erreichen – die Befreiung aus dem endlosen Kreislauf von Geburt und Tod. Samkhya beschäftigt sich daher intensiv mit dem Geist, der Psyche und der materiellen Welt. Es betrachtet die menschliche Erfahrung als das Ergebnis eines Zusammenspiels von Gunas, den grundlegenden Eigenschaften der Prakriti, nämlich Sattva (Reinheit), Rajas (Leidenschaft) und Tamas (Trägheit). Diese Gunas beeinflussen die Gedanken, Emotionen und Handlungen der Menschen und bestimmen ihre karmischen Bindungen.

1.2.3 Yoga und Ayurveda

Ayurveda, auch als „Wissenschaft vom Leben" bekannt, ist eine alte indische Heilkunst, die vor mehr als 5.000 Jahren entstanden sein soll. Es ist eines der ältesten ganzheitlichen Gesundheitssysteme der Welt und hat seinen Ursprung in den vedischen Schriften des alten Indiens. Das Wort „Ayurveda" stammt aus dem Sanskrit und setzt sich aus den Begriffen „Ayus" (Leben) und „Veda" (Wissen) zusammen, was darauf hinweist, dass es sich um ein Wissen handelt, das das Leben in all seinen Aspekten betrachtet. Die Philosophie des Ayurveda basiert auf der Idee, dass Körper, Geist und Seele in einem harmonischen Gleichgewicht existieren sollten, um optimale Gesundheit und Wohlbefinden zu erreichen. Es betrachtet den Menschen als einzigartiges Individuum mit einer einzigartigen Konstitution und Persönlichkeit, die von den drei Doshas – Vata, Pitta und Kapha – beeinflusst wird (➤ Abb. 1.1).

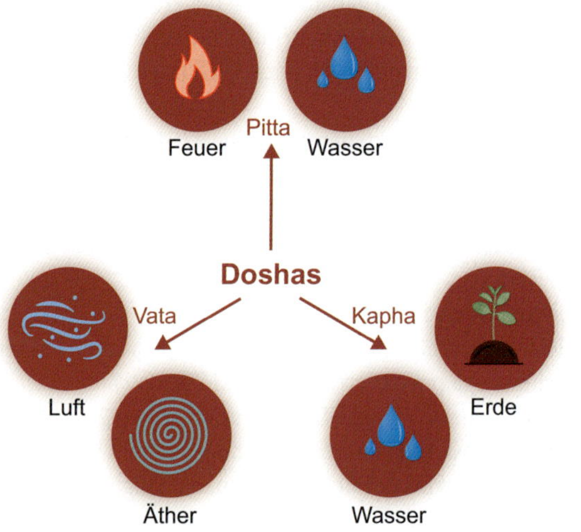

Abb. 1.1 Die drei Doshas. [L231]

Vata steht für Bewegung und wird mit den Elementen Luft und Raum in Verbindung gebracht. Es reguliert die Atmung, den Kreislauf und die Bewegungen im Körper.

Pitta repräsentiert Transformation und wird mit den Elementen Feuer und Wasser assoziiert. Es steuert den Stoffwechsel, die Verdauung und die körperliche Hitze.

Kapha symbolisiert Struktur und Stabilität und wird mit den Elementen Erde und Wasser in Verbindung gebracht. Es ist verantwortlich für das Wachstum, die Schmierung und die Stabilität des Körpers.

Im Ayurveda wird die Gesundheit als ein Zustand des Gleichgewichts der Doshas angesehen, während Krankheiten als Ungleichgewicht oder Störung in diesem harmonischen Zustand betrachtet werden. Um die Gesundheit zu erhalten oder wiederherzustellen, wird im Ayurveda ein ganzheitlicher Ansatz verfolgt, der verschiedene Aspekte des Lebens umfasst (Keßler und Michalsen 2013).

Ernährung spielt eine zentrale Rolle im Ayurveda, da sie als eine der grundlegenden Säulen der Gesundheit betrachtet wird. Die Auswahl von Nahrungsmitteln wird aufgrund ihrer Geschmacksrichtungen und ihrer Auswirkungen auf die Doshas getroffen. Jeder Mensch hat eine individuelle Konstitution, und daher wird die Ernährung an die spezifischen Bedürfnisse jedes Einzelnen angepasst (Peters 2015). Ayurveda betont auch die Bedeutung von regelmäßiger körperlicher Bewegung, um die Doshas auszugleichen und die Körperenergien in Fluss zu halten. Yoga und Meditation werden ebenfalls empfohlen, um den Geist zu beruhigen, Stress abzubauen und eine innere Ausgeglichenheit zu erreichen. Neben Ernährung und Bewegung werden auch Kräuter und natürliche Heilmittel im Ayurveda verwendet, um das Gleichgewicht der Doshas wiederherzustellen und die Selbstheilungskräfte des Körpers zu unterstützen.

Ayurveda ist weiter betrachtet mehr als eine Gesundheitslehre; es ist eine Lebensphilosophie, die Menschen dazu ermutigt, im Einklang mit der Natur zu leben und ihre individuellen Bedürfnisse zu verstehen. Es bietet einen holistischen Ansatz zur Förderung von Gesundheit, Heilung und Wohlbefinden auf physischer, emotionaler und spiritueller Ebene.

ÜBRIGENS ...

Ayurveda wird hierzulande als eine „Alternative Medizin" betrachtet und von Heilpraktikerinnen/Heilpraktikern und speziell geschulten Ärztinnen/Ärzten praktiziert. In Indien dagegen wird diese gleichbedeutend neben der Schulmedizin angewendet. Allein in Indien sind über 400.000 Ayurveda-Ärztinnen und -ärzte registriert und in mehr als 250 indischen Universitäten wird diese (von der WHO als medizinische Wissenschaft anerkannte) Medizin gelehrt (Keßler und Michalsen 2013).

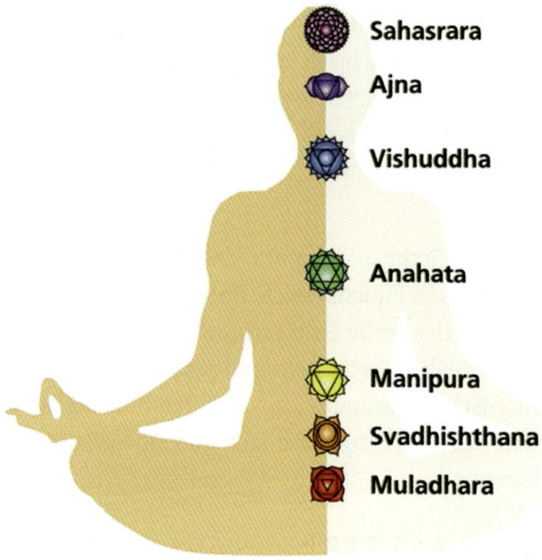

Abb. 1.2 Die sieben Hauptchakren. [G1289]

1.2.4 Die vier Wege im Yoga

Karma Yoga: Das Yoga des selbstlosen Handelns. Hierbei geht es darum, Yoga über sein selbstloses Tun zu praktizieren. Dies beinhaltet Taten, die man vollbringt, ohne eine Gegenleistung oder einen eigenen Vorteil davon zu haben, sondern zum Wohle anderer und der Gesellschaft.
Bhakti Yoga: Dieser Weg des Yoga ist der Weg der Liebe und Hingabe. Yogis, die Bhakti Yoga praktizieren, beziehen diese Hingabe auf das Göttliche und empfinden Dankbarkeit gegenüber aller Schöpfung. Dazu zählen neben allen Lebewesen und der Natur auch die Kunst und die Musik.
Jnana Yoga: Über das Studieren yogischer Schriften, spiritueller Texte und das Umsetzen der gewonnen Erkenntnisse werden Denkprozesse angeregt und Selbstreflexion und Verständnis gefördert. Jnana Yoga ist ein philosophisch-intellektueller Weg.
Raja Yoga: Yoginis und Yogis, die dem Weg Raja Yoga folgen, möchten die Lehren Patañjalis, dem achtgliedrigen Yogapfad, folgen (➤ Abb. 1.9). Im ➤ Kapitel 1.3 wird darauf genauer eingegangen.

1.2.5 Chakrenlehre

Der Begriff „Chakra" stammt aus dem Sanskrit und bedeutet so viel wie „Rad" oder „Kreis". Unter Chakren versteht man feinstoffliche Energiezentren, die innerhalb und außerhalb des Körpers liegen, aber nicht organisch manifestiert sind (➤ Abb. 1.2). Im Yoga, dem Ayurveda, der Traditionellen Chinesischen Medizin, in der Meditation und weiteren Systemen und Philosophien sind Chakren Bestandteil der Lehre. Bereits in den Veden und den Upanischaden war die Rede von Chakren. Im Westen als Thema aufgegriffen und bekannt gemacht wurden die Chakren unter anderem durch Johann Wolfgang von Goethe (1749–1832) oder Rudolph Steiner (1861–1925), der die Lehre weiter interpretierte (Neider und Steiner 2015, S. 40–65). Der Mensch hat folgende sieben Hauptenergiezentren. Jedes dieser Zentren ist einem bestimmten Lebensbereich, diversen Organen, Funktionen oder Emotionen zugeordnet. Zudem besitzt jedes Chakra eine charakteristische Farbe. Dazu zählen:
Muladhara Chakra (Wurzelchakra)
Svadisthana Chakra (Sakralchakra)
Manipura Chakra (Nabelchakra)
Anahata Chakra (Herzchakra)
Vishudda Chakra (Halschakra)
Ajna Chakra (Stirnchakra)
Sahasrara Chakra (Kronenchakra)

1. **Muladhara Chakra:** Muladhara, auch als Wurzelchakra bekannt, liegt an der Basis der Wirbelsäule und ist mit der Farbe Rot assoziiert. Es symbolisiert Stabilität, Sicherheit und Überleben. Ein harmonisches Muladhara Chakra verleiht ein Gefühl der Erdung, des Vertrauens und der Verbundenheit mit der physischen Welt. Es beeinflusst die Grundbedürfnisse des Körpers und steht in Verbindung mit dem Element Erde.

PRAXISTIPP

Dieses Chakra lässt sich durch folgende Asanas verstärken:
Tadasana (Berghaltung)
Virabhadrasana I (Krieger I)
Malasana (tiefe Hocke)

2. **Svadhisthana Chakra:** Svadhisthana, das Sakralchakra, befindet sich im Unterbauch, etwas unterhalb des Bauchnabels, und ist mit der Farbe Orange verbunden. Es repräsentiert Kreativität, Emotionen und Sexualität. Ein ausgeglichenes Svadhisthana Chakra fördert künstlerische Ausdrucksformen, emotionale Stabilität und eine gesunde Beziehung zu den eigenen Gefühlen und Bedürfnissen.

PRAXISTIPP

Dieses Chakra lässt sich durch folgende Asanas verstärken:
Baddha Konasana (Schmetterlingshaltung))
Upavistha Konasana (Ausgestreckte Winkelhaltung))
Anjaneyasana (Halbmond)

3. **Manipura Chakra:** Manipura, das Solarplexuschakra, liegt im oberen Bauchbereich, oberhalb des Bauchnabels, und ist mit der Farbe Gelb verbunden. Es steht für Willenskraft, Selbstbewusstsein und persönliche Macht. Ein harmonisches Manipura Chakra unterstützt Selbstvertrauen, Durchsetzungsvermögen und eine gesunde Selbstachtung.

PRAXISTIPP

Dieses Chakra lässt sich durch folgende Asanas verstärken:
Navasana (Bootshaltung)
Ardha Navasana (halbe Bootshaltung)
Paripurna Navasana (volle Bootshaltung)

4. **Anahata Chakra:** Anahata, das Herzchakra, befindet sich in der Mitte der Brust und ist mit der Farbe Grün oder Rosa assoziiert. Es symbolisiert Liebe, Mitgefühl und spirituelle Verbindung. Ein ausgeglichenes Anahata Chakra ermöglicht, bedingungslose Liebe zu geben und zu empfangen sowie Harmonie in Beziehungen zu schaffen.

PRAXISTIPP

Dieses Chakra lässt sich durch folgende Asanas verstärken:
Ustrasana (Kamelhaltung)
Bhujangasana (Kobrahaltung)
Setu Bandhasana (Brücke)

5. **Vishuddha Chakra:** Vishuddha, das Kehlkopfchakra, liegt im Halsbereich und ist mit der Farbe Blau verbunden. Es steht für Kommunikation, Selbstausdruck und Kreativität. Ein ausgeglichenes Vishuddha Chakra fördert klare Kommunikation und die Fähigkeit, die eigene Wahrheit auszudrücken.

PRAXISTIPP

Dieses Chakra lässt sich durch folgende Asanas verstärken:
Matsyasana (Fischhaltung)
Halasana (Pflug)
Pranayama: Ujjayi Pranayama (siegreiche Atmung)

6. **Ajna Chakra:** Ajna, das Stirnchakra oder Dritte Auge, befindet sich zwischen den Augenbrauen und ist mit der Farbe Indigo assoziiert. Es repräsentiert Intuition, Weisheit und Vorstellungskraft. Ein harmonisches Ajna Chakra fördert geistige Klarheit und die Fähigkeit, die Wahrheit jenseits der physischen Realität zu erkennen.

PRAXISTIPP

Dieses Chakra lässt sich durch folgende Asanas verstärken:
Balasana (Kindeshaltung)
Paschimottanasana (Vorwärtsbeuge im Sitzen)
Sirsasana (Kopfstand)

7. **Sahasrara Chakra:** Sahasrara, das Kronenchakra, liegt am Scheitelpunkt des Kopfes und ist mit der Farbe Violett oder Weiß verbunden. Es steht für spirituelle Erleuchtung, Einheit und Verbindung mit dem Höheren Selbst oder dem Universum. Ein ausgeglichenes Sahasrara-Chakra ermöglicht spirituelles Wachstum und die Erfahrung von Einssein und Transzendenz

PRAXISTIPP

Dieses Chakra lässt sich durch folgende Asanas verstärken:
Sahaja Padmasana (einfache Lotusstellung)
Savasana (Totenstellung)
Pranayama: Nadi Shodana (Wechselatmung) oder Kapalabhati (Schädelleuchten)

Hinweis: Die Idee der Chakren lässt sich wissenschaftlich objektiv nicht begründen und sollte daher sehr sorgsam betrachtet werden. Eine medizinisch-therapeutische Behandlung sollte nicht auf der Grundlage der Chakrenlehre aufgebaut sein. „Blockierte Chakren“ oder ein „Ungleichgewicht der Chakren“ stellen keine medizinische Diagnose und dürfen daher **nicht** in die klinischen Denkprozesse miteinbezogen werden. Im Yoga und der Yogatherapie dagegen kann sich das Thema der Stunde auf das Wirken und das Arbeiten mit einem oder mehreren Chakren ausrichten und begründet sein, wenn diese übergreifende und für die Yogini/den Yogi bedeutsame Themen behandeln und nicht den Anspruch einer „Heilung“ oder „medizinischen Therapie“ erfüllen. Für das Thema (oder die Intention) „Mehr Stabilität im Hier und Jetzt erfahren“ können Asanas ausgewählt werden, die das erdende Wurzelchakra fördern. Für das Thema „Offenheit“ kann sich die Stunde auf dem Herzchakra ausrichten und beim Thema „Kreativität und Neues entdecken“ eignen sich Asanas zur Förderung des Sakralchakras oder des Dritten Auges.

1.2.6 Pancha Koshas

In der yogischen Philosophie ist die Rede von den fünf Körpern oder fünf Hüllen (➤ Abb. 1.3). Maha Prana bezeichnet die Lebensenergie, die diese Schichten verbindet und durchdringt. Wie bei einer Zwiebel gehen die Schichten von der oberflächlichen sichtbaren Hülle (des menschlichen Körpers) in immer feinstofflichere Schichten, die nicht mehr organisch verortet sind. Das Wechselspiel dieser Schichten ist bedeutsam für die yogische Praxis. Ein Beispiel: Durch die körperliche Praxis über Asanas wird die äußere Hülle angesprochen. Wenn

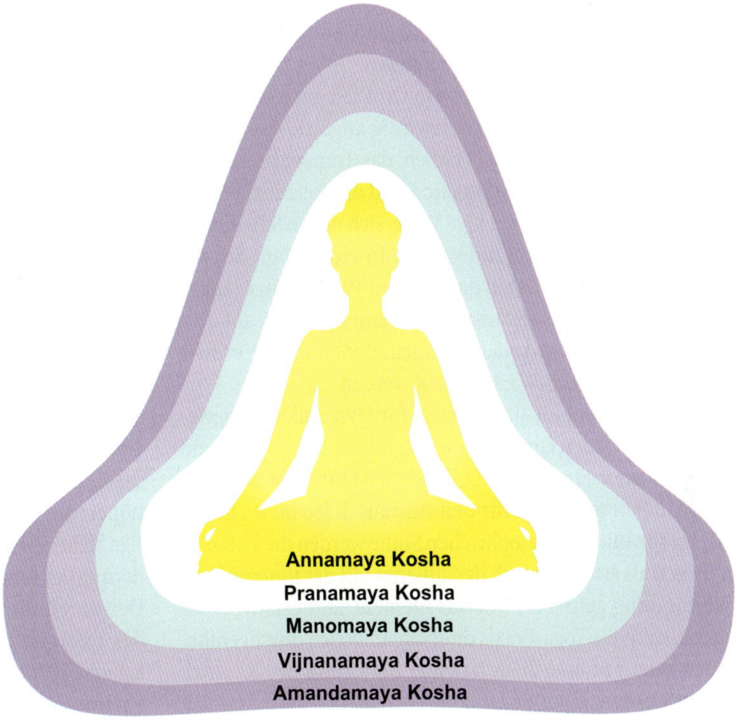

Abb. 1.3 Die fünf Hüllen. [L311]

in dieser Hülle die Energie wieder frei fließt, werden dadurch die inneren Schichten positiv beeinflusst, indem die Energien auch dort wieder frei fließen können.

Die **1. Hülle** (Annamaya Kosha) ist die äußerste Schicht und organisch gebunden. Hierzu zählen Muskeln, Knochen, Organe und alle Substanzen im menschlichen Körper.

Die **2. Hülle** (Pranamaya Kosha) wird auch Energiekörper genannt. Sämtliche Prozesse, die im Körper bewusst oder unbewusst ablaufen, wie das Herz-Kreislauf-System, die Temperaturregelung oder die Verdauung, benötigen Energie. Die ersten beiden Hüllen bilden zusammen die menschliche Struktur.

Die **3. Hülle** (Manomaya Kosha) kann auch als Mentalkörper bezeichnet werden und beinhaltet alles, was mit unseren Gedanken, Erinnerungen, Emotionen und kreativen Ideen in Verbindung steht. Diese Hülle wird zu den feinstofflichen Hüllen gezählt.

Die **4. Hülle** (Vijnanamaya Kosha) ist der Differenzierungskörper. Die Lebensenergie (Prana) fließt hier sehr fein. Intuition und die Fähigkeit zu unterscheiden spielen hier eine wichtige Rolle.

Die **5. Hülle** (Anandamaya Kosha) wird auch als Glückseligkeitskörper bezeichnet. In dieser Schicht sitzen das höhere Bewusstsein, die innere Ruhe und das höchste Glück.

1.2.7 Die Elemente

Im Ayurveda und der indischen Kultur ist die Rede von den fünf Elementen, aus denen alle Materie besteht. Dazu zählen Erde (Prithivi), Feuer (Tejas), Wasser (Apas/Jala), Luft (Vayu) und Äther (Akasha).

Für die Yoga-Praxis haben diese Elemente ebenso eine Bedeutung. Manche Yoga-Stunden verfolgen im Hauptthema das Erfahren eines Elements und die damit verbundenen, dem Element zugesprochenen Eigenschaften. Ebenso lassen sich die Orte für die Praxis entsprechend gestalten. Therapeutisch-ayurvedisch betrachtet kann sich ein Ungleichgewicht der Elemente im Körper in Krankheit und Störungen manifestieren. Gerade die Ernährung, die Jahreszeit, die Tageszeit, die eigene körperliche Konstitution, die Umwelt und die Verhaltensweisen können nach dieser Betrachtungsweise die Elemente beeinflussen.

Erde: In der Asana-Praxis wird häufig von „Erdung" gesprochen, sich mit „Mutter Erde verbinden" oder den Kontakt zum „Boden nicht zu verlieren". Erde ist das Element des Stetigen, der Verwurzelung und der Grundbaustoff der Materie. Erde bietet die Basis des Lebens und schafft Lebensraum und Struktur. Um das Element Erde zu erfahren, werden im Yoga häufig Standhaltungen angewendet mit Betonung auf einem festen Fuß-Boden-Kontakt. Ebenso bieten sich Gangmeditationen an, barfuß gehend und die Oberfläche des Bodens spürend.

Feuer: Das Element Feuer wird in vielen Kulturen als lebensspendende Kraft verehrt. Manifestiert als Sonne, wird das Göttliche dort mit verortet. Gerade im Sommer und generell in warmen Temperaturen, beim Sonnenaufgang und Sonnenuntergang, sowie über eine fordernde Asana-Praxis und wärmende Atemtechniken kann das Element Feuer präsent werden. Mit Surya Namaskara, dem Sonnengruß, wird der Sonne und dem Feuer symbolisch Dankbarkeit und Verehrung entgegengebracht. Das Element Feuer ist im Körper im Manipura

Chakra, dem Sonnengeflecht verortet, weshalb alle Asanas, die die Körpermitte im Fokus haben und aktivieren, das Element Feuer verstärken und entwickeln können.

Wasser: Unser Körper besteht zum Großteil aus Wasser und ist auf dieses Element lebensnotwendig angewiesen. Die Eigenschaft des Wassers ist das Fließen, das Transportieren, die Anpassungsfähigkeit an die Situation und die Toleranz. Wasser ist dynamisch und findet kreative Wege, sich neuen Situationen anzupassen und sich auszudrücken. In einer Yoga-Stunde kann mit kreativen Flows auf das Element Wasser eingegangen werden. Zudem kann am Strand, an einem Flussufer, auf dem Stand-Up-Paddle-Board oder auf einem Boot über die örtliche Situation das Element Wasser erlebt werden.

Luft: Das Element Luft steht ebenso für Dynamik und Bewegung. Weiter werden Qualitäten wie Reinheit, Leichtigkeit und Frische assoziiert. Im Körper befindet sich Luft unter anderem in den Lungen und sorgt für den Austausch lebenswichtiger Gase. Im spirituell-philosophischen Sinne werden die Luft und das Atmen als ein Austausch der äußeren mit der inneren Welt in Verbindung gebracht. Um das Element Luft erfahrbar zu machen, kann die Yoga-Praxis draußen im Freien durchgeführt werden oder auf eine ausreichende Belüftung des Raumes geachtet werden. Über Pranayama (Atemtechniken) und das gezielte und synchrone Atmen bei der Asana-Ausführung wird das Element Luft verstärkt.

Äther: Oft wird „Äther" auch mit „Raum" übersetzt und ist eher subtil zu sehen. Die Qualitäten des Äthers sind Verbundenheit, Leere und Klang, Helligkeit und Bewusstsein. Im Raum manifestieren sich alle Erscheinungsformen. Im Yoga wird darauf mit dem Singen des Urklangs „OM" eingegangen. Die Vibrationen des Klangs beeinflussen den Raum und die Umwelt. Die Atempausen zwischen dem Ein- und dem Ausatmen und umgekehrt schaffen auch Raum, der als Äther visualisiert werden kann.

1.2.8 Mudras

Im Yoga werden energielenkende Gesten als Mudras bezeichnet. Übersetzt bedeutet dies „Freude geben" (Arora 2017, S. 8). In Indien werden Mudras deutlich häufiger praktiziert als im Westen. In den Yoga-Stunden hierzulande werden Mudras sparsam und unscheinbar in Yoga-Stunden integriert, ohne dass die Bedeutung und Wirkungsweise genauer erklärt wird (Goßmann 2023). Folgend sind einige bekannte Mudras aufgeführt:

Namaskar Mudra: Manchmal auch Anjali Mudra genannt, wird in Indien bei der Grußformel „Namasté" und in den Yoga-Stunden häufig zu Beginn und am Ende beim Singen des OM genutzt (➤ Abb. 1.4). In einigen Asanas (z. B. Baum, Krieger 1, tiefe Hocke) kann dieses Mudra Anwendung finden. Dabei werden die Handflächen in Gebetshaltung vor dem Herzen aufeinandergelegt. Diese Geste soll den Blick nach innen lenken und Respekt ausdrücken. Auch beim Tanzen und der Kunst wird diese Geste mitunter genutzt (Carroll und Carroll 2012, S. 44–46).

Chin Mudra: Dabei berühren sich jeweils die Daumen und die Zeigefinger in jeder Hand, wobei der Daumen (der für das höhere Bewusstsein steht) über den Zeigefinger (der für das Ego steht) gelegt wird (➤ Abb. 1.5). Das Mudra kann zur Förderung der Konzentration beim Meditieren verwendet werden. Der durch die Finger geformten Kreis kann als Förderung des Energieflusses interpretiert werden (Goßmann 2023; Schäfer 2020).

Vishnu Mudra: Dieses Mudra wird bei der Atemtechnik Anuloma Viloma bzw. Nadi Shodana verwendet. Dabei werden der Zeigefinder und der Mittelfinger gebeugt, die anderen Finger und der Daumen gestreckt (➤ Abb. 1.6). Das Vishnu Mudra ist nach der gleichnamigen und einer der wichtigsten Gottheiten im Hinduismus benannt und soll ausgleichend und balancierend wirken (Goßmann 2023; Pal 1986, S. 275–281).

Dhyana Mudra: Dabei werden die Hände, mit der rechten Hand oben, im Schoß ineinandergelegt, sodass eine Art Schale entsteht (➤ Abb. 1.7). Dabei berühren sich die Daumen. Dieses Mudra wird zur Meditation angewendet und soll helfen, die innere Mitte zu finden (Goßmann 2023).

Abhaya Mudra: Hierbei wird die rechte Hand auf Schulterhöhe angehoben. Die Finger der Hand sind geschlossen und die Handfläche zeigt nach vorn (➤ Abb. 1.8). Dies ist eine Geste der Freundschaft und des Schutzes und wird mit der Gottheit Shiva in Verbindung gebracht. Ebenso sind viele Bildnisse Buddhas mit dieser Geste dargestellt (McArthur 2002, S. 111).

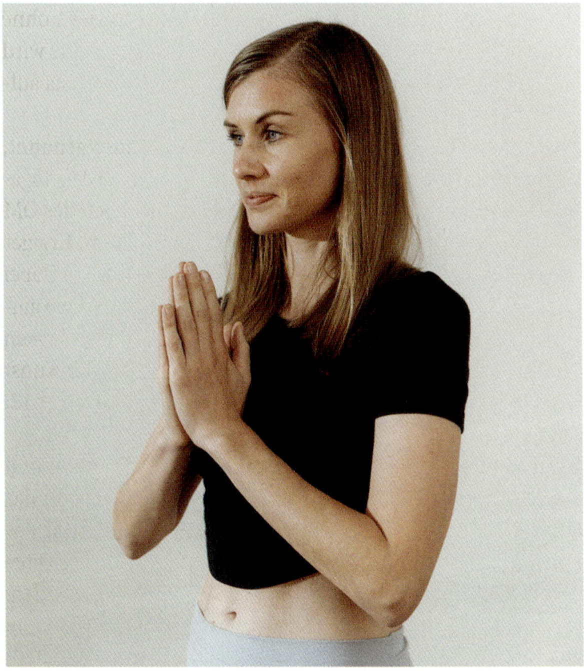

Abb. 1.4 Namaskar Mudra. [K545]

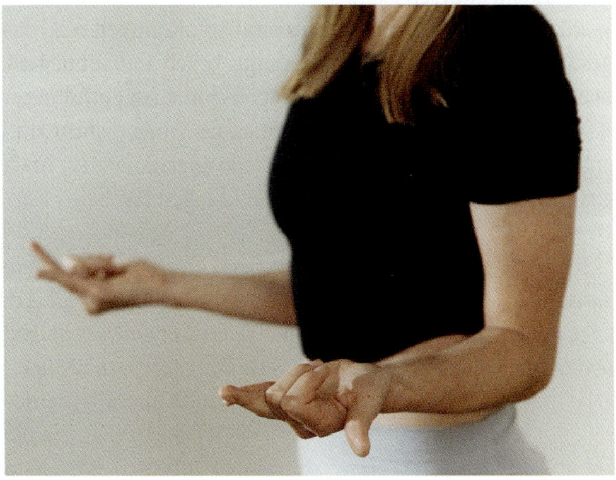

Abb. 1.5 Chin Mudra. [K545]

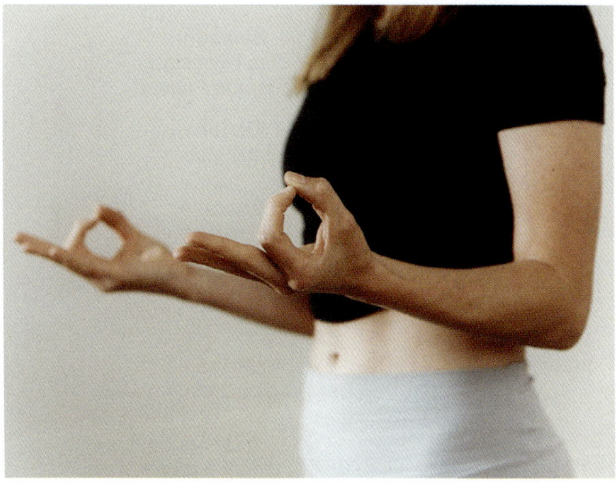

Abb. 1.6 Vishnu Mudra. [K545]

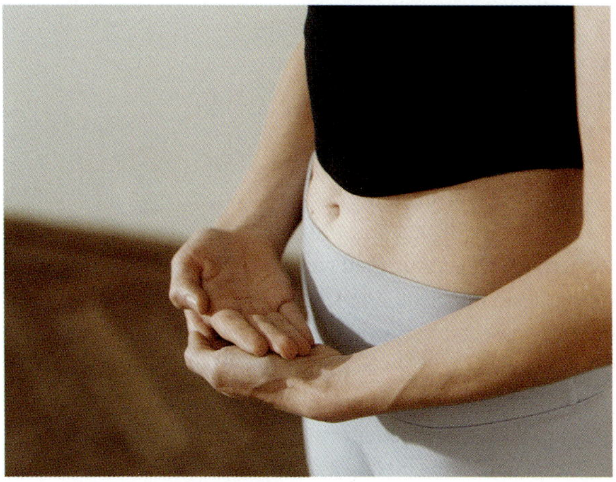

Abb. 1.7 Dhyana Mudra. [K545]

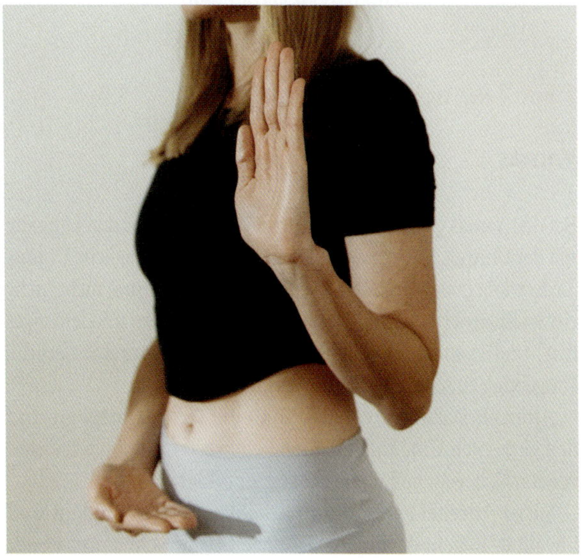

Abb. 1.8 Abhaya Mudra. [K545]

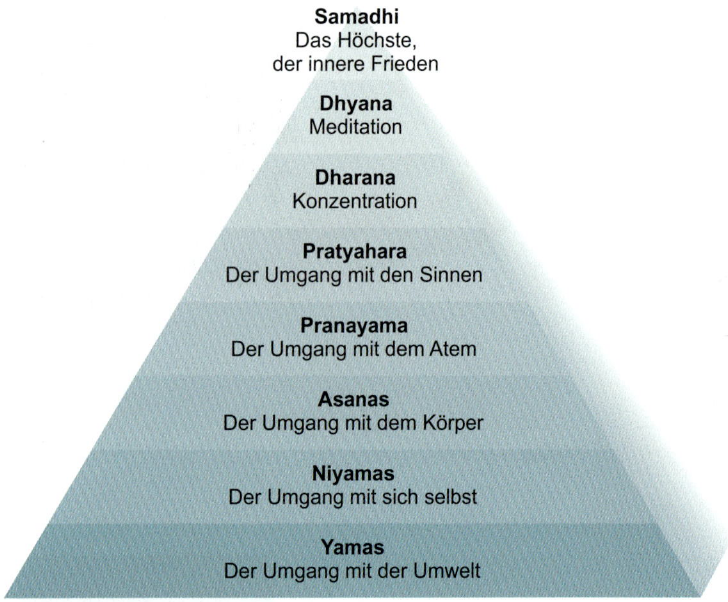

Abb. 1.9 Der achtgliedrige Pfad. [L231]

1.3 Der achtgliedrige Yoga-Pfad

Der achtgliedrige Yoga-Pfad wurde von Patañjali im Yoga Sutra beschrieben und zählt Empfehlungen auf, die es ermöglichen, zu einem stärkeren Bewusstsein zu gelangen (➤ Abb. 1.9). Auch wenn die einzelnen Aspekte eher an eine Richtlinie erinnern, gibt es Spielraum für Interpretation und Gewichtung. Das Ergebnis soll in jedem Fall sein, dass das Leben erleichtert wird und man einen Leitfaden für ein bewussteres Leben erhält. Es geht bei den acht Gliedern auch nicht um eine To-Do-Liste, die man abhakt. Die Elemente des Yoga-Pfades sind mit viel Übung, regelmäßiger bewusster Praxis, aber auch Gelassenheit und Dankbarkeit verbunden.

1.3.1 Der achtgliedrige Pfad

Yamas

Bei den Yamas geht es um das eigene Verhalten bzw. den Umgang mit der Umwelt. Die Yamas erfordern Disziplin und tägliche Übung, fördert aber ein gutes Zusammenleben. Es geht darum, nicht mehr ein Spielball der äußeren Umstände zu sein, sondern mit dem eigenen Mindset und den Verhaltensregeln eine positive und förderliche Umgebung zu schaffen. Die Yamas sind unterteilt in:

Ahimsa: Darunter versteht man die Gewaltlosigkeit und den gerechten Umgang mit allen Lebewesen. Häufig wird eine vegetarisch-vegane Lebensweise empfohlen.

Satya: Hierbei geht es um Ehrlichkeit, Aufrichtigkeit und Loyalität. Es geht darum, die Wahrheit zu sprechen und weder andere noch sich selbst zu belügen.

Asteya: Nicht stehlen, was materielles oder geistiges Eigentum von anderen ist.

Brahmacharya: Hierbei geht es um Enthaltsamkeit von Dingen, die das eigene und somit auch das Leben anderer negativ beeinflussen können und uns vom Wesentlichen entfernen.

Aparigraha: Darunter versteht man, dass man nicht besitzergreifend ist und nur das annimmt, was angemessen ist. Auch aus Geschenken können sich Verpflichtungen ergeben.

„Lebt ein Mensch in vollkommener Übereinstimmung mit dem Yama, wird er niemals davon abweichen, egal welcher Berufung er folgt, an welchem Ort und zu welcher Zeit er lebt und welcher Art seine momentanen Umstände sind. So erfüllt er die höchste Stufe."

Patañjali, Yoga-Sutra 2.31 (Patañjali und Sriram 2013)

Niyamas

Bei dieser Stufe geht es um die Auseinandersetzung und den Umgang mit sich selbst. Selbstreflexion und das Nachdenken über eigene Bedürfnisse und das eigene Ich zählen ebenso darunter. Die Niyamas sind eingeteilt in:

Saucha: Dabei geht es um Reinigung und Sauberkeit. Bezogen auf den Körper soll dieser gereinigt, geschützt und gepflegt sein, sodass dieser alle Aufgaben erfüllen kann. Dazu zählen gute Nahrung, ein aktiver bewegter Lebensstil und äußere Hygiene. Auch den Geist sollte man durch Selbstreflexion und anregende, entlastende Gespräche reinhalten.

Santosha: Dabei geht es darum, Dankbarkeit und Zufriedenheit zu empfinden mit dem, was ist und was wir haben. Zufriedenheit ist ein positives Mindset, welches sich auf das Vorhandene konzentriert.

Tapas: Durch Asana- und Pranayama-Praxis wird das Innere beeinflusst und gereinigt.

Svadhyaya: Hierbei geht es um Selbstreflexion. Eigene Ansichten, Einstellungen, Gefühle und Gedanken werden beobachtet und hinterfragt und über die Praxis hinweg auf Veränderungen im Mindset hin reflektiert. Wie fühlt sich diese Asana an? Welche Erfahrung habe ich mit dieser Atemtechnik gemacht? Fühle ich mich frei?

Ishvara Pranidhana: Dabei geht es um das Loslassen und sich Hingeben, einer höheren, universellen Kraft. Dies definiert jeder etwas anders. In der Praxis von Asana soll ich nur auf dies konzentriert werden und die Alltagsgedanken losgelassen werden.

„Tiefe Zufriedenheit lässt uns grenzenloses Glück erfahren."

Patañjali, Yoga-Sutra 2.42.

Asanas

Yoga wird heute irrtümlicherweise als Synonym mit der Praxis von Asana gleichgestellt. Als Asana bezeichnet Patañjali eine „Position, die komfortabel und stabil ist". Das Wort Asana kommt aus dem Sanskrit und bedeutet übersetzt so viel wie „Sitz" oder „Haltung". Die Asana-Praxis soll den Körper und die körperlichen Bedürfnisse beruhigen und diesen auf den Meditationssitz und die Meditation, die geistige Entspannung, vorbereiten. Es gibt rund 800 Asanas, die in verschiedene Kategorien eingeteilt werden. Es gibt Standhaltungen, Armbalancen, Twists und Drehhaltungen, Umkehrhaltungen, Vorbeugen und Rückbeugen oder Herzöffner und Hüftöffner. Diese Asanas werden im Stehen, im Sitzen, auf Knien, im Liegen und unter Zuhilfenahme von Hilfsmitteln durchgeführt. In einer Asana befindet sich der Körper in einem Gleichgewicht zwischen Leichtigkeit und Stabilität und synchron mit Atem und Aufmerksamkeit. Durch die Asana-Praxis werden Strukturen beeinflusst, Konzentration und Atmung gefördert und Einfluss auf verschiedene Körpersysteme genommen. Eine Asana sollte immer schmerzfrei und ohne zu viel zu forcieren durchgeführt werden. Die anatomischen Voraussetzungen des eigenen Körpers sollten stets beachtet werden.

„Eine Übungspraxis wird nur dann Erfolge zeigen, wenn wir sie über einen langen Zeitraum ohne Unterbrechung beibehalten, wenn sie von Vertrauen in den Weg und von einem Interesse, das aus unserem Innern erwächst, getragen ist."

Patañjali, Yoga-Sutra 1.14

Pranayama

Unter Prana versteht man die Lebensenergie, die sich in jedem Lebewesen und jeder Materie befindet. Diese Energie kann durch bewusste Atempraxis beeinflusst werden, da über den Atem ein Austausch zwischen der äußeren und der inneren Welt stattfindet. Sowohl Geist als auch Atem beeinflussen sich gegenseitig, weshalb über den Atem bewusst Entspannungs- und Konzentrationsförderung eintreten kann. Pranayama kann und sollte auch während der Asana-Praxis (z. B. über die Ujjayi-Atmung in längeren Halteposen), separat vor oder nach der Asana-Praxis und/oder als Möglichkeit zur Unterstützung im Meditationsprozess durchgeführt werden. Ziel ist es, über die Praxis möglichst viel Prana (Lebensenergie) in den Körper zu bringen. Die Phasen der Atemtechniken sind Einatmen, Luft anhalten (gefüllte Lungen), Ausatmen, Luft anhalten (geleerte Lungen).

„Die stetige Praxis von Pranayama verringert Blockaden im Geist, die uns an einer klaren Wahrnehmung hindern."

Patañjali, Yoga-Sutra 2.52

Pratyahara

Bei Pratyahara geht es darum, die Sinneswahrnehmung zu reduzieren. Über die fünf Sinne (Schmecken, Hören, Sehen, Riechen, Fühlen) erhält der Mensch viel Stimulation und Reizung, die zu Verarbeitungsprozessen und letztendlich zur Wahrnehmung führen. Aus dieser Wahrnehmung heraus entstehen Gedanken und Emotionen, die für Ablenkung sorgen und das „Nach-Innen-Richten" erschweren. Durch das bewusste Fokussieren auf den Moment während der Atem- und der Asana Praxis wird die Konzentration gebündelt und weitere eintretende Reize verlieren an Bedeutung. Der Geist wird dadurch nicht mehr von externen Reizen gestört und die internen Prozesse können bewusster erfahren werden.

„Pratyahara geschieht, wenn der Geist in der Lage ist, seine gewählte Richtung beizutragen und die Sinne nicht wie gewöhnlich mit den Objekten, die sie umgeben, verbinden. Im Zustand von Pratyahara folgen die Sinne dem Geist in seiner Ausrichtung."

Patañjali, Yoga-Sutra 2.54.

Dharana

Diese Stufe kann als eine Vorstufe zur Mediation gesehen werden. Durch eine hohe Konzentration und das Halten der Konzentration soll der Geist weiter z. B. auf einen Betrachtungsgegenstand fokussiert werden und sollen andere Geistesaktivitäten reduziert werden. Es geht darum, mit der gesamten Konzentration bei einer Sache zu bleiben und eintretende Gedanken und Emotionen fallen zu lassen. Diese Stufe erfordert viel Übung und Gelassenheit.

„Dharana ist die Fähigkeit, unseren Geist auf einen Gegenstand auszurichten."

Patañjali, Yoga-Sutra 3.1

Dhyana

Das Denken wird in dieser Stufe gänzlich beendet und die Aktivitäten des Geistes kommen zur Ruhe. Dhyana ist ein Zustand, der passiert und somit als Meditation bezeichnet wird. In diesem Zustand herrscht Ruhe und der Yogi erhält einen Blick auf das große Ganze.

„Im Zustand von Dhyana sind alle Aktivitäten unseres Geistes in einem ununterbrochenen Fluss nur auf dieses Objekt ausgerichtet."

Patañjali, Yoga-Sutra 3.2

Samadhi

Samadhi ist das Ziel einer jeden Yogini und eines jeden Yogi – das Erreichen der Glückseligkeit und das Erfahren der Einheit und des Bewusstseins.

„Wenn unser Geist mit dem in uns, was erkennt, vollständig identisch ist, herrscht Freiheit."

Patañjali, Yoga-Sutra 3.55.

1.3.2 Der achtgliedrige Pfad – Überlegungen zur Übersetzung in die therapeutische Arbeit

Der achtgliedrige Pfad kann auch als Instrument der Vermittlung von bestimmten Aspekten in der Therapie angesehen und genutzt werden. Auch hier ist es nicht das Ziel, eine dogmatische Richtlinie zu schaffen, sondern es sollte vielmehr als Versuch angesehen werden, ein stärkeres Bewusstsein für die Umstände der Patientinnen und Patienten, die Therapiemethoden, den Bezug zur Yoga-Philosophie und den zeitlichen Verlauf des Therapieprozesses zu schaffen. Folgend einige Beispiele und Überlegungen, aufgeführt mit konkretem Bezug zum achtgliedrigen Pfad:

a) **Yamas:** Die externen Faktoren und Umwelteinflüsse werden bewusst im Modell der International Classification of Functioning, Disability and Health (ICF) herausgestellt. Zum Beispiel können Angehörige sehr förderlich sein, wenn es um die persönliche Alltagsgestaltung der Patientinnen und Patienten geht und auch mentaler Beistand erfolgt. Ebenso können diese aber unbewusst Stress und Druck über Erwartungshaltungen aufbauen, die den therapeutischen Prozess negativ beeinflussen können. Durch ein bewusstes Miteinander im Gespräch und eine mögliche Beratungsfunktion über (medizinische) Fachkräfte, Experten und Expertinnen, lassen sich viele Hindernisse abbauen und lässt sich eine günstige Umwelt gestalten.

b) **Niyamas:** Beim Auftreten oder im Verlauf einer Krankheit lassen sich viele alltägliche Situationen und Aktivitäten häufig nicht mehr wie gewohnt bewältigen/durchführen. Reaktionen darauf können Traurigkeit, Wut oder Ratlosigkeit sein. Durch einen gelasseneren und bewussteren Umgang mit sich selbst kann sich Stress abbauen und auch ein negatives Selbstbild verhindert werden. Für viele Patientinnen und Patienten ist der erste Schritt, die Situation anzunehmen und zu akzeptieren. Dies erfordert viel Kraft und Ausdauer und benötigt gegebenenfalls auch externe Unterstützung.

c) **Asanas:** Die körperliche Praxis kann im Setting einer eigenen Praxis (im Sinne eines Heimübungsprogramms), der Einzeltherapie oder der Gruppentherapie stattfinden. In der Einzeltherapie können die Ressourcen und Ziele abgestimmt werden und passende Asanas ausgewählt werden, die dann regelmäßig in der Therapie evaluiert und zu Hause praktiziert werden. In der Gruppentherapie können Asanas in bestimmten Schwerpunkten (z. B. Asanas für die Wirbelsäule, zur Kräftigung der Muskulatur oder zur Förderung der Flexibilität) angeboten werden und in der Gruppendynamik praktiziert werden. Gerade der Effekt eines Praktizierens in der Gruppe kann für Patientengruppen sehr förderlich sein.

d) **Pranayama:** Der Atem sollte in der Asana-Praxis integriert und bewusst genutzt werden. Gerade zur Reduktion von Stress und Muskelspannung, zur Förderung von Bewegungen oder zur Steigerung der Aufmerksamkeit und Fokussierung bieten sich Atemtechniken an. Momente des bewussten, regelmäßigen Atmens können auch über den Tag verteilt als Ritual eingebunden werden. Ein Verständnis für die Atemrichtungen, die Atembewegungen und die Wirkungen bewusster Atmung sollte vom Lehrenden bzw. Therapierenden vermittelt werden.

e) **Pratyahara:** Die Reduktion der eintretenden Sinneseindrücke, um eine Überforderung zu vermeiden, spielt in der Behandlung und im Therapieprozess eine wichtige Rolle. Neben der Fokussierung auf den Atem lassen sich auch mit einer bewussten Gestaltung der Umwelt Reize reduzieren. Das heißt, es sollte für eine Routine und eine innere Vorbereitung eine bestimmte Tageszeit zur Praxis ausgewählt werden. Der Ort für die bewusste Praxis sollte reizarm gestaltet sein. Das heißt: helles Licht, warme (Raum-)Temperatur, möglichst ruhig und frei von Mobiltelefon und weiteren Störfaktoren.

f) **Dharana:** Diese Stufe kann durch den Moment der bewussten Praxis, das Reduzieren der äußeren Reize und das Fokussieren auf den Atem erfahren werden. Bedeutsam ist hier, dass der Praktizierende geduldig und nicht zu kritisch mit sich selbst umgeht, da es regelmäßige Praxis und Wiederholungen benötigt, um Fortschritte zu erzielen. Um das Frustrationsrisiko zu reduzieren, sollten zu Beginn sehr einfache Übungen und eine kurze Praxisdauer gewählt werden, die erst Stück für Stück im

Verlauf gesteigert werden. Gerade zu Beginn können Gedanken prominent sein, die das Krankheitsbild, die Folgen und den Blick auf die Defizite in den Vordergrund stellen. Durch Dharana, im spirituellen Sinne, werden diese Gedanken nach und nach ruhiger, da sich mehr auf das „Jetzt" konzentriert wird. Dies sollte von der Seite der Lehrenden und Therapierenden bewusst kommuniziert und begleitet werden.

g) **Dhyana:** Dhyana ist die Stufe der Meditation, des Zustands der inneren Ruhe, des Gleichgewichts, des Empfangens und Annehmens. Übertragen auf das Setting der Therapie kann es übersetzt werden als ein Zustand der Achtsamkeit und des Annehmens des Moments. Potenziell negative Gedanken haben für den derzeitigen Moment keine Relevanz und die Aufmerksamkeit liegt im Hier und Jetzt.

h) **Samadhi:** Samadhi beschreibt im spirituellen Kontext den Zustand des Erkennens und der Erleuchtung. Dies kann im Bezug zur therapeutischen Arbeit als das Annehmen und Akzeptieren der Situation bzw. des derzeitigen Standes im Allgemeinen gesehen werden. Auch die Erkenntnis über die eigenen Ressourcen, Fähigkeiten, Wünsche und Bedürfnisse steht in diesem Zusammenhang.

Zusammenfassung

Yoga ist eine uralte spirituelle Praxis, die ihren Ursprung in Indien hat. Seine Geschichte reicht Tausende von Jahren zurück und umfasst verschiedene Traditionen und Schulen. Yoga kombiniert körperliche Übungen (Asanas), Atemtechniken (Pranayama) und Meditation, um Körper, Geist und Seele zu vereinen und die innere Harmonie zu fördern. Im Laufe der Zeit haben sich verschiedene Yoga-Stile entwickelt, die jeweils unterschiedliche Schwerpunkte und Ansätze haben. Dazu gehören Hatha Yoga, Ashtanga Yoga, Kundalini Yoga, Vinyasa Yoga, Iyengar Yoga und viele mehr. Jeder Stil betont bestimmte Aspekte der Yoga-Praxis und spricht verschiedene Bedürfnisse und Fähigkeiten der Praktizierenden an. Der achtgliedrige Pfad des Yoga, wie in den Yoga Sutras von Patañjali beschrieben, bildet das Herzstück der yogischen Philosophie. Dieser Pfad umfasst ethische Prinzipien (Yamas und Niyamas), körperliche Übungen (Asanas), Atemkontrolle (Pranayama), Rückzug der Sinne (Pratyahara), Konzentration (Dharana), Meditation (Dhyana) und letztendlich die Verschmelzung mit dem Universum (Samadhi). Dieser Pfad dient als Leitfaden für die Selbstentwicklung und spirituelle Verwirklichung. In der heutigen Zeit hat Yoga eine globale Anhängerschaft gefunden. Es wird von Millionen von Menschen auf der ganzen Welt praktiziert, die nach körperlicher Gesundheit, mentaler Entspannung und spiritueller Erfüllung suchen. Yoga bietet eine wertvolle Auszeit vom hektischen Alltag, fördert die Achtsamkeit und stärkt die innere Verbundenheit. Es ist ein Instrument zur Stressbewältigung, Selbstreflexion und Persönlichkeitsentwicklung.

LITERATUR

Arora I. Das große Buch der Mudrās. Heilende Übungen für Körper und Seele. Güllesheim: Silberschnur Verlag; 2017.

Barnes PM, Bloom B, Nahin RL. PsycEXTRA Dataset; 2008.

Berufsverband der Yogalehrenden in Deutschland e.V. (BDY), GfK SE | Omnibus & Legal Research. Yoga in Zahlen; 2018. https://www.yoga.de/site/assets/files/2433/bdy_yoga_in_zahlen_2018-02-09.pdf (letzter Zugriff 21.11.2023).

Berufsverband der Yogalehrenden in Deutschland e.V. (BDY) (2023). YogalehrerIn finden. https://www.yoga.de/yoga-lehrerin-finden (letzter Zugriff 21.11.2023).

Bretz SV. Die Bhagavad-Gita für Menschen von heute. Der Gesang Gottes. 2. überarbeitete Auflage. Horn-Bad Meinberg: Yoga Vidya Verlag; 2017.

Carroll C, Carroll R. Mudras of India. A Comprehensive Guide to the Hand Gestures of Yoga and Indian Dance. London: Singing Dragon; 2012.

Desikachar TKV. Yoga. Tradition und Erfahrung : Die Praxis des Yoga nach dem Yoga Sutra des Patañjali. 6. Auflage. Petersberg: Verlag Via Nova; 2015.

Feuerstein G. Die Yoga-Tradition. Geschichte, Literatur, Philosophie und Praxis. 4. Auflage. Wiggensbach: Yoga-Verlag; 2013.

Fitogram GmbH. Fitogram Studie – Yoga Markt in Deutschland 2016.

Fuchs C. Yoga. In: Auffarth C, Bernard J, Mohr H, Imhof A, Kurre S (Hrsg.): Metzler Lexikon Religion. Stuttgart: J. B. Metzler 2005; 688–703.

Goßmann K. Alles über Mudras: Ausführung, Wirkung, Tradition (überarbeitet am 24.07.2023). https://www.yogaeasy.de/artikel/alles-ueber-mudras (letzter Zugriff 21.11.2023).

Iyengar BKS. The Illustrated Light on Yoga. Yoga Dipika. London: Aquarian/Thorsons; 1993.

Johannsen J. Wie Yoga Kinder zu Engeln macht. taz.de. 2006. https://taz.de/Wie-Yoga-Kinder-zu-Engeln-macht/!359365/ (letzter Zugriff 07.01.2023).

Keßler C, Michalsen A. Ayurveda – Traditionelle Indische Medizin: Mehr als ein Wellnesstrend. Dtsch Ärztebl 2013; 110(37): A-1678/B-1484/C-1458. https://www.aerzteblatt.de/archiv/145838/Ayurveda-Traditionelle-Indische-Medizin-Mehr-als-ein-Wellnesstrend (letzter Zugriff 09.11.2023).

Krankenkassen.Deutschland. Yoga und Meditation – Die innere Balance des Menschen erreichen. 2023. https://www.krankenkassen.de/gesetzliche-krankenkassen/leistungen-gesetzliche-krankenkassen/alternative-heilmethoden/yoga-meditation/ (letzter Zugriff 24.11.2023).

Larson GJ, Īśvarakṛṣṇa. Classical Saṃkhya. An Interpretation of its History and Meaning. Delhi: Motilal Banarsidass Publishers; 2011.

McArthur M. Reading Buddhist Art. An illustrated guide to Buddhist signs and symbols. New York, NY: Thames & Hudson; 2002.

Michel P (Hrsg.). Upanishaden. Die Geheimlehre des Veda. 3. Auflage. Wiesbaden: Marix Verlag; 2017.

Neider R (Hrsg.), Steiner R. Die Chakren. Sinnesorgane der Seele. Basel: Rudolf-Steiner-Verlag; 2015.

Pal P. Indian sculpture. A catalogue of the Los Angeles County Museum of Art collection. Los Angeles, Calif., Los Angeles County Museum of Art in association with University of California Press, Berkeley; 1986.

Patañjali; Sriram R. Das Yogasutra. Von der Erkenntnis zur Befreiung. Originalausgabe. Bielefeld: Theseus; 2013.

Peters M. Ayurvedische Ernährung. planet wissen. 2015. https://www.planet-wissen.de/gesellschaft/wellness/ayurveda/pwieayurvedischeernaehrung100.html (letzter Zugriff 24.11.2023).

Sadhguru. What Is Yoga? Sadhguru Dispels 3 Misconceptions About Yoga. 2023. https://isha.sadhguru.org/yoga/new-to-yoga/what-is-yoga/ (letzter Zugriff 24.11.2023).

Schäfer U. Mudras im Yoga: Die wichtigsten Handgesten & ihre Bedeutung. Fuck Lucky Go Happy. 2020. https://www.fuckluckygohappy.de/magic-mudra-wie-du-mit-handgesten-deine-yogapraxis-bereicherst/ (letzter Zugriff 24.11.2023).

Shakti A, Patañjali. Das Yogasutra nach Patañjali. Wie du die Essenz des Yogas in deinen Alltag integrierst. Leipzig: Amazon Distribution GmbH; 2019.

Wörle L, Pfeiff E. Yoga als Therapie. Grundlagen und modifizierende Übungsbausteine. 2. Auflage. München: Elsevier; 2017.

Yoga Alliance. Registered Yoga Teachers. 2023. https://www.yogaalliance.org/Directory-Registrants?type=Teacher (letzter Zugriff 24.11.2023).

Yogawiki. Yoga Statistik. 2023. https://wiki.yoga-vidya.de/Yoga_Statistik (letzter Zugriff 24.11.2023).

KAPITEL

2

Daniel Völker

Yoga in der modernen Medizin und Therapie

Yoga gilt seit jeher als ein System, das praktiziert wird, um den Körper und seine Strukturen sowie die mentalen Funktionen zu fördern und zu heilen. Eine Vielzahl an gesundheitlichen Effekten und Wirkungen auf körperlicher und mentaler Ebene werden dem Yoga zugeschrieben, weshalb es gerne auch als „Mind-Body-Intervention" bezeichnet wird. Viele dieser Effekte wurden und werden von den Praktizierenden erfahren und von den Lehrenden beobachtet und gezielt zu therapeutischen und kurativen Zwecken eingesetzt. Es scheint, dass gerade die Kombination aus verschiedenen Komponenten (Atemübungen, körperliche Praxis, Meditation, Praxis in der Gruppe oder allein etc.) die Gesamtwirkung des Yoga ausmachen (Matko et al. 2021). In diesem Kapitel geht es um die Wirkungen des Yoga, geordnet nach anatomisch-funktionellen Aspekten bzw. spezifisch bei bestimmten Krankheitsbildern, für die es in der Literatur Evidenz gibt. Die aufgeführten Studien entsprechen dabei aber einer kleinen Auswahl aus den letzten Jahren, die vom Autor aus didaktischen Gründen vorgenommen wurde.

ÜBRIGENS ...

Um von evidenzbasierter Praxis im Bereich des Yoga sprechen zu können, müssen die yogischen Techniken zunächst durch externe Evidenz (am besten durch randomisiert-kontrollierte Studien) bestätigt werden und dann mit der internen Evidenz der Therapeutinnen und Therapeuten und den Erfahrungen der Patientinnen und Patienten abgeglichen werden.

2.1 Allgemeine Wirkungen

Die Gründe, um mit der Yoga-Praxis zu beginnen, sind zahlreich. Ebenso zahlreich wie die Versprechen und Erfahrungsberichte der zahlreichen Yogalehrenden, Influencer, prominenten Menschen, der Fitnessstudios, Gesundheitszentren oder Anbieter für Fort- und Weiterbildungen. Die Wissenschaft kann einige dieser Versprechen und Erfahrungen in Zahlen und Daten ausdrücken, um diese zu bestätigen oder zu negieren oder auf die (noch fehlende) Beweiskraft hinzuweisen. Folgend werden häufig genannte und populäre Aussagen aufgeführt und auf die derzeit aktuelle Evidenz hin überprüft.

2.1.1 „Yoga macht glücklich!"

Glück wird nach dem Duden definiert als „angenehme und freudige Gemütsverfassung, in der man sich befindet, wenn man in den Besitz oder Genuss von etwas kommt, was man sich gewünscht hat". Glück wird subjektiv empfunden und wird oft mit innerem Wohlbefinden gefühlt (ARD alpha 2022). Um „Glück" zu empfinden, werden der Hypothalamus, die Hypophyse, der Nucleus accumbens im mesolimbischen System (Belohnungszentrum) aktiviert und als Folge „Glückshormone" (wie Dopamin, Serotonin, Noradrenalin, Endorphine, Oxy-

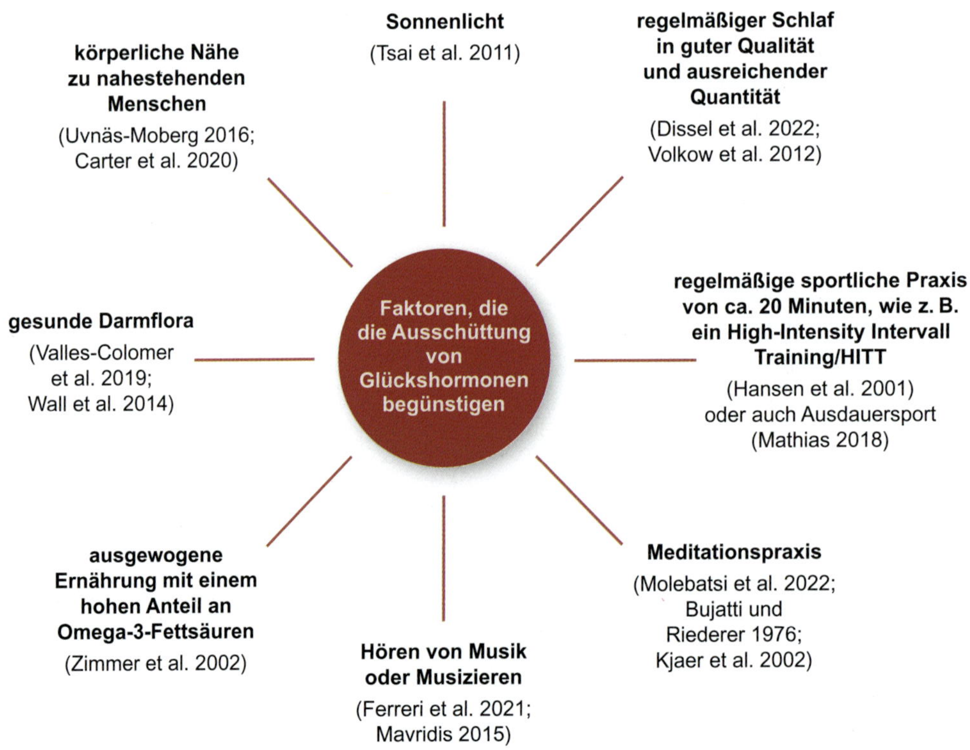

Abb. 2.1 Faktoren, die die Ausschüttung von Glückshormonen begünstigen. [L231]

tocin oder Phenetylamin) ausgeschüttet (Zehentbauer 2005). Diese Hormonausschüttung begünstigen können die in der ➤ Abb. 2.1 dargestellten Faktoren.

Yoga steht auch in direktem Zusammenhang mit der Förderung der „Glückshormone". Laut einer Untersuchung fördern etwa 6 Stunden Yoga pro Woche die Dopaminproduktion signifikant und somit auch das Wohlbefinden (Pal et al. 2014). In einer weiteren Untersuchung wurde die GABA-Konzentration durch eine 12-wöchige Yoga-Praxis im Vergleich zur Kontrollgruppe erhöht, was mit einem besseren Wohlbefinden und einem geringeren Angst-Level und einer besseren emotionalen Stabilität in Verbindung gebracht werden kann (Streeter et al. 2010). Oben genannte Faktoren, die die Hormonausschüttung begünstigen, können auch im Yoga gezielt einzeln oder in Kombinationen gefördert werden (➤ Tab. 2.1).

Tab. 2.1 Förderung der Hormonproduktion über Yoga

Faktor	Integration im Yoga
a) Sportliche Praxis	Durch intensives Power Yoga oder Ashtanga Vinyasa. Am besten in Intervallen, sodass sich herausfordernde Asanas und Flows mit Entspannungsphasen abwechseln. Kurze, knappe Einheiten im Sinne eines HITT-Trainings oder eine aerobe Ausdauerleistung im Sinne einer 60- bis 90-minütigen moderat fordernden Praxis.
b) Ausgewogene Ernährung	Die yogische Ernährung ist vegetarisch-vegan. Durch das Essen von Lebensmitteln mit einem hohen Anteil an Omega-3-Fettsäuren (insbesondere in Leinsamen, Leinöl, Walnüssen) ist eine ausreichende Zufuhr gesichert (Norddeutscher Rundfunk (NDR) 2022).
c) Gesunde Darmflora	Eine ausgewogene Ernährung kann die Gesundheit der Darmflora fördern. Dazu zählen vor allem ballaststoffreiche Lebensmittel. Auch viele aus Indien stammende oder im Ayurveda verwendete Gewürze wie Kümmel, Pfeffer oder Ingwer wirken sich positiv auf die Verdauung aus. Auch Bewegung scheint sich förderlich auszuwirken (Dalton et al. 2019; Norddeutscher Rundfunk (NDR) 2018).
d) Schlafverhalten	Yoga Nidra, der yogische Schlaf, kann zur Förderung des Schlafes genutzt werden. Auch Entspannungs- und Achtsamkeitsübungen vor dem Schlafengehen haben positive Effekte und wurden in Studien bestätigt (Moszeik et al. 2022). Yoga-Praxis kann ebenso die Schlafqualität und die Tiefschlafphasen verbessern und den Schlaf somit erholsamer machen (Panjwani et al. 2021; Field et al. 2013). Bei Patientinnen und Patienten mit chronischen Schlafbeschwerden wurden positive Effekte über eine regelmäßige Yoga-Nidra-Praxis beschrieben, die mitunter auf eine günstige Beeinflussung der Hormone zurückzuführen sind (Datta et al. 2021).
e) Meditationspraxis	Meditationspraktiken können zu Beginn oder am Ende einer Yoga-Einheit durchgeführt werden. Dies kann sich positiv auf das Stress-Level und die Neuroplastizität auswirken und so bereits auf neuronaler Ebene bessere Verhältnisse für die Hormonproduktion schaffen (Lemay et al. 2019; Tolahunase et al. 2018).
f) Musik	Die Yoga-Praxis kann mit Musik unterstützt und unterlegt werden. Gerade im Vinyasa Flow wirkt Musik verbindend und kann helfen, den Atem zu synchronisieren. Zudem wirkt Musik entspannend und stressreduzierend (de Witte et al. 2022).
g) Sonnenlicht	Yoga kann an jedem Ort praktiziert werden. Ein paar Runden Sonnengruß im Garten zum Sonnenaufgang oder -untergang oder eine Praxis bei moderatem Sonnenschein lässt einige Sonnenstrahlen erhaschen.
h) Körperliche Nähe und Vertrautheit	Durch Partner-Yoga oder Yoga in Partnerübungen lässt sich durch adäquate Berührungen eine körperliche Kommunikation aufbauen. Dies können zum Beispiel gegenseitige Hilfestellungen und Hands-On sein. Auch das gemeinsame Praktizieren von Yoga in der Gruppe mit bekannten Gesichtern gehört dazu.

2.1.2 „Yoga reduziert Stress!"

In vielen Studien, auch in Studien höherer Qualität, wurden die stressreduzierenden Effekte von Yoga erforscht. Es scheint, dass gerade die Kombination aus körperlicher Praxis, Achtsamkeit, Meditation, bewusstem Atmen und regelmäßiger Praxis besonders effektiv ist (Pascoe et al. 2017; Lemay et al. 2019). In einem 8-wöchigen Yoga-Programm praktizierten 118 ältere Männer (Durchschnitt: 62 Jahre) regelmäßig und konnten so sowohl das subjektive Stress-Level als auch den Cortisolspiegel senken (Gothe et al. 2016). Weiter wurde Yoga als eine Methode zum Stressmanagement bei Burnout-Patientinnen und -patienten (Cocchiara et al. 2019; Grensman et al. 2018) und zur Prävention von Burnout (Alexander et al. 2015) beschrieben. Durch die Yoga-Praxis lernt die Yogini/der Yogi achtsam mit sich selbst zu sein und den Moment bewusst wahrzunehmen. Das Gedankenkarussell (Monkey Mind) wird durch den Fokus auf die Yoga-Praxis reduziert. Vorsicht geboten ist, wenn der oder die Praktizierende mit zu viel Ehrgeiz versucht, bestimmte (meist körperlich anspruchsvolle) Asanas praktizieren zu wollen und dadurch wieder eine Art Leistungsdruck und somit Stress entsteht. Hierbei würde sich der stressreduzierende Effekt des Yoga in das Gegenteil umkehren und aus der Asana-Praxis würde mehr ein Leistungssport.

i PRAXISTIPP

Besonders Meditation lässt sich im Alltag sehr gut integrieren. Im Büro einmal 5 Minuten den Hörer zur Seite legen, die Tür schließen oder ein paar Schritte vor die Tür gehen und Abstand gewinnen. Dann entspannt und ruhig sitzen und zehn tiefe, bewusste Atemzüge nehmen und das „Hier und Jetzt" wahrnehmen und genießen. Durch Regelmäßigkeit kann daraus eine erholsame Routine werden.

2.1.3 „Yoga verbessert das Körpergefühl"

Körpergefühl ist schwierig zu definieren. Eine Operationalisierung im wissenschaftlichen Sinne ist hier schwer möglich, da das Körpergefühl subjektiv ist und individuell erlebt wird. Im weiteren Sinne wird unter einem „guten Körpergefühl" verstanden, dass der- bzw. diejenige sich wohl fühlt in ihrer/seiner Haut und eine positive und liebevolle Beziehung zu ihrem/seinem Körper aufgebaut hat. Das inkludiert auch, die Bedürfnisse des eignen Körpers zu kennen und wahrnehmen zu können. Wenn der Körper hungrig ist, braucht er Nahrung und wenn er sehr aktiv war, braucht er Ruhe. Die Mechanorezeptoren des Körpers, darunter v. a. die Propriozeptoren liefern wichtige Informationen über Gelenkstellungen und Bewegungen des Körpers. Unter anderem dadurch erhält der Mensch eine bessere Vorstellung von seinem Körper, den Proportionen und Verhältnissen und kann sich dadurch besser abgrenzen. In einer Untersuchung aus dem Jahr 2021 an 33 Patientinnen und Patienten mit Morbus Parkinson wurde ein Yoga-Programm mit einem Standardprogramm zur Förderung der Propriozeption verglichen – beide Programme verbesserten die propriozeptive Leistung der Patientinnen und Patienten in gleichem Maße (Cherup et al. 2021). Eine hohe Wahrnehmung der Propriozeption fördert auch die Feinmotorik und die intermuskuläre Koordination, was Bewegungen fließender aussehen und ökonomischer gestalten lässt (Buenaventura 2020). Durch eine regelmäßige und achtsame Praxis ist es möglich, den Körper besser, tiefer und anders kennen zu lernen. Durch verschiedene Ausgangsstellungen (Bauchlage, Stand, Vierfüßler), Asanas (tiefe Hocke, Langsitz, Schulterstand) und meditative Elemente (Konzentration auf die Atmung, bewusste Wahrnehmung der Entspannung) oder bewusstes Üben mit geschlossenen Augen bzw. auf veränderten Untergründen wird die Propriozeption und damit das Körpergefühl verbessert und trainiert.

2.1.4 „Yoga hilft beim Gewichtsverlust"

Wenn die Zielstellung „Gewichtsverlust" ist, müssen mehrere Faktoren berücksichtigt werden und zu Beginn sollten u. a. internistische Gesundheitsaspekte abgeklärt werden. Neben einer ausgewogenen Ernährung mit viel Gemüse, Obst und weniger (v. a. tierischem) Fett (Champagne et al. 2011) und einem minimal Kaloriendefizit von 200 bis 500 Kalorien pro Tag (Strasser et al. 2007) sind ausreichend Bewegung, Ausdauertraining und Krafttraining (Bellicha et al. 2021) empfohlen. Auch eine Stressreduktion, ausreichend Schlaf und soziale Kontakte können förderlich sein. All diese Aspekte lassen sich im Yoga verbinden. Hierbei sollte aber bedacht werden, dass die Yoga-Praxis auch ein moderat-forderndes Niveau hat. Eine fordernde 60-minütige, muskelaufbauende Hatha-Stunde oder kreislaufanregende und ausdauerfördernde Vinyasa-Einheiten sind in diesem Fall den ausschließlich entspannten restorativen Praktiken vorzuziehen. Auch in der Literatur gibt es Hinweise für diese Effekte. Meist ist eine Kombination aus wöchentlicher Yoga-Praxis und Ernährungstherapie empfohlen, die für mindestens drei Monate durchgeführt wird (Jain et al. 2022; Unick et al. 2022).

2.1.5 „Yoga hilft beim Entgiften"

Der Begriff „Detox" (zu Deutsch „entgiften") wurde bis zu einem Gerichtsurteil 2017 für viele Produkte, Kuren oder Therapien verwendet, mit dem Versprechen, Giftstoffe und Stoffwechselabbauprodukte auszuscheiden und den Körper zu reinigen. Das Cambridge Dictionary definiert es als *„a period when you stop taking unhealthy or harmful foods, drinks, or substances into your body for a period of time, in order to improve your health"* (Cambridge Dictionary 2023). Für die Reinigung des Körpers sind Organe wie die Leber, der Darm, die Haut, die Lunge oder die Nieren zuständig. Wie effektiv diese Abbauprodukte verstoffwechselt werden, hängt auch von über 90 genetischen Faktoren ab, wie Forscher des Universitätsklinikums Freiburg nachweisen konnten (Schlosser et al. 2020). Aus wissenschaftlicher Sicht scheinen daher Detox-Maßnahmen als nicht nötig (Deus 2019) und viele Produkte können sogar aus der Sicht des Verbraucherzentrale mit Schadstoffen belastet sein (Verbraucherzentrale 2023). Yoga bedient sich dagegen natürlicher Techniken und versucht, über spezifische Kriya-Techniken bzw. Atemtechniken die Lunge und die Atemfunktionen zu fördern und über weitere spezifische Asanas auf bestimmte Organe einzuwirken. Gerade Drehhaltungen oder das Vorbeugen sollen die Organe massieren und so deren Funktionen fördern. Aussagekräftige Evidenz hierfür fehlt bisher. In zwei Studien wurden an Patientinnen und Patienten, die sich einer Entwöhnungskur von Alkohol (Vedamurthachar et al. 2006) bzw. von Heroin (Zhuang et al. 2013) unterzogen haben, positive Effekte auf das Stress-Level durch Yoga als Begleittherapie festgestellt.

2.1.6 „Yoga ist für alle und jeden geeignet"

Dies lässt sich grundsätzlich bestätigen. Durch die Vielzahl an verschiedenen Yoga-Stilen können diverse Zielstellungen, anatomisch-biomechanische Charakteristika und die Dauer und Intensität der Einheiten angepasst werden. Dazu kommt, dass es in Deutschland eine Vielzahl an ausgebildeten und zertifizierten Yogalehrerinnen und -lehrer gibt, die in den Kursen Hilfestellungen geben und gerade Anfängerinnen und Anfänger auf mögliche Schwierigkeiten hinweisen können. Gerade zu Beginn ist es sehr empfehlenswert, Yoga unter Anleitung zu lernen. Doch auch unter Anleitung können Verletzungen insbesondere bei ambitionierten Praktizierenden entstehen. Zu den häufigen Verletzungen zählen: Schulterbeschwerden, Überdehnungen und Reizungen insbesondere der Mm. ischiocrurales, Überbelastungen der Wirbelsäule, Muskelverspannungen oder Kniebeschwerden (Rübesamen 2023). Auch die Handgelenke, Ellenbogen und Hände können anfällig für Verletzungen sein. In einer Untersuchung an der Universität Sydney wurde ermittelt, dass 10 % der teilnehmenden Yoga-Praktizierenden an Schmerzen litten und vorhandene Schmerzen sich bei 20 % der Teilnehmenden noch verschlechterten. Die Autoren dieser Studie gehen davon aus, dass das Verletzungsrisiko beim Yoga, wenn fehlerhaft durchgeführt, daher ähnlich hoch ist wie bei anderen Sportarten und mögliche Risiken daher gut kommuniziert werden sollten (Campo et al. 2018). In einer umfassenden Metanalyse von Cramer et al. (2015) gaben 2 % der Studienteilnehmerinnen und -teilnehmer an, beim Yoga unerwünschte Nebenwirkungen (wie Schmerzen) zu entwickeln, die aber schnell wieder abgeklungen sind (Cramer et al. 2015).

Während der COVID-19-Pandemie, den damit verbundenen Studioschließungen und der Zeit im Homeoffice entstand bei vielen Menschen der Wunsch, etwas Neues auszuprobieren, und sie starteten ihre Yoga-Praxis mit den frei verfügbaren YouTube-Videos. Hierbei sollte achtsam auf den Körper gehört werden und langsam und progressiv gesteigert werden und nicht über die eigenen körperlichen Grenzen oder anatomischen Limitierungen trainiert werden. Eine gute Option, um die Ortsunabhängigkeit mit dem Vorteil eines erfahren Lehrenden zu kombinieren, wäre „Online Live Yoga", bei dem Yogalehrerinnen und -lehrer live mit einem Webdienst Yoga unterrichten und die Praktizierenden über die Webcam sehen und Ratschläge geben können.

2.2 Wirkungen auf neuronaler Ebene

2.2.1 Förderung der motorischen Kontrolle und des motorischen Lernens

DEFINITION

Motorische Kontrolle: Hierbei geht es um Regulationsmechanismen, die für Bewegungen erforderlich sind (Huber et al. 2023). Die motorische Kontrolle geschieht über willkürliche Aktivierung und Entspannung funktionaler Muskelgruppen, die Gelenke in bestimmten Aktivitäten entweder stabilisieren oder bewegen (Shumway-Cook et al. 2023).

Motorisches Lernen: Hiermit gemeint sind interne/neuronale Lernprozesse, die über viel Übung und Wiederholung sowie Erfolg und Misserfolg in Gang gesetzt werden. Dadurch wird Wissen darüber generiert, wie Bewegungen koordiniert und kontrolliert werden können. Diese Prozesse sind langanhaltend und überdauern die Therapiesitzungen (Huber et al. 2023). Weitere Informationen zum motorischen Lernen und den Prozessen sind im ➤ Kapitel 4 zu finden.

Im Folgenden ist eine Auswahl an Studien zum Thema „Motorisches Lernen und Yoga" aufgelistet (➤ Tab. 2.2). Dafür wurden medizinische Datenbanken und Suchmaschinen wie PubMed, Cochrane und PEDro auf Keywords wie „motor learning and yoga", „yoga and motor performance" oder „motor control and yoga" durchsucht.

Tab. 2.2 Auswahl an Studien zum Thema Yoga und motorisches Lernen

Jahr	Titel der Studie und Verfassende	Ergebnisse und Fazit
2019	Creative Yoga Intervention Improves Motor and Imitation Skills of Children With Autism Spectrum Disorder (Kaur und Bhat 2019)	Bei einer Gruppe von 24 Kindern mit Autismus wurde Yoga als eine Intervention angewendet. Die Effekte zur Verbesserung der motorischen Fähigkeiten und die Verbesserung der Imitation von Bewegungen (über Asanas) hat sich signifikant verbessert.
2019	What are the known effects of yoga on the brain in relation to motor performances, body awareness and pain? A narrative review (Rivest-Gadbois und Boudrias 2019)	In dieses Review wurden 32 Studien inkludiert. In der Summe hat sich Yoga positiv auf Bewegungsgeschwindigkeit und die Genauigkeit motorischer Aufgaben ausgewirkt. Dies wird mit einem Anstieg der Aufmerksamkeit und der Schmerzempfindungsschwelle und einer Reduktion des Stress-Levels begründet, was eine bessere sensomotorischen Kontrolle zur Folge hatte.
2020	A 10-week yoga practice has no effect on cognition, but improves balance and motor learning by attenuating brain-derived neurotrophic factor levels in older adults (Čekanauskaitė et al. 2020)	In einem 10-wöchigen Programm wurden 33 ältere Menschen in eine Yoga-Gruppe (n = 15) und eine Kontrollgruppe (n = 18) eingeteilt. Die Teilnehmenden der Yoga-Gruppe verbesserten ihre Balancefähigkeit in Single- und Dual-Task-Aufgaben und verbesserten die Lerngeschwindigkeit von bestimmten Reichbewegungen. Effekte auf die Kognition wurden nicht ermittelt. In der Studie wurde ebenso die Rolle der neurotrophen Faktoren (BDNF) deutlich, die beim Yoga-Programm proportional mit dem Fortschritt des motorischen Lernens angestiegen sind.
2022	Effect of Yoga on Motor Skills and Self-Esteem in Kindergarten Children: A Randomized Controlled Trial (Jarraya et al. 2022)	In einem Kindergarten wurden 54 Kinder über 12 Wochen in Gruppen eingeteilt. Sowohl die Kinder Yoga-Gruppe als auch die generelle Sportgruppe verbesserten ihre Kraft, Dehnfähigkeit und motorischen Fähigkeiten signifikant im Vergleich zur Kontrollgruppe. Die Autoren schlussfolgerten, dass sich Yoga als eine Routine bei Kindern positiv auf das motorische Lernen und das Wohlbefinden auswirkt.

BDNF: Brain-Derived Neurotrophic Factor.

Tab. 2.3 Auswahl an Studien zum Thema Yoga und Förderung der Konzentration und Aufmerksamkeit

Jahr	Titel der Studie und Verfassende	Ergebnisse und Fazit
2010	Mindfulness meditation improves cognition: evidence of brief mental training (Zeidan et al. 2010)	Durch bewusstes Meditieren und Achtsamkeit lassen sich die Konzentration und die Aufmerksamkeit verbessern. Bereits nach vier Tagen mit jeweils 20-minütiger Praxis treten Effekte auf. In die Studie wurden Meditationsanfängerinnen und -anfänger inkludiert.
2016	Nasal Respiration Entrains Human Limbic Oscillations and Modulates Cognitive Function (Zelano et al. 2016)	Durch die nasale Atmung, wie sie im Yoga angewendet wird, können kognitive Leistungen gesteigert werden. Insbesondere die Inspiration fördere Erinnerungsvermögen, emotionale Verarbeitung und Aufmerksamkeit. Dies erklären die Forscher mit einer Aktivierung von Hirnarealen, die durch die nasale Atmung angesprochen werden und die topografische Nähe zum limbischen System.
2017	Examining the Acute Effects of Hatha Yoga and Mindfulness Meditation on Executive Function and Mood (Luu und Hall 2017)	In dieser Studie zeigten Forscher der Universität Waterloo, dass sich bereits 25 Minuten Hatha Yoga oder Achtsamkeitsmeditation auf die Aufmerksamkeit, Konzentration, exekutive Funktionen und das Selektieren von Reizen auswirken. Dies wurde durch das bewusste Lenken der Aufmerksamkeit auf den Atem, eine einzelne Bewegung und das Ausblenden anderer Reize erklärt. Die Kontrollgruppe musste still lesen und schnitt deutlich schlechter ab als die Hatha-Yoga- und die Meditationsgruppe.
2018	The benefits of yoga in children (Nanthakumar 2018)	In dieses systematische Review wurden acht Studien aufgenommen, die aufzeigen, dass ein regelmäßiges Programm aus Asana-Praxis, Atemübungen und Achtsamkeitsübungen, auch als Schulangebot, positive Effekte auf die Konzentration und Aufmerksamkeit sowie auf das Stress-Level und Ängste haben. Diese Studien wurden in Malaysia durchgeführt.

2.2.2 Förderung der Konzentration und Aufmerksamkeit

DEFINITION

Konzentration bezieht sich auf die Fähigkeit, die Aufmerksamkeit bewusst und gezielt auf eine bestimmte Tätigkeit, Gedanken oder Informationen zu richten, während man andere Ablenkungen und Reize beiseitelässt. Konzentration beinhaltet die Fähigkeit, sich über einen längeren Zeitraum hinweg auf eine Aufgabe zu fokussieren, ohne von störenden Einflüssen abgelenkt zu werden. Eine gute Konzentration ermöglicht es, effizienter zu arbeiten, tiefere Einsichten zu gewinnen und Aufgaben erfolgreich abzuschließen.

Aufmerksamkeit hingegen ist ein breiterer Begriff und beschreibt den mentalen Zustand der Wachsamkeit und Sensibilität gegenüber äußeren Reizen, Ereignissen oder inneren Gedanken. Sie kann in verschiedene Formen unterteilt werden, wie selektive Aufmerksamkeit (das Auswählen bestimmter Reize aus einer Vielzahl von Reizen), geteilte Aufmerksamkeit (die gleichzeitige Verarbeitung mehrerer Aufgaben oder Reize) und anhaltende Aufmerksamkeit (die Fähigkeit, die Aufmerksamkeit über einen längeren Zeitraum aufrechtzuerhalten) (Westhoff und Hagemeister 2021).

Sowohl Konzentration als auch Aufmerksamkeit sind wichtige kognitive Fähigkeiten, die für die Bewältigung des Alltags, das Lernen, die Problemlösung und viele andere geistige Aktivitäten unerlässlich sind. Sie können jedoch von verschiedenen Faktoren beeinflusst werden, wie etwa von der Umgebung, der persönlichen Motivation, der körperlichen Gesundheit und der emotionalen Verfassung.

➤ Tab. 2.3 zeigt eine Auswahl an Studien zum Thema Yoga und Förderung der Konzentration und Aufmerksamkeit.

2.2.3 Förderung des Körperschemas

DEFINITION

Das **Körperschema** beinhaltet alle relevanten Informationen, die für Bewegungen und Aktionen notwendig sind. De Vignemont (2010) definiert das Körperschema als *„eine sich ständig aktualisierende sensomotorische Karte des Körpers, die im Kontext der Aktion bedeutsam ist und das Gehirn darüber informiert, welche Teile zum Körper gehören und wo sich diese derzeit befinden"* (de Vignemont 2010). Es ist also ein internes Modell über den Körperbau und seine Orientierung im Raum (Bassoe Gjelsvik und Syre 2017). Im weiteren Sinne ist es eine Abbildung des Körpers im Gehirn, die über die Relationen der einzelnen Körperabschnitte zueinander und die Länge der Segmente der Extremitäten und der Muskellänge inkludiert (Gandevia et al. 2002). Durch Beeinträchtigung oder Verlust von sensorischen Modalitäten kann das Gleichgewicht oder die Bewegung gestört sein und das Körperschema drastisch beeinflusst werden(Blouin et al. 1993; Bassoe Gjelsvik und Syre 2017).

➤ Tab. 2.4 zeigt eine Auswahl an Studien zum Thema Yoga und Förderung des Körperschemas.

Tab. 2.4 Auswahl an Studien zum Thema Förderung des Körperschemas

Jahr	Titel und Verfassende	Ergebnisse und Fazit
2019	What are the known effects of yoga on the brain in relation to motor performances, body awareness and pain? A narrative review (Rivest-Gadbois und Boudrias 2019)	In dieses Review wurden 32 Studien inkludiert, von denen sich 14 Studien mit der Thematik Yoga und sensorische Wahrnehmung und Interozeption beschäftigt haben. Yoga hat sich hierbei als ein effektives Mittel zur Förderung erwiesen.

2.2.4 Yoga bei Apoplex

Tab. 2.5 Auswahl an Studien zum Thema Yoga bei Apoplex

Jahr	Titel und Verfassende	Ergebnis und Fazit
2012	Poststroke Balance improves with Yoga (Schmid et al. 2012)	In dieser Pilotstudie wurden 47 Patientinnen und Patienten nach Schlaganfall inkludiert. Die Teilnehmenden der Yoga-Gruppe (n = 37) führten für acht Wochen 2-mal pro Woche angeleitete Yoga-Praxis in der Gruppe durch und verbesserten sich im Vergleich zur Kontrollgruppe in ihrer Balancefähigkeit (gemessen BBS) und der Sturzangst (FoF) signifikant. Laut den Verfassenden könnte Yoga ein effektives und kostengünstiges Programm zur Verbesserung der Balancefähigkeit bieten.
2017	Yoga for stroke rehabilitation (Lawrence et al. 2017)	In diesem Cochrane Review wurden zwei randomisiert-kontrollierte Studien (RCTs) mit insgesamt 72 Patientinnen und Patienten inkludiert, die entweder an einem Yoga-Programm teilgenommen haben oder keiner Intervention unterzogen wurden. Die Effekte auf die Lebensqualität (Stroke Impact Scale), die Balancefähigkeit (BBS), die Gehgeschwindigkeit (CSGT) und die motorischen Funktionen (MAS) und das Depressions-Level (GCDS15) waren nicht signifikant, auf das Erinnerungsvermögen und das Angst-Level (STAI-Y1) aber signifikant. Die Verfassenden schlossen, das Yoga viel Potenzial im Bereich der Schlaganfallrehabilitation bietet, aber die Studienlage noch nicht ausreichend ist.
2018	Using the International Classification of Functioning, Disability, and Health Model to Gain Perspective of the Benefits of Yoga in Stroke, Multiple Sclerosis, and Children to Inform Practice for Children with Cerebral Palsy: A Meta-Analysis (Veneri et al. 2018)	In diese Metaanalyse wurden fünf Studien, davon vier RCTs und eine Fallserie zum Thema „Yoga und Schlaganfall" mit insgesamt 139 Patientinnen und Patienten eingeschlossen. Diese praktizierten 1–2-mal pro Woche Yoga für 60–75 Minuten. Obwohl Yoga in den Bereichen Verbesserung der motorischen Funktionen, Förderung der Körperstrukturen, Verbesserung der Lebensqualität nicht besser abschnitt als andere Bewegungsinterventionen, hoben die Verfassenden die Variabilität der Methoden und die Möglichkeiten der individuellen Anpassung und eine dadurch besser zu erreichende Selbstwirksamkeit durch Yoga hervor.
2018	Self-Management and Yoga for Older Adults with Chronic Stroke: A Mixed-Methods Study of Physical Fitness and Physical Activity (Dickman Portz et al. 2018)	In dieser Mixed-Methods-Studie wurde Yoga bei älteren Menschen (n = 14) mit chronischem Schlaganfall hinsichtlich der körperlichen Fitness und des Aktivitäts-Levels untersucht. Der Kraftzuwachs, die Ganggeschwindigkeit und Gangdauer, die Balancefähigkeit und Flexibilität der Teilnehmenden steigerten sich signifikant. In der qualitativen Analyse gaben die Menschen mehrheitlich den Wunsch an, Yoga auch weiter praktizieren zu wollen, was Yoga als eine langfristige Intervention attraktiv mache.

BBS: Berg Balance Scale; CSGT: Comfortable Speed Gait Test; FoF: Fear of Falling; GCDS15: Geriatric Depression Scale – Kurzfassung; MAS: Motor Assessment Scale; STAI-Y1: State-Trait Anxiety Inventory Y1.

2.2.5 Yoga bei Multipler Sklerose

Tab. 2.6 Auswahl an Studien zum Thema Yoga bei Multipler Sklerose (MS)

Jahr	Titel und Verfassende	Ergebnis und Fazit
2016	Influence of yoga and aerobics exercise on fatigue, pain and psychosocial status in patients with multiple sclerosis: a randomized trial (Hasanpour Dehkordi 2016)	Für diese RCT wurden 90 Patientinnen und Patienten mit MS jeweils in eine gleich große Yoga-Gruppe, eine Ausdauergruppe und eine Kontrollgruppe eingeteilt – die Interventionen wurden dreimal pro Woche à 40 Minuten für über 12 Wochen durchgeführt. In der Ausdauergruppe und Yoga-Gruppe gab es signifikante Verbesserungen hinsichtlich der Fatigue, des Schmerzes und des psychologischen Status. Die Verfassenden schlossen, dass Yoga und aerobes Training einige der Symptome der MS lindern können.

Tab. 2.6 Auswahl an Studien zum Thema Yoga bei Multipler Sklerose (MS) *(Forts.)*

Jahr	Titel und Verfassende	Ergebnis und Fazit
2018	Feasibility of a 6-Month Yoga Program to Improve the Physical and Psychosocial Status of Persons with Multiple Sclerosis and their Family Members (Kahraman et al. 2018)	Die Besonderheit dieser Studie besteht darin, dass sowohl die Patientinnen und Patienten (n = 44) als auch deren Familienmitglieder (n = 17) in die Studie inkludiert wurden. Das Yoga-Training wurde über sechs Monate 1-mal pro Woche à 1 Stunde unter Anleitung durchgeführt. 44 % der Teilnehmenden führten die Praxis bis zum Ende der sechs Monate durch. Bei den MS-Patientinnen und -patienten ließen sich signifikante Verbesserungen in der mentalen Lebensqualität, der Ganggeschwindigkeit, der Fatigue und der Depression, aber keine signifikanten Verbesserung im Bereich der gesundheitsbezogenen Lebensqualität, der Balance, des Schmerzes oder der Bewegungslust nachweisen. Um mehr gemeinsame Zeit mit den Angehörigen zu verbringen, schien dieses Programm aber nicht praktikabel zu sein.
2019	The effect of exercise, yoga and physiotherapy on the quality of life of people with multiple sclerosis: Systematic review and meta-analysis (Alphonsus et al. 2019)	Diese Metaanalyse untersuchte die Effekte von Training, Physiotherapie und Yoga auf körperlicher, mentaler und sozialer Ebene bei Patientinnen und Patienten mit MS. Hierfür wurden 18 Einzelstudien inkludiert. Sowohl aerobes Training (wie Schwimmen, Radfahren, Joggen, etc.) und Physiotherapie verbesserten die Lebensqualität (QoL) der Patientinnen und Patienten in den genannten Ebenen am stärksten, was mit einer Förderung des Parasympathikus, einer Reduktion des Stress-Levels und einem Aufbau von körperlichen Ressourcen erklärbar ist. Die Studienlage für Yoga war bis dato zu gering, um eine Aussage zu treffen.
2021	Personalized Yoga Therapy for Multiple Sclerosis: Effect on Symptom Management and Quality of Life (Vasudevan et al. 2021)	Die Lebensqualität wurde in dieser Studie anhand von zehn Patientinnen und Patienten mit MS untersucht. Zudem wurden Daten zur Schlafqualität, zur Symptomatik und zum Schmerz erhoben. Über einen Zeitraum von drei Monaten wurden zwölf Yoga-Sitzungen à 60 Minuten angeboten. Es zeigten sich leichte signifikante Verbesserungen im Bereich der Lebensqualität (außer in der sexuellen Funktion), jedoch war die Zahl der Teilnehmenden zu gering.
2022	Yoga provision for individuals living with Multiple Sclerosis: Is the future online? (Wilson-Menzfeld et al. 2022)	In dieser Studie wurden Erleichterungen und Barrieren von online-basiertem Yoga untersucht. Dabei wurde ein Yogalehrer und sieben Teilnehmende mit MS befragt. Die örtliche und zeitliche Unabhängigkeit und die Möglichkeit an Live-Stunden teilzunehmen waren positive Merkmale. Besonders bei fortschreitenden Symptomen wurde das häusliche Training vorgezogen. Als Hindernisse wurden die sozialen Komponenten hinsichtlich der Anonymität und des fehlenden Gruppengefühls sowie der häuslichen Situation angegeben.

RCT: randomisiert-kontrollierte Studie.

2.2.6 Yoga bei Morbus Parkinson

Tab. 2.7 Auswahl an Studien zum Thema Yoga bei Morbus Parkinson (MP)

Jahr	Titel und Verfassende	Ergebnis und Fazit
2018	Functional Improvements in Parkinson's Disease Following a Randomized Trial of Yoga (van Puymbroeck et al. 2018)	Ziel dieser Studie war es, zu untersuchen, inwieweit Yoga in Form eines 8-Wochen-Programms das Sturzrisiko von Patientinnen und Patienten mit MP beeinflussen kann. Im Vergleich zur Kontrollgruppe (n = 12) erzielten die Patientinnen und Patienten der Yoga-Gruppe (n = 15) signifikante Verbesserungen der posturalen Kontrolle, der motorischen Funktionen, der Gehfähigkeit und des Sturzrisikos.
2021	The Effects of Yoga on Patients with Parkinson's Disease: A Meta-Analysis of Randomized Controlled Trials (Ban et al. 2021)	In diese Metaanalyse flossen die Ergebnisse von zehn RCTs ein. Inkludiert wurden 359 Teilnehmende mit MP. Die Teilnehmenden der Yoga-Gruppe hatten im Vergleich zur Kontrollgruppe ein signifikant besseres Outcome hinsichtlich der Motorik (UPDRS), der Balancefähigkeit (BBS und BEST) und der funktionellen Mobilität (TUG). Der generelle Wert der Lebensqualität (PDQ-39) wurde als höher ermittelt. Zusätzlich sank der Wert auf der Depressionsskala (HADS und BDI) und der Angstskala (HADS und BAI), weshalb die Verfassenden Yoga als ein sinnvolles, ergänzendes Instrument zur Therapie von Patientinnen und Patienten mit MP erachten. Die Dauer der Interventionen betrug 1–2-mal 60 Minuten pro Woche für 8–12 Wochen.
2022	Tele-yoga for the management of Parkinson disease: A safety and feasibility trial (James-Palmer und Daneault 2022)	Um die Sicherheit und Durchführbarkeit von Tele-Yoga (eine digitale 1-zu-1-Sitzung) zu untersuchen, wurden für diese Studie 16 Teilnehmende mit MP über zwölf Sitzungen à 30 Minuten für ein Online-Yoga-Programm rekrutiert. Die Teilnehmenden gaben keine Schwierigkeiten mit der technischen Umsetzung am Computer oder bei der Praxis an. Die Intervention war für sie nützlich und machte Freude.

BAI: Beck Anxiety Inventory; BBS: Berg Balance Scale; BDI: Beck Depression Inventory; BEST: Balance Evaluation Systems Test; HADS: Hospital Anxiety and Depression Scale; PDQ-39: Parkinson's Disease Questionnaire zur Beurteilung der Lebensqualität mit 39 Items; TUG: Timed Up-and-Go-Test; UPDRS: Unified Parkinson Disease Rating Scale.

2.2.7 Yoga bei Demenz

Tab. 2.8 Auswahl an Studien zum Thema Yoga bei Demenz

Jahr	Titel und Verfassende	Ergebnis und Fazit
2016	Changes in Neural Connectivity and Memory Following a Yoga Intervention for Older Adults: A Pilot Study (Eyre et al. 2016)	In dieser Pilotstudie wurden 25 Personen mit leichten Gedächtnisschwächen für 12 Wochen entweder in eine Yoga-Meditations-Gruppe (n = 14) oder eine Gedächtnistrainingsgruppe (n = 11) eingeteilt. Die Yoga-Gruppe führte pro Woche 1 Stunde Kundalini Yoga und täglich 20 Minuten Kirtan (Gesänge mit leichten Bewegungen) durch. für Das visuell-räumliche Gedächtnis der Yoga-Gruppe verbesserte sich signifikant. Die Forschenden führten die Effekte auf die stressreduzierende, belastbarkeitssteigernde und depressionsreduzierende Wirkung der Yoga-Intervention und die Kombination aus Bewegung, Gesang und Atmung zurück.
2017	Yoga and compassion meditation program improve quality of life and self-compassion in family caregivers of Alzheimer's disease patients: A randomized controlled trial (Danucalov et al. 2017)	Diese RCT untersuchte die Effekte eines 8-wöchigen Yoga-Programms auf die Lebensqualität (WHOQOL-BREF), Achtsamkeit (MAAS), Lebensfreude (SVS) und das Selbstmitgefühl der pflegenden Angehörigen (SCS). Zwei der drei Übungseinheiten wurden von den Teilnehmenden (n = 46) dabei zu Hause, eine Einheit unter Supervision für jeweils 75 Minuten durchgeführt. In allen Bereichen wurden signifikante Verbesserungen festgestellt. Die Forschenden schlussfolgerten, dass die regelmäßigen Yoga-Interventionen eine gute begleitende Maßnahme für pflegende Angehörige demenzerkrankter Menschen ist und sowohl die Achtsamkeit als auch das Mitgefühl und die Lebensfreude verbessern kann.

MAAS: Mindful Attention Awareness Scale; RCT: randomisiert-kontrollierte Studie; SCS: Self-Compassion Scale; SVS: Subjective Vitality Scale; WHOQOL-BREF: Testinstrument zur Erfassung der subjektiven Lebensqualität mit 26 Items (Kurzversion) zu den Dimensionen physisches und psychisches Wohlbefinden, soziale Beziehungen und Umwelt.

2.2.8 Yoga bei Depressionen

Tab. 2.9 Auswahl an Studien zum Thema Yoga bei Depressionen

Jahr	Titel und Verfassende	Ergebnis und Fazit
2017	Treatment of Major Depressive Disorder with Iyengar Yoga and Coherent Breathing: A Randomized Controlled Dosing Study (Streeter et al. 2017)	Die Forschenden untersuchten in dieser Studie die Wirkung von Iyengar Yoga in Kombination mit Atemtechniken auf stärkere Depressionen. Hierfür wurden 34 Teilnehmende rekrutiert, die über 12 Wochen 2-mal pro Woche für 90 Minuten Yoga praktizierten. Hierbei zeigten sich signifikante Verbesserungen der Depression (gemessen mit dem BDI). Die Forschenden führten dies über eine erhöhte Aktivierung des Parasympathikus zurück.
2021	Effects of yoga on depressive symptoms in people with mental disorders: a systematic review and meta-analysis (Brinsley et al. 2021)	Für diese systematische Übersichtsarbeit wurden für das Review 19 Studien mit insgesamt 1.080 Teilnehmenden und für die Metaanalyse 13 Studien mit 632 Teilnehmenden inkludiert. Die Teilnehmenden litten in Folge einer psychischen Erkrankung an depressiven Symptome oder einer Depression. Die depressive Symptomatik ließ im Vergleich zur Kontrollgruppe signifikant nach. Je häufiger und regelmäßiger die Teilnehmenden Yoga praktizieren, desto höher waren die depressionslindernden Effekte. Die Interventionen in den Studien liefen im Schnitt 2,4 Monate, für 1,6 Einheiten pro Woche à 20–60 Minuten.

BDI: Beck Depression Inventory.

2.2.9 Yoga bei Schmerzen

Tab. 2.10 Auswahl an Studien zum Thema Yoga bei Schmerzen

Jahr	Titel und Verfassende	Ergebnis und Fazit
2019	Yoga improves occupational performance, depression, and daily activities for people with chronic pain (Schmid et al. 2019)	In diese RCT wurden Patientinnen und Patienten mit chronischem Schmerz für acht Wochen entweder in eine Yoga-Interventionsgruppe (n = 44) oder eine Kontrollgruppe (n = 39) eingeteilt, um die Effekte von Yoga auf die Arbeitsfähigkeit (COPM), die Depression (PHQ-9) und tägliche Aktivitäten (FAI) zu untersuchen. Im Vergleich zur Kontrollgruppe verbesserten sich alle gemessenen Werte der Yoga-Gruppe signifikant. Die Forschenden schlugen vor, dass Ergotherapeutinnen und -therapeuten im Bereich Arbeitsrehabilitation von Schmerzpatientinnen und -patienten Yoga als holistische Intervention anbieten könnten.
2021	Yoga, Eurythmy Therapy and Standard Physiotherapy (YES-Trial) for Patients With Chronic Non-specific Low Back Pain: A Three-Armed Randomized Controlled Trial (Michalsen et al. 2021)	Um die Wirkungen von Yoga und Heileurythmie mit konventioneller Physiotherapie bei Patientinnen und Patienten mit chronischen Rückenschmerzen (LBP) zu vergleichen, teilten die Forschenden die 274 Teilnehmenden in drei Gruppen ein. Die Interventionen wurden 1-mal pro Woche à 75 Minuten über acht Wochen mit einem Follow-up nach 16 Wochen durchgeführt. In allen drei Gruppen stieg die Lebensqualität und die Schmerzintensität sank. Die mentale Gesundheit (SF-12) verbesserte sich in der Yoga-Gruppe und der Eurythmie-Gruppe in stärkerem Maße. Die Forschenden schlussfolgerten, dass sich neben dem „Goldstandard" Physiotherapie auch andere Bewegungsinterventionen positiv auf chronische Rückenschmerzen auswirken können und sich als Programm eignen.

COPM: Canadian Model of Occupational Performance; FAI: Frenchay Acitivites Index; LBP: Lower Back Pain; PHQ-9: Patient Health Questionnaire mit 9 Items; RCT: randomisiert-kontrollierte Studie; SF-12: Short Form 12 (Fragebogen zum Gesundheitszustand mit 12 Items).

2.3 Wirkungen auf muskuloskelettaler Ebene

2.3.1 Wirkung auf den aktiven Bewegungsapparat

Tab. 2.11 Auswahl an Studien zur Wirkung von Yoga auf den aktiven Bewegungsapparat

Jahr	Titel und Verfassende	Ergebnis und Fazit
2015	Effects of a 12-Week Hatha Yoga Intervention on Cardiorespiratory Endurance, Muscular Strength and Endurance, and Flexibility in Hong Kong Chinese Adults: A Controlled Clinical Trial (Lau et al. 2015)	In dieser Studie aus Hongkong wurden Sport- und Yoga-unerfahrene Teilnehmerinnen und Teilnehmer (n = 87) für 12 Wochen wöchentlich in einer Hatha-Yoga-Gruppe angeleitet und mit einer Kontrollgruppe (n = 86) verglichen. Zudem sollten sie die Yoga-Übungen jeden Tag selbst durchführen, was diese auch laut eigener Angabe, im Schnitt 23 Minuten täglich, getan haben. Die Muskelkraft und die Kraftausdauer, wie auch die Beweglichkeit wurden signifikant gesteigert.
2019	Effects of Online Yoga and Tai Chi on Physical Health Outcome Measures of Adult Informal Caregivers (Martin und Candow 2019)	In einem 12-wöchigen Online-Vinyasa-Yoga- (n = 16) bzw. Tai-Chi-Programm (n = 12) wurden die Teilnehmenden (Pflegekräfte) hinsichtlich ihrer Kraft untersucht. Dabei gab es in beiden Gruppen signifikante Steigerungen der Kraft (Handkraft, Brustpresse, Beinpresse) sowie der Kraftausdauer und Flexibilität. Die Verfassenden der Studie sehen für Yoga und Tai Chi Potenzial als Trainingsergänzung zum Kraftaufbau. Die Muskeltrophik wurde mit Muskelumfangsmessungen allerdings nicht gemessen.
2020	Does stretch training induce muscle hypertrophy in humans? A review of the literature (Nunes et al. 2020)	In dieser systematischen Übersichtsarbeit wurden zehn Studien inkludiert, die den Zusammenhang zwischen Dehnung und muskulärer Hypertrophie untersuchten. Drei dieser Studien wiesen positive Effekte des Dehnens auf die muskuläre Struktur nach und in zwei davon zeigten sich besonders positive Effekte auf das Muskelwachstum, wenn die Dehnungsübungen zwischen den Übungssätzen stattgefunden haben. Passive Dehnung mit geringer Intensität scheint dagegen weniger förderlich für das Muskelwachstum zu sein als Dehnung unter einer höheren Zugbelastung.

2.3.2 Wirkung auf den passiven Bewegungsapparat

Wirkung auf die Knochen

Tab. 2.12 Auswahl an Studien zur Wirkung von Yoga auf die Knochen

Jahr	Titel und Verfassende	Ergebnis und Fazit
2016	Twelve-Minute Daily Yoga Regimen Reverses Osteoporotic Bone Loss (Lu et al. 2016)	Anhand von 741 Teilnehmenden (von denen 227 als *compliant* gezählt wurden) konnte via Röntgenbild festgestellt werden, dass ein täglich durchgeführtes 12-minütiges DVD-Yoga-Programm, das zwölf Asanas beinhaltete, die Knochendichte der Praktizierenden besonders im Bereich des Oberschenkelknochens und der Wirbelsäule erhöhte. Yoga wird als eine sichere und präventive Methode bezeichnet.
2020	Mindfulness and Modified Medical Yoga as Intervention in Older Women with Osteoporotic Vertebral Fracture (Grahn Kronhed et al. 2020)	Für diese Studie wurden ältere Frauen mit osteoporosebedingter Wirbelfraktur in eine Edukationsgruppe (n= 10) und eine Yoga-Meditationsgruppe mit Edukation (n = 10) eingeteilt. Die Intervention fand 10 Wochen lang wöchentlich für 60 Minuten statt. Das Stress-Level, das Schlafverhalten und die soziale Funktion wurden in der Yoga-Gruppe verbessert. Eine explizite Knochendichtemessung wurde nicht durchgeführt.
2021	Effectiveness of Pilates and Yoga to improve bone density in adult women: A systematic review and meta-analysis (Fernández-Rodríguez et al. 2021)	Ziel dieser Metaanalyse war es, die Effektivität von Yoga und Pilates auf die Knochendichte zu untersuchen. Es wurden insgesamt elf Studien mit 591 Frauen im Alter von 45 und 78 Jahren inkludiert. Die Interventionen dauerten zwischen 12 und 32 Wochen an, 1–2-mal pro Woche für 60 bis 75 Minuten. Im Vergleich zur Kontrollgruppe konnten keine signifikanten Veränderungen festgestellt werden. Die Verfassenden sehen dennoch Potenzial in Yoga und Pilates, um Frakturrisikofaktoren in der postmenopausalen weiblichen Bevölkerung zu reduzieren.

Wirkung auf die Gelenke

Tab. 2.13 Auswahl an Studien zur Wirkung von Yoga auf die Gelenke

Jahr	Titel und Verfassende	Ergebnis und Fazit
2018	Position of the hip in Yoga (Mears et al. 2018)	In dieser US-Studie wurden an 20 (gesunden) Menschen mit Yoga-Erfahrung elf Asanas getestet, die eine hohe bis extreme Hüftgelenksbeteiligung haben, um die Effekte dieser Asanas auf das Hüftgelenk zu untersuchen. Darunter zählen u. a. der herabschauende Hund, die stehende Vorbeuge, der Adler, der Drehsitz, der Halbmond, die Taube oder die Kriegerpositionen. Die Belastungen der Posen wurden als sehr hoch eingestuft. Die Verfassenden empfehlen eine gute Kommunikation dieser Risiken und eine Aufklärung, insbesondere bei Patientinnen und Patienten mit Hüftbeschwerden oder Implantaten.
2022	Effectiveness of an Unsupervised Online Yoga Program on Pain and Function in People With Knee Osteoarthritis : A Randomized Clinical Trial (Bennell et al. 2022)	In dieser RCT wurde die Effektivität eines 12-wöchigen, unbeaufsichtigten Online-Yoga-Programms hinsichtlich der Schmerzhaftigkeit (NRS) und die Funktion (Osteoarthritis Index) bei Patientinnen und Patienten mit Kniearthrose untersucht. Die Messzeitpunkte waren nach 12 Wochen und ein Follow-up fand nach 24 Wochen statt. Die Yoga-Gruppe bekam Online-Yoga-Unterricht und ein Informationsprogramm, die Kontrollgruppe nur das Informationsprogramm über Arthrose. Im Vergleich zur Kontrollgruppe verbesserten sich die Funktionalität und Steifigkeit des Kniegelenks sowie die Lebensqualität. Nach 24 Wochen hielt dieser Effekt aber nicht mehr an. Eine Verbesserung der Schmerzhaftigkeit beim Gehen wurde als nicht signifikant gemessen.

NRS: numerische Ratingskala.

2.4 Wirkungen auf internistischer Ebene

2.4.1 Wirkungen auf das Herz-Kreislauf-System

Tab. 2.14 Auswahl an Studien zu den Wirkungen von Yoga auf das Herz-Kreislauf-System

Jahr	Titel und Verfassende	Ergebnis und Fazit
2014	Yoga als Primärprävention gegen Herz-Kreislauferkrankungen (Hartley et al. 2014)	Dieses Cochrane-Review schloss elf Studien mit insgesamt 800 Teilnehmenden ein. Die Yoga-Interventionen unterschieden sich hinsichtlich der Dauer (30–75 Minuten, für 8–16 Wochen) und der rekrutierten Patientinnen und Patienten (diverse Altersgruppen, gesunde und mit metabolischen Vorerkrankungen). Die Daten lassen sich vorsichtig dahingehend interpretieren, dass Yoga positive Effekte auf den diastolischen Blutdruck, die Blutfettwerte, und die (HDL-)Cholesterinwerte hat.
2021	Yoga for secondary prevention of coronary heart disease: A systematic review and meta-analysis (Li et al. 2021)	Für diese systematische Übersichtsarbeit wurden sieben RCTs mit insgesamt 4.671 Teilnehmenden inkludiert. Yoga wurde darin in sechs RCTs mit der üblichen Therapie verglichen. Yoga hatte keine Effekte auf die Sterblichkeitsrate, allerdings signifikante Effekte auf die Lebensqualität (HR-QoL) und verbesserte die Fettwerte, das HDL-Cholesterin, den Blutdruck und den Body-Mass-Index. Die Verfassenden schlossen, dass sich Yoga (mit den stressreduzierenden, ausdauerfördernden, muskelstimulierenden, atmungsfördernden und kreislaufanregenden Effekten) positiv auf die Lebensqualität von Patientinnen und Patienten mit koronaren Beschwerden auswirken und Risikofaktoren reduzieren kann.
2023	Impact of Yoga on Global Cardiovascular Risk as an Add-On to a Regular Exercise Regimen in Patients With Hypertension (Pandey et al. 2023)	In dieser Studie wurden 60 Personen mit Bluthochdruck und metabolischem Syndrom für 12 Wochen hinsichtlich der Wirkung von 15 Minuten Yoga oder Stretching als Cool-Down nach einem 30-minütigen Ausdauertraining an 5 Tagen die Woche untersucht. In beiden Gruppen konnten Reduktionen des Blutdrucks gemessen werden, wobei der Effekt der Yoga-Gruppe 2,5-fach höher ausfiel (Yoga: Reduktion um 10 mmHg; Stretching: 4 mmHg). Das 15-minütige Yoga-Programm nach dem Sport habe zudem das Herz-Kreislauf-Erkrankungsrisiko/den Reynolds-Risk-Score gesenkt.

HDL: High-Density Lipoprotein; HR-QoL: Health-Related Quality of Life (gesundheitsbezogene Lebensqualität).

2.4.2 Wirkungen auf das Atmungssystem

Tab. 2.15 Auswahl an Studien zu den Wirkungen von Yoga auf das Atmungssystem

Jahr	Titel und Verfassende	Ergebnis und Fazit
2016	Yoga for Asthma (Yang et al. 2016)	In dieses Cochrane-Review wurden 15 RCTs mit insgesamt 1.048 Patientinnen und Patienten eingeschlossen. Die meisten der inkludierten Teilnehmenden waren Erwachsene mit asthmatischen Beschwerden, die seit zwischen 6 Monaten und 23 Jahren vorhanden waren. Die Yoga-Interventionen dauerten zwischen 2 Wochen und 54 Monaten. Es wurde Evidenz gefunden, dass Yoga die Lebensqualität (AQLQ) verbessern und die Symptome und die benötigte Medikation reduzieren kann.
2019	Effect of yoga on FEV1, 6-minute walk distance (6-MWD) and quality of life in patients with COPD group B (Yudhawati und Rasjid Hs 2019)	Für diese Studie wurden die Effekte von Yoga auf die Einsekundenkapazität, die 6-Minuten-Gehfähigkeit und die Lebensqualität (SGRQ) von Patientinnen und Patienten (n = 30) mit COPD im Stadium B untersucht. Die Yoga-Gruppe praktizierte Yoga 2-mal pro Woche für 1 Stunde über 12 Wochen, während die Kontrollgruppe eine Informationsbroschüre über COPD bekommen hatte. Im Vergleich zur Kontrollgruppe wurden in der Yoga-Gruppe signifikante Verbesserungen in allen Punkten nach 12 Wochen festgestellt.

AQLQ: Asthma Quality of Life Questionnaire; COPD: chronisch-obstruktive Lungenerkrankung; SGRQ: St. George's Respiratory Questionnaire.

2.4.3 Wirkungen auf das urogenitale System

Tab. 2.16 Auswahl an Studien zu den Wirkungen von Yoga auf das urogenitale System

Jahr	Titel und Verfassende	Ergebnis und Fazit
2019	A group-based yoga program for urinary incontinence in ambulatory women: feasibility, tolerability, and change in incontinence frequency over 3 months in a single-center randomized trial (Huang et al. 2019)	In einem 3-monatigem Programm wurden 56 ältere Menschen in eine Yoga-Gruppe (n = 28, Iyengar Yoga) und eine Kontrollgruppe (n = 28 unspezifisches Muskeltraining) eingeteilt. Das Assessment fand anhand eines Miktionstagebuchs statt. Die Episoden der Belastungsinkontinenz nahmen in der Yoga-Gruppe im Durchschnitt um 61 % ab (Kontrollgruppe 35 %), die Dranginkontinenz reduzierte sich im Durchschnitt um 30 % (Yoga-Gruppe) und um 17 % in der Kontrollgruppe).
2019	Yoga for treating urinary incontinence in women (Wieland et al. 2019)	In diesem Cochrane-Intervention-Review wurden randomisiert-kontrollierte Studien gesucht, in denen das Krankheitsbild Urininkontinenz mit Yoga in Verbindung gesetzt ist. Zwei Studien mit wenig Teilnehmerinnen und einer hohen Bias-Gefahr wurden gefunden. Noch kann keine Aussage getroffen werden, ob Yoga hilfreich für Frauen mit Urininkontinenz ist. Mehr Studien von guter Qualität sind notwendig.
2021	Assessment of the effect of Mulabandha yoga therapy in healthy women, stigmatized for pelvic floor dysfunctions: A randomized controlled trial (Sweta et al. 2021)	25 gesunde Frauen erhielten eine Mula-Bhanda-Yoga-Therapie (MYT). Die Kontrollgruppe umfasste 25 Frauen, die keine Therapie bekamen. Das Kontroll-Assessment erfolgte anhand des PERFECT Scheme Scores (digitale Palpation). Nach 12 Wochen MYT waren die Parameter des Perfect Scheme Scores klinisch signifikant verbessert (Kraft, Ausdauer, Wiederholung, schnelle Kontraktion), ohne statistische Veränderung.

2.4.4 Wirkungen auf das Hormonsystem

Tab. 2.17 Auswahl an Studien zu den Wirkungen von Yoga auf das Hormonsystem

Jahr	Titel und Verfassende	Ergebnis und Fazit
2016	Yoga increased serum estrogen levels in postmenopausal women – a case report (Afonso et al. 2016)	In diesem Fallbericht wurden gesunde Frauen in der Postmenopause hinsichtlich des Östrogenspiegels im Serum und der damit verbundenen Lebensqualität untersucht. Als Intervention wurde 2-mal pro Woche für 1 Stunde Yoga in einem Zeitraum von 4 Monaten praktiziert. Nach den 4 Monaten wurde bei den Frauen ein Anstieg des Östrogenspiegels festgestellt, der mit einer verbesserten Lebensqualität einher ging.
2021	Laughter yoga reduces the cortisol response to acute stress in healthy individuals (Meier et al. 2021)	Hier wurden gesunde Personen in drei Gruppen eingeteilt. Die Interventionsgruppe (n = 11) erhielt eine Lach-Yoga-Einheit, die Vergleichsgruppe (n = 12) führte Atemtechniken durch und in der Kontrollgruppe (n = 12) erfolgte keinerlei Intervention. Nach einer 30-minütigen Session wurden die Stress-Level subjektiv und objektiv als Kortisolspiegel im Speichel gemessen. Die Lach-Yoga-Gruppe hatte in beiden Fällen niedrigere Stresswerte, woraus die Autorinnen und Autoren schlussfolgerten, dass Lach-Yoga eine mögliche Methode zur Stressreduktion darstellt.

2

2.4.5 Wirkungen auf das Immunsystem

Tab. 2.18 Auswahl an Studien zu den Wirkungen von Yoga auf das Immunsystem

Jahr	Titel und Verfassende	Ergebnisse und Fazit
2017	Yoga, Meditation and Mind-Body Health: Increased BDNF, Cortisol Awakening Response, and Altered Inflammatory Marker Expression after a 3-Month Yoga and Meditation Retreat (Cahn et al. 2017)	Die 26 (bereits Yoga-erfahrenen) Teilnehmenden führten über 12 Wochen täglich in einem Zentrum Yoga und Meditation durch und ernährten sich vegetarisch. Hierbei zeigte sich, dass die Konzentration bestimmter antiinflammatorischer Zytokine zugenommen und proinflammatorische Zytokine immer nach den Interventionen abgenommen haben. Auch ein neurotropher Faktor (BDNF) für das Nervenwachstum wurde durch die Praxis erhöht. Die Kortisol-Aufwachreaktion wurde erhöht, was die Forschenden mit einer erhöhten Aufmerksamkeit und Resilienz in Verbindung brachten.
2017	Effects of prenatal yoga on women's stress and immune function across pregnancy: A randomized controlled trial (Chen et al. 2017)	Für diese RCT wurden 94 Frauen ab der 16. Schwangerschaftswoche rekrutiert und in eine Yoga-Gruppe (n = 48) und eine Kontrollgruppe (n = 46) eingeteilt. Innerhalb von 20 Wochen wurden in der Yoga-Gruppe wöchentlich je zwei Einheiten à 70 Minuten abgehalten. In der Yoga-Gruppe wurden signifikant höhere Werte an Immunglobulin A und geringere Kortisol-Werte im Speichel gemessen als in der Kontrollgruppe. Yoga in der Schwangerschaft scheint das Stress-Level der Schwangeren zu reduzieren und die Immunfunktionen zu verbessern.
2017	Effect of yoga training on inflammatory cytokines and C-reactive protein in employees of small-scale industries (Shete et al. 2017)	In dieser Studie wurden 48 Personen, die berufsbedingten Gefahren ausgesetzt sind, in zwei Gruppen eingeteilt. Die Interventionsgruppe erhielt ein 12-wöchiges Yoga-Programm, an 6 Tagen die Woche für jeweils 1 Stunde, und die Kontrollgruppe erhielt keine Intervention. Im Vergleich zur Kontrollgruppe verbesserten sich die Teilnehmenden des Yoga-Programms hinsichtlich ihrer Cholesterinwerte und die Entzündungswerte (wie CRP-Wert) reduzierten sich signifikant. Die Verfassenden schlussfolgerten, dass Yoga ein gutes Alternativprogramm darstellt, die Entzündungsmarker und metabolischen Risikofaktoren günstig zu beeinflussen.

BDNF: Brain-Derived Neurotrophic Factor; CRP: C-reaktives Protein.

2.5 Integration von Yoga in medizinische Leitlinien

DEFINITION

*„Leitlinien sind systematisch entwickelte Aussagen, die den gegenwärtigen Erkenntnisstand wiedergeben, um die Entscheidungsfindung von Ärzt*innen sowie Angehörigen von weiteren Gesundheitsberufen und Patient*innen/Bürger*innen für eine angemessene Versorgung bei spezifischen Gesundheitsproblemen zu unterstützen. Sie sollten auf einer systematischen Sichtung und Bewertung der Evidenz und einer Abwägung von Nutzen und Schaden alternativer Vorgehensweisen basieren."*

*„Leitlinien sind für Ärzt*innen und weitere Anwendende rechtlich nicht bindend und haben daher weder haftungsbegründende noch haftungsbefreiende Wirkung."*

(Arbeitsgemeinschaft der Wissenschaftlichen Medizinischen Fachgesellschaften e. V. (AWMF) 2023).

Leitlinien sind wertvolle Instrumente, die für die Evidence-based Practice (EbP)/evidenzbasiertes Handeln der medizinischen Fachpersonen bedeutsam sind. Auch zur Unterstützung der therapeutischen Arbeit mit Elementen des Yoga können Leitlinien hinzugezogen werden. In den Praxisbeispielen in ➤ Kapitel 7 wird darauf im Speziellen eingegangen.

Vorteile von Leitlinien

- Die Kommunikation unter medizinischen Fachpersonen wird erleichtert und die Interdisziplinarität wird durch Transparenz gefördert.
- Leitlinien wirken sich günstig auf die Prozess- und Ergebnisqualität im Gesundheitswesen aus.
- Sie sind über die Seite der Arbeitsgemeinschaft der Wissenschaftlichen Medizinischen Fachgesellschaften (AWMF) e. V. gut einsehbar.
- Besonders bei aktuellen Leitlinien hoher Entwicklungsstufe lassen sich schnell Antworten und Empfehlungen finden. Zeit, die im klinisch-praktischen Alltag kostbar ist.
- Durch Patientenleitlinien, die meist in verständlicher Sprache geschrieben sind, können sich Patientinnen und Patienten über z. B. Diagnostikoptionen oder Behandlungsoptionen informieren.
- Sie können als eine Argumentationsgrundlage gegenüber anderen Professionen bzw. als Grundlage zur Informationsbeschaffung generell genutzt werden.

Nachteile und Kritik von Leitlinien

- Durch den *Publication Bias* kann angenommen werden, dass Studien mit negativen Ergebnissen weniger publiziert werden. Dies würde die Aussagekraft, auch von Leitlinien, schwächen oder verzerren.
- Der Einfluss von Interessengruppen (z. B. von Pharmaunternehmen) kann die Entwicklung und Verbreitung der Leitlinien beeinflussen und zu Interessenskonflikten führen.
- Einige Leitlinien sind von nicht ausreichender Qualität, auch wenn diese als evidenzbasiert zählen.
- Wenn verschiedene Herausgeber Leitlinien publizieren, kann es auch zu Abweichungen oder Widersprüchlichkeit der Aussagen kommen.
- Leitlinien sind vielen medizinischen Fachpersonen bzw. in der Praxis häufig auch unbekannt und nicht umgesetzt (Ärztliches Zentrum für Qualität in der Medizin 2021)

! MERKE

Je nach **Entwicklungsstufe** haben Leitlinien unterschiedliche Qualität bzw. Aussagekraft. Diese sind:
S1: Leitlinie entwickelt von Expertinnen und Experten im informellen Konsens – Expertenmeinung.
S2k: Leitlinie in formaler Konsensfindung entwickelt.
S2e: Leitlinie durch systematische Evidenz-Recherche entwickelt.
S3: Leitlinie hat alle Elemente einer systematischen Entwicklung durchlaufen, eine Bewertung der klinischen Relevanz der wissenschaftlichen Literatur hat stattgefunden und eine regelmäßige Aktualisierung wird vorgenommen.

Folgend werden einige konkrete Beispiele genannt, in denen Yoga bereits in den Leitlinien genannt und empfohlen wird:

S3-Leitlinie *Komplementärmedizin und TCM in der Behandlung von onkologischen PatientInnen*

Yoga wird hier empfohlen, um die Selbstwirksamkeit der Patientinnen und Patienten zu erhöhen. Durch die Praxis lernen diese, wie sie über die Beeinflussung des vegetativen Nervensystems ihr Wohlbefinden verbessern können und somit resilienter werden. Häufig geht eine höhere Compliance mit der Therapie einher. Auch zur Reduktion von Nebenwirkungen (Fatigue, Ein- und Durchschlafstörungen, Depressivität und Angstsymptome oder kognitive Beeinträchtigungen, Schmerzen und Bewegungseinschränkungen bei Lymphödemen) wird Yoga hier empfohlen (S3-Leitlinie: Komplementärmedizin und TCM in der Behandlung von onkologischen PatientInnen 2021).

S3-Leitlinie *Definition, Pathophysiologie, Diagnostik und Therapie des Fibromyalgiesyndroms*

Yoga wird bei der Behandlung und zur Unterstützung des Therapieprozesses bei Patientinnen und Patienten mit dem Fibromyalgiesyndrom als eine „starke Empfehlung" im Sinne eines Expertenkonsens angegeben. Es ist dort unter den „meditativen Bewegungstherapien" verortet (Deutsche Schmerzgesellschaft e. V. 2017).

S3-Leitlinie *Colitis ulcerosa*

Zur Verbesserung der Lebensqualität von Patientinnen und Patienten mit Colitis ulcerosa kann Yoga ergänzend eingesetzt werden. Dabei bezieht sich die Autorenschaft auf eine Pilotstudie mit 60 Patientinnen und Patienten und eine weitere RCT mit 77 Patientinnen und Patienten, die durch das Yoga-Programm eine verbesserte Lebensqualität angegeben haben (Kucharzik et al. 2020).

Nationale Versorgungsleitlinie *Nicht-spezifischer Kreuzschmerz*

In dieser Leitlinie wird klar herausgestellt, dass aktive Maßnahmen den passiven Maßnahmen zur Behandlung der Schmerzen vorzuziehen sind. Welche Maßnahmen in welchem Fall am besten geeigneten sind, lässt sich noch nicht klar empfehlen: *„Aus der aktuellen Studienlage ist nicht abzuleiten, welche Form der Bewegungstherapie (Übungen zur Verbesserung der Bewegungskontrolle und sensorischen Wahrnehmung, Muskeltraining, Aerobic, McKenzie-Methode, Dehnungsübungen,* ***Yoga,*** *Pilates, Tai Chi, Alexandertechnik u. v. a.). am effektivsten zur Schmerzlinderung und Verbesserung der Funktionsfähigkeit beiträgt"* (Bundesärztekammer (BÄK), Kassenärztliche Bundesvereinigung (KBV) und Arbeitsgemeinschaft der Wissenschaftlichen Medizinischen Fachgesellschaften (AWMF) 2017).

S3-Leitlinie *Insomnie bei Erwachsenen*

Hier heißt es *„Interventionen wie z. B. Achtsamkeit, Akupunktur, Aromatherapie, Bewegung, Homöopathie, Hypnotherapie, Lichttherapie, Massage, Meditation, Musiktherapie, Öl, Reflexzonenmassage,* ***Yoga****/Tai Chi/Qigong können aufgrund der schlechten Datenlage momentan nicht zur Insomniebehandlung empfohlen werden"* (Deutsche Gesellschaft für Schlafforschung und Schlafmedizin 2017).

S3-Leitlinie *Pflegende Angehörige von Erwachsenen*

Pflegende Angehörige von demenzerkrankten Menschen sollten die Empfehlung erhalten, aktivierende Interventionen oder entspannende Maßnahmen für sich selbst anzuwenden. Darunter zählen die Experten: *„Rückenschule, Pilates,* ***Yoga*** *sowie weitere Sportkurse“* (Deutsche Gesellschaft für Allgemeinmedizin und Familienmedizin e. V. (DEGAM) 2018).

S2k-Leitlinie *Restless-Legs-Syndrom*

In dieser Leitlinie wird Yoga zur Linderung der Symptome und Verbesserung des Schlafes empfohlen. Hier heißt es: *„Ausreichende Evidenz für eine Verbesserung der Schlafqualität und eine Reduktion der Symptomschwere besteht weiterhin für Yoga* (Heidbreder und Trenkwalder 2022). Weiter für schwangere Frauen heißt es: *„Mäßige sportliche Aktivität kann generell in der Schwangerschaft empfohlen werden, wenn keine Kontraindikationen bestehen. Auch* ***Yoga*** *kann durchgeführt werden“* (Heidbreder und Trenkwalder 2022).

Nationale Versorgungsleitlinie *COPD*

Die Überlegungen der Experten zu den möglichen therapeutischen Maßnahmen sind: *„Mögliche ergänzende Trainingsmaßnahmen als zusätzliche Optionen im Rahmen eines Gesamtkonzeptes sind beispielsweise die Ganzkörpervibration, neuromuskuläre Elektrostimulation, Atemmuskeltraining und Active Mind-Body Movement Therapien wie* ***Yoga*** *und Pilates“* (Bundesärztekammer (BÄK); Kassenärztliche Bundesvereinigung (KBV); Arbeitsgemeinschaft der Wissenschaftlichen Medizinischen Fachgesellschaften (AWMF) 2021).

S3-Leitlinie *Schizophrenie*

Im Expertenkonsens wurde empfohlen, Yoga und aerobes Training unter Berücksichtigung der körperlichen Leistungsfähigkeit und im Rahmen eines *„multimodalen Gesamttherapiekonzepts“* anzubieten (Deutsche Gesellschaft für Psychiatrie und Psychotherapie, Psychosomatik und Nervenheilkunde e. V. (DGPPN) 2019).

Nationale Versorgungsleitlinie *Chronische Herzinsuffizienz*

Zur Behandlung von Menschen mit chronischer Herzinsuffizienz wurde die Nachhaltigkeit des Trainings und der körperlichen Aktivität betont. Hier heißt es: *„Auch wenn die Effektivität für strukturierte Interventionen am besten nachgewiesen ist, stellt die Alltagstauglichkeit einen wesentlichen Faktor für den Erfolg einer Trainingsmaßnahme dar. Daher kommen je nach individuellen Vorlieben ebenso Aktivitäten wie regelmäßiges* ***Yoga,*** *Tai Chi, Schwimmen, Nordic Walking, Aquagymnastik oder auch Exercise Gaming, Spazierengehen, Gartenarbeit u. a. infrage“* (Bundesärztekammer (BÄK), Kassenärztliche Bundesvereinigung (KBV) und Arbeitsgemeinschaft der Wissenschaftlichen Medizinischen Fachgesellschaften (AWMF) 2019).

Leitlinien können ein wertvolles Instrument sein, wenn diese eine hohe Entwicklungsstufe mitbringen und möglichst viele Professionen daran beteiligt waren. Die meisten Krankheitsbilder sollten multimodal behandelt werden. An dieser Stelle kann Yoga ansetzen und sich im Bereich „alternative Trainings- und Therapiemethoden“ platzieren. Hierfür sind zuvor meist noch mehr aussagekräftige Studien mit hohem Evidenzgrad notwendig. Doch durch die hohe Popularität von Yoga, den seit Jahren steigenden Zuwachs an Yogapraktizierenden, die Möglichkeiten des Zugangs der Menschen zu Yoga und die Möglichkeiten, auf Körper und Geist einzuwirken, sollte Yoga verstärkt in den Leitlinien beachtet werden.

Zusammenfassung

Yoga wird auf wissenschaftlicher Seite bereits seit längerem beachtet und untersucht. Vielversprechende Ansätze sind gegeben und über Fachgebiete hinweg breit gestreut. Häufig fehlen größer angelegte Studien, Studien mit höherem Evidenzgrad oder Studien, die die Langzeiteffekte messen. Diese sind allerdings nötig, um die Erfahrungen, die viele Praktizierende machen, wissenschaftlich besser darstellen zu können. Diese Wissenschaftlichkeit wird insbesondere dann benötigt, wenn es darum geht, Yoga als eine therapeutische Maßnahme zu empfehlen und Yoga in die klinischen Entscheidungsprozesse zu integrieren. Wie bei jeder Intervention sollte hier genau untersucht werden, wie Yoga wirkt, in welchem Fall es wirkt, ob Yoga mehr oder weniger effektiv ist als andere Maßnahmen, ob es Nebenwirkungen gibt und ob die Effekte auch nachhaltig und klinisch bedeutsam für die Patientinnen und Patienten sind. Besonders effektiv scheint Yoga zu sein, wenn es regelmäßig praktiziert wird. So wurden verschiedene positive Wirkungen auf internistischer, neuronaler, muskuloskelettaler oder der mentalen Ebene nachgewiesen. Da man bei Yoga von einem holistischen Ansatz sprechen kann, werden durch die Praxis verschiedene Systeme angesprochen, wodurch sich die Vielzahl an Wirkungen erklären lässt.

LITERATUR

Afonso RF, Kozasa EH, Rodrigues D, Leite JR, Tufik S, Hachul H. Yoga increased serum estrogen levels in postmenopausal women – a case report. Menopause 2016; 23(5): 584–586. https://doi.org/10.1097/GME.0000000000000593.

Alexander GK, Rollins K, Walker D, Wong L, Pennings J. Yoga for Self-Care and Burnout Prevention Among Nurses. Workplace Health Saf 2015; 63(10): 462–70; quiz 471. https://doi.org/10.1177/2165079915596102.

Alphonsus KB, Su Y, D'Arcy C (2019). The effect of exercise, yoga and physiotherapy on the quality of life of people with multiple sclerosis: Systematic review and meta-analysis. Complement Ther Med 2019; 43: 188–195. https://doi.org/10.1016/j.ctim.2019.02.010.

Arbeitsgemeinschaft der Wissenschaftlichen Medizinischen Fachgesellschaften e.V. (AWMF). Leitlinien der AWMF für Ärzt*innen und Gesundheitspersonal; 2023. https://www.awmf.org/leitlinien (letzter Zugriff 25.11.2023).

ARD alpha. Glück und Glücklichsein: Was wirklich glücklich und zufrieden macht. Bayerischer Rundfunk vom 18.11.2022. Online verfügbar unter https://www.ardalpha.de/wissen/psychologie/glueck-gluecksforschung-weltglueckstag-gluecklich-tag-des-gluecks-100.html (letzter Zugriff 25.11.2023).

Ärztliches Zentrum für Qualität in der Medizin. Evaluation der Nationalen VersorgungsLeitlinien: Abschlussbericht. Ärztliches Zentrum für Qualität in der Medizin (ÄZQ); 2021.

Ban M, Yue X, Dou P, Zhang P. The Effects of Yoga on Patients with Parkinson's Disease: A Meta-Analysis of Randomized Controlled Trials. Behav Neurol 2021, 5582488. https://doi.org/10.1155/2021/5582488.

Bassoe Gjelsvik BE, Syre L. Die Bobath-Therapie in der Erwachsenenneurologie. 3. Auflage. Stuttgart: Thieme; 2017.

Bellicha A, van Baak M, Battista F et al. Effect of exercise training on weight loss, body composition changes, and weight maintenance in adults with overweight or obesity: An overview of 12 systematic reviews and 149 studies. Obes Rev 2021; 22 Suppl 4: e13256. https://doi.org/10.1111/obr.13256.

Bennell KL, Schwartz S, Teo PL et al. Effectiveness of an Unsupervised Online Yoga Program on Pain and Function in People With Knee Osteoarthritis : A Randomized Clinical Trial. Ann Intern Med 2022; 175(10), 1345–1355. https://doi.org/10.7326/M22-1761.

Blouin J, Bard C, Teasdale N et al. Reference systems for coding spatial information in normal subjects and a deafferented patient. Exp Brain Res 1993; 93(2), 324–331. https://doi.org/10.1007/BF00228401.

Brinsley J, Schuch F, Lederman O et al. Effects of yoga on depressive symptoms in people with mental disorders: a systematic review and meta-analysis. British J Sports Med 2021; 55(17), 992–1000. https://doi.org/10.1136/bjsports-2019-101242.

Buenaventura B. Propriozeption: Was wir über unseren „6. Sinn" wissen sollten. National Geographic vom 08.10.2020. https://www.nationalgeographic.de/wissenschaft/2020/09/propriozeption-was-wir-ueber-unseren-6-sinn-wissen-sollten (letzter Zugriff 25.11.2023).

Bujatti M, Riederer P. Serotonin, noradrenaline, dopamine metabolites in transcendental meditation-technique. J Neural Transm 1976; 39(3), 257–267. https://doi.org/10.1007/BF01256514.

Bundesärztekammer (BÄK); Kassenärztliche Bundesvereinigung (KBV); Arbeitsgemeinschaft der Wissenschaftlichen Medizinischen Fachgesellschaften (AWMF). Nationale VersorgungsLeitlinie Chronische Herzinsuffizienz – Langfassung, 3. Auflage, Version 3. AWMF-Register Nr. nvl-006. https://register.awmf.org/assets/guidelines/nvl-006l_S3_Chronische_Herzinsuffizienz_2021-09_01.pdf (letzter Zugriff 25.11.2023).

Bundesärztekammer (BÄK); Kassenärztliche Bundesvereinigung (KBV); Arbeitsgemeinschaft der Wissenschaftlichen Medizinischen Fachgesellschaften (AWMF). Nationale VersorgungsLeitlinie COPD – Teilpublikation der Langfassung, 2. Auflage, Version 1. AWMF-Register Nr. nvl-003. https://register.awmf.org/assets/guidelines/nvl-003l_S3_COPD_2021-09.pdf (letzter Zugriff 25.11.2023).

Bundesärztekammer (BÄK), Kassenärztliche Bundesvereinigung (KBV), Arbeitsgemeinschaft der Wissenschaftlichen Medizinischen Fachgesellschaften (AWMF). Nationale VersorgungsLeitlinie Nichtspezifischer Kreuzschmerz – Langfassung. 2. Auflage. AWMF-Register Nr. nvl-007; 2017. https://www.leitlinien.de/themen/kreuzschmerz/2-auflage (letzter Zugriff 25.11.2023).

Cahn BR, Goodman MS, Peterson CT et al. Yoga, Meditation and Mind-Body Health: Increased BDNF, Cortisol Awakening Response, and Altered Inflammatory Marker Expression after a 3-Month Yoga and Meditation Retreat. Frontiers Hum Neurosci 2017; 11: 315. https://doi.org/10.3389/fnhum.2017.00315.

Cambridge Dictionary (2023). Begriff: detox. https://dictionary.cambridge.org/de/worterbuch/englisch/detox (letzter Zugriff 25.11.2023).

Campo M, Shiyko MP, Kean MB et al. Musculoskeletal pain associated with recreational yoga participation: A prospective cohort study with 1-year follow-up. J Bodyw Mov Ther 2018; 22(2): 418–423. https://doi.org/10.1016/j.jbmt.2017.05.022.

Carter CS, Kenkel WM, MacLean EL et al. Is Oxytocin "Nature's Medicine"? Pharmacol Rev 2020; 72(4): 829–861. https://doi.org/10.1124/pr.120.019398.

Čekanauskaitė A, Skurvydas A, Žlibinaitė L, Mickevičienė D, Kilikevičienė S, Solianik R. A 10-week yoga practice has no effect on cognition, but improves balance and motor learning by attenuating brain-derived neurotrophic factor levels in older adults. Exp Gerontol 2020; 138: 110998. https://doi.org/10.1016/j.exger.2020.110998.

Champagne CM, Broyles ST, Moran LD et al. Dietary intakes associated with successful weight loss and maintenance during the Weight Loss Maintenance trial. J Am Diet Assoc 2011; 111(12): 1826–1835. https://doi.org/10.1016/j.jada.2011.09.014.

Chen P-J, Yang L, Chou C-C, Li C-C, Chang Y-C, Liaw J-J. Effects of prenatal yoga on women's stress and immune function across pregnancy: A randomized controlled trial. Complement Ther Med 2017; 31, 109–117. https://doi.org/10.1016/j.ctim.2017.03.003.

Cherup NP, Strand KL, Lucchi L, Wooten SV, Luca C, Signorile JF. Yoga Meditation Enhances Proprioception and Balance in Individuals Diagnosed With Parkinson's Disease. Percept Mot Skills 2021; 128(1), 304–323. https://doi.org/10.1177/0031512520945085.

Cocchiara RA, Peruzzo M, Mannocci A et al. The Use of Yoga to Manage Stress and Burnout in Healthcare Workers: A Systematic Review. J Clin Med 2019; 8(3): 284. https://doi.org/10.3390/jcm8030284.

Cramer H, Ward L, Saper R, Fishbein D, Dobos G, Lauche R. The Safety of Yoga: A Systematic Review and Meta-Analysis of Randomized Controlled Trials. Am J Epidemiol 2015; 182(4), 281–293. https://doi.org/10.1093/aje/kwv071.

Dalton A, Mermier C, Zuhl M. Exercise influence on the microbiome-gut-brain axis. Gut Microbes 2019; 10(5): 555–568. https://doi.org/10.1080/19490976.2018.1562268.

Danucalov MA, Kozasa EH, Afonso RF, Galduroz JC, Leite JR. Yoga and compassion meditation program improve quality of life and self-compassion in family caregivers of Alzheimer's disease patients: A randomized controlled trial. Geriatr Gerontol Int 2017; 17(1): 85–91. https://doi.org/10.1111/ggi.12675.

Datta K, Tripathi M, Verma M, Masiwal D, Mallick HN. Yoga nidra practice shows improvement in sleep in patients with chronic insomnia: A randomized controlled trial. Natl Med J India 2021; 34(3): 143–150. https://doi.org/10.25259/NMJI_63_19.

2

Deus R. Warum Detox ein Mythos ist. Quarks vom 30.04.2019. https://www.quarks.de/gesundheit/ernaehrung/warum-detox-ein-mythos-ist/ (letzter Zugriff 25.11.2023).

Deutsche Gesellschaft für Allgemeinmedizin und Familienmedizin e.V. (DEGAM) (2018). S3 Leitlinie Pflegende Angehörige von Erwachsenen, 2018. AWMF-Register Nr. 053-006. https://register.awmf.org/assets/guidelines/053-006l_S3_Pflegende-Angehoerige-von-Erwachsenen_2019-03.pdf (letzter Zugriff 25.11.2023).

Deutsche Gesellschaft für Schlafforschung und Schlafmedizin. S3 Leitlinie Nicht erholsamer Schlaf/Schlafstörungen Kapitel „Insomnie bei Erwachsenen", Update 2016. Version 2.0 (Dezember 2017). AWMF-Register Nr. 063-003. https://register.awmf.org/assets/guidelines/063-003l_S3_Insomnie-Erwachsene_2018-02-verlaengert.pdf (letzter Zugriff 25.11.2023).

Deutsche Schmerzgesellschaft e.V. S3-Leitlinie Fibromyalgiesyndrom. 2. Aktualisierung, 2017. AWMF-Register Nr. 145-004. https://www.dgppn.de/_Resources/Persistent/24de2ddc18d5efabc1c0d9d35d8511a85d92e42a/S3_Fibromyalgiesyndrom_2017_lang.pdf (letzter Zugriff 25.11.2023).

Deutsche Gesellschaft für Psychiatrie und Psychotherapie, Psychosomatik und Nervenheilkunde e.V. (DGPPN). S3-Leitlinie Schizophrenie 2019. AWMF-Register Nr. 038-009. https://register.awmf.org/de/leitlinien/detail/038-009 (letzter Zugriff 25.11.2023).

de Vignemont F (2010). Body schema and body image--pros and cons. Neuropsychologia 2010; 48(3): 669–680. https://doi.org/10.1016/j.neuropsychologia.2009.09.022.

de Witte M, da Silva Pinho A, Stams G-J, Moonen X, Bos AER, van Hooren S. Music therapy for stress reduction: a systematic review and meta-analysis. Health Psychol Rev 2022; 16(1): 134–159. https://doi.org/10.1080/17437199.2020.1846580.

Dickman Portz J, Waddington E, Atler KE, Van Puymbroeck M, Schmid AA. Self-Management and Yoga for Older Adults with Chronic Stroke: A Mixed-Methods Study of Physical Fitness and Physical Activity. Clin Gerontol 2018; 41(4): 374–381. https://doi.org/10.1080/07317115.2016.1252453.

Dissel S, Klose MK, van Swinderen B et al. Sleep-promoting neurons remodel their response properties to calibrate sleep drive with environmental demands. PLoS Biol 2022; 20(9): e3001797. https://doi.org/10.1371/journal.pbio.3001797.

Eyre HA, Acevedo B, Yang H et al. Changes in Neural Connectivity and Memory Following a Yoga Intervention for Older Adults: A Pilot Study. J Alzheimers Dis 2016; 52(2): 673–684. https://doi.org/10.3233/JAD-150653.

Fernández-Rodríguez R, Alvarez-Bueno C, Reina-Gutiérrez S, Torres-Costoso A, Nuñez de Arenas-Arroyo S, Martínez-Vizcaíno V. Effectiveness of Pilates and Yoga to improve bone density in adult women: A systematic review and meta-analysis. PloS One 2021; 16(5): e0251391. https://doi.org/10.1371/journal.pone.0251391.

Ferreri L, Mas-Herrero E, Cardona G et al. Dopamine modulations of reward-driven music memory consolidation. Ann N Y Acad Sci 2021; 1502(1): 85–98. https://doi.org/10.1111/nyas.14656.

Field T, Diego M, Delgado J, Medina L. Tai chi/yoga reduces prenatal depression, anxiety and sleep disturbances. Complement Ther Clin Pract 2013; 19(1): 6–10. https://doi.org/10.1016/j.ctcp.2012.10.001.

Gandevia SC, Refshauge KM, Collins DF. Proprioception: peripheral inputs and perceptual interactions. Adv Exp Med Biol 2002; 508: 61–68. https://doi.org/10.1007/978-1-4615-0713-0_8.

Gothe NP, Keswani RK, McAuley E. Yoga practice improves executive function by attenuating stress levels. Biol Psychol 2016; 121(Pt A): 109–116. https://doi.org/10.1016/j.biopsycho.2016.10.010.

Grahn Kronhed A-C, Enthoven P, Spångeus A, Willerton C. Mindfulness and Modified Medical Yoga as Intervention in Older Women with Osteoporotic Vertebral Fracture. J Altern Complement Med 2020; 26(7): 610–619. https://doi.org/10.1089/acm.2019.0450.

Grensman A, Acharya BD, Wändell P et al. Effect of traditional yoga, mindfulness-based cognitive therapy, and cognitive behavioral therapy, on health related quality of life: a randomized controlled trial on patients on sick leave because of burnout. BMC Complement Altern Med 2018; 18(1): 80. https://doi.org/10.1186/s12906-018-2141-9.

Hansen CJ, Stevens LC, Coast JR. Exercise duration and mood state: how much is enough to feel better? Health Psychol 2001; 20(4): 267–275. https://doi.org/10.1037//0278-6133.20.4.267.

Hartley L, Dyakova M, Holmes J et al. Yoga for the primary prevention of cardiovascular disease. The Cochrane Database Syst Rev 2014; 2014(5): CD010072. https://doi.org/10.1002/14651858.CD010072.pub2.

Hasanpour Dehkordi A. Influence of yoga and aerobics exercise on fatigue, pain and psychosocial status in patients with multiple sclerosis: a randomized trial. J Sports Med Phys Fitness 2016; 56(11): 1417–1422.

Heidbreder A, Trenkwalder C et al. S2k Leitlinie Restless-Legs-Syndrom 2022. Deutsche Gesellschaft für Neurologie (DGN), Deutsche Gesellschaft für Schlafforschung und Schlafmedizin (DGSM) [Hrsg.]. AWMF-Register Nr. 030-081. https://register.awmf.org/assets/guidelines/030-081l_S2k_Restless-Legs-Syndrom_2022-12.pdf (letzter Zugriff 25.11.2023).

Huang AJ, Chesney M, Lisha N et al. A group-based yoga program for urinary incontinence in ambulatory women: feasibility, tolerability, and change in incontinence frequency over 3 months in a single-center randomized trial. Am J Obstet Gynecol 2019; 220(1): 87.e1–87.e13. https://doi.org/10.1016/j.ajog.2018.10.031.

Huber M, Janssen C, Erzer Lüscher F, Cox Steck G. Motorisches Lernen in der Neuroreha. Stuttgart/New York: Georg Thieme Verlag; 2023.

Jain V, Kumar B, Sharma A et al. A comprehensive yoga programme for weight reduction in children & adolescents with obesity: A randomized controlled trial. Indian J Med Res 2022; 155(3&4): 387–396. https://doi.org/10.4103/ijmr.IJMR_525_20.

James-Palmer AM, Daneault J-F. Tele-yoga for the management of Parkinson disease: A safety and feasibility trial. Digital Health 2022; 8, 20552076221119327. https://doi.org/10.1177/20552076221119327.

Jarraya S, Jarraya M, Nouira S. Effect of Yoga on Motor Skills and Self-Esteem in Kindergarten Children: A Randomized Controlled Trial. Int J Yoga Therap 2022; 32(2022): Article 10. https://doi.org/10.17761/2022-D-21-00060.

Kahraman T, Ozdogar AT, Yigit P et al. Feasibility of a 6-Month Yoga Program to Improve the Physical and Psychosocial Status of Persons with Multiple Sclerosis and their Family Members. Explore (NY) 2018; 14(1): 36–43. https://doi.org/10.1016/j.explore.2017.07.006.

Kaur M, Bhat A. Creative Yoga Intervention Improves Motor and Imitation Skills of Children With Autism Spectrum Disorder. Physical Ther 2019; 99(11): 1520–1534. https://doi.org/10.1093/ptj/pzz115.

Kjaer TW, Bertelsen C, Piccini P, Brooks D, Alving J, Lou HC. Increased dopamine tone during meditation-induced change of consciousness. Brain Res Cogn Brain Res 2002; 13(2): 255–259. https://doi.org/10.1016/s0926-6410(01)00106-9.

Kucharzik T, Dignass AU, Atreya R et al. Aktualisierte S3-Leitlinie Colitis ulcerosa – Living Guideline; 2020. AWMF-Register Nr. 021-009. https://doi.org/10.1055/a-1296-3444 (letzter Zugriff 25.11.2023).

Lau C, Yu R, Woo J. Effects of a 12-Week Hatha Yoga Intervention on Cardiorespiratory Endurance, Muscular Strength and Endurance, and Flexibility in Hong Kong Chinese Adults: A Controlled Clinical Trial. Evid Based Complement Alternat Med 2015; 2015: 958727. https://doi.org/10.1155/2015/958727.

Lawrence M, Celestino Junior FT, Matozinho HH, Govan L, Booth J, Beecher J. Yoga for stroke rehabilitation. Cochrane Database Syst

Rev 2017; 12(12): CD011483. https://doi.org/10.1002/14651858.CD011483.pub2.

Lemay V, Hoolahan J, Buchanan A. Impact of a Yoga and Meditation Intervention on Students' Stress and Anxiety Levels. Am J Pharm Educ 2019; 83 (5), 7001. https://doi.org/10.5688/ajpe7001.

Li J, Gao X, Hao X et al. Yoga for secondary prevention of coronary heart disease: A systematic review and meta-analysis. Complement Ther Med 2021; 57: 102643. https://doi.org/10.1016/j.ctim.2020.102643.

Lu Y-H, Rosner B, Chang G, Fishman LM. Twelve-Minute Daily Yoga Regimen Reverses Osteoporotic Bone Loss. Top Geriatr Rehabil 2016; 32(2): 81–87. https://doi.org/10.1097/TGR.0000000000000085.

Luu K, Hall PA. Examining the Acute Effects of Hatha Yoga and Mindfulness Meditation on Executive Function and Mood. Mindfulness 2017; 8(4): 873–880. https://doi.org/10.1007/s12671-016-0661-2.

Martin A-C, Candow D. Effects of Online Yoga and Tai Chi on Physical Health Outcome Measures of Adult Informal Caregivers. Int J Yoga 2019; 12(1): 37–44. https://doi.org/10.4103/ijoy.IJOY_5_18.

Mathias D. Fit und gesund von 1 bis Hundert. Ernährung und Bewegung – Aktuelles medizinisches Wissen zur Gesundheit. 4. Auflage. Berlin, Heidelberg: Springer; 2018.

Matko K, Bringmann HC, Sedlmeier P. Effects of Different Components of Yoga: A Meta-Synthesis. OBM Integr Complement Med 2021; 06(3). https://doi.org/10.21926/obm.icm.2103030.

Mavridis IN. (2015). Music and the nucleus accumbens. Surg Radiol Anat 2015; 37(2): 121–125. https://doi.org/10.1007/s00276-014-1360-0.

Mears SC, Wilson MR, Mannen EM, Tackett SA, Barnes CL. Position of the Hip in Yoga. J Arthroplasty 2018; 33(7): 2306–2311. https://doi.org/10.1016/j.arth.2018.02.070.

Meier M, Wirz L, Dickinson P, Pruessner JC. Laughter yoga reduces the cortisol response to acute stress in healthy individuals. Stress 2021; 24(1): 44–52. https://doi.org/10.1080/10253890.2020.1766018.

Michalsen A, Jeitler M, Kessler CS et al. Yoga, Eurythmy Therapy and Standard Physiotherapy (YES-Trial) for Patients With Chronic Non-specific Low Back Pain: A Three-Armed Randomized Controlled Trial. J Pain 2021; 22(10): 1233–1245. https://doi.org/10.1016/j.jpain.2021.03.154.

Molebatsi K, Ho-Foster A, Ntsayagae E t al, (2022). Implementation Planning for Integrating Depression Screening in Diabetes Mellitus and HIV Clinics in Botswana. Glob Implement Res Appl 2022; 2(4): 384–393. https://doi.org/10.1007/s43477-022-00062-3.

Moszeik E, von Oertzen T, Renner K-H. Effectiveness of a short Yoga Nidra meditation on stress, sleep, and well-being in a large and diverse sample. Curr Psychol 2022; 41(8): 5272–5286. https://doi.org/10.1007/s12144-020-01042-2.

Nanthakumar C. The benefits of yoga in children. J Integr Med 2018; 16(1): 14–19. https://doi.org/10.1016/j.joim.2017.12.008.

Norddeutscher Rundfunk (NDR). Darmflora: Was fördert die Verdauung? Sendung VISITE vom 13.09.2018. https://www.ndr.de/ratgeber/gesundheit/Darmflora-Was-foerdert-die-Verdauung,darmflora108.html (letzter Zugriff 25.11.2023).

Nordeutscher Rundfunk (NDR) (2022). Antientzündliche Omega-3-Quellen: Worauf achten? Sendung „Die Ernährungs-Docs" vom 06.09.2022. https://www.ndr.de/ratgeber/gesundheit/Omega-3-Fettsaeuren-Warum-sie-gesund-sind,fettsaeuren100.html (letzter Zugriff 25.11.2023).

Nunes J, Schoenfeld BJ, Nakamura M, Ribeiro AS, Cunha PM, Cyrino ES. Does stretch training induce muscle hypertrophy in humans? A review of the literature. Clin Physiol Funct Imaging 2020; 40(3): 148–156. https://doi.org/10.1111/cpf.12622.

Pal R, Singh SN, Chatterjee A, Saha M. Age-related changes in cardiovascular system, autonomic functions, and levels of BDNF of healthy active males: role of yogic practice. Age (Dordr) 2014; 36 (4): 9683. https://doi.org/10.1007/s11357-014-9683-7.

Pandey A, Pandey A, Pandey AS, Bonsignore A, Auclair A, Poirier P. Impact of Yoga on Global Cardiovascular Risk as an Add-On to a Regular Exercise Regimen in Patients With Hypertension. Can J Cardiol 2023; 39(1): 57–62. https://doi.org/10.1016/j.cjca.2022.09.019.

Panjwani U, Dudani S, Wadhwa M. Sleep, Cognition, and Yoga. Int J Yoga, 2021; 14(2), 100–108. https://doi.org/10.4103/ijoy.IJOY_110_20.

Pascoe MC, Thompson DR, Ski CF. Yoga, mindfulness-based stress reduction and stress-related physiological measures: A meta-analysis. Psychoneuroendocrinology 2017; 86: 152–168. https://doi.org/10.1016/j.psyneuen.2017.08.008.

Rivest-Gadbois E, Boudrias M-H. What are the known effects of yoga on the brain in relation to motor performances, body awareness and pain? A narrative review. Complement Ther Med 2019; 44: 129–142. https://doi.org/10.1016/j.ctim.2019.03.021.

Rübesamen K. Typische Verletzungen bei fortgeschrittenen Yogis. yogaeasy. https://www.yogaeasy.de/artikel/typische-verletzungen-bei-fortgeschrittenen-yogis (letzter Zugriff 25.11.2023).

S3-Leitlinie: Komplementärmedizin und TCM in der Behandlung von onkologischen PatientInnen. Chinese Medicine 2021; 36(3): 164–165.

Schlosser P, Li Y, Sekula P et al. Genetic studies of urinary metabolites illuminate mechanisms of detoxification and excretion in humans. Nat Genet 2020; 52(2): 167–176. https://doi.org/10.1038/s41588-019-0567-8.

Schmid AA, Van Puymbroeck M, Altenburger PA et al. Poststroke balance improves with yoga: a pilot study. Stroke 2012; 43(9): 2402–2407. https://doi.org/10.1161/STROKEAHA.112.658211.

Schmid AA, Van Puymbroeck M, Fruhauf CA, Bair MJ, Dickman Portz J. Yoga improves occupational performance, depression, and daily activities for people with chronic pain. Work 2019; 63(2): 181–189. https://doi.org/10.3233/WOR-192919.

Shete SU, Verma A, Kulkarni DD, Bhogal RS. Effect of yoga training on inflammatory cytokines and C-reactive protein in employees of small-scale industries. J Educ Health Promot 2017; 6: 76. https://doi.org/10.4103/jehp.jehp_65_17.

Shumway-Cook A, Woollacott M, Rachwani J, Santamaria V. Motor control. Translating research into clinical practice. Philadelphia, PA: Wolters Kluwer; 2023.

Strasser B, Spreitzer A, Haber P. Fat loss depends on energy deficit only, independently of the method for weight loss. Ann Nutr Metab 2007; 51(5): 428–432. https://doi.org/10.1159/000111162.

Streeter CC, Gerbarg PL, Whitfield TH et al. Treatment of Major Depressive Disorder with Iyengar Yoga and Coherent Breathing: A Randomized Controlled Dosing Study. Altern Complement Ther 2017; 23(3): 201–207. https://doi.org/10.1089/acm.2016.0140.

Streeter CC, Whitfield TH, Owen L et al. Effects of yoga versus walking on mood, anxiety, and brain GABA levels: a randomized controlled MRS study. J Altern Complement Med 2010; 16(11): 1145–1152. https://doi.org/10.1089/acm.2010.0007.

Sweta K, Godbole A, Prajapati S, Awasthi HH. Assessment of the effect of Mulabandha yoga therapy in healthy women, stigmatized for pelvic floor dysfunctions: A randomized controlled trial. J Ayurveda Inegr Med 2021; 12(3): 514–520. https://doi.org/10.1016/j.jaim.2021.04.001.

Tolahunase MR, Sagar R, Faiq M, Dada R. Yoga- and meditation-based lifestyle intervention increases neuroplasticity and reduces severity of major depressive disorder: A randomized controlled trial. Restor Neurol Neurosci 2018; 36(3): 423–442. https://doi.org/10.3233/RNN-170810.

Tsai H-Y, Chen KC, Yang YK et al. Sunshine-exposure variation of human striatal dopamine D(2)/D(3) receptor availability in healthy volunteers. Prog Neuropsychopharmacol Biol Psychiatry 2011; 35(1): 107–110. https://doi.org/10.1016/j.pnpbp.2010.09.014.

Unick JL, Dunsiger SI, Bock BC, Sherman SA, Braun TD, Wing RR. A preliminary investigation of yoga as an intervention approach for improving long-term weight loss: A randomized trial. PloS One 2022; 17(2): e0263405. https://doi.org/10.1371/journal.pone.0263405.

Uvnäs-Moberg K. Oxytocin, das Hormon der Nähe. Gesundheit – Wohlbefinden – Beziehung. Hrsg.: Streit U, Jansen F. Berlin, Heidelberg: Springer Spektrum; 2016.

Valles-Colomer M, Falony G, Darzi Y et al. The neuroactive potential of the human gut microbiota in quality of life and depression. Nature Microbiol 2019; 4(4): 623–632. https://doi.org/10.1038/s41564-018-0337-x.

van Puymbroeck M, Walter AA, Hawkins BL et al. Functional Improvements in Parkinson's Disease Following a Randomized Trial of Yoga. Evid Based Complement Alternat Med 2018; 2018: 8516351. https://doi.org/10.1155/2018/8516351.

Vasudevan S, Devulapally S, Chirravuri K, Elangovan V, Kesavan N. Personalized Yoga Therapy for Multiple Sclerosis: Effect on Symptom Management and Quality of Life. Int J Yoga Therap 2021; 31(1) Article 11. https://doi.org/10.17761/2021-D-19-00037.

Vedamurthachar A, Janakiramaiah N, Hegde JM et al. Antidepressant efficacy and hormonal effects of Sudarshana Kriya Yoga (SKY) in alcohol dependent individuals. J Affect Disord 2006; 94(1–3): 249–253. https://doi.org/10.1016/j.jad.2006.04.025.

Veneri D, Gannotti M, Bertucco M, Fournier Hillman SE. Using the International Classification of Functioning, Disability, and Health Model to Gain Perspective of the Benefits of Yoga in Stroke, Multiple Sclerosis, and Children to Inform Practice for Children with Cerebral Palsy: A Meta-Analysis. J Altern Complement Med 2018; 24(5): 439–457. https://doi.org/10.1089/acm.2017.0030.

Verbraucherzentrale. Detox – gesünder durch Entgiftung? verbraucherzentrale.de.2023. https://www.verbraucherzentrale.de/wissen/lebensmittel/nahrungsergaenzungsmittel/detox-gesuender-durch-entgiftung-25381 (letzter Zugriff 25.11.2023).

Volkow ND, Tomasi D, Wang G-J et al. Evidence that sleep deprivation downregulates dopamine D2R in ventral striatum in the human brain. J Neurosci 2012; 32(19): 6711–6717. https://doi.org/10.1523/JNEUROSCI.0045-12.2012.

Wall R, Cryan JF, Ross RP, Fitzgerald GF, Dinan TG, Stanton C. Bacterial neuroactive compounds produced by psychobiotics. Adv Exp Med Biol 2014; 817: 221–239. https://doi.org/10.1007/978-1-4939-0897-4_10.

Westhoff K, Hagemeister C. Definition Konzentration. Dorsch Lexikon der Psychologie. Hogrefe AG. https://dorsch.hogrefe.com/stichwort/konzentration (letzter Zugriff 15.02.2024).

Wieland LS, Shrestha N, Lassi ZS, Panda S, Chiaramonte D, Skoetz N. Yoga for treating urinary incontinence in women. Cochrane Database Syst Rev 2019; 2(2): CD012668. https://doi.org/10.1002/14651858.CD012668.pub2.

Wilson-Menzfeld G, Naisby J, Baker K, Morris R, Robinson J, Barry G. Yoga provision for individuals living with Multiple Sclerosis: Is the future online? PloS One 2022; 17(4): e0266786. https://doi.org/10.1371/journal.pone.0266786.

Yang Z-Y, Zhong H-B, Mao C et al. Yoga for asthma. Cochrane Database Syst Rev 2016; 4(4): CD010346. https://doi.org/10.1002/14651858.CD010346.pub2.

Yudhawati R, Rasjid Hs M. Effect of yoga on FEV1, 6-minute walk distance (6-MWD) and quality of life in patients with COPD group B. Adv Respir Med 2019; 87(5): 261–268. https://doi.org/10.5603/ARM.2019.0047.

Zehentbauer J. Körpereigene Drogen. Die ungenutzten Fähigkeiten unseres Gehirns. 5. Auflage. Düsseldorf: Patmos-Verlag; 2005.

Zeidan F, Johnson SK, Diamond BJ, David Z, Goolkasian P. Mindfulness meditation improves cognition: evidence of brief mental training. Conscious Cogn 2010; 19(2): 597–605. https://doi.org/10.1016/j.concog.2010.03.014.

Zelano C, Jiang H, Zhou G et al. Nasal Respiration Entrains Human Limbic Oscillations and Modulates Cognitive Function. J Neurosci 2016; 36(49): 12448–12467. https://doi.org/10.1523/JNEUROSCI.2586-16.2016.

Zhuang S-M, An S-H, Zhao Y. Yoga effects on mood and quality of life in Chinese women undergoing heroin detoxification: a randomized controlled trial. Nurs Res 2013; 62(4): 260–268. https://doi.org/10.1097/NNR.0b013e318292379b.

Zimmer L, Vancassel S, Cantagrel S et al. The dopamine mesocorticolimbic pathway is affected by deficiency in n-3 polyunsaturated fatty acids. Am J Clin Nutr 2002; 75(4): 662–667. https://doi.org/10.1093/ajcn/75.4.662.

KAPITEL

3

Daniel Völker, Dorothea Hauswald

Yoga-Anatomie – Strukturen und Funktionen

In diesem Kapitel geht es um die organischen Grundlagen des therapeutischen Yoga. Die Anatomie, der Aufbau der einzelnen Organe und Systeme, folgt hier der Physiologie, also den Funktionen und der Wirkweise. Für die Yoga-Praxis ist es daher wichtig, sich mit den Grundlagen zu befassen, um Funktionsprobleme zu erkennen und ein besseres Verständnis für die Wirksamkeit der therapeutischen Methoden und die Möglichkeiten der Anpassungen zu gewinnen.

3.1 Bewegungsapparat und zugehörige Strukturen

Daniel Völker

Das Grundgerüst des Körpers sind seine Knochen. Gelenke, die Verbindungen zwischen Knochen, sorgen für die Freiheitsgrade der Bewegungen, während Kapsel-Band- und Bindegewebsstrukturen für die nötige Stabilität sorgen. Dies kann auch als passiver Bewegungsapparat bezeichnet werden. Muskeln können als die ausführenden Organe bezeichnet werden, die bei neuromuskulärer Aktivierung und Kontraktion Bewegungen der Körperteile ermöglichen. Sie werden dementsprechend als aktiver Bewegungsapparat bezeichnet. In folgendem Kapitel soll auf den Bewegungsapparat, den Aufbau und die Funktion von Muskeln, Knochen und Gelenken sowie auf mögliche Funktionsprobleme eingegangen werden.

3.1.1 Von der Muskelzelle zum Muskel – Anatomie und Physiologie der Muskulatur

Aufbau der Muskelzelle

Der Aufbau der Muskelzelle ist sehr komplex (➤ Abb. 3.1). Die Muskelzelle (= Myozyt), auch als Muskelfaser in der Skelettmuskulatur bekannt, weist eine andere Struktur auf als andere Zellen. Die Zellmembran wird als Sarkolemm bezeichnet und das Zytoplasma als Sarkoplasma. In diesem Bereich der Muskelzelle befinden sich die Myofilamente, die kleinsten funktionellen Einheiten der Muskelzelle, bestehend aus Aktin und Myosin. Diese beiden Elemente sind auch als kontraktile Elemente bekannt, da sie die Kontraktion des Muskels bewirken, indem sie sich zusammenziehen. Jede Myofibrille besteht aus einer Gruppe von Myofilamenten, die von Mitochondrien und dem sarkoplasmatischen Retikulum umgeben sind. Das sarkoplasmatische Retikulum, auch als longitudinales Tubulussystem (L-Tubuli) bekannt, ist das endoplasmatische Retikulum der Muskelfaser. Im Sarkolemm der Skelettmuskelfaser gibt es Einstülpungen, die als transversale Tubuli (T-Tubuli) bezeichnet werden und Verbindung mit dem Extrazellulärraum haben. Diese T-Tubuli sind wichtig für die Umwandlung des elektrischen Nervenimpulses in eine mechanische Bewegung,

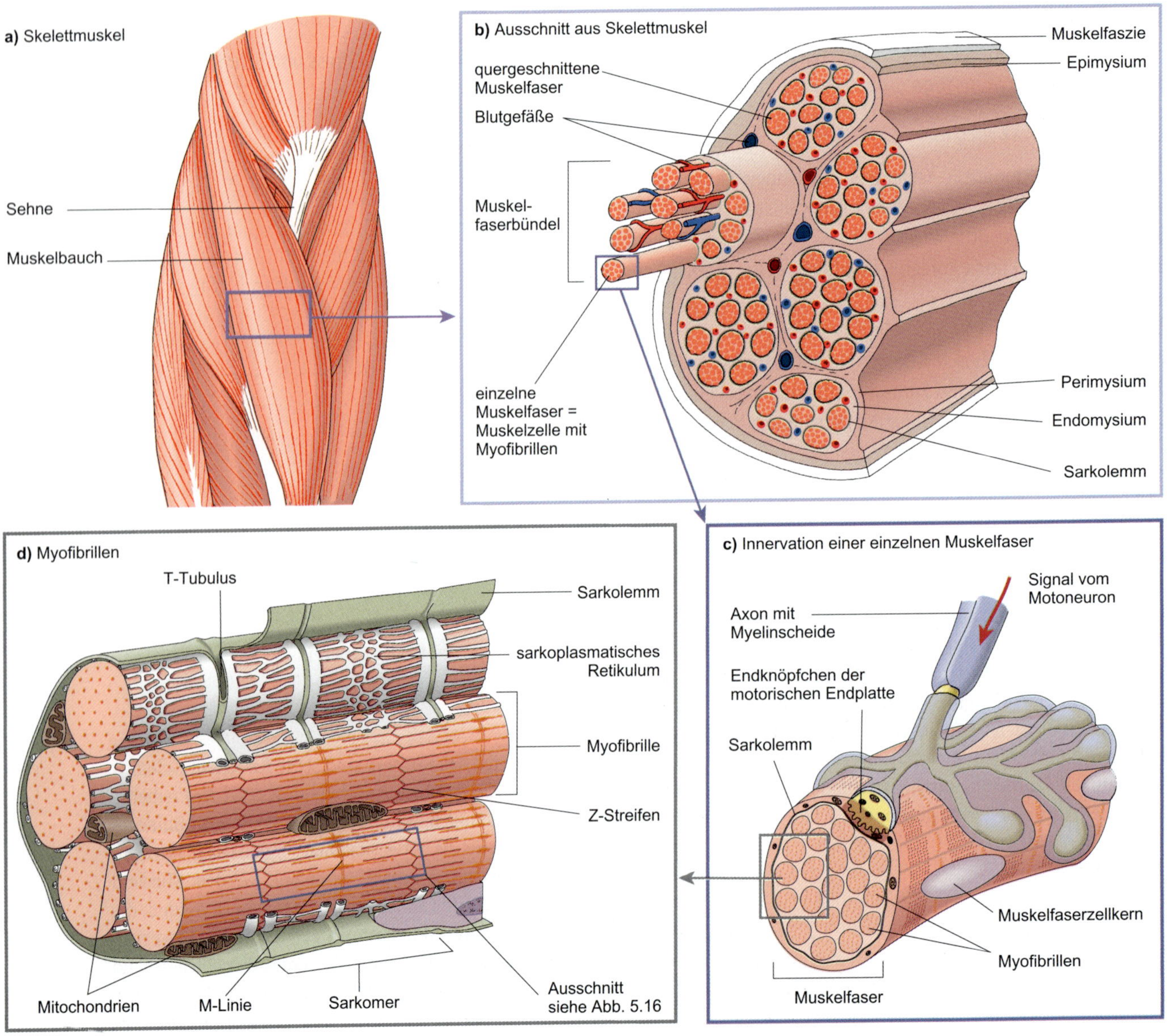

Abb. 3.1 Anatomie des Muskels und der Muskelzellen. [L190]

sprich die Kontraktion in der Skelettmuskulatur (Georg Thieme Verlag 2020a, S. 13).

Einteilung der Muskulatur

Die Muskulatur lässt sich in verschiedene Typen einteilen:

- **Glatte Muskulatur:** Diese Art von Muskelzellen findet man in den Wänden von Blutgefäßen, Hohlorganen und anderen inneren Organen. Sie sind für die Regulierung der Durchblutung, der Verdauung und anderer Prozesse im Körper verantwortlich. Sie sind nicht willkürlich steuerbar.
- **Quergestreifte/Skelett-Muskulatur:** Diese Art von Muskelzellen ist an den Knochen des Skeletts befestigt und ermöglicht die Bewegung des Körpers. Sie sind willkürlich ansteuerbar und auch wichtig für die Stabilität und Unterstützung des Skelettsystems.
- **Herzmuskulatur:** Diese Art von Muskelzellen ist in der Wand des Herzens vorhanden und ermöglicht die Kontraktion des Herzmuskels. Dies geschieht autonom, wird aber über das Vegetativum beeinflusst. Sie sorgen dafür, dass das Blut durch den Körper gepumpt wird.

PRAXISTIPP

Über Yoga können alle drei Muskeltypen beeinflusst werden. Die glatte Muskulatur wird über die Reizung der Blutgefäße und Organe angesprochen. Die Skelettmuskulatur ermöglicht die (kontrollierten) Bewegungen und das Halten der Yoga-Stellungen. Die Herzmuskulatur wird über die Atmung vegetativ und das regelmäßige Herz-Kreislauf-Training strukturell beeinflusst.

Um den verschiedenen Anforderungen gerecht zu werden, gibt es verschiedene Muskelfasertypen der Skelettmuskulatur: weiße Muskelfasern (Typ-II-B-Fasern) und rote Muskelfasern (Typ-I-Fasern). Beide Fasertypen sind in den Muskeln jeweils vorhanden, treten aber in unterschiedlicher Konzentration auf – je nachdem, was die Hauptaufgabe der Muskulatur ist. Auch hier zählt also: *Form follows function!*

Weiße Muskelfasern, auch als phasische Fasern bekannt, sind auf schnelle, aber kurze Bewegungen spezialisiert und ermüden schnell im Vergleich zu anderen Muskeltypen. Die schnelle Kontraktionsfähigkeit ist auf die hohe Aktivität der Adenosintriphosphatase (ATPase) in den Myosinköpfchen zurückzuführen, was den Filamentgleitmechanismus beschleunigt. Da weiße Muskelfasern eine höhere ATP-Nachfrage haben, wird Adenosintriphosphat (ATP) hauptsächlich durch anaerobe Glykolyse produziert. Diese Fasern enthalten viele entsprechende Enzyme wie Laktatdehydrogenase (LDH) und haben große Glykogenvorräte. Allerdings haben sie nur geringe Mengen an Myoglobin, dem Sauerstoffspeicherenzym, und wenige Mitochondrien (Georg Thieme Verlag 2020a, S. 18).

Rote Muskelfasern, auch als tonische Fasern bekannt, sind hauptsächlich in Muskeln vorhanden, die Haltearbeit verrichten. Sie kontrahieren langsamer als weiße Muskelfasern, sind allerdings ausdauernder als diese. Sie nutzen hauptsächlich den aeroben Stoffwechsel, was durch ihre hohe Anzahl an Mitochondrien und Blutgefäßen unterstützt wird. Im Gegensatz zu weißen Muskelfasern besitzen sie eine geringe LDH-Aktivität und sind reich an Myoglobin, welches für die rote Färbung verantwortlich ist und als zusätzlicher Sauerstoffspeicher dient (Georg Thieme Verlag 2020a, S.18).

Über die *muskuläre Plastizität* lassen sich über Trainingsreize bis zu einem bestimmten Maße die weißen Muskelfasern (die schnell ermüden) in rote Muskelfasern (die ausdauernder sind) umbauen. Gerade für eine gesunde, aufrechte Körperhaltung oder für eine länger andauernde Bewegung wie beim Gehen sind ausdauernde Muskeln besonders wichtig, um keinen Haltungsverfall, keine Ausweichbewegungen oder eine geringere Bewegungsqualität/-quantität zu provozieren. Mithilfe von aerobem Training können sowohl die Kraft als auch die Ausdauerfähigkeit verbessert werden.

Über Yoga ließen sich diese Effekte des strukturellen Umbaus von Typ-II- zu Typ-I-Fasern erzielen (Balasubramanian und Pansare 1991). Eine Yoga-Einheit dauert häufig zwischen 60 und 90 Minuten und die einzelnen Asana werden je nach Stil bis zu sieben Atemzüge lang gehalten, was förderliche Effekte auf die Kraft und Ausdauer haben kann. Phasische Fasern neigen eher zu einer Abschwächung, während die tonischen Fasern eher zur Verkürzung führen. Eine gesunde Balance zwischen Kraft und Elastizität lässt sich mit Hilfe von Yoga erreichen. Hierfür muss die Yoga-Praxis ausgleichend sein, sämtliche Muskelgruppen miteinbinden und den jeweiligen Bedarf der Muskeln und beteiligten Strukturen einbeziehen.

ÜBRIGENS …

Muskeln, die viel (tonische) Haltearbeit verrichten, können auch als antigravizeptische Muskeln bezeichnet werden, da sie den Körper gegen die Schwerkraft aufrecht halten. Sie haben eine wichtige sturzverhindernde Funktion. Sie sind zudem bei Patientinnen und Patienten mit posturaler Instabilität häufig hyperton und steif, als Folge des „Nicht-Fallen-Wollens".

Funktionsweise der Muskulatur

Durch elektro-chemische Impulse (Aktionspotenziale), die über die Nerven an die Muskelzellen bzw. die motorische Endplatte weitergegeben werden, kommt es zur Muskelkontraktion. Durch die Muskelkontraktion werden Bewegungen ermöglicht, Gelenke stabilisiert oder Körperteile in Bewegung gesetzt (Georg Thieme Verlag 2020a, S. 14f).

Es werden verschiedene Kontraktionsformen der Muskulatur beschrieben:

Isometrische Kontraktion

Die isometrische Kontraktion beinhaltet eine Muskelkontraktion, bei der die Länge des Muskels unverändert bleibt. Die maximale Kraft, die dabei von einem Muskel erzeugt werden kann, variiert abhängig von seiner Ausgangslänge (Vordehnung) und kann durch die isometrische Maximal-Kraft-Kurve bestimmt werden. Ein anschauliches Beispiel für diese Art von Kontraktion ist das Halten der Arme auf einer konstanten Höhe.

MERKE

Die isometrische Kontraktion wird im Yoga sehr häufig genutzt, da das Halten von Asanas muskuläre Aktivität erfordert. Im Krieger 2 werden die Arme auf Schulterhöhe gehalten- dies entspricht der isometrischen Aktivität der Schulter(-gürtel-)muskulatur, z. B. des M. deltoideus.

Isotonische Kontraktion

Eine isotonische Kontraktion ist gekennzeichnet durch eine Verkürzung des Muskels bei gleichbleibender Kraftentwicklung. Die maximale Verkürzung des Muskels hängt dabei von der Vordehnung ab. Wenn der Muskel stärker vorgedehnt wird (z. B. wenn das Gewicht erhöht wird), nimmt die maximale Verkürzung ab. Ein Beispiel für eine isotonische Kontraktion ist das Anheben eines (freien) Gegenstands.

MERKE

Isotonische Kontraktionen kommen unter anderem vor, wenn ein Yoga-Block angehoben wird (M. biceps brachii), man von der Planke in die Bauchlage nachlässt (M. pectoralis major) oder man in die Stuhlposition hinein bzw. heraus kommt (M. quadriceps femoris).

Die isotonische und isometrische Kontraktionsform kommt bei alltäglichen Bewegungen so gut wie nie in der Reinform vor, sondern in Kombination:

Anschlagszuckung

Eine aufeinanderfolgende isotonische und isometrische Kontraktion. Ein Beispiel für eine Anschlagszuckung ist das Anbeißen in einen Apfel (isotonisch) und das folgende Zusammenbeißen des Kiefers.

Unterstützungszuckung

Die nacheinander erfolgende isometrische und isotonische Kontraktion. Ein Beispiel dafür wäre das Anheben eines schweren Kartons vom Boden, mit vorgehender Grundspannung.

Auxotone Kontraktion

Die auxotone Kontraktion ist die alltagsnächste und häufigste Kontraktionsform. Sie wird bei fast allen Alltagsbewegungen eingesetzt. Sowohl die Muskellänge als auch die Spannung verändern sich dabei.

Wenn sich der Muskelursprung und der Ansatz annähern und ein aktiver Muskel sich dabei verkürzt, spricht man von **konzentrischer** Muskelarbeit. Wenn sich Ursprung und Ansatz voneinander entfernen und ein aktiver Muskel verlängert wird, spricht man von **exzentrischer** Muskelarbeit. Sowohl die Konzentrik als auch die Exzentrik werden im Yoga benötigt.

PRAXISTIPP

Häufig wird sich sehr auf die Konzentrik konzentriert. Im Yoga wird großen Wert auf die Exzentrik gelegt. Exzentrische Muskelarbeit ist kontrollierte Muskelarbeit und sorgt für qualitativ gut ausgeführte Bewegungen, für Stabilität von Gelenken während der Bewegungsausführung und steuert vor allem langsame Bewegungen und langsames Nachlassen. Durch die **exzentrische Förderung** der Muskulatur wird diese elastischer bzw. beweglicher. Die Muskulatur lässt so Bewegung besser zu und sorgt auf diese Weise für energiesparendere und ökonomischere Bewegungsabläufe. So fördert man im herabschauenden Hund exzentrisch die Muskeln der dorsalen Kette, z. B. der Mm. ischiocrurales oder des M. gastrocnemius.

ÜBRIGENS …

Häufig wird Muskeldehnung synonym zum Wort Exzentrik genutzt, obwohl dies genau genommen nicht dasselbe ist. Immer öfter hört man gar dynamisch-exzentrisches Dehnen, bei dem z. B. ein Sportler anstatt statisch-haltendes Dehnen ein dynamisch-bewegendes Dehnen zur Förderung der Beweglichkeit oder Erwärmung der Muskulatur nutzt.

In (alltäglichen) Bewegungen arbeiten die Muskeln in Muskelgruppen und Verbünden zusammen. Um beispielsweise den Arm anzuheben für eine Überkopfbewegung, sind sowohl die Muskeln des Schultergürtels, des Schultergelenks, des Rumpfes, jeweils sowohl die tiefen Muskelschichten für die benötigte Stabilität der Gelenke als auch die oberflächlichen zur Ausführung der Bewegung aktiv. Jede (muskuläre, kapsuläre, artikuläre, nervale) Komponente muss für eine reibungslose Bewegung stimmig sein und im richtigen Moment adäquat funktionieren. Die Muskeln, die die Bewegung ausführen, werden auch **Agonisten** genannt. Die Gegenspieler **Antagonisten** (Gorkovenko et al. 2012). Die Muskeln, die bei einer Bewegung mitbeteiligt sind, werden Synergisten genannt. Damit die Antagonisten die Agonisten in ihrer Bewegung nicht hemmen, werden diese reziprok gehemmt. Bei einer Armbeugung ist also der M. biceps brachii der Agonist, während der Antagonist M. triceps brachii reziprok gehemmt wird. Bei einer langsamen Bewegung allerdings kommt es zur Co-Kontraktion der Antagonisten. Wenn ein Glas Wasser langsam abgestellt wird, kontrolliert der M. biceps brachii mithilfe der Co-Kontraktion die Bewegung, sodass diese koordiniert und fein abgestimmt werden kann.

PRAXISTIPP

Häufig ist die Muskulatur, die flexorisch, adduktorisch oder innenrotatorisch arbeitet (z. B. M. biceps brachii, Mm. ischiocrurales, M. pectoralis major) tonisch aktiv und verliert daher leichter an Elastizität. Mit Hilfe von Yoga kann über die exzentrische Förderung dieser Muskelgruppen Elastizität gewonnen werden. Die Antagonisten, meist die Muskulatur, die extensorisch, abduktorisch und außenrotatorisch arbeitet, sollten dann entsprechend konzentrisch gefördert werden („gekräftigt werden").

Yoga und die wichtigsten Muskelpartien

Mit Hilfe der Asana- und Pranayama-Praxis lassen sich im Yoga viele Muskeln ansprechen. Je nach Asana-Gruppe können bestimmte Muskelgruppen und Körperpartien betont werden. Folgend werden die einzelnen Asana-Gruppen, die eine Bedeutung im therapeutischen Yoga haben, vorgestellt und beispielhaft anhand häufig praktizierter Asanas angesprochene Muskelpartien aufgezeigt. Dabei wird Bezug genommen auf die Arbeit von Leslie Kaminoffs „Yoga Anatomy" (Kaminoff 2008).

Standhaltungen

Dazu zählen: Tadasana (Berghaltung), Utkatasana (Stuhlhaltung), Vhirabhadrasana I-III (Krieger I-III), Vrkshasana (Baumhaltung), Trikonasana (Dreieckhaltung)
Wirkungen: Stärkung der Beine und des Rumpfes, Verbesserung der Körperhaltung, Erhöhung der Balance und Koordination, Förderung der geistigen Standfestigkeit und Konzentration durch Fokussierung auf Atmung und Position, Abbau von Stress und Beruhigung des Nervensystems sowie Stimulierung des Verdauungssystems zur Linderung von Verdauungsproblemen
Beachte: Die Atmung sollte ruhig und gleichmäßig sein. Standhaltungen sollten stabil und konstant gehalten werden – dafür wird ein ausreichend stabiler Fuß-Boden-Kontakt vorhanden sein. Das Alignment der Körperachsen (z. B. die Körpermittellinie, Beinachsen, etc.) sollte gehalten werden oder mit Hilfsmitteln eingestellt werden. Bei Gleichgewichtsproblemen und einem fehlerhaften Alignment bauen sich Schutzspannungen auf und tonische Muskeln aktivieren sich. Daher immer auf eine ausreichende Unterstützungsfläche achten (z. B. über einen breiteren Stand oder Unterstützung durch einen Handlauf bzw. Stuhllehne zum Halten).
Beispiel: Utkatasana (Stuhl-Position) (➤ Abb. 3.2)

Vorbeugen

Dazu zählen: Uttanasana (stehende Vorbeuge), Rajakapotasana (Taube), Balasana (Kindstellung), Janu Sirsanana (Kopf-zum-Knie)
Wirkungen: Förderung der Elastizität, vor allem der Rücken-, Bein- und Halsmuskulatur, Lösung von Verspannungen. Anregung des Verdauungssystems. Förderung der Entspannung und Regulation des Vegetativums, u. a. durch Sinus-Carotis-Reflex. Durch die tiefe Atmung und Entspannung können Vorbeugen helfen, Stress und Angst zu reduzieren und das Gefühl des „Loslassens" entstehen zu lassen.
Beachte: Durch die mögliche Belastung des Kreislaufs sollte vor allem bei Blutdruckbeschwerden auf auftretenden Schwindel geachtet werden. Im Yoga werden Rückbeugen häufig mit der Exspiration eingeleitet. Wichtig ist, dass nicht zwanghaft unter Kraftanstrengung und unter Schmerz versucht wird, in die Vorbeuge zu kommen (z. B. die Hände zum Boden zu bringen in

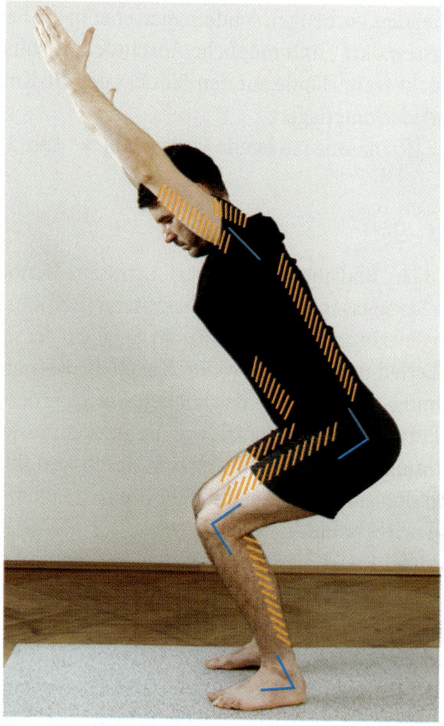

Abb. 3.2 Standhaltung: Utkatasana (Stuhl-Position).
Schwerpunkte: Schultergürtel, Wirbelsäule, Rumpfmuskulatur, Becken-Bein-Einheit
Gelenkbewegungen: Schultergelenk-Flexion; Ellenbogen-Extension; Unterarm-Supination; Wirbelsäulen-Extension; Knie-Hüft-Flexion; Sprunggelenk-Extension
Muskelaktivität:
(A) Wirbelsäule: Mm. occipitales (exzentrisch), Mm. intertransversarii, Mm. interspinales, Mm. transversospinales, M. erector spinae, M. psoas minor
(B) Schultern und Arme: M. trapezius (descendens), M. serratus anterior, M. supraspinatus, M. deltoideus (acromialis), M. biceps brachii, M. triceps brachii, M. supinator, M. extensor digitorum, Mm. abdominales
(C) Becken-Bein-Einheit: M. gluteus medius et minimus, Mm. adductores, M. quadriceps femoris (exzentrisch/Co-Kontraktion), Mm. ischiocrurales (exzentrisch, Co-Kontraktion), M. tibialis anterior, M. soleus (exzentrisch), intrinsische Fußmuskulatur
Atmung: Durch die Aktvierung sehr großer Muskelgruppen wie in den Beinen, wird viel Sauerstoff benötigt. Die Wirbelsäule sollte aufgerichtet bleiben und verstärkt in den Bauchraum geatmet werden. Luft nicht anhalten, was wegen der isometrischen Kontraktion häufig passiert.
Hindernisse und häufige Probleme: M. latissimus dorsi ist zu steif und verhindert so die Flexion der Arme, M. pectoralis major ist zu steif und erschwert so die Außenrotation der Arme und bringt die Schultern in Protraktion. M. quadriceps femoris ist zu schwach. Knie fallen nach außen, da das Hüftgelenk nicht in der neutralen Mittelstellung gehalten wird oder zu viel Zug vom M. tensor fasciae latae gegeben wird. Hohlkreuz in der Lendenwirbelsäule wegen zu schwacher Bauchmuskulatur oder zu steifem M. erector spinae und M. iliopsoas. HWS-Extensoren sind konzentrisch aktiv und verhindern „langen, geraden Nacken"
Hinweise: Die Beine sollten in der Beinachse aktiv und im Alignment bleiben, um beispielsweise den Stress auf die Menisken im Knie zu reduzieren. Die Asana kann mit dem Grad der Knie-Hüft-Flexion variiert werden. Um die Konzentration zu fördern, können in Gedanken die Atemzüge gezählt werden. Als externen Fokus kann man einen Hocker nutzen, auf den man sich langsam hinsetzen möchte. Mula Bandha, das Anheben (im Yoga: Verschluss) des Beckenbodens, sollte bei der Ausführung genutzt werden, um den abdominellen Kanister von kaudal zu stabilisieren. [K545]

3

der stehenden Vorbeuge), sondern man eher in die Bewegung „nachlassen darf“ und mögliche Abstände mit Hilfsmitteln überbrückt (z. B. Hände auf den Block) oder die Knie leicht anbeugt oder unterlagert.
Beispiel: Uttanasana (stehende Vorbeuge) (➤ Abb. 3.3)

Rückbeugen

Dazu zählen: Bhujangasana (Kobra), Ustrasana (Kamel), Setu Bandha Savangasana (Brücke), Chakrasana (Rad)
Wirkungen: Förderung der Elastizität, vor allem der ventralen Muskelketten und Faszien, wodurch auch die Körperhaltung und Atmung verbessert werden können. Stärkung der Rumpfmuskulatur (vor allem dorsal, wie die Rückenmuskulatur). Reduktion der Sympathikusaktivität durch Reduktion der Kompression auf den sympathischen Grenzstrang im Bereich der Brustwirbelsäule.
Beachte: Bei Rückbeugen müssen das Becken und die (vor allem untere) Lendenwirbelsäule stabil gehalten werden, da sonst wegen des entstehenden Hohlkreuzes zu viel Druck auf die unteren Lendenwirbel kommt. Daher sollte der Auftrag lauten „Bauchmuskeln aktivieren, Beckenboden anheben und die Bewegung der Rückbeuge aus der Brustwirbelsäule durchführen“. Im Yoga werden Rückbeugen meist mit der Inspiration eingeleitet, da die Brustkorbhebung unterstützend wirkt.
Beispiel: Bhujangasana (Kobra) (➤ Abb. 3.4)

Drehhaltungen

Dazu zählen: Ardha Matsyendrasana (Drehsitz), Parivrtta Trikonasana (gedrehtes Dreieck), Parivrtta Adho Mukha Svanasana (gedrehter herabschauender Hund)
Wirkungen: Mobilisation des Zwerchfells und der Wirbelsäule. Förderung der Elastizität der lateralen Muskeln (z. B. M. obliquus externus abdominis oder M. transversus abdominis) und bindegewebigen Strukturen (z. B. Fascia transversalis). Unterstützung der Atmung und Ventilation der Lunge. Massage und Mobilisation der inneren Organe, besonders des Magen-Darm-Traktes. Regulierung des Vegetativums.
Beachte: Die Drehhaltungen sollten besonders in neutraler Position der Wirbelsäule und des Beckens stattfinden, um die biomechanische Voraussetzung (stabile Fixpunkte für die Muskeln) zu gewährleisten. Im Yoga werden die Drehungen meist in der Exspiration eingeleitet, da die schrägen Bauchmuskeln zu den exspiratorischen Atemhilfsmuskeln gezählt werden und die Bewegung so physiologisch ausgeführt werden kann.
Beispiel: Ardha Matsyendrasana (Drehsitz) (➤ Abb. 3.5)

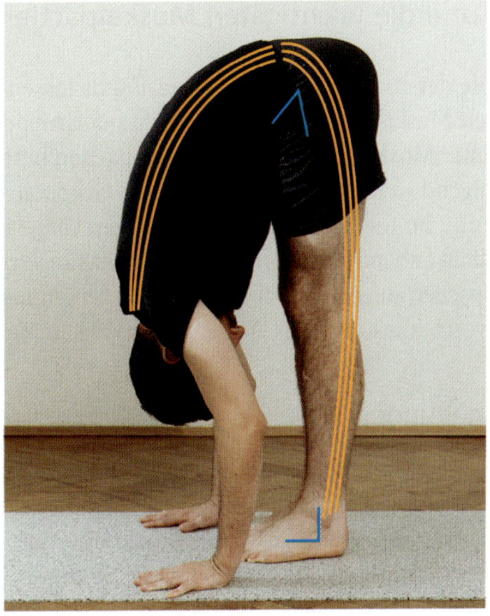

Abb. 3.3 Vorbeuge: Uttanasana (stehende Vorbeuge).
Schwerpunkte: Hüftgelenk und Becken, Elastizität der dorsalen Kette (Beanspruchung auf Exzentrik), Wirbelsäule
Gelenkbewegungen: Hüft-Flexion; Knie-Extension; leichte Wirbelsäulen-Flexion
Muskelaktivität: intrinsische Fußmuskulatur, Unterschenkel-Pronatoren (u. a. Mm. peronei), Knie-Extensoren (u. a. M. quadriceps femoris), Hüftgelenks-Adduktoren (u. a. M. adductor magnus, M. adductor longus), Hüftgelenks-Abduktoren (u. a. M. piriformis, Mm. glutei, exzentrisch), Wirbelsäulen-Extensoren (exzentrisch)
Atmung: Wegen der verstärkten Hüft-Flexion wird das Abdomen komprimiert, was zusammen mit der Schwerkraft dafür sorgt, dass das Diaphragma nach kranial verlagert wird. Daher wird ausreichend Beweglichkeit im hinteren Brustkorb für die Atembewegung benötigt. Die Bewegung der Vorbeuge wird mit der Exspiration eingeleitet.
Hindernisse und häufige Probleme: Es wirkt besonders die Schwerkraft auf den Körper. Es ist nicht zwingend notwendig, mit den Händen den Boden zu berühren, wenn dies zu Lasten der Rumpfaktivität und einer verstärkten Wirbelsäulen-Flexion geht, was auf steife Mm. ischiocrurales zurückzuführen ist. Häufig ist auch die thorakolumbale Faszie steif und verhindert so die Flexion in der LWS, während die Fascia glutealis die Flexion im Hüft-Gelenk einschränkt
Hinweise: Praktizierende mit Wirbelsäulenverletzungen und/oder Osteoporose, mit Schwindelsymptomatik oder kardiovaskulären-Beschwerden sollten die Vorbeuge behutsam und langsam durchführen und gerade zu Beginn auf Hilfsmittel zurückgreifen. Bei orthostatischen Blutdruckdysregulationen sollte sehr langsam wieder aus der Vorbeuge „aufgetaucht" werden. Die Atmung sollte konstant weiter beibehalten werden. Die Belastung liegt auf dem Mittelfuß. Wenn die Hüft- und LWS-Bewegung eingeschränkt ist, hilft eine angepasste Knie-Flexion, die dorsale Beinkette zu entlasten – dadurch stabilisiert der M. quadriceps femoris das Knie exzentrisch, während die Kniebeuger (Mm. ischiocrurales und M. gastrocnemius) konzentrisch arbeiten (Cave: Belastung auf die Achillessehne und den M. tibialis posterior steigen). [K545]

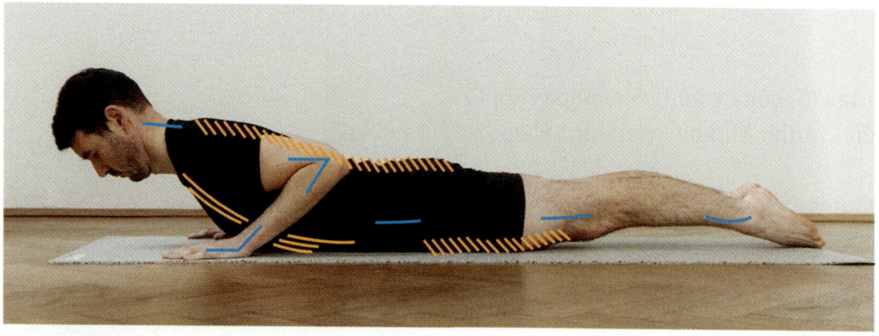

Abb. 3.4 Rückbeuge: Bhujangasana (Kobra).
Schwerpunkte: Wirbelsäulen-Extension, Elastizität der ventralen Kette, Kräftigung der dorsalen Kette
Gelenkbewegungen: Wirbelsäulen-Extension; Hüftgelenks-Extension/-Innenrotation/-Adduktion; Knie-Extension; Sprunggelenks-Plantarflexion; Schultergelenk-Außenrotation; Ellenbogen-Extension; Unterarm-Pronation
Muskelaktivität: Wirbelsäulen-Extensoren (u. a. Mm. intertransversarii, Mm. interspinalia, Mm. multifidi, M. semispinalis, M. iliocostalis, M. erector spinae), Schultergelenks-Außenrotatoren und -Stabilisatoren (u. a. M. infraspinatus, M. teres minor, M. serratus anterior, M. deltoideus Pars spinalis), Ellenbogen-Extensoren (u. a. M. triceps brachii), Unterarm-Pronatoren (u. a. M. pronator teres, M. pronator quadratus), Hüftgelenks-Extensoren (u. a. Mm. ischiocrurales)
Atmung: Bei Rückbeugen wird normalerweise die Bewegung mit der Inspiration eingeleitet. Hier bietet es sich an, die Exspiration zu nutzen, da in dieser Phase das Diaphragma entspannt und auch die ventral liegenden inspiratorischen Hilfsmuskeln entspannt werden. Die Extension wird daher auf weniger strukturellen Widerstand stoßen. Zudem wird die ventrale Kette über die Aktivität der dorsalen Kette reziprok gehemmt
Hindernisse und häufige Probleme: Häufig wird die Bewegung zu stark aus der Lendenwirbelsäule eingeleitet und stabilisiert, da die Brustwirbelsäule meist zu steif ist und die Extensoren in diesem Bereich schwächer sind. Häufig drücken sich die Praktizierenden dann mit den Händen nach oben, was den Druck in der Lendenwirbelsäule noch verstärkt. Daher sollte immer eine stabile Basis der Becken-Bein-Einheit vornweg erarbeitet („drücke die Füße in den Boden, sodass die Knie frei sind und spanne das Schambein in die Matte…") betont werden. Die Aktivität der medialen Hamstrings hält die Beine in Adduktion und Innenrotation, während eine Schwäche dieser den M. gluteus maximus verstärkt aktiviert, der wiederum die Beine in Abduktion und Außenrotation zieht. Wenn die ventrale Kette zu steif ist (u. a. Hüft-Beuger, abdominelle Faszie, Bauch-Muskulatur, Brust-Muskulatur) kann die Bewegung der BWS-Extension erschwert oder verhindert werden. Über das häufige (korrekte und progressive) Ausführen der Kobra im Atemrhythmus kann die Elastizität aber gefördert werden
Hinweise: Bei Rückenschmerzen sollte die Bewegung sehr behutsam mit der Atmung durchgeführt und auf eine korrekte Ausführung geachtet werden. Bei einem zu starken Hohlkreuz kann ein kleines Handtuch unter dem Bauch ausgleichend wirken. [K545]

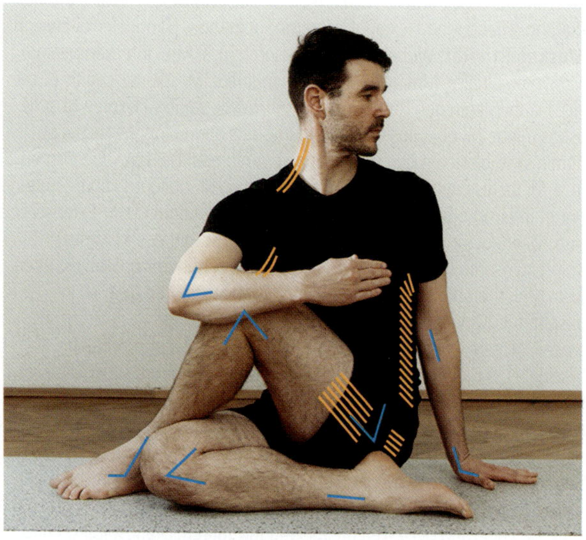

Abb. 3.5 Drehhaltung: Ardha Matsyendrasana (Drehsitz).
Schwerpunkte: Wirbelsäulen-Extension und -Rotation, Elastizität der dorsolateralen Kette
Gelenkbewegungen: Wirbelsäulen-Extension und -Rotation; Oberes Bein: Hüft-Flexion, Hüft-Adduktion, Hüft-Außenrotation, Knie-Flexion; Unteres Bein: Hüft-Flexion, Hüft-Adduktion, Hüft-Außenrotation, Knie-Flexion; Vorderer Arm: Schultergelenk-Außenrotation, Schultergelenk-Abduktion, Schultergelenk-Flexion; Ellenbogen-Flexion; Hinterer Arm: Schultergelenks-Außenrotation, Schultergelenks-Extension; Ellenbogen-Extension; Handgelenk-Dorsalextension
Muskelaktivität: Wirbelsäulen-Extensoren und -Rotatoren (u. a. M. erector spinae, M. obliquus internus abdominis, M. splenius capitis, Mm. multifidi); Hüftgelenks-Flexoren (u. a. M. iliopsoas), Hüftgelenks-Adduktoren (u. a. Mm. adductores); Knie-Flexoren (u. a. Mm. ischiocrurales); Schulterblatt-Stabilisatoren (u. a. Mm. rhombhoidei, M. serratus anterior); Schultergelenks-Außenrotatoren (u. a. M. infraspinatus, M. teres minor, M. deltoideus); Ellenbogen-Flexoren (u. a. M. biceps brachii)
Atmung: In dieser Position sollte besonders die Bauchatmung forciert werden. Mit der Inspiration wird die Wirbelsäulen-Extension verstärkt und in der Exspiration die Rotation eingeleitet. Indem das Becken über den Sitz fixiert wird, wird so eine stabile Ausgangslage für die Lendenwirbelsäule (LWS), Beckenorgane und das Diaphragma für die Atembewegung hergestellt. Durch die eingeleitete Exspiration unter Rotation der oberen LWS und unteren Brustwirbelsäule (BWS) wird das Zwerchfell mobilisiert.
Hindernisse und häufige Probleme: Eine eingeschränkte Rotation (v. a. in der BWS) lässt häufig die Stabilisation der Schulterblätter reduzieren, um so mehr Rotation zu erhalten. Dies setzt allerdings die Stabilität im gesamten Rumpf herab und vermindert die Aktivität der Schultergelenk-Außenrotatoren. Bei fehlender exzentrischer Aktivität der kontralateralen Seite kann die Rotation der Wirbelsäule reduziert sein.
Hinweise: Bei eingeschränkter Hüftflexion kann eine Sitzerhöhung (z. B. Block, Decke) die Flexion reduzieren und so einen stabil-aufrechten und entspannteren Sitz ermöglichen. Die Instruktion „Mit der Inspiration das Brustbein zur Decke bewegen, mit der Exspiration den Thorax noch mehr rotieren und über die Schulter schauen" kann unterstützend sein. [K545]

Umkehrhaltungen

Dazu zählen: Sarvangasana (Schulterstand), Sirsasana (Kopfstand), Bakasana (Krähe), Adho Mukha Svanasana (herabschauender Hund)
Wirkungen: Förderung des Parasympathikus durch einen erhöhten Blutfluss Richtung Kopf und Hals. Reduktion von Stress und Förderung der Entspannungsfähigkeit und Konzentration. Durch die veränderte Körperlage wird körperlich und geistig eine neue Perspektive eingenommen. Die posturale Kontrolle wird gefördert, die Rumpfmuskulatur gekräftigt und die Elastizität der Rückenmuskulatur verbessert. Durch die Anforderung an die posturale Kontrolle und das vestibuläre System wird die Balance geschult.
Beachte: Bei Blutdruckbeschwerden sollte vorher abgeklärt werden, ob die Übung vom Herz-Kreislauf-System gut vertragen wird. Ansonsten lassen sich alle Umkehrhaltungen mit Hilfsmitteln unterstützen. Umkehrhaltungen zählen als herausfordernd und sollten daher immer gut angeleitet und erklärt werden sowie individuell angepasst werden. Der herabschauende Hund ist eine sehr gut geeignete Umkehrhaltung für sämtliche Level der Praktizierenden, da dieser sehr gut mit Blöcken, einem Hocker oder weiteren Erhöhungen zum Abstützen modifizierbar ist.
Beispiel: Sarvangasana (Schulterstand) (➤ Abb. 3.6)

PRAXISTIPP

In einer Yoga-Einheit bietet es sich an, im Cool-down einen Schulterstand durchzuführen und von diesem in die Endentspannung Savasana überzugehen. Der Effekt des Blutrückstroms fördert ein tiefes Entspannungsgefühl und unterstützt die/den Praktizierenden beim „Loslassen".

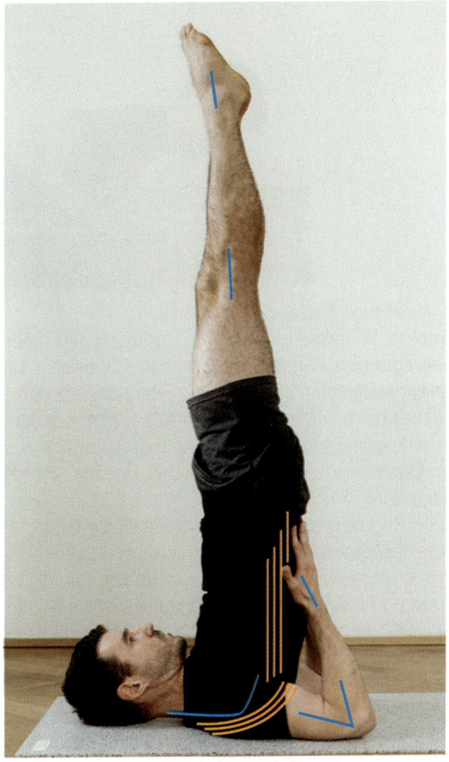

Abb. 3.6 Umkehrhaltung: Sarvangasana (Schulterstand).
Schwerpunkte: Stabilisation Schultergürtel, Durchblutungsförderung, Förderung posturale Kontrolle, Regulation Vegetativum
Gelenkbewegungen: Wirbelsäulenflexion, Hüftgelenk-Extension, Knie-Extension, Spunggelenk-Extension/-Flexion, Schulterblatt-Adduktion/-Rotation nach unten, Schultergelenk-Außenrotation/-Extension/-Adduktion, Ellenbogen-Flexion, Unterarm-Supination, Handgelenks-Flexion
Muskelaktivität: Wirbelsäulen-Extensoren (u. a. Mm. intertransversarii, Mm. interspinales, Mm. rotatores, Mm. multifidi, M. splenus capitis et cervicis) stabilisieren den Rumpf von dorsal); Wirbelsäulen-Flexoren (u. a. M. psoas minor, M. obliquus externus et internus abdominis, M. rectus abdominis) stabilisieren den Rumpf von ventrolateral; Die HWS-Extensoren (u. a. M. rectus capitis posterior major et minor, M. obliquus capitis superior et inferior) arbeiten exzentrisch; Hüftgelenks-Adduktoren/-Extensoren (u. a. M. adductor magnus, Mm. ischiocrurales, M. gluteus maximus), Knie-Extensoren (u. a. M. quadriceps femoris), Schulterblatt-Stabilisatoren (u. a. Mm. rhomboidei), Schultergelenks-Außenrotatoren (u. a. M. infraspinatus, M. teres minor), Schultergelenk-Extensoren (u. a. M. tricpes brachii, M. teres major), Ellenbogen-Flexoren (u. a. M. biceps brachii, M. brachialis), Handgelenk-Flexoren (u. a. M. flexor digitorum superficialis et profundus, M. flexor carpi ulnaris et radialis)
Atmung: Es ist ein gleichzeitiges Maß an Stabilität und Flexibilität nötig, um die Basis für eine ökonomische Atmung zu schaffen. Der Schultergürtel sollte aktiv sein, um das Gewicht des Körpers nicht nur auf dem oberen Thorax bzw. dem Schultergürtel zu legen. Dies würde zu einer Behinderung der Zwerchfellbewegung führen. Die Inspiration und Exspiration sollten gleichermaßen, rhythmisch und ruhig bleiben. Um das vegetative Nervensystem im Bereich des Rachens zu stimulieren, kann die Atmung vertieft und verlangsamt werden.
Hindernisse und häufige Probleme: Der Schultergürtel ist zu instabil, was zu einem Kollaps und erhöhten Druckverhältnissen im oberen Thorax führen kann. Zu schwache Rumpfmuskeln verhindern eine Extension der Wirbelsäule und weiterlaufend eine Extension des Hüftgelenks. Die erhöhten Druckverhältnisse können zudem die Atmung erschweren, insbesondere wenn die/der Praktizierende im Rumpf schwächer ist oder erhöhtes Übergewicht hat. [K545]

Hinweise: Bei erhöhtem Blutdruck, Herzproblemen, Wirbelsäulenverletzungen und sehr schwachen Rumpfmuskeln sollte der Schulterstand nicht oder in einer geeigneten Variation durchgeführt werden. Zu jeder Zeit sollte die Sicherheit an erster Stelle stehen und auf Hilfsmittel (z. B. Decken, die Wand zum Anlehnen) zurückgegriffen werden. Im Schulterstand sollte dann der Kopf nicht mehr nachgedreht oder zu viel bewegt werden.

3.1.2 Knochen und Gelenke

Anatomie und Funktion der Knochen und Gelenke

Das Knochengewebe und das Knorpelgewebe gehören zu den Stützgeweben. Knochengewebe ist sehr robust und kann Biegungen standhalten. Es hat eine Schutz- und Stützfunktion und dient als Kalziumspeicher. Die Interzellularsubstanz des Knochengewebes besteht hauptsächlich aus Kollagenfibrillen und Mineralien. Knochengewebe wird ständig umgebaut, was von den Knochenzellen gesteuert wird (Georg Thieme Verlag 2020b, S.93–108). Das menschliche Skelett besteht aus über 200 Knochen, wobei die Anzahl in den ersten Lebensjahren noch höher liegt. Das Gewicht des Knochengewebes liegt bei etwa sieben bis neun Kilogramm. Dem Leitsatz folgend, dass die Funktion die Struktur bedingt, gibt es verschiedene Formen bzw. Arten von Knochen (lat. os, ossa). Dazu zählen:

- Ossa longa (Röhrenknochen); z. B. Humerus (Oberarm), Femur (Oberschenkel) (➤ Abb. 3.7)
- Ossa brevia (kurze Knochen); z. B. Handwurzelknochen
- Ossa plana (platte Knochen); z. B. Scapula (Schulterblatt)
- Ossa pneumatica (luftgefüllte Knochen); z. B. Maxilla (Oberkiefer)

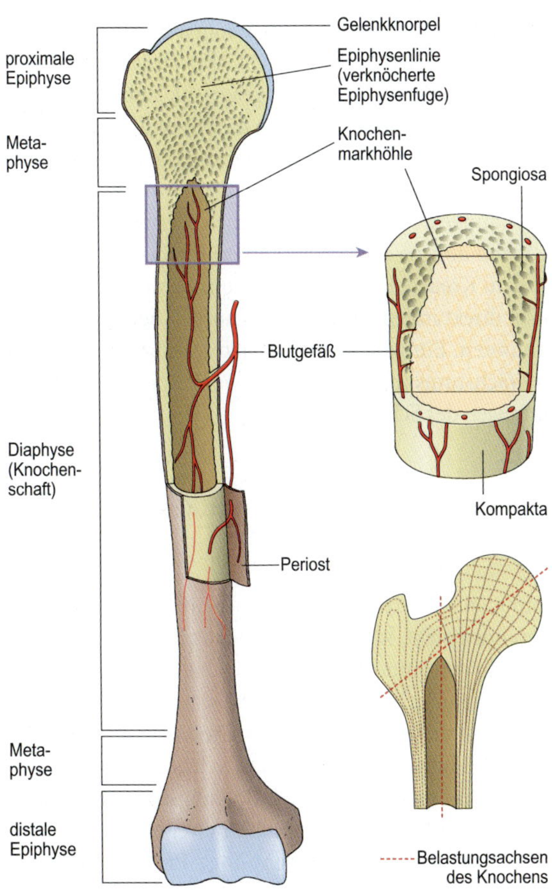

Abb. 3.7 Aufbau eines Röhrenknochens. [L190]

- Ossa sesamoidea (Sesambeine); z. B. Patella (Kniescheibe)
- Ossa irregularia (unförmige Knochen); z. B. Costae (Rippen), Vertebrae (Wirbel)

Neben Mineralien, Wasser, Proteinen und weiteren Substanzen besteht das Knochengewebe aus Knochenzellen, die etwa 1 % der Knochenmasse bilden. Es gibt drei Arten von Knochenzellen:

1. Osteozyten, die aus Osteoblasten entstehen, wenn sie in die mineralisierende Grundsubstanz eingeschlossen werden und so die Belastung des Knochens messen
2. Osteoblasten, die für den Knochenaufbau verantwortlich sind, indem sie die Interzellularsubstanz produzieren
3. Osteoklasten, die für den Knochenabbau zuständig sind, indem sie verkalkte Interzellularsubstanz abbauen

Solange der Knochenabbau und -aufbau im Gleichgewicht ist, erfolgt ein kontinuierlicher Erneuerungsprozess des Knochens, ohne dass er an Stabilität verliert. Etwa alle acht Jahre wird die gesamte Knochensubstanz im Skelett ausgetauscht, wobei dieser Umbau durch verschiedene Hormone, wie Geschlechts-, Wachstums- und Schilddrüsenhormone, reguliert wird.

Die äußere Schicht des Knochens wird als Kompakta bezeichnet und ist bekannt für ihre Härte und besondere Stabilität. Im Gegensatz dazu besteht der innere Teil des Knochens aus Trabekeln, die ein Gerüst bilden. Diese Struktur ähnelt einem Schwamm und wird als Spongiosa bezeichnet, was den Knochen dadurch leichter macht. Röhrenknochen wie die in Armen und Beinen besitzen eine Knochenmarkhöhle. Die Knochen sind stark durchblutet und enthalten zahlreiche Blutgefäße. Innerhalb der Spongiosa und der Knochenmarkhöhlen befindet sich das rote Knochenmark, welches für die Produktion von Blutzellen zuständig ist. Es gibt auch Fettmark aus Fettgewebe. Während im Kindesalter viele Knochen rotes Knochenmark enthalten, findet man es bei Erwachsenen nur noch in manchen Knochen wie Rippen, Wirbelkörpern, Brustbein und Beckenknochen. Bestimmte Knochen werden aus Bindegewebe gebildet, wie beispielsweise die Schädelknochen. Andere bestehen zuerst aus Knorpel, der später durch Knochengewebe ersetzt wird, wie es bei langen Arm- und Beinknochen der Fall ist. Während des Wachstums verknöchern diese Knochen jedoch nicht vollständig und bleiben an ihren Enden knorpelig. Diese Bereiche werden als Epiphysenfuge oder Wachstumsfuge bezeichnet. Die Wachstumsfuge produziert kontinuierlich neuen Knorpel, der dann in Knochengewebe umgewandelt wird. Dadurch können die Knochen weiter in die Länge wachsen. Im Laufe der Pubertät beginnen auch die Wachstumsfugen allmählich zu verknöchern, was bedeutet, dass die Knochen dann ausgewachsen sind. Bei Kindern und jungen Erwachsenen wachsen die Knochen und werden kontinuierlich länger, schwerer und dichter. Nach dem 30. Lebensjahr erreichen die Knochen ihre maximale Stabilität, danach wird mehr Knochen abgebaut als aufgebaut – das heißt die Aktivität der Osteoklasten ist höher als die der Osteoblasten. Ab etwa 50 Jahren beschleunigt sich dieser Prozess, insbesondere bei Frauen. Das weibliche Geschlechtshormon Östrogen schützt die Knochen bis zu den Wechseljahren, indem es den Knochenabbau verlangsamt. Wenn die

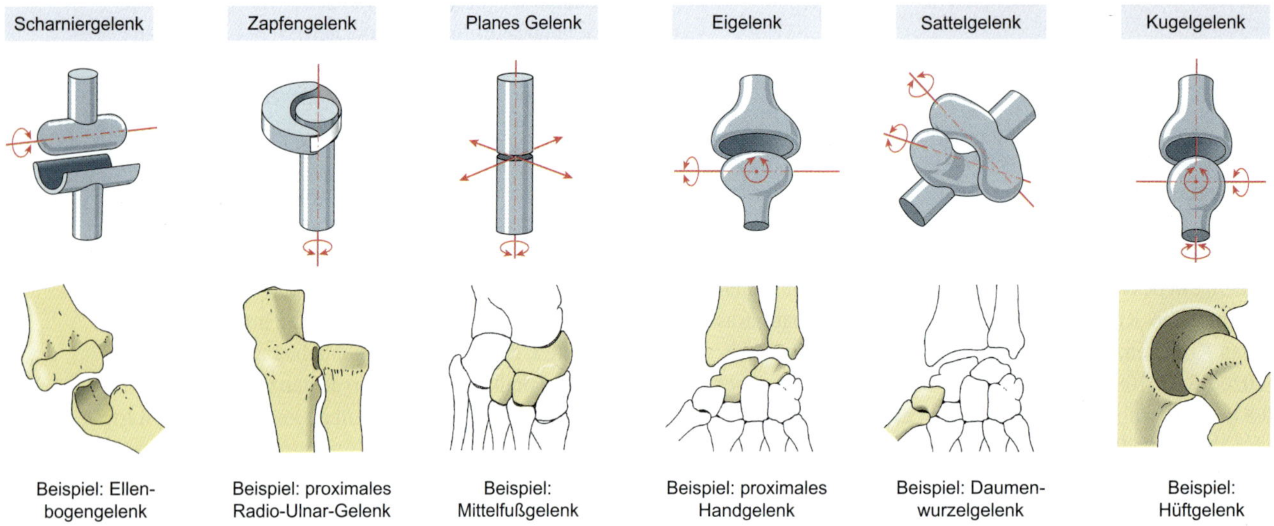

Abb. 3.8 Gelenkarten mit Beispielen. [L190]

Wechseljahre eintreten und der Hormonspiegel sinkt, wird der Knochen schneller abgebaut, was zu einem höheren Risiko für Brüche und zur Entstehung von Osteoporose im höheren Alter führen kann. Auch die Einnahme von Medikamenten (z. B. Cortison) kann die Knochendichte negativ beeinflussen. Es gibt jedoch verschiedene Methoden, um die Knochen auch im höheren Alter zu schützen und zu stärken. Besonders wichtig ist körperliche Bewegung, da eine ausreichende Belastung der Knochen den Stoffwechsel aktiv hält und dazu beiträgt, dass weiterhin Knochenmasse aufgebaut wird (Institut für Qualität und Wirtschaftlichkeit im Gesundheitswesen (IQWiG) 2023). Auch die Stressreduktion, um unnötiges Cortisol und Adrenalin zu reduzieren, spielt eine wichtige Rolle.

! MERKE

Yoga kann sich u. a. über die körperliche Praxis und die Reduktion von Stress positiv auf die Knochengesundheit auswirken! Durch Zug und Druck, die von Muskeln auf die knöchernen Strukturen gegeben werden, werden diese stabiler, da die Osteoblastenaktivität steigt. Zudem wird durch Bewegung und Beeinflussung des vegetativen Nervensystems (v. a. des parasympathischen Nervensystems) die Kortisol- und Adrenalinausschüttung ins Blut reduziert. Gerade Kortisol kann die Knochen fragiler machen.

Die Verbindungen aus zwei oder mehreren Knochen werden als Gelenk bezeichnet (> Abb. 3.8). Die Knochenenden sind mit einer dünnen Knorpelschicht überzogen, die die Knochenreibung reduzieren soll, um das Gelenkspiel, also die Bewegung zu ermöglichen. Im Gelenkspalt befindet sich Synovia, die Gelenkschmiere, die neben der Knorpelernährung noch puffernde Funktion hat und Druckverhältnisse ausgleicht. Die Gelenke sind von einer bindegewebigen Hüllstruktur (die Gelenkkapsel) umgeben, an der sich Muskelsehen und Bänder befestigen. Ein Mensch besitzt etwa 360 Gelenke, die je nach Art unterschiedliche Bewegungsgrade ermöglichen.

Einige Gelenke des menschlichen Körpers beinhalten zusätzliche Strukturen in ihrer Gelenkhöhle, wie zum Beispiel die Menisken oder die Kreuzbänder im Kniegelenk. Andere Gelenke besitzen eine spezielle Form, wie das Hüftgelenk, bei dem der Oberschenkelkopf fast vollständig von der Hüftpfanne umschlossen wird, oder das Schultergelenk, welches zwar dank der geringen Knochen- und hohen Bandführung große Bewegungsamplituden ermöglicht, aber gleichzeitig sehr verletzungsanfällig ist. Im Ellenbogengelenk sind drei Knochen miteinander verbunden, nämlich die Elle und Speiche des Unterarms sowie der Oberarmknochen. Es gibt auch sogenannte unechte Gelenke, die aus kaum oder gar nicht beweglichen Verbindungen von Knochen bestehen. Beispiele hierfür sind die Verbindungen der Rippen zum Brustbein oder des Beckens mit dem Kreuzbein. In diesen Gelenken sind die Knochenenden direkt miteinander durch Knorpel- oder Bindegewebe verbunden. Einige unechte Gelenke verknöchern während des Wachstums in der Kindheit, wie beispielsweise die Verbindungen der Schädelknochen.

Bedeutung der Knochen und Gelenke für die Yoga-Praxis

Wenn man eine erfahrene bzw. einen erfahrenen Yoga-Praktizierenden sieht, kommt einem häufig die Assoziation „gelenkig“ in den Sinn. Diese „Gelenkigkeit“ wird über Faktoren wie den Spannungszustand der Muskulatur, die Elastizität der Muskultur, der neuralen Strukturen, der Faszien und des Kapselbandapparats wie auch das Gelenkspiel bestimmt. Je nach Gelenk sind bestimmte Bewegungsgrade möglich. So besitzt das Schultergelenk höhere Bewegungsgrade als das Kniegelenk. Für die körperliche Yoga-Praxis und die Ausführung von Asanas ist ein gewisses Ausmaß an Beweglichkeit bedeutsam. So braucht man für eine kreuzbeinige Sitzhaltung

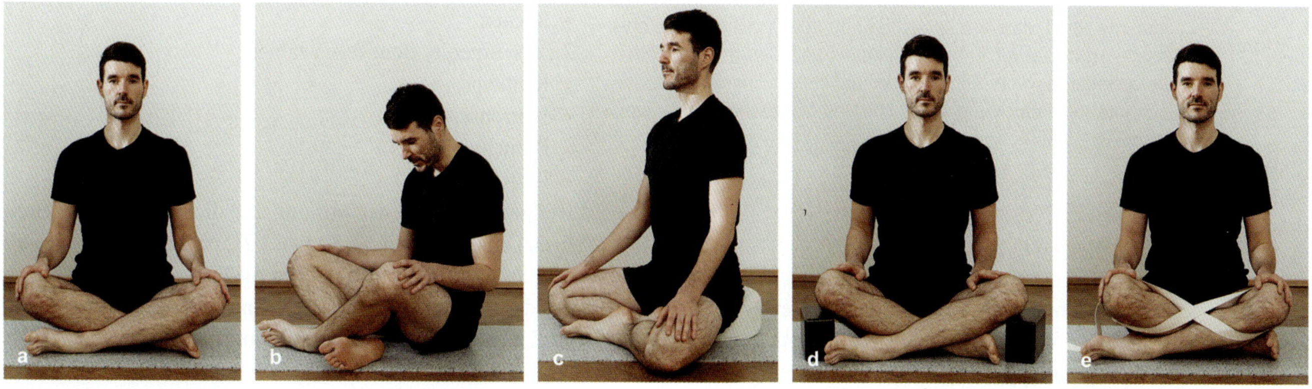

Abb. 3.9 Die (entspannte) kreuzbeinige Sitzhaltung wird im Yoga häufig eingenommen, gerade zu Beginn und am Ende. Für die Meditationspraxis, Pranayama oder auch bestimmte Asanas bleibt man daher bis zu einigen Minuten in dieser Position sitzen, was für einige Praktizierende eine Herausforderung darstellt. Daher sollten geeignete Variationen genutzt werden.
a) Klassische kreuzbeinige Sitzhaltung
b) Kompensationsmechanismus aufgrund steifer Hüftgelenke
c) Sitzerhöhung (reduziert die Hüft-Flexion und ermöglicht so eine bessere Außenrotation bzw. Hüft-Öffnung)
d) Unterlagerung der Knie (reduziert Haltetonus und Spannung in der Leistengegend)
e) Gurt (reduziert den Haltetonus und die Spannung in der Leistengegend) [K545]

(z. B. Schneidersitz) mögliche Bewegungsgrade in den Hüftgelenken, Kniegelenken und Sprunggelenken (➤ Abb. 3.9). Kann eine bestimmte Position dagegen aufgrund der Steifigkeit der Gelenke bzw. einem reduzierten Gelenkspiel nicht eingenommen werden, werden häufig Kompensationsmechanismen (wie Ausweichbewegungen, erhöhter Muskeltonus) genutzt.

PRAXISTIPP

Zu Beginn der Yoga-Praxis kann mit einigen Gelenkmobilisationen begonnen werden, um den Körper auf die Praxis vorzubereiten. Diese Mobilisation kann im Stil einer Gymnastik oder einer Atemstoffwechselgymnastik durchgeführt werden und sollte zwischen fünf und zehn Minuten dauern. Gerade bei arthrotisch-degenerativen Gelenkveränderungen benötigt es aufgrund des „Anlaufschmerzes" einige Wiederholungen.

Die häufige Yoga-Praxis kann die Beweglichkeit verbessern. Die Zug- und Dehnreize, die in statisch bzw. dynamisch ausgeführten Asanas durchgeführt werden, haben einen elastizitätsfördernden Effekt, so dass progressive Steigerungen der Beweglichkeit möglich sind. Hervorzuheben ist, dass Gelenke neben flexiblen Strukturen auch stabile Komponenten aufweisen müssen. So stabilisieren z. B. die tiefen Rückenmuskeln die Wirbelsäule bei den Bewegungen und wirken damit präventiv. Bei zu wenig Stabilisationsaktivität können die Gelenke und die passiven Strukturen wie Bänder gestresst werden, was zu Verletzungen und Entzündungen führen kann. Häufig werden daher neben elastizitätsfördernden Elementen auch kräftigende Elemente in die Yoga-Praxis eingebaut. Einige Asanas sind dagegen von Natur aus gleichzeitig kräftigend wie auch elastizitätsfördernd. So wird im herabschauenden Hund gleichzeitig die obere Extremität und der Rumpf gekräftigt, während die Beinrückseite Dehnreize erhält.

MERKE

Verletzungen, Erkrankungen und anatomische (u. a. knöcherne) Limitierungen können die Beweglichkeit der Gelenke begrenzen. Das Ausmaß der Beweglichkeit kann daher vom Trainingszustand, welcher anpassbar ist, als auch von strukturellen Bedingungen (wie verwachsene Skoliose, Hüftköpf-Acetabelum-Stellung, Bänderschwäche/-steifigkeit), die wenig bis nicht beeinflussbar sind, abhängen. Die manuelle Testung des Gelenkspiels und die Bewertung des Endgefühls durch eine erfahrene Manualtherapeutin/einen erfahrenen Manualtherapeuten kann erste Einschätzungen dazu liefern.

Im Yoga wird die Stabilität der Knochen und Gelenke weiter ausgebaut, vor allem wenn Körperpositionen eingenommen werden und über einige Zeit gehalten werden. Die Knochen werden dabei unter Zug- und Druckreize gesetzt. Dieser Druck sorgt in Gelenken für die Aktivität der Gelenksstabilisatoren und fördert das sensorische und propriozeptive Feedback. An den Knochen wird dagegen die Aktivität der Osteoblasten gefördert, was knochenaufbauend wirkt. Dies wird über das Wolff'sche Transformationsgesetz beschrieben.

DEFINITION

Wolff'sches Transformationsgesetz (1892)

Julius Wolff, ein Berliner Anatom und Chirurg des 19. Jahrhunderts, formulierte das Wolffsche Gesetz, auch bekannt als das Gesetz der Transformation der Knochen. Dieses Gesetz besagt, dass Knochen an Festigkeit zunehmen und sich aufbauen, wenn sie belastet werden, während sie sich abbauen, wenn sie wenig oder gar nicht belastet werden.
Wolffs bahnbrechende Forschung zeigte, dass Knochen ihre Form an die funktionellen Anforderungen anpassen und bei anhaltender Entlastung degenerieren. Bei der Untersuchung von Femurköpfen erkannte er, dass die Knochentrabekel in Richtung der auf den Knochen wirkenden mechanischen Kräfte ausgerichtet waren. Er

erkannte somit, dass mechanische Kräfte die Ursache für die optimale Architektur von Knochenstrukturen sind. Dies bedeutet, dass die Veränderung eines Knochens den auf ihn einwirkenden Kräften folgt und somit durch mathematische Gesetze beschrieben werden kann (Wolff 1892).

3.1.3 Funktionsprobleme am Bewegungsapparat

Die Faktoren, die die Funktionen des Bewegungsapparats beeinflussen können, sind zahlreich. Die wichtigste Funktion des Bewegungsapparats ist es, über Bewegung und Interaktion die Auseinandersetzung mit der Umwelt zu ermöglichen. Bewegung bedeutet Mobilität, Mobilität bedeutet Lebensqualität. Im therapeutischen Yoga geht es daher darum, die beeinflussenden und hemmenden Faktoren der Bewegung zu identifizieren und mit geeigneten Methoden, wenn möglich, zu beeinflussen. In der ➤ Tab. 3.1 sind einige Funktionsprobleme bzw. strukturelle Veränderungen aufgezählt:

3.2 Atmungssystem und zugehörige Strukturen

Daniel Völker

Der Atmung kommt im Yoga besondere Bedeutung zu. Nach der yogischen Philosophie ist der Atem die Verbindung und der Austausch zwischen dem Äußeren (Umwelt) und dem Inneren (Innerer Körper). Sämtliche Asanas werden mit Hilfe des Atems, genauer gesagt mit den biomechanischen Begebenheiten der Ein- bzw. Ausatmung, durchgeführt. Der Atem ist ein wichtiges Instrument, um sicher und physiologisch in eine Asana zu gelangen, in dieser stabil und bequem zu verbleiben und diese dann wieder sicher zu verlassen. Die Atmung, besonders während körperlicher Aktivität, wird über homöostatisch-vegetative Prozesse angepasst und genutzt, um den Körper immer ausreichend mit dem lebensnotwendigen Sauerstoff zu versorgen. In diesem Abschnitt soll auf die Atmungsorgane mit deren Funktionen, mögliche Störbilder und den Einsatz von Atmung im Yoga eingegangen werden.

3.2.1 Atemorgane und Atemmuskulatur

Die Atemorgane

Die Organe, die die bei der Atmung beteiligt sind, lassen sich topografisch in die oberen und unteren Atemwege sowie das Lungenparenchym einteilen (Bösch and Steffel 2014).
Zu den oberen Atemwegen zählen:

- Nase
- Nasennebenhöhlen
- Rachen

Zu den unteren Atemwegen zählen:

- Kehlkopf
- Luftröhre
- Bronchien
- Bronchioli

Der genaue Ablauf der Atmung und die Funktion der jeweiligen Organe wird in ➤ Kapitel 3.2.2 näher erklärt. Um yogische Pranayama besser verstehen zu können, ist es wichtig, sich mit der Anatomie der Nase (z. B. für die Wechselatmung) und der Lungen als zentrales Atmungsorgan zu befassen.

Die Nase

Die Nase gehört zu den oberen Atemwegen und besitzt sowohl einen äußeren (knorpeligen) sichtbaren Teil als auch einen knöchernen Teil. Der äußere Teil besteht aus zwei Nasenflügeln, die durch ein Septum getrennt sind. Im knöchernen Teil der Nase befinden sich die Conchae nasales (Nasenmuscheln), die zur Cavitas nasi (Nasenhöhle) führen. Es gibt insgesamt drei Nasenmuscheln und drei Nasengänge. Mit der hinteren Öffnung geht die Nase in den Nasopharynx (Rachenbereich) über. An diesen Teil sind vier paarige Nasennebenhöhlen angeschlossen, die als Resonanzverstärker für die Stimme dienen. Durch die Nase strömt die Luft von außen in den Körper ein. Sie wird dort durch die Schleimhäute angefeuchtet und angewärmt und durch die Flimmerhärchen von Staubpartikeln und gröberen Fremdkörpern gesäubert (Schmailzl 2022). Weiter hat die Nase über den Geruchssinn eine Sicherheitsfunktion, indem die einströmende Luft auf ihre Qualität hin geprüft wird.

! MERKE

Im Yoga wird vor allem die nasale Atmung genutzt. Dies hat den Grund, dass die Luft gewärmt, gereinigt und angefeuchtet wird. Durch die nasale Atmung wird zudem langsamer Luft aufgenommen und somit die Ausatemphase verlängert. Durch die Nasennebenhöhlen können die Vibrationen und der Klang, der beim OM-Singen entsteht, verstärkt werden.

Die Lungen

Die Lungen sind ein paarig angelegtes Organ, die die Atmung und den Gasaustausch ermöglichen. Die Gesamtoberfläche der Lunge beträgt ausgebreitet etwa 100 Quadratmeter (Behrends et al. 2021, S. 234). Die Lungen fassen (je nach Alter, Geschlecht, Größe etc.) etwa 6 Liter Luft. Die Flimmerhärchen in den Lungen reinigen das Gewebe dort von vielen Schadstoffen und Fremdkörpern und die Fresszellen des Immunsystems fangen sämtliche Erreger ab (von der Burchard 2015). Die Lungen haben eine schwammige Textur, und sind grau-rosa gefärbt. Sie haben einen Scheitelpunkt/eine Lungenspitze (Apex), eine Basis, drei Ränder (posterior, anterior, inferior) und drei Oberflächen (Chaudhry and Bordoni 2022). Der Apex befindet sich oberhalb der ersten Rippe. Zu den drei

Tab. 3.1 Beeinflussende Faktoren des Bewegungsapparats

Faktor	Problematik und Hintergrund	Yogische Behandlungsstrategie
Osteoporotische Veränderungen	• Die Aktivität der Osteoklasten ist höher als die der Osteoblasten • Die Knochen verlieren an Festigkeit und Dichte, wodurch diese anfälliger für Frakturen (z. B. Oberschenkelhalsbruch, Wirbelfrakturen) werden • Risikofaktoren für die Entwicklung von Osteoporose sind: höheres Lebensalter, Frauen nach den Wechseljahren, familiäre Vorgeschichte, Inaktivität, Vorerkrankungen und Medikamenteneinnahme, Rauchen und übermäßiger Alkoholkonsum • Therapeutische Optionen: Vitamin-D-Versorgung, ausgewogene Ernährung, regelmäßige Aktivität, Sturzpräventionstraining, Krafttraining und Ausdauertraining	• Asanas mit längerer Haltedauer (5–7 Atemzüge), um mit der Druckbelastung die Knochenfestigkeit zu fördern (z. B. herabschauender Hund) • Asanas zur Kräftigung und zum Muskelaufbau (z. B. Planke, Stuhl) • Entlastende und mobilisierende Asanas zur Behandlung von Rückenschmerzen und Gelenkschmerzen (z. B. Hockdrehlage, Sufi-Kreise) • Pranayama, um die Vitalkapazität zu erhöhen und die Atembewegungen im Brustkorb zu fördern (z. B. volle Yoga-Atmung)
Degenerative Veränderungen	• Am häufigsten sind arthrotische Veränderungen am Kniegelenk, Hüftgelenk und Schultergelenk • Dabei kommt es zu Abnutzungserscheinungen am Gelenk. Die röntgenologischen Zeichen sind: Gelenkspaltverschmälerung, Osteophytenbildung, subchondrale Verschmälerung, Gelenkdeformität • Die Arthrose wird in Grade (1–4) eingeteilt und äußert sich häufig durch Bewegungs- bis Ruheschmerzen, Anlaufschmerz nach längerem Ruhen, Gelenkentzündungen und Schwellungen, Bewegungseinschränkungen, knirschende Gelenkgeräusche • Faktoren, die zu degenerativen Veränderungen am Gelenk führen: höheres Lebensalter, genetische Veranlagung, hohe Gelenkbelastung bei schwacher Muskulatur, Fehlstellungen und Gelenkinstabilität, entzündliche Gelenkerkrankungen • Therapeutische Optionen sind: schmerzlindernde Maßnahmen, entzündungshemmende Maßnahmen, Muskelkräftigung und Gelenkmobilisation, regelmäßiges Bewegungstraining, ausgewogene entzündungshemmende Ernährung, physikalische Therapie wie Elektrotherapie, chirurgische Interventionen wie Gelenkersatz	• Muskelkräftigende und -aufbauende Asanas, um die Druckbelastung auf das Gelenk zu reduzieren (z. B. Vinyasa Flows, Krieger II, herabschauender Hund) • Mobilisierende Asanas gegen den arthrosetypischen Anlaufschmerz und zur Förderung der Synoviaproduktion (z. B. Gelenkmobilisationen, Sufi-Kreise, Katze-Kuh) • Achsenkorrigierende Techniken, um die korrekten Körperachsen zu erarbeiten (z. B. Anusara-Techniken zur Bein-Achsen-Korrektur, spiraldynamische Prinzipien) • Schmerzreduzierende und entspannende Asanas (z. B. Yoga-Meditation, Pranayama, lockere Flows wie Katze-Kuh)
Impingement	• Durch strukturelle Engpässe und muskuläre Dysbalancen kann es zur Komprimierung und Einengung von artikulären, vaskulären, nervalen oder ligamentären Strukturen kommen • Symptome können sein: Bewegungs- und Belastungsschmerzen im Gelenk, ausstrahlende Schmerzen, eingeschränkte Beweglichkeit, Entzündungsreaktionen wie Gelenkschwellung, Kraftverlust • Therapeutische Optionen sind: kräftigende Übungen, die auf die Herstellung der muskulären Balance abzielen, elastizitätsfördernde Übungen wie exzentrisches Dehnen, schmerzfreie Mobilisationstechniken, ggf. unter Traktion, entzündungshemmende Maßnahmen, Lagerungstherapie	• Elastizitätsfördernde Asanas, um die Druckbelastung auf die Gelenke und periartikulären Strukturen zu reduzieren (z. B. hüftöffnende Asanas wie Schmetterling, schulteröffnende Asanas und Flows wie Krieger II oder Schulterkreise) • Kräftigende Asanas, um das muskuläre Gleichgewicht (z. B. zwischen Agonisten und Antagonisten) herzustellen (z. B. Schmetterling, Sonnengruß)
Schmerzen	• Schmerzen sollten nicht rein strukturell-organisch, sondern bio-psycho-sozial betrachtet werden • Schmerzen haben vom Ursprung her einen Schutz- und Hinweischarakter, werden subjektiv wahrgenommen und können in unterschiedlichen Qualitäten, Situationen und Ausprägungen auftreten. Sie können auch ohne organisch erkennbare Ursache vorhanden sein • Therapeutische Optionen: Schmerzedukation und Reflexion mit Hilfe geeigneter Assessment-Verfahren, Erarbeitung von Bewältigungsstrategien (z. B. Schmerztagebuch, Bewegungsprogramme), schmerzlindernde Medikamente, schmerzlindernde Maßnahmen (z. B. Bewegungstherapie, Lagerungstherapie, physikalische Therapie, Atemtherapie)	• Entspannungsfördernde Pranayama (z. B. Wechselatmung, Brahmari) • Mobilisierende Flows im schmerzfreien Bereich, damit Bewegung wieder als etwas Wohltuendes und Positives erfahren und gelernt wird (z. B. Katze-Kuh, Sufi-Kreise, Krieger-Flow) • Entlastende Asanas mit großer Unterstützungsfläche, um schmerzbedingten Muskelhypertonus zu reduzieren (z. B. Fisch, Savasana, Kind) • Meditation, um die Wahrnehmung und Aufmerksamkeit vom Schmerz weg hin zum Moment und die schmerzfreie Atmung zu lenken
Hypotrophie und Atrophie	• Dabei kommt es zum Verlust von Muskelkraft und Muskelmasse • Ursachen können sein: Bewegungsmangel, Inaktivität und Bettlägerigkeit, chronische Krankheiten, Nervenschäden (z. B. Paresen), hormonelle Veränderungen • Therapeutische Optionen: Lagerungstherapie, physikalische Therapie (z. B. Schwellströme), Bewegungstherapie (kräftigende Übungen), exzentrisches Muskeltraining, aerobes Ausdauertraining	• Muskelstimulierende und kraftaufbauende Asanas, die zunächst mit geringerer Intensität und längerer Haltedauer bzw. höherer Wiederholungszahl durchgeführt werden (z. B. Stuhl, Krieger-Flow, Planke-Hund-Flow, Boot, Kobra-Flow)

3

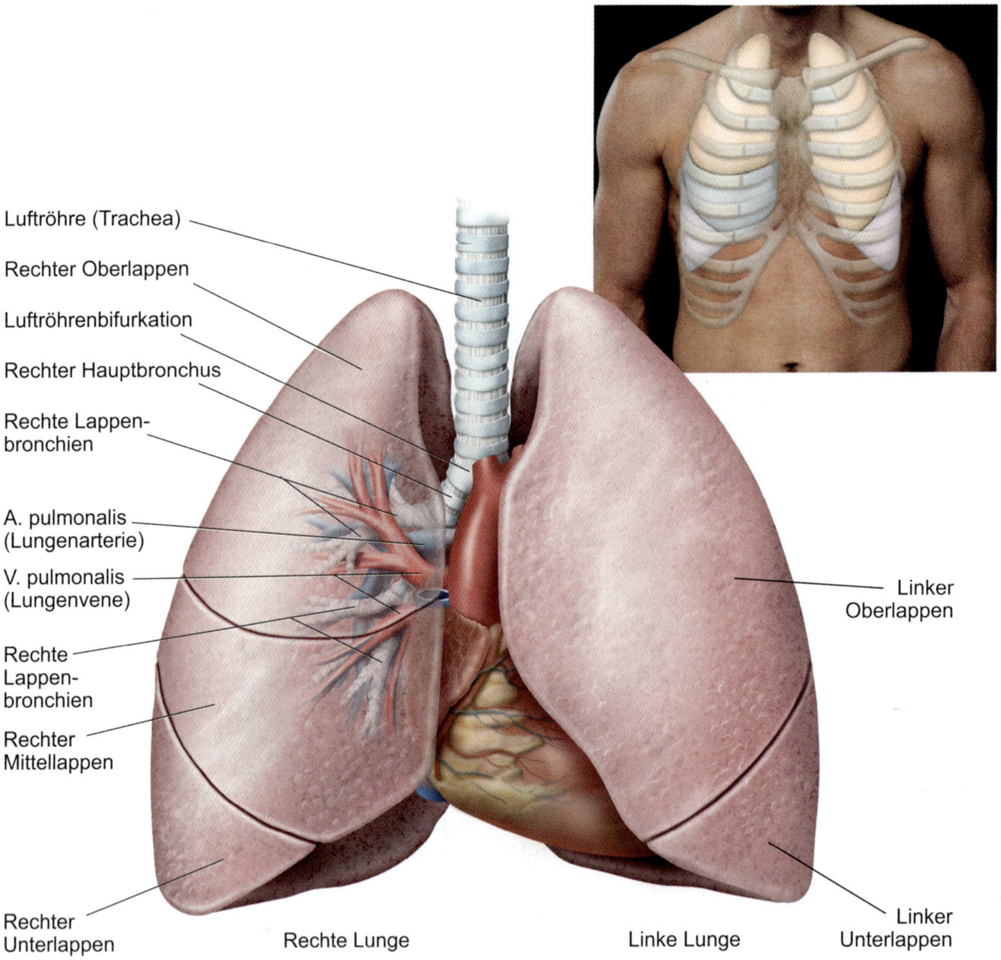

Abb. 3.10 Anatomie der Lunge. [L275, J787]

Rändern gehören der anteriore (vordere), der posteriore (hintere) und der inferiore (untere) Rand. Der anteriore Rand der Lunge bildet in der linken Lunge eine kardiale Kerbe, in der das Herz angrenzt. Der inferiore Rand ist dünn und trennt die Basis der Lunge von der Fläche der Rippen. Der posteriore Rand verläuft unterhalb von C7 zu Th10, also vom Scheitelpunkt der Lunge bis zum inferioren Rand. Zu den drei Oberflächen der Lunge gehören die Rippen-, die Mittel- und die Zwerchfellfläche. Die Rippenfläche ist von der Pleura costalis (parietales Blatt, Rippenfell) bedeckt. Nur das Rippenfell ist innerviert. Sie verbindet sich mit der medialen Oberfläche an der vorderen und posterioren Grenze und mit der diaphragmatischen Oberfläche an der inferioren Grenze. Die mediale Oberfläche ist in eine anteriore und posteriore Fläche unterteilt. Anterior ist sie mit dem Sternum verbunden und posterior mit der Wirbelsäule (Chaudhry und Bordoni 2022). Die beiden Pleurablätter sind durch den Pleuraspalt voneinander getrennt, der über Adhäsionskräfte verbunden ist (Engel 2023). Die Zwerchfellfläche (Bereich der Basis) ist konkav und liegt auf der Zwerchfellkuppel.

Die Anatomie der rechten und linken Lunge ist ähnlich, aber u. a. wegen des Herzens und des dafür genutzten Platzes nicht symmetrisch (➤ Abb. 3.10). Die rechte Lunge besteht aus drei Lappen: dem Oberlappen, dem Mittellappen und dem Unterlappen. Die linke Lunge besteht aus zwei Lappen: einem Oberlappen und einem Unterlappen. Die Lappen unterteilen sich weiter in Segmente auf, die wiederum mit bestimmten Segmentbronchien verbunden sind. Die rechte Lunge besteht aus zehn Segmenten und die Linke Lunge aus acht bis neun Segmenten. Der Punkt der Lunge, an dem sämtliche Strukturen (wie Bronchien, Lymphgefäße, Nervus phrenicus) ein- bzw. austreten wird auch Hilum genannt. Dieser befindet sich auf der Höhe Th5–Th7. Die Anatomie bzw. Funktion der Alveolen (Lungenbläschen), die zentral am Gasaustausch beteiligt sind, wird näher in ➤ Kapitel 3.2.2 erläutert. Das Innere der Lungen ist mit einer Schleimhaut ausgekleidet. Durch die rhythmischen Bewegungen der Zilien (Flimmerhärchen) in Richtung Rachen (ca. 1.000 Bewegungen pro Minute), wird das Lungengewebe von Fremdkörpern gereinigt. Dieser Reinigungsprozess wird auch als mukoziliäre Clearance bezeichnet (Schmailzl 2022).

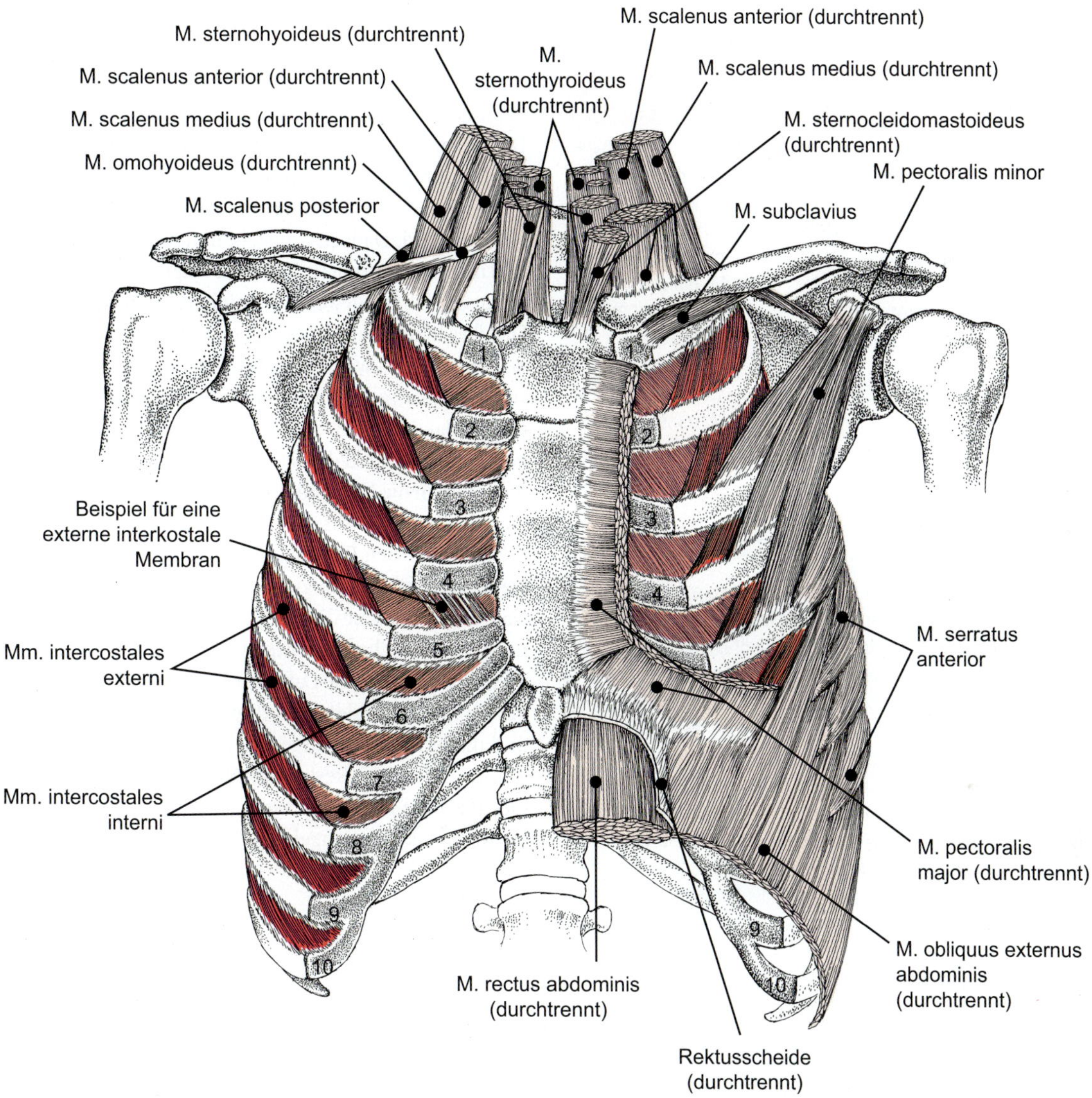

Abb. 3.11 Außenseite der anterioren Thoraxwand. Thoraxmuskeln mit den anatomischen Beziehungen und Ansätzen der Interkostalmuskeln. Die äußeren Interkostalmuskeln sind dunkelrot dargestellt, die inneren Interkostalmuskeln mittelrot. Die äußeren Interkostalmuskeln erstrecken sich medial nicht über die kostochondralen Verbindungen hinaus, außer bei den beiden untersten Rippen. Sonstige Muskeln sind hellrot markiert. Alle bis auf den M. omohyoideus setzen im Brustkorb an und könnten direkten Einfluss auf die Atmung haben. [R501]

! MERKE

Durch die Adhäsionskräfte der beiden Blätter des Lungenfells im Pleuraspalt sind die Rippen mit der Lunge verbunden. Durch Bewegungen des Thorax (z. B. beim Beugen/Strecken/Rotieren der Wirbelsäule) wird auch die Lunge mitbewegt. So kann man mit sanften Mobilisationsübungen (z. B. Twists wie dem Drehsitz) im Yoga auf die Lunge und die umgebenden Strukturen einwirken.

Die Atemmuskulatur

Am Atmungsvorgang sind zahlreiche Muskeln beteiligt (➤ Abb. 3.11). Während die Inspiration (Einatmung) ein aktiver Vorgang ist und in Ruhe durch die Kontraktion des Zwerchfells als Hauptatemmuskels und die Mm. intercostales geschieht, ist die Exspiration (Ausatmung) ein passiver Vorgang. Unter Atemmuskulatur versteht man weiter die Skelettmuskulatur, die über ihre Aktivität die Druckverhältnisse in der Lunge verändern und das Volumen des Brustraums beeinflussen und so den Atemvorgang ermöglichen. Durch ein höheres Aktivitätslevel oder veränderte körperliche Begebenheiten (siehe ➤ Kapitel 3.2.3) kann der Einsatz von Atemhilfsmuskeln erforderlich sein. In der ➤ Tab. 3.2 sind die wichtigsten Atemmuskeln aufgelistet:

Die Atemmuskulatur kann man durch die Inspektion (Muskelrelief, Muskelarbeit) und die Palpation (Testung der Muskelspannung, des Muskelvolumens, der Schmerzhaftigkeit) untersuchen.

Tab. 3.2 Atemmuskulatur

Atemmuskulatur	Inspiratorische Atemhilfsmuskulatur	Exspiratorische Atemhilfsmuskulatur
• Diaphragma • Mm. intercostales	• M. sternocleidomastoideus • Mm. scaleni – M. scalenus anterior – M. scalenus medius – M. scalenus posterior • M. pectoralis major • M. pectoralis minor • M. serratus posterior superior • M. serratus posterior inferior • M. serratus anterior	• M. rectus abdominis • M. transversus abdominis • M. obliquus externus abdominis • M. obliquus internus abdominis • M. quadratus lumborum • M. latissimus dorsi • M. transversus thoracis

PRAXISTIPP

Untersuchung der Atemmuskulatur

Vor der therapeutischen Intervention mit Yoga sollte u. a. der Status der Atemmuskulatur erhoben werden. Durch die **Inspektion** des Rumpfes lassen sich bereits prominente Muskeln, bevorzugte Atembewegungen und die Körperstatik beobachten. Durch **Palpation** wird dann der Spannungszustand (u. a. vorhandene Muskelsteifigkeiten), die Reaktion auf Druck (u. a. Schmerzhaftigkeit, Palpationsgefühl) festgestellt. Dies sollte zunächst schriftlich festgehalten (z. B. auf einer Bodychart/Körpertabelle) und mit der Patientin/dem Patienten besprochen werden. Nach der yogischen Intervention (z. B. durch Asana- und Pranayama-Praxis) können dann **Inspektion und Palpation** als Retest verwendet werden um (subjektiv) Veränderungen durch die Praxis zu evaluieren. Falls möglich, sollten die Patientinnen und Patienten sich während der Untersuchung nicht bewusst auf die Atmung konzentrieren, da sonst die Ergebnisse beeinflusst werden können.

Tipps: Die Augen schließen lassen, 10 Sekunden ruhig und ohne Kommandos atmen lassen, in Gedanken von 10 abwärts zählen lassen, ein Musikstück anhören.

3.2.2 Die Atmung – Ablauf und Physiologie

Atmung bedeutet Leben. Bei zwölf Atemzügen pro Minute kommen Erwachsene auf 17.280 Atemzüge pro Tag, auf 6.307.200 Atemzüge pro Jahr und auf 504.576.000 Atemzüge auf 80 Jahre gerechnet (Fuhr 2011). Die Atmung lässt sich in zwei Phasen einteilen: die Inspiration (Einatmung) und die Exspiration (Ausatmung). Diese beiden Phasen sind jeweils durch eine kleine Atempause unterbrochen. Die Inspiration ist ein aktiver Vorgang, bei dem Muskelaktivität benötigt wird, während die Exspiration ein passiver Vorgang ist, bei dem die Muskulatur entspannt wird. Das primäre Ziel der Atmung ist es, den Körper ausreichend mit Sauerstoff zu versorgen (der für Stoffwechselprozesse wie die Energiegewinnung notwendig ist) und die nicht benötigten Stoffwechselendprodukte wie Kohlenstoffdioxid auszuscheiden. Die Atmung ist daher auch Teil des Puffersystems des Körpers, um das innere Milieu (pH-Wert des Blutes) aufrecht zu erhalten. Folgend wird der Atmungsvorgang beschrieben:

Von der Nase in die Alveolen

Signale aus dem Atemregulationszentrum in der Medulla oblongata und der Pons werden über den N. phrenicus zum Diaphragma (Zwerchfell) weitergeleitet. Durch die Kontraktion des Diaphragmas senkt sich dieses nach kaudal, wodurch die Lunge über die Verbindung mit der Pleura ebenso nach kaudal gezogen wird. Dadurch entsteht in der Lunge ein Unterdruck und die sauerstoffreiche Luft wird eingesogen. Durch die Elastizität des Lungengewebes (Compliance) und des nun höheren Druckes in den Lungen ziehen sich diese bei der Entspannung des Zwerchfells wieder zusammen, so dass die mit Kohlenstoffdioxid angereicherte Luft wieder ausströmt (Amrhein und Badawi 2020, S. 308–310). Organisch lässt sich dies so beschreiben: Durch die Nase strömt die Luft durch die Nasenmuscheln in die Nasenhöhle sein. Sie wird gesäubert, erwärmt, angefeuchtet und auf die Qualität hin geprüft. Danach wird die Luft über den Pharynx (Rachen) zum Larynx (Kehlkopf) weitergeleitet. Die Epiglottis ist ein Verschluss, der bei der Nahrungsaufnahme die Trachea (Luftröhre) bedeckt und beim normalen Sprechen und Atmen den Ösophagus (Speiseröhre) verschließt, sodass die Luft in die Trachea gelangen kann. Dort passiert sie die beiden Hauptbronchien und wird in die rechte und die linke Lunge aufgeteilt. Die Luft wird dann gegen die Atemwiderstände (Resistance) über segmentale Bronchien in die einzelnen Bronchioli verteilt, bis die Luft in den Alveolen (Lungenbläschen) angelangt ist. Dort passiert der Gasaustausch.

MERKE

Die Exspiration ist in der Regel ein passiver Vorgang, bei dem die Luft wieder ausströmt und sich die Druckverhältnisse in der Lunge wieder anpassen. Bei Atemtechniken, die die Exspiration fördern sollen und den Parasympathikus für die Entspannungsfähigkeit aktivieren, darf die Ausatmung nicht mit viel Kraft und Atemhilfsmuskeleinsatz durchgeführt werden.

Der Gasaustausch

Das Epithel, welches die Alveolen auskleidet, besteht aus zwei Zelltypen: Typ-1-Pneumozyten und Typ-2-Pneumozyten. Über den Typ 1 findet der reguläre Gasaustausch statt. Über den Typ 2 wird der Surfactant gebildet, der die Oberflächenspannung der Alveolen reduziert und so das Kollabieren der Lunge in der Exspiration verhindert (Amrhein und Badawi 2020, S. 309–311). Anhand von Chemosensoren wird der Partialdruck von O_2 und CO_2 sowie die H^+-Konzentration (pH-Wert) im Blut und Liquor gemessen (Behrends et al. 2021, S. 234). Die Alveolen sind mit einem engen Netz aus Kapillaren versehen, die die Diffusion von O_2 und CO_2 ermöglichen. Die Geschwindigkeit und Menge der Diffusion ist von Faktoren wie der Dicke der Alveolarwand oder der Partialdrücke abhängig. Mit Hilfe des *Fick'schen Diffusionsgesetzes* lässt sich dies berechnen.

DEFINITION

Fick'sches Diffusionsgesetz

Dies wird zur Berechnung der Diffusionsfähigkeit der menschlichen Lunge verwendet. Es berücksichtigt die Faktoren, die von der diffundierenden Stoffmenge pro Zeiteinheit abhängig sind (Rassow 2006).
$V = (P1 - P2) \times (A/d) \times D$
P1 = Partialdruck des Gases im Alveolarraum (CO_2)
P2 = Partialdruck des Gases in den Kapillaren (O_2)
A = Austauschfläche
d = Dicke der Alveolarmembran
D = Diffusionskoeffizient

Der diffundierte Sauerstoff wird dann chemisch an das Hämoglobin der Erythrozyten (97 %) gebunden und physikalisch im Plasma (3 %) gelöst. Auf dem Blutweg bringen die Erythrozyten den Sauerstoff zu den Zellen, wo dieser für den weiteren Metabolismus in der Zelle abgegeben wird (Larsen 2016). Bestimmte Faktoren wie Erkrankungen (siehe ➤ Kapitel 3.2.3), das Luftanhalten oder willkürlich gesteuertes Atmen können die Diffusionsmenge beeinflussen.

PRAXISTIPP

Wie wird die Diffusionsmenge mit Hilfe von Yoga beeinflusst?

In den Pranayama-Techniken wird bewusst Khumbhaka eingesetzt, das Luftanhalten. In dieser Zeit der Atempause kann kurzzeitig mehr Sauerstoff diffundieren und ins Blut gelangen. Ebenso durch das Anwenden von Atemtechniken zur Atemvertiefung können die O_2/CO_2-Verhältnisse verändert werden. Bei Anwendung von Pranayama sollte aber immer beachtet werden, ob diese unter dem Aspekt hoher Blutdruck, Herzleistung, Schwindel u. a. unbedenklich ist!

Die Atemfrequenz

Die Frequenz der Atemzüge pro Minute ist u. a. vom Alter des Menschen abhängig. Auch das Vegetativum hat einen Einfluss. Beim parasympathischen Einfluss wird die Atmung verlangsamt und bei sympathischem Einfluss erhöht und vertieft. Durch ein erhöhtes Stress-Level oder einen erhöhten Sauerstoffbedarf, z. B. bei körperlicher Aktivität, passt sich die Frequenz entsprechend an. Wenn die Sauerstoffzufuhr der nasalen Atmung nicht genügt oder zu unökonomisch ist (z. B. bei Muskelsteifigkeit der Atemhilfsmuskeln), wird vermehrt die Mundatmung genutzt. Bei Säuglingen liegt die Frequenz bei 40–50 Atemzügen pro Minute, bei Kindern etwa bei 20 Atemzügen pro Minute und beim Erwachsenen bei etwa 16 Atemzügen. Mit zunehmendem Lebensalter steigt die Atemfrequenz wieder an (Amrhein und Badawi 2020, S. 311). Gründe hierfür sind der Elastizitätsverlust des Lungengewebes und die zunehmende Steifheit des Brustkorbs. Dabei kommt es auch zu einer Veränderung (Reduktion) der Atemvolumina.

PRAXISTIPP

Gerade durch Mobilisationsübungen des Thorax in die Flexion/Extension, Lateralflexion und Rotationen im Atemrhythmus und das gezielte Aktivieren des vegetativen Nervensystems (z. B. durch Parasympathikus Förderung) kann Einfluss auf die Atmung genommen werden. Gerade Patientinnen und Patienten, die ein starkes Stressempfinden haben, atmen schneller und unökonomisch. Durch eine Atemschulung, langsame Bewegungen und die Aktivierung des Parasympathikus lassen sich Verbesserungen erzielen und Bewältigungsstrategien erarbeiten.

Die Atemvolumina

In der medizinischen Diagnostik können die Atemvolumina mit Hilfe eines Spirometers einfach bestimmt werden (Larsen 2016) (➤ Abb. 3.12). Bestimmte Funktionsprobleme wie erhöhte Atemwegswiderstände können diese Volumina verändern. In der ➤ Tab. 3.3 sind die wichtigsten Parameter aufgelistet:

PRAXISTIPP

Pranayama-Übungen können zur Verbesserung der Lungenfunktion und der Vitalkapazität genutzt werden (Campanelli et al. 2020). Hierfür sollte regelmäßig Pranayama eingesetzt werden und an das jeweilige Level und den Bedarf angepasst werden.

- **Volle Yoga-Atmung:** Zu Beginn der Yoga-Praxis, über den Tag verteilt oder vor sportlicher Betätigung; fördert die Sauerstoffversorgung im Blut.
- **Anuloma Viloma** (Wechselatmung): Verlängert die Ausatemphase und reduziert somit das Residualvolumen. Dies führt zu einer Steigerung der Vitalkapazität.

3.2.3 Funktionsprobleme des Atemsystems – Obstruktion, Restriktion, Auswirkungen von Stress und Schmerz

Durch verschiedene Faktoren kann die Atmung mit den beteiligten Organen und Funktionen beeinträchtigt werden. Hierdurch kommt es u. a. zu Diffusionsstörungen oder Ventilationsstörungen. Diese schränken einen optimalen Atemvorgang ein und ziehen u. a. erhöhten Hilfsmuskeleinsatz, erschwertes Atmen, eine Minderversorgung mit Sauerstoff oder Schmerzen nach sich. Folgend werden die Ventilationsstörungen Restriktion und Obstruktion näher beleuchtet.

Die **restriktive Ventilationsstörung** ist nicht spezifisch für eine bestimmte Krankheit. Sie geht mit einer verminderten Compliance der Lunge und/oder des Thorax einher. Dies führt zu einer Verringerung des intrathorakalen Volumens, der Totalkapazität und der vitalen Lungenkapazität. Bei Lungenfibrose (bei bindegewebigen Veränderungen des Lungengewebes) ist auch das Residualvolumen reduziert. Außerdem nimmt das forcierte Exspirationsvolumen (gemessen in 1 Sekunde; FEV_1) im absoluten Wert ab. Viele Pathologien können zu einer restriktiven Ventilationsstörung führen (Classen 2009). Darunter:

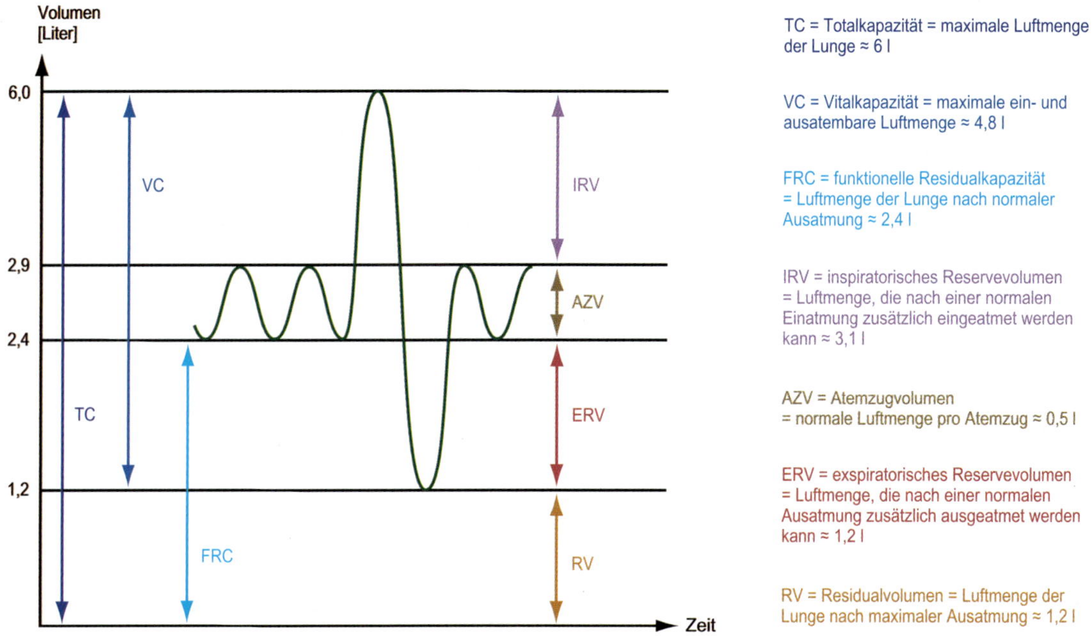

Abb. 3.12 Lungen- und Atemvolumina bei Totalkapazität, Ruheatmung und bei vertiefter Atmung. Die Werte sind stark abhängig von Größe, Geschlecht (TC bei Frauen etwa 10–20 % niedriger) und Trainingszustand der Person. [L190]

Tab. 3.3 Atemvolumina

Volumen	Beschreibung
Atemzugvolumen	Das Volumen, welches bei einem Atemzug in Ruhe ein- bzw. ausgeatmet wird. Dies beträgt ca. 500 ml (ca. 7 ml/kg).
Inspiratorisches Reservevolumen	Das Volumen, welches nach normaler Inspiration noch zusätzlich eingeatmet werden könnte. Es beträgt ca. 3.000 ml.
Exspiratorisches Reservevolumen	Das Volumen, welches nach normaler Exspiration zusätzlich ausgeatmet werden könnte. Es beträgt ca. 1.100 ml.
Residualvolumen	Das Volumen, welches auch nach maximaler Exspiration in der Lunge verbleibt und nicht ausgeatmet wird. Dies kann nicht mit einem Spirometer gemessen werden und beträgt ca. 1.200 ml.
Funktionelle Residualkapazität	Die Summe des exspiratorischen Reservevolumens und des Residualvolumens. Die Luft, die nach normaler Exspiration in der Lunge verbleibt. Es beträgt ca. 2.300 ml.
Inspirations-kapazität	Die Summe aus Atemzugvolumen und inspiratorischem Reservevolumen. Die Luft, die nach einer normalen Exspiration maximal eingeatmet werden kann.
Vitalkapazität	Die Summe aus Atemzugvolumen, inspiratorischem Reservevolumen und exspiratorischen Reservevolumens. Die Luftmenge, die nach maximaler Inspiration maximal ausgeatmet werden kann. Sie beträgt ca. 5.000 ml.
Totalkapazität	Das Volumen der gesamten Lunge, welches sich nach einer maximalen Inspiration in der Lunge befindet. Sie beträgt etwa 6.000 ml.

- Prozesse mit vermehrtem Bindegewebe in der Lunge (z. B. idiopathische Lungenfibrose)
- Bildung von interstitiellen und alveolären Ödemen
- erhöhte Oberflächenspannung in den Alveolen (verringerte Surfactant-Funktion)
- Prozesse des Ersatzes von elastischem Lungengewebe durch steiferes, starreres Gewebe (Tumorprogression, Metastasierung)
- Zustand nach Lungenresektion
- Bruststeifheit und Thoraxdeformitäten (z. B. schwere Kyphose, Morbus Bechterew, Skoliose)
- Pleurafalten
- Kompression des Lungenparenchyms (Pleuraerguss, Pneumothorax)

PRAXISTIPP

Mit Hilfe von Yoga kann man positiv auf restriktive Ventilationsstörungen einwirken. So kann sich regelmäßige Praxis auf eine bessere Haltung auswirken und beispielweise eine Hyperkyphose reduzieren (Wang et al. 2012). *Mobilisierende Thoraxbewegungen* wie die Sufi-Kreise oder Katze-Kuh in Verbindung mit dem Atemrhythmus können gleich zu Beginn einer Therapie-Session oder eines Heimübungsprogramms stehen. Durch die Förderung der *posturalen Kontrolle und Stabilisierung* besonders in der Lendenwirbelsäule lassen sich *zwerchfellmobilisierende Techniken* (z. B. Drehsitz, Flankendehnung, Nadelöhr) anwenden. *Atemerleichternde Asanas* wie Savasana (Totenhaltung), Balasana (Kindstellung) oder Ardha Bujangasana (Sphinx) können zur Unterstützung und Förderung einer besseren Ventilation eingesetzt werden, da durch die Abnahme des Gewichts des Oberkörpers weniger Druck und (Gewebe-)Spannung aufgebaut wird. Dies bietet sich vor allem als Technik für Pausen oder zwischendurch an. Auch *Pranayama-Übungen*, die besonders die Inspiration vertiefen und fördern wie die volle Yogaatmung, Kapalabhati („Schädelleuchten") oder Bhastrika („Blasebalg-Atmung").

Die **obstruktiven Ventilationsstörungen** sind gekennzeichnet durch eine Behinderung des Luftstroms durch die Atemwege, die sich vor allem in der Exspiration bemerkbar machen. Beim Atmen im Ruhezustand kommt es dadurch zu einem Anstieg des Atemwegswiderstands, gemessen anhand der Lungenfunktion als Anstieg des Widerstands, was zu einem vermehrten Einsatz von Atemhilfsmuskulatur führt. Befindet sich die Obstruktion innerhalb des Brustkorbs, verstärkt sich die Ausatmungsschwierigkeit besonders bei forciertem Ausatmen, wodurch die Atemwege kollabieren können (Classen 2009). Zu obstruktiven Ventilationsstörungen können führen:

- Veränderung des Lungenparenchyms u. a. durch chronische Entzündungen (z. B. COPD)
- Ablagerungen von Schleim in den Bronchiolen (z. B. bei Asthma bronchiale)
- Bronchospasmus (z. B. bei Asthma bronchiale)
- Ödematöse bronchiale Mukositis oder dekompensierte Herzinsuffizienz (z. B. Asthma bronchiale, kardiogenes Lungenödem)
- Bewegung des Bronchiallumens (z. B. Mukoviszidose, Bronchialasthma, Tumor)

PRAXISTIPP

Pranayama-Übungen spielen eine große Rolle bei der Behandlung von Patientinnen und Patienten mit obstruktiven Ventilationsstörungen. Gerade beim Asthma bronchiale (Das et al. 2022) und bei COPD (Li et al. 2019) gibt es Evidenz für eine günstige Beeinflussung der Symptomatik durch yogische Atemtechniken. Diese sollten sich besonders auf die Förderung der Exspiration stützen, da dies das Residualvolumen senkt. Beachtet werden sollte aber, dass es zu keiner forcierten Ausatmung kommt. Diese sollte immer langsam, bewusst und ohne Nachdruck passieren, da sonst die Atemwege kollabieren und es zu einem Bronchospasmus kommen kann, der die Symptome weiter verstärkt. Geeignete Techniken sind: Anuloma Viloma (Wechselatmung), vertiefte Bauchatmung, volle Yoga-Atmung oder Brahmari. Wie bei den restriktiven Ventilationsstörungen können *Asanas* zur günstigen Beeinflussung der Thoraxmobilität, zur Regulierung des muskulären Tonus, zur Förderung der Elastizität der Atemhilfsmukeln oder zur Förderung des Vegetativums eingesetzt werden. Besonders gut geeignet sind: Drehsitz, unterstützter Utkatasana (Stuhl-Position) oder unterstützter Trikonasana (Dreieckhaltung).

Neben den Ventilationsstörungen können sich auch weitere Faktoren wie Angst, Stress und Schmerzen auf die Atmung und den Atemvorgang auswirken. Dies geschieht zum einen über neurophysiologische Prozesse, die veränderte biomechanische Voraussetzungen schaffen. So beschreibt Renata Horst in ihrer Methode N.A.P. (Neuro-orthopädische Aktivitätsabhängige Plastizität) eine Möglichkeit, die Folgekette Schmerz/Erkrankung und strukturelle Veränderungen zu durchbrechen (Horst 2022, S.48–54).

Schmerzen und Erkrankungen können zu einem Verlust der posturalen Kontrolle in Folge von Schutzreaktionen führen. Bei Parkinson-Patientinnen und -Patienten führt die posturale Instabilität und Hypokinese zu einer vermehrten Aktivierung der Plantarflexoren und HWS-Extensoren. Durch eine spastische Parese im Arm werden die Armbeuger tonisch aktiv, was wiederum Bewegungsabfolgen wie „nach einem Gegenstand greifen" oder das Gehen im Allgemeinen beeinflusst. Selbst Bauchschmerzen sorgen für eine konzentrische Aktivierung der Bauchdecke. Im Bereich der Atmung verändern Atembeschwerden wie beim Asthma bronchiale die muskuläre Beteilung am Atemvorgang über verstärkten Einsatz der Atemhilfsmuskulatur. Dies geschieht über eine erhöhte Aktivierung der tonischen Muskeln bzw. der tonischen Muskelfaseranteile z. B. der Schulter-Elevatoren, Hüft-Flexoren oder Plantar-Flexoren sowie der kontraktilen Anteile (Fibromyoblasten) im Bindegewebe. Durch eine langfristige Aktivierung dieser Muskeln kommt es über biochemische Veränderungen zum Elastizitätsverlust der Muskulatur. Die Muskulatur wird dadurch steifer und unbeweglicher, was die Ökonomie von Bewegungen negativ beeinflusst. Die Folge können Fehlbelastungen der Gelenke sein, die wiederum zu Schmerzen und weiteren Veränderungen führen können. Ein Teufelskreis, den es mithilfe von geeigneten Techniken zu unterbinden gilt.

PRAXISTIPP

Gerade Yoga kann den Teufelskreis „Schmerzen und Erkrankungen führen zum Verlust der posturalen Kontrolle" entgegenwirken. Durch den Einsatz von Pranayama kann über die Atmung die Entspannungsfähigkeit gezielt über eine Aktivierung des Parasympathikus beeinflusst werden. Asanas sorgen dann für die Förderung der benötigten Elastizität der Muskulatur. Dies alles sollte immer im schmerzfreien Bereich durchgeführt werden, um zusätzliche Co-Kontraktion und weitere unerwünschte tonische Aktivierung der Muskulatur zu verhindern.

3.2.4 Pranayama im Yoga

Im achtgliedrigen Yoga-Pfad (siehe ➤ Kapitel 1.3) steht auf der vierten Stufe Pranayama, die Arbeit mit der Energie und Atmung. Pranayama kommt aus dem Sanskrit und bedeutet „Kontrolle der Energie". Die Zentren der Energie im Körper nach der yogischen Philosophie sind zwar organisch verortet, aber nicht organisch gebunden. Diese können also nicht mithilfe von Bildgebung oder anderen Nachweisverfahren ermittelt werden, sondern werden subjektiv gespürt. Über die Atmung gibt es physiologisch einen Austausch der Gase und energetisch einen Austausch von Energie. Mit Hilfe von Pranayama-Techniken lässt sich die Energie im Körper also verändern. In der ➤ Tab. 3.4 sind die Wirkungen von Pranayama physiologisch und energetisch aufgezählt.

PRAXISTIPP

Yoga-Praktizierende spüren häufig die energetische Wirkung von Pranayama. Sie geben an, ihre Körpergrenzen besser wahrzunehmen, den „inneren Raum" besser wahrzunehmen, eine bessere

Verbindung zu ihrem Inneren zu haben oder mehr Kraft und Ruhe zu haben. Physiologisch lassen sich diese Empfindungen über die Wirkungen der Atmung auf das vegetative Nervensystem und die Organsysteme (wie das Herz-Kreislauf-System) gut erklären. Um die Menschen gut abzuholen, kann der Schwerpunkt der Anleitung und das Fragen nach den Empfindungen oder Wirkungen beim Atmen und nach der Ausführung der Pranayama-Übungen entsprechend angepasst werden. Gerade bei naturwissenschaftlich interessierten Menschen kann die anatomisch-physiologische Seite und bei Menschen mit einem stärker spirituellen Empfinden die energetische Seite betont werden.

Tab. 3.4 Wirkungen von Pranayama physiologisch und energetisch

Physiologische Wirkungen	Energetische Wirkungen
Stärkung/Elastizitätsförderung der inspiratorischen bzw. exspiratorischen Muskeln (Umesh et al. 2022)	Reinigende Wirkung, besonders bei Nadi Shodana, der Wechselatmung (Bangert 2018)
Erhöhung der Vitalkapazität über Beeinflussung der Atemvolumina (z. B. Verlängerung der Exspiration zur Reduktion des Residualvolumens) (Singh et al. 2011)	Lösung von inneren Blockaden und Hindernissen. Dadurch eine Schaffung von innerer Balance (Bangert 2018)
Senkung der Herzfrequenz und des (v. a. systolischen) Blutdrucks (je nach Technik) (Russo et al. 2017)	Beeinflussung der Chakrensysteme. Dadurch auch emotionale Ausgeglichenheit oder Förderung der intellektuellen Fähigkeiten (Yoga Vidya 2023)
Erhöhung der Herzfrequenz und des Blutdrucks (je nach Technik) (Russo et al. 2017)	Richtet den Geist aus, schafft Konzentration, beruhigt die Sinne und reduziert das Gedankenkarussell (Schmidt 2018)
Aktivierung des Diaphragmas (Russo et al. 2017)	
Förderung des Immunsystems (Zope et al. 2021)	
Förderung des Parasympathikus (Streeter et al. 2017)	

Pranayama-Techniken benötigen viel Übung und sollten regelmäßig praktiziert werden. Sie können separat oder im Zuge einer Yoga-Einheit integriert werden. Mache Pranayama-Techniken wie der Ujjayi-Atem werden sogar während der Durchführung von Asanas genutzt, um die Ausatmung zu intensivieren und die Aufmerksamkeit und Konzentration zu stärken. Dadurch werden dann besonders herausfordernde Asanas besser erträglich und unterstützen so die/den Praktizierenden. Bei der Durchführung von Pranayama sollte darauf geachtet werden, dass die Ausgangsstellung komfortabel ist. In einer unkomfortablen Ausgangsstellung bauen sich schnell nicht gewünschte Kompensationen und Spannungen auf oder sorgen für Störungen der Aufmerksamkeit. Manche Asanas sind zudem sehr herausfordernd und anstrengend. Pranayama-Techniken können zu Beginn in Rückenlage, auf einem Stuhl mit Lehne oder auch in Seitlage durchgeführt werden. Die/der Praktizierende hat meist gut im Gefühl, welche Position sich richtig für den Moment anfühlt. Durch eine erhöhte Sauerstoffzufuhr (z. B. bei Kapalabhati) kann es sogar zu Schwindel und Unwohlsein kommen, besonders wenn man die Technik zum ersten Mal durchführt. Kurze (Atem-)Pausen und kleine Bewegungen der Finger und Hände zwischendurch sorgen dann für Besserung.

ÜBRIGENS ...

In Indien spielt die Atmung im Yoga eine sehr große Rolle. Während meiner Zeit dort begann ein Tag in der Yoga Shala (Ort der Yoga-Praxis) meist mit 30 Minuten Pranayama und Krya (Reinigungstechniken). Sie sollen das Energie-Level anheben, die Nase freimachen und den Körper und den Geist ganz auf die Praxis einstimmen. Hier wurde mir sehr bewusst, wie wirkungsvoll und anstrengend Yoga mit dem Fokus auf der Atmung sein kann und dass zu häufig die Gewichtung einer Yoga-Praxis auf den Körperübungen liegt. In den Therapieeinheiten mit den Patienten und Patientinnen greife ich häufig auf Atemtechniken zurück und lasse hierzu viel ausprobieren und entdecken.

PRAXISTIPP

Bei der Inspiration hebt sich der Brustkorb und das Zwerchfell senkt sich, daher eignet sich die inspiratorische Begleitung von aufrichtenden Asanas (wie der stehenden Rückbeuge und weiteren Rückbeugen) besonders gut. Bei der Exspiration senkt sich der Brustkorb und das Zwerchfell hebt sich wieder Richtung Körpermitte, weshalb die exspiratorische Begleitung von Vorbeugen (wie z. B. stehende Vorbeuge, Taube und weitere Vorbeugen) sich gut eignet.

3.3 Der Beckenboden als Basis – die funktionelle Einheit der Körpermitte

Dorothea Hauswald

Das Skelett, die Knochen, bilden das feste, in sich unbewegliche Grundgerüst des menschlichen Körpers: An den Extremitäten liegt der Knochen als stabiler Kern mittig und wird vom myofaszialen System ummantelt. In Gelenken zwischen den Knochen finden definierte Bewegungen statt. Im Körperstamm bilden Knochen Schalen (Schädel) oder Körbe (Becken, Brustkorb), um lebenswichtige Organe zu bergen und schützen. Während Schädel- und Beckenknochen ziemlich stabil in sich verfügt sind, ist der Thorax in sich beweglich, um Luft-, Blut- und Lymphströme in Bewegung zu setzen.

In der Körpermitte dagegen gibt es nur die auf dem Becken aufbauende, in sich bewegliche Führungsstange (die Lendenwirbelsäule; ➤ Abb. 3.13). Das Balancieren des Körperabschnitts Becken in Sitz und Stand ist eine Voraussetzung für das Einordnen der Körperabschnitte Brustkorb und Kopf in die Körperlängsachse. Er überträgt aber auch das Gewicht von Brustkorb, Kopf und Armen auf die Beine (vgl. Spirgi-Gantert et al. 2022, S. 92 f.). Nach Bowman (2016, S. 15) spart diese Konstruktion Gewicht, ermöglicht Beweglichkeit und gibt den Eingeweiden Platz,

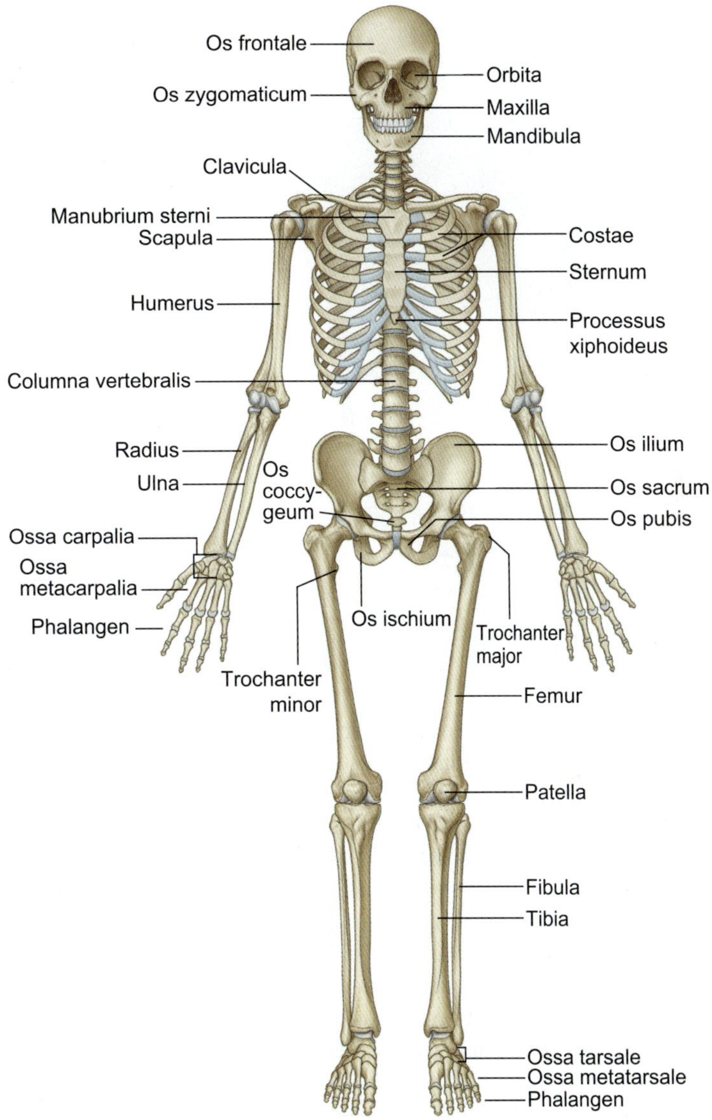

Abb. 3.13 Die lumbale Führungsstange. [G572]

sich auszudehnen (z. B. in der Schwangerschaft). Den nötigen Halt der reaktionsfähigen Körpermitte und das Gleichgewicht der instabilen Mitte gewährleisten Muskeln und Faszien, die die Stellung von Becken zu Brustkorb halten und den Bauchorganblock stabilisieren. Innerhalb des Bauch- und Beckenraums übertragen sich Druckwellen, die die Funktionsfähigkeit gewährleisten, halten sich die Kräfte die Waage und generiert das Zentrum Lebendigkeit. Bei Dysfunktion und unphysiologischer Ausrichtung der Körpermitte entstehen Ungleichgewichte, die Funktionsprobleme und Pathologien zur Folge haben.

Dieses Kapitel erklärt den Aufbau und das physiologische Zusammenspiel im abdominellen Kanister und gibt Hinweise, wie in der Yoga-Praxis das Gleichgewicht der Kräfte der Mitte zu fördern und eine reaktionsfähige, kräftige Körpermitte aufzubauen ist. Werden Beckenboden & Co im funktionellen Zusammenhang stimuliert, bleibt die Mitte gesund.

3.3.1 Der abdominelle Kanister im Gleichgewicht

Der Thorax, die Brustwirbel 7–12, die Lendenwirbel 1–5 und das Becken bilden nach Lee und Lee (2011, S. 72) den knöchernen abdominellen Kanister (inklusive Bandscheiben und Ligamente; ➤ Abb. 3.14). 85 Gelenke ermöglichen viel Bewegung und benötigen Stabilität.

Der aktive Anteil (vgl. Hodges 2021, S. 97) des abdominellen Kanisters besteht aus myofaszialen Strukturen, den großen muskulären Platten (Beckenboden, Bauchwandmuskeln, Zwerchfell und Rückenmuskeln) und den Eingeweiden, die den entstandenen Innenraum ausfüllen, und die von den Wänden gehalten und durch die Bewegungen stimuliert werden.

Das knöcherne und das myofasziale System der Körpermitte müssen sich ständig aufgrund von vielfältigen Erfordernissen

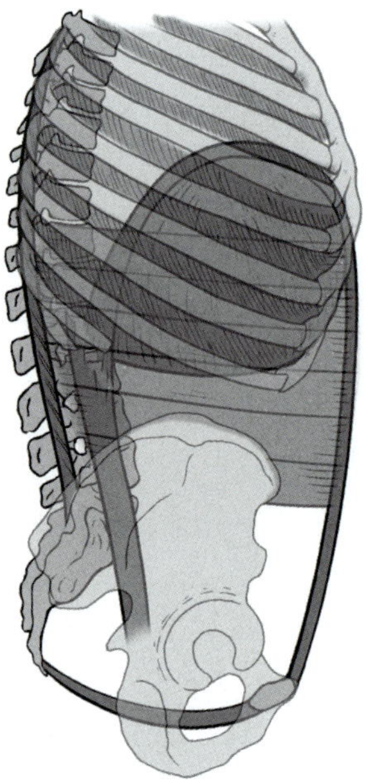

Abb. 3.14 Der abdominelle Kanister. [V1048]

(Wechsel der Körperhaltung, Fortbewegung, Organtätigkeit etc.) ausbalancieren, um das funktionelle Gleichgewicht zueinander zu erhalten. Dabei reagiert der abdominelle Kanister auf verkleinerte oder labile Unterstützungsflächen, nimmt weiterlaufende Bewegungen auf und bildet ein stabiles Zentrum für Extremitätenbewegungen.

Um aber in sich im gesunden, intraabdominellen Gleichgewicht zu bleiben, sind folgende Voraussetzungen nötig:

1. Der Thorax steht in allen Ebenen genau über dem Becken und ist in sich gehoben, um dem Zwerchfell Ausdehnungsraum nach kaudal zu geben und nicht komprimierbare Bauchorgane weder nach ventral (Dislokation der Bauchwand) noch nach kaudal (Dislokation der Beckenorgane und des Beckenbodens) zu verschieben. Lenden- und Brustwirbelsäule sind in der Länge längs ausgerichtet und in sich beweglich. Kräftige und dehnfähige Hüftextensoren und BWS-Extensoren halten Becken und Thorax in der physiologischen Stellung.
2. Bauchwand und Rückenmuskulatur stehen parallel zueinander und sind nahezu vertikal in der Aufrichtung zueinander angeordnet, um fallverhindernde Muskelaktivitäten zu reduzieren. Beide Muskelgruppen bewegen das Becken gemeinsam mit den Hüftgelenksmuskeln in den Hüftgelenken. Die Lenden-Becken-Hüft-Region bildet den dynamischen Unterbau des Rumpfes.
3. Beckenboden und Zwerchfell liegen wegen der aus- und aufgerichteten Wirbelsäule genau parallel und horizontal zueinander und bewegen sich gleichsinnig im Atemrhythmus, denn die in ihrer Gesamtheit nicht zu komprimierenden Bauchorgane verschieben sich in Atem- und Rumpfbewegungen.
4. Der Beckenboden schließt kaudal den abdominellen Kanister ab. Er reagiert auf Bewegungen und Druckveränderungen automatisch, ohne in eine Dauerhaltspannung und in einen Hypertonus zu geraten. Die *slow twitch fibers* generieren Dauerspannung, um das kaudale Widerlager zu sichern, während *die fast twitch fibers* mit schnellen Kontraktionen auf plötzliche Reize wie z. B. Hustenstöße, Lachen, Niesen und andere intraabdominelle Druckerhöhungen adäquat reagieren und Kontinenz gewährleisten.

Ist der abdominelle Kanister knöchern ausgerichtet, in seinen Gelenken und myofaszial beweglich, dann kann er seine Aufgaben in Sachen zentrale Beweglichkeit, Verschieblichkeit und zentraler Halt erfüllen. Pilates hat dafür den Begriff des „Powerhouse" geprägt, im Tanz und in der Fitness-Szene spricht man von Core und „die Erdmitte des Menschen" (das Hara) hat Graf Dürckheim in Europa bekannt gemacht.

Um die Körpermitte als funktionelle Einheit im Yoga zu stimulieren, ist die Erarbeitung der Ausrichtung der Bausteine des abdominellen Kanisters und die Förderung der aufrechten Körperhaltung der erste Yoga-praktische Schritt, der für ein gesundes, ausgeglichenes, kraftvolles Zentrum sorgt. Nicht nur in Tadasana, sondern auch im Sitz, im herabschauenden Hund, in eigentlich allen Asanas gilt es, diese physiologische Ausrichtung zu fördern, um die zentrale Funktionsfähigkeit des aktiven und passiven Bewegungsapparates und der Bauchorgane zu fördern.

PRAXISTIPP

Beobachtungskriterien für die Auf- und Ausrichtung in der Yoga-Praxis

Sagittal: Malleolus lateralis – Mitte Kniegelenksspalt – Trochanter major – Spina iliaca anterior superior (SIAS) und Symphyse, Mitte seitlicher Thorax – Mitte Oberarmkopf – äußerer Gehörgang/Mastoid genau in einer Linie

Frontal: Großzehengrundgelenk – Mitte der Malleolen – Kniescheibe – Hüftgelenk in einer Linie, Crista iliaca horizontal, Symphyse – Bauchnabel – Xiphoid – Sternum – Kinnspitze übereinander, beide Akromionen und Ohren auf einer Höhe

Transversal: Füße parallel, SIAS – Thorax – Schultergürtel – Kopf nach vorne ausgerichtet

3.3.2 Die Muskeln des abdominellen Kanisters

Die knöchernen Anteile der Mitte des Körpers werden durch Muskulatur ausgerichtet, bewegt und gehalten:

- Kaudal schließt der Beckenboden das Becken ab, hält die inneren Organe, dosiert die Freigabe von Inhalt, sichert die Kontinenz und ist Träger der Sexualorgane.
- Dorsal bewegt und hält die Rücken- und Hüftmuskulatur das Becken, die LWS und den Thorax und sichert die Aufrichtung.
- Ventral hält die Bauchmuskulatur den Eingeweideblock, bewegt und hält das Becken in den Hüftgelenken und

in der LWS. Ferner bewegen die Oberbauchmuskeln die Rippen. Alle Bauchmuskeln widerlagern gemeinsam mit dem Beckenboden intraabdominelle Drücke.

- Kranial verschiebt das Zwerchfell, der menschliche Hauptatemmuskel, im physiologischen Atem die muskulären Anteile des Cores und die Eingeweide.

Die Bedeutung der dorsalen Muskelkette

Das Becken als kaudaler Baustein des abdominellen Kanisters „tanzt" auf den Hüftgelenken. Diese Beweglichkeit (vor allem in die Extension) und die Positionierung des Beckens in der physiologischen Beckenmittelstellung (s. o. SIAS und Symphyse genau frontal) sind Voraussetzung für die darauf aufbauende Ausrichtung. Die Hüftgelenksextensoren (Glutäen, pelvitrochantäre Muskeln und ischiocrurale Muskeln) sichern von dorsal, während die untere Bauchwandmuskulatur ventral hält. Kräftige BWS-Extensoren heben den Thorax und reduzieren die Schubbelastung auf die LWS, die somit in sich beweglich wird und auf Anforderungen reagieren kann. Sollte sich der Thorax nicht heben können, weil in LWS und HWS keine weiterlaufenden Bewegungen erfolgen, könnten die LWS-Extensoren und die HWS-Extensoren dynamisch-konzentrisch (= verkürzt) aktiviert sein und die Bauchwand- und Halsmuskeln als LWS/HWS-Flexoren insuffizient und dynamisch-exzentrisch aktiviert (überdehnt) sein. Hier benötigt der abdominelle Kanister für seine Gesundheit den Ausgleich von muskulären Dysbalancen.

PRAXISTIPP

Die Extension im Hüftgelenk ist heutzutage bei überwiegend sitzender Tätigkeit häufig eingeschränkt. Yoga-Praxis mobilisiert das Hüftgelenk in die Extension (Vorsicht: weiterlaufende Bewegung in die LWS-Extension widerlagern!) oder passt Asanas durch Kniebeugung so an, dass das Becken in Mittelstellung gehalten werden kann. Die Thoraxhebung in die BWS-Extension benötigt zum einen eine bewegliche BWS, zum anderen eine dehnfähige Oberbauchwandmuskulatur. Yoga-Praxis widmet diesem Baustein besondere Aufmerksamkeit, z. B. durch Drehsitz (Ardha Matsyendrasana), Fisch (Matsyasana) etc. Der Ausgleich von Muskeldysbalancen ist Gegenstand jeglicher Yoga-Praxis.

Der Beckenboden

Der Beckenboden, aufgeteilt in Diaphragma pelvis und Diaphragma urogenitale, ist eine dynamische, schwingende Muskelbrücke, die, im Becken knöchern aufgehängt, Vorder- und Rückseite des Körpers verbindet (➤ Abb. 3.15). Für die dosierte Freigabe von Inhalt (Urin, Stuhl, Fetus im Rahmen einer Geburt) hat der weibliche Beckenboden drei Öffnungen (mit den Zuleitungen Harnröhre, Vagina und Rektum), der männliche zwei (verlängerte Harnröhre, Rektum). Hauptaufgabe des Beckenbodens ist es, die in der frühen Kindheit erlernte Kontinenz lebenslang zu sichern. Über den Beckenorganen (Harnblase, Rektum, bei der Frau zusätzlich Uterus und beim Mann Prostata) liegen die Bauchorgane, die alle vom Beckenboden in ihrer Lage von kaudal stabilisiert werden. Der Beckenboden ist Teil der männlichen und weiblichen Sexualorgane. In seiner Funktionslebendigkeit sichert der Beckenboden nach kaudal den abdominellen Kanister und ist in einer Ausrichtung vom dynamischen Unterbau Beine und dem in Hüftextension beweglichen Becken sowie dem über sich geschichteten Rumpf abhängig. Nach Renate Tanzberger ist der „Beckenboden = Lebensboden".

Therapeutische Reize sollten immer Funktionsreize sein: Das komplexe myofasziale Geflecht des Beckenbodens kann zwei grundsätzliche Funktionen ausführen, die sich in der Benennung der Muskeln wiederfinden: Der Beckenboden hebt sich insgesamt an und senkt sich wieder (M. levator ani). Die Schnürmuskeln sichern den Harnröhrenausgang und den After (Mm. sphincter urethrae und ani), wobei diese nicht nur aus quergestreifter, willkürlich aktivierbarer Muskulatur bestehen, sondern in ihren internen Anteilen aus glatter Muskulatur, die autonom innerviert wird. Dabei trägt die Bodenstruktur die Schnürstruktur, weshalb zuerst die Gruppe der Levatormuskeln zu aktivieren ist (anheben nach vorne oben, um den Blasenhals effektiv zu sichern), bevor einzelne Ausgänge zugeschnürt werden.

Beim Beckenboden muss darauf geachtet werden, dass beide Muskelaktivierungszustände, das Konzentrische und das Exzentrische, sich in der Beanspruchung die Waage halten, denn der Beckenboden stabilisiert nicht nur und sichert die Kontinenz, sondern braucht für die Freigabe von Inhalt die Fähigkeit, exzentrisch kontrolliert loszulassen und Dehnung zu ermöglichen. Da der Beckenboden aus *slow* und *fast twitch fibers* besteht, sollte Yoga-Praxis diese auch durch langsame Anspannung und Haltearbeit sowie durch schnelle Kontraktionen aktivieren. Aufgrund von Reizen arbeitet der Beckenboden, wenn er gesund ist, vor allem reflektorisch, d. h. unwillkürlich (gelernt in der frühen Kindheit): intraabdominelle Druckerhöhung, z. B. bei Husten (*cough response*), Niesen, Lachen, in Rumpfbewegungen, bei Erschütterung (High-Impact-Sport), aber auch bei Lagewechseln sollten automatisch, reaktiv von kaudal durch Beckenbodenanspannung gesichert werden.

Da der Beckenboden, anders als andere Skelettmuskeln, nicht angeschaut werden kann und wegen der Nähe zu den Ausscheidungs- und Sexualorganen leider immer noch tabubesetzt ist, nimmt man den Beckenboden häufig erst dann in den Blick, wenn Probleme entstehen. Wünschenswert wäre, dass der Beckenboden selbstverständlicher Teil der bewussten Körperentwicklung und der Selfcare ist (in Familie, Schule, Sport) und die Gesundheitsförderung spielerisch den Alltag begleitet. Dies bedarf der Integration des Beckenbodens in das Körperbild, die sowohl genaue Kenntnis der Anatomie, Physiologie und Pathologie als auch die differenzierte Wahrnehmung voraussetzt.

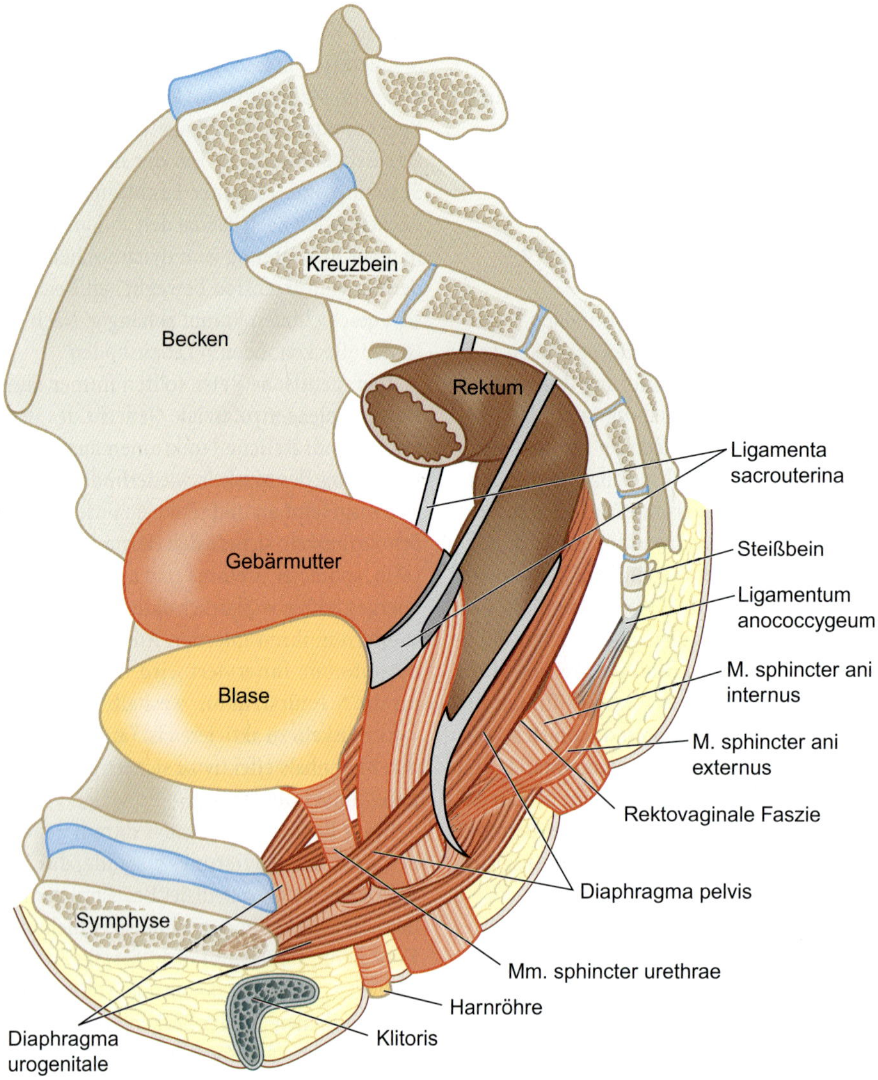

Abb. 3.15 Der Beckenboden. [L126, M1378]

Der größere weibliche Beckenboden, der Hormoneinflüssen ausgesetzt ist, ist potenziell gefährdeter zu überlasten als der männliche Beckenboden. Zudem verändern sich in der postmenopausalen Phase unter der Reduktion von Östrogen nicht nur alle Körpergewebe, sondern auch der Beckenboden, der weniger flexibel und reaktionsfähiger wird. Lebenslange Stimulation des Beckenbodens ist wichtig für die Gesunderhaltung.

PRAXISTIPP

Yoga-Praxis schult den Beckenboden im Sinne der Funktion auf der Basis von differenzierten Kenntnissen und Integration in das Körperbild. Dabei steht die Wahrnehmung und Ansteuerbarkeit des Beckenbodens im Vordergrund, bevor in be- und entlastenden Positionen die kaudale Sicherung in die Asanas integriert wird. Beide Funktionen des Beckenbodens benötigen die Stimulation in Mula Bandha („heben vor schnüren"). Besonderes Augenmerk ist auf die reaktive Stimulation des Beckenbodens im Atemrhythmus und in der Atembeschleunigung zu achten.

Die Bauchwandmuskulatur

Die die Vorderseite des abdominellen Kanisters bedeckende Bauchwandmuskulatur ist Teil der Bauchmuskeln, die in eine oberflächliche Bauchwandmuskulatur (M. rectus abdominis, Mm. obliquui externus et internus abdominis, M. transversus abdominis) und den tiefen Teil (M. psoas major, M. quadratus lumborum) eingeteilt werden (> Abb. 3.16). Während die Bauchwandmuskeln, die die ventrale Verspannung zwischen Becken und Thorax bilden, Rumpfflexoren sind, bewegen die tiefen, direkt vor der LWS liegenden Muskeln die LWS in die Extension. Hier deutet sich in einem Antagonismus einer Muskelgruppe die Komplexität dieser Muskelgruppe an.

Teil des abdominellen Kanisters sind die Bauchwandmuskeln, die

- als ventrale Verspannung die aufrechte Körperhaltung sichern und die Extension von LWS und BWS/Thorax verhindern (Alignment),

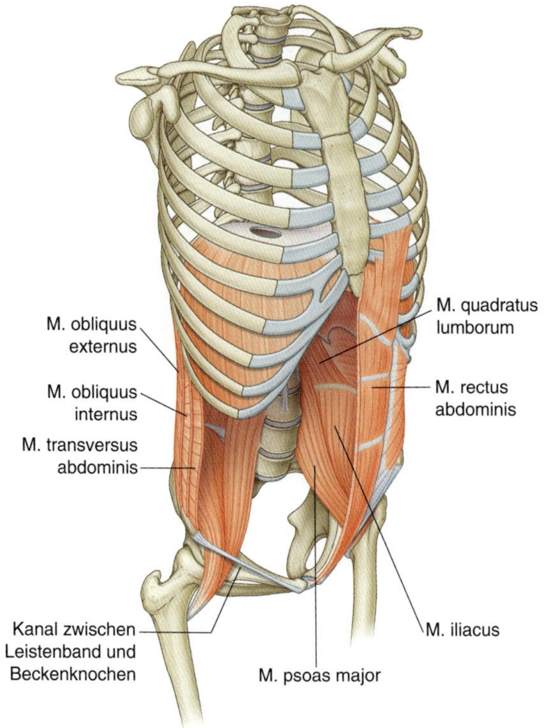

Abb. 3.16 Die Bauchwandmuskulatur und die tiefe Bauchmuskeln. [E402-005]

- einen ventralen Gegenhalt für die inneren Bauchorgane und damit ein Widerlager für die Organbewegung bilden sowie die Lage der Organe sichern,
- im Ausatem die Rippen in die Ausatemstellung ziehen (vor allem M. obliquus externus abdominis) und diese Bewegung nach kaudal absichern sowie in intraabdominellen Druckveränderungen (beschleunigte Ausatmung, Bewegung) diese widerlagern,
- das Becken in Hüftgelenken und LWS in drei Dimensionen und die Rippen in den Rippenwirbelgelenken bewegen,
- und den zentralen Halt als Basis für alle peripheren Bewegungen, Verkleinerungen der Unterstützungsfläche und Labilisierungen gewährleisten.

Diese Funktionsvielfalt ermöglicht das Geflecht der geraden und schräg zueinander angeordneten Bauchwandmuskeln, von denen nur der M. rectus abdominis Ursprung und Ansatz an Knochen hat und damit ventral die Führungsstange für die seitlichen Muskeln (der LWS entgegengesetzt) bildet. In der Lamina anterior und posterior der Rektusscheide oberhalb der Linea arcuata verflechten sich die Aponeurosen der seitlichen Bauchwandmuskeln und finden dort als Ansatz ihren Halt. Nur in der Aus- und Aufrichtung ist der Rectus abdominis in der Lage, diesen Halt auszuüben, während in Thoraxsenkung und LWS-Flex aus der Verkürzung und dem daraus resultierenden Halteverlust der Führungsstange Rectus heraus die Bauchwand nicht mehr funktionell arbeiten kann.

Ventrale (Rectus) und dorsale (LWS) Führungsstange werden über den M. transversus abdominis verbunden, der dorsal an den Rippen 7–12, der Crista iliaca und auch großflächig an der Fascia thoracolumbalis seinen Ursprung hat und ventral auch Teil des hinteren Blatts der Rektusscheide ist. Die Kontraktion der Abdominalmuskeln (vor allem auch des M. transversus abdominis) schmälert die Taille und verlagert damit die Eingeweide nach oben und unten. Durch gleichzeitige Anspannung von Beckenboden und Zwerchfell „unterbleibt die Verlagerung der Abdominalinhalte und die Spannung in Muskeln und Faszie steigt analog der Kontraktion der Muskeln um den Bauchraum herum" (Hodges 2012, S. 97). Die Anspannung des Beckenbodens muss also sichern, damit kranialer, dorsaler und ventraler Druckaufbau den abdominellen Kanister in sich stabilisiert. Beckenboden und Bauchwandmuskeln arbeiten dafür im funktionellen Synergismus miteinander: Sowohl Beckenboden als auch Transversus abdominis (Bauchwandmuskulatur) arbeiten im Atem in derselben Kontraktionsform (s. u. Zwerchfell).

Im Zusammenspiel der Muskeln des abdominellen Kanisters entsteht nicht nur die Funktionsfähigkeit der Wirbelsäule und der ventrale Halt des Bauches, sondern auch der Gegenhalt für den intraabdominellen Druck, der bei Funktionsverlust die Sicherung der Organe nach kaudal nicht mehr aufrechterhalten kann.

PRAXISTIPP

Um in der Yoga-Praxis die Bauchwandmuskulatur zu stimulieren, muss das Becken in der physiologischen Mittelstellung eingestellt sein. Bei Extension in der LWS arbeiten die tiefen Bauchmuskeln und nicht die Bauchwandmuskulatur.
Um die Bauchwandmuskulatur funktionell in ihrer Gesamtheit zu beanspruchen, ist die Thoraxhebung und die Aufrichtung des abdominellen Kanisters Grundvoraussetzung der Yoga-praktischen Bauchmuskelarbeit. Dabei orientiert sie sich an den funktionellen Aufgaben der Abdominalmuskeln (Extensionsverhinderung, Atemarbeit, Beweglichkeit, zentraler Halt)
Der Gegenhalt des Beckenbodens von kaudal ist bei Bauchwandbeanspruchung in der Yoga-Praxis sehr wichtig, da sonst von kranial ausgeübte Drucke, wie z. B. durch die Anspannung der Bauchwandmuskeln, nicht widergelagert werden können.

Das Zwerchfell

Das Zwerchfell (Diaphragma pulmonale) begrenzt den abdominellen Kanister von kranial und setzt als Hauptatemmuskel durch seine Ausdehnung nach kaudal einen Bewegungsreiz, der sich als Druck in der Einatmung auf Bauch- und Beckenraum überträgt und in der Ausatmung von Beckenboden, Bauchwand- und Rückenmuskeln stabilisiert wird (➤ Abb. 3.17). Dabei ermöglicht der gehobene Thorax dem Zwerchfell, sich nach kaudal auszudehnen, weshalb die Bauchdecke im Ein-

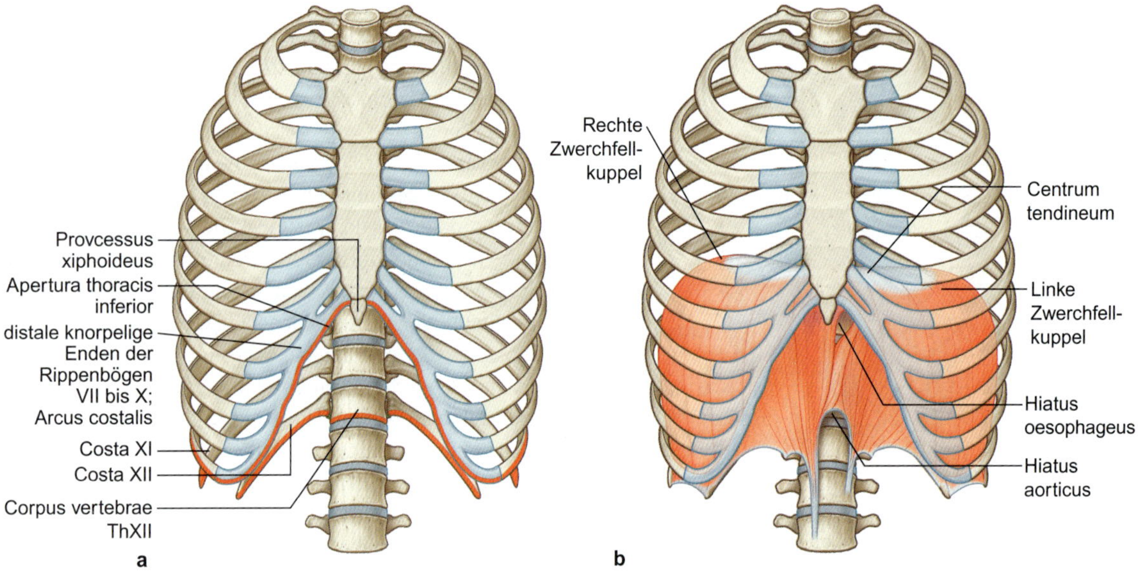

Abb. 3.17 Das Zwerchfell. [E402-005]

atem nach ventral tritt und der Beckenboden minimal nachgibt. Im Ausatem ziehen die Bauchwandmuskeln (vor allem M. obliquus externus abdominis) die Rippen in Ausatemstellung, das Zwerchfell schwingt zurück in die Ausgangsposition und der Beckenboden hebt sich. Nach Rock (2012, S. 121) arbeitet das Zwerchfell in der Inspiration bei Verbreiterung des frontotransversalen Thoraxdurchmessers konzentrisch, während Transversus/Bauchwand und Beckenboden exzentrisch kontrahieren. Diese Kontraktionsform kehrt sich im Ausatem genau um: Das Zwerchfell kontrahiert exzentrisch und schwingt wieder in die Ausgangposition zurück, während Beckenboden und Bauchwandmuskeln durch konzentrische Aktivierung den Bauchraum sichern. „Das Diaphragma sorgt durch seine synergistischen Aktivitäten für die dynamisch-abwechslungsreiche konzentrische und exzentrische Beanspruchung aller an der Stabilisation des Körperstammes beteiligten Muskeln“ (Rock 2012). Ferner fördert die Atembewegung die Verschieblichkeit und Mobilität der Eingeweide, der Atem massiert den Bauchinhalt.

Bei Husten, Niesen, Lachen, Ausatemaktionen, die mit erhöhter Zwerchfellaktivität einhergehen, muss der abdominelle Kanister sich in sich von kaudal stabilisieren, um einen Gegenhalt für die kaudale Druckentwicklung zu entwickeln. Besonderes Augenmerk verdient hier der kaudale Anteil, der im Ausatem die Kontinenz sichert („damit man sich nicht vor Lachen in die Hose macht“). Der Beckenboden sichert also in der Einatmung die Integrität der Kontinenzmechanismen, in der Ausatmung und vor allem bei Erhöhung des intraabdominellen Druckes muss er sich aktivieren (reaktiv oder aktiv) und trägt auch zur Ausatmung bei (Hodges 2012, S. 103).

Das Zwerchfell ist nicht nur im Atem ein funktioneller Antagonist zu Bauchwand und Beckenboden, sondern auch über die Crus des Zwerchfells, die eine extensorische Bewegung der LWS einleiten (Zwerchfell = Synergist der tiefen Bauchmuskeln M. psoas major und M. quadratus lumborum). Nur wenn das Becken in Mittelstellung eingestellt steht (= physiologische LWS-Lordose), stehen Beckenboden und Zwerchfell parallel und übertragen sich intraabdominelle Druckerhöhungen physiologisch.

Hier schließt sich der Kreis der Muskeln des abdominellen Kanisters, die alle, sei es, dass sie ventral, dorsal, kranial oder kaudal liegen, miteinander interagieren, aber sich auch in ihrer Funktion widersprechen. Kein Bereich kann ohne den anderen die Funktionslebendigkeit und die Organgesundheit aufrechterhalten. Das Haus braucht Parallelität in Decke zu Boden und in den seitlichen Wänden, damit Kraft und Beweglichkeit im Core entsteht.

PRAXISTIPP

In der Yoga-Praxis benötigt das Zwerchfell die Aus- und Aufrichtung von Becken, Wirbelsäule sowie die Thoraxhebung, um physiologisch schwingen zu können. Die vom Zwerchfell initiierten Atembewegungen setzen Bauchwand und Beckenboden in Bewegung: Im Einatem entspannen diese (EE) und im Ausatem kontrahieren sich Bauchwand und Beckenboden, spannen also an (AA). Bei Anstrengung braucht es also ein vierfaches A: **A** (Anstrengung), **A** (Aufrichtung), **A** (Ausatem), **A** (Anspannung). Beachtet die Praxis von Mula Bandha die Physiologie, muss es also immer im Ausatem gesetzt werden. Bei der Praxis des Kumbhaka wird die Atempause verlängert, während die Bauchdecke und der Beckenboden in seiner jeweiligen Position gehalten werden.
Durch Frikationslaute (ch) und Explosivlaute (p-t-k) können beschleunigte Zwerchfellbewegungen ausgelöst werden. In der Yoga-Praxis können Atemformen wie der Ujjayi-Atem (Kehlverengung) intraabdominelle Drücke provozieren, die vom Beckenboden widerlagert werden müssen. Die widerlagernde Reaktion könnte auch bewusst im Atem wahrgenommen und unterstützt werden.

MERKE

Unter dem Gesichtspunkt der Stabilität im abdominellen Kanister und der Widerlagerung von intraabdominellen Drücken sollte der Beckenboden im Ausatem angespannt werden. Wenn es dagegen um energetische Yoga-Praxis geht, kann der Beckenboden auch im Einatem stimuliert werden. Immer sollte darauf geachtet werden, dass nach der Anspannung eine differenzierte Entspannung des Beckenbodens angeleitet wird, damit der Beckenboden nicht überaktiviert wird. Wichtig ist es, im therapeutischen Yoga das therapeutische Ziel vor Augen zu haben.

3.3.3 Die Beckenorgane

Im kleinen Becken liegen die Organe, die als Aufgabe die Speicherung von Urin und Wind/Stuhl, und die Ausscheidung derselben, die Sexualität und die Fortpflanzung haben (➤ Abb. 3.18). Ist das Becken durch Aktivität der Hüftmuskeln und der Muskeln des abdominellen Kanisters ausgerichtet, liegt die Harnblase auf der Symphyse auf und wird knöchern gehalten, während die Harnröhre dicht hinter und bindegewebig mit der Symphyse verbunden die Ableitung des Urins ermöglicht (Harnröhrenlänge: Mann ca. 20 cm, Frau ca. 3–5 cm). Wind und Stuhl gibt der Enddarm, der in physiologischer Aus- und Aufrichtung von Kreuzbein und Steißbein gehalten wird, über die Öffnung Anus/After ab. Speicherungs- und Entleerungsorgane sind bei Frau und Mann gleich, wobei beim Mann die Prostata die Harnröhre umschließt und von unten die Harnblase stützt, weshalb Männer eigentlich erst bei Prostatapathologien Probleme mit der Inkontinenz bekommen.

Bei der Frau liegt vor der Symphyse und im Beckenboden integriert die Klitoris mit ihren Schwellkörpern, das weibliche Sexualorgan. Der Uterus ist in der Schwangerschaft das Bergungsorgan für das heranwachsende Leben und wird unter der Geburt zum Austreibungsorgan. Physiologisch liegt der Uterus in Anteversion/Anteflexion wie ein Kippdübel auf der Harnblase auf und zieht damit die Vagina, Ort der Begegnung und des Austritts des Fetus, in die Länge, was wiederum die hintere Urethralwand und die vordere Rektalwand längt und einem *Pelvic Organ Prolapse (POP)* vorbeugt.

Organgesundheit bedeutet im abdominellen Kanister, dass

- das Becken in Beckenmittelstellung steht, so dass die Harnröhre auf der Symphyse und der Uterus nach vorne geneigt auf der Harnröhre liegt. In Sitz und Stand trifft dann die Schwerkraft eher ventral die knöcherne Symphyse und

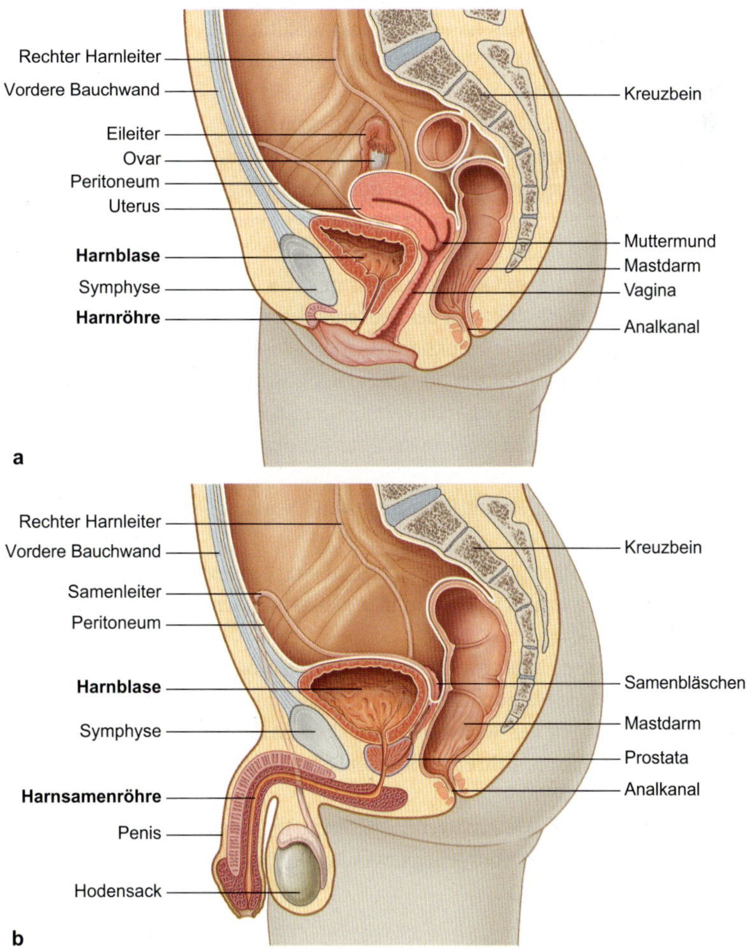

Abb. 3.18 Die weiblichen und männlichen Beckenorgane sagittal. [E1356]

den mit Diaphragma urogenitale und pelvis doppelt gesicherten Beckenboden, während der Levator ani eher nach schräg hinten oben weg aus der direkten Falllinie liegt.
- Rücken- und Bauchwandmuskeln die Beckenmittelstellung im Gleichgewicht halten, so dass die Kräfte des Bauchraumes sich ausgleichen und die Harnblase im Bauchraum gesichert ist und nicht hypermobil nach kaudal abrutscht.
- das Zwerchfell ohne Verschiebung der Beckenorgane nach kaudal (POP) Atembewegung auf die Beckeninhalte überträgt und der Beckenboden im Atemrhythmus die Organe sichert.

3.3.4 Die Funktionsprobleme im abdominellen Kanister

Ungleichgewicht im abdominellen Kanister entsteht bei
- Zwerchfellhochstand mit eingeschränkter Thoraxbeweglichkeit, Thoraxsenkung, verringerter Vitalkapazität, verringerter Ausdehnungmöglichkeit nach kaudal, Gegenhalt von verkürzten, dehnunfähigen und verkrampften Bauchwandmuskeln und Provokation von intraabdominellen Drücken,
- Biegespannung der Wirbelsäule in die FLEX mit Insuffizienz der aufrichtenden Muskeln, Einschränkungen der Zwerchfellexkursionen und der Thoraxmobilität und kranialem Druck auf Bauch- und Beckenorgane mit Verschiebung nach kaudal,
- Ventralisierung der Bauchwand mit Gewichtszunahme und Gewichtsbelastung, Verlust der *Core Stability,* der Beweglichkeit und der Atemreaktion, mit Überlastung der Wirbelsäule, paradoxen Bauchdeckenbewegungen im Atem und Provokation von Drücken nach kaudal,
- Beckenbodensenkung mit kranialer Belastung bzw. Druckentwicklung, Dislokation des Beckenbodens, bindegewebigem Umbau, Reduktion der Atemkraft, Lageveränderungen der weiblichen und nach Prostatektomie auch der männlichen Beckenorgane, Inkontinenz, sexuelle Störungen und Funktionsproblemen in der Lenden-, Becken-, Hüftregion,
- Beckenorgandysfunktion mit Inkontinenz und Senkung der Beckenorgane.

Funktionsstörungen mit Zwerchfellhochstand sind Lungenerkrankungen und vermehrte Bauchinhalte z. B. infolge einer Adipositas.

Funktionsstörungen infolge von Beckenbodensenkung sind POP, Inkontinenz und Hämorrhoiden.

Funktionsstörungen der Wirbelsäule, die sich aus der Biegespannung entwickeln, führen zu Rückenschmerzen und degenerativen Veränderungen.

Funktionsstörungen der nach ventral dislozierten in sich nicht mehr stabilen Bauchwand gehen physiologisch mit einer Schwangerschaft einher, führen aber pathologisch zu Rektusdiastase und Hernien (Nabelbruch, Bauchwandhernie, Leistenbruch).

i PRAXISTIPP

Yoga-Praxis fördert das Zusammenspiel im abdominellen Kanister, und stimuliert gezielt im Sinne der Physiologie die einzelnen Bausteine. Damit beugt Yoga-Praxis Überlastungen und Funktionsstörungen der Körpermitte vor.
Wenn Beckenboden & Co zusammen gezielt in der Yoga-Praxis aktiviert werden, bleibt die bewegliche, verschiebliche, reaktionsfähige, stabile Mitte gesund.

LITERATUR KAPITEL 3.3

Bowman K. Diastadis recti. Chicester: lotus publishing; 2016.
Graf Dürckheim K. Hara. Die Erdmitte des Menschen. Frankfurt am Main: S. Fischer; 2005.
Hodges P. Rückenschmerzen und Beckenboden. In: Carrière B (Hrsg.): Beckenboden. Physiotherapie und Training. Stuttgart: Thieme 2012; S. 94–113.
Lee D, Lee L. The Pelvic Girtle. 4th edition. Toronto: Churchchill Livingstone Elsevier; 2011.
Rock C-M. Funktionelle Störungen und reflektorische Inkontinenz. In: Carrière B (Hrsg.): Beckenboden. Physiotherapie und Training. Stuttgart: Thieme 2012; S. 113–132.
Spirgi-Gantert I, Grillo T, Mohr G, Rostin U, Bacha S, Oehl M. FBL Klein-Vogelbach Functional Kinetics. Band 1: Untersuchen und Behandeln. Berlin: Springer; 2022.

3.4 Nervensystem und zugehörige Strukturen

Daniel Völker

Das Wissen um das Nervensystem, die beteiligten Organe und die Funktionsweise hat eine große Bedeutung. Für die Therapie von neurologischen Patientinnen und Patienten, aber auch für Patientinnen und Patienten anderer Fachgebiete ist es entscheidend, die Mechanismen und die Grundzüge der Systeme zu kennen, die Bewegungen steuern und koordinieren, die das motorische Lernen ermöglichen, das Gedächtnis bilden, Emotionen und Motivation steuern und unsere Persönlichkeit formen. Darüber sind ganze Bücher verfasst und durch den Aufschwung der Neurowissenschaften, vor allem seit den 1990er Jahren, ist das Verständnis und das Wissen um die Bedeutung dieses faszinierenden Systems in den Fokus gerückt. Im folgenden Kapitel werden basale Elemente des Nervensystems vorgestellt, die zum Nachvollziehen der praktischen Kapitel und der Behandlungsansätze nötig sind. Ziel ist es, ein Grundverständnis zu schaffen, somit besteht kein Anspruch auf Vollständigkeit und die Abbildung sämtlicher Details.

3.4.1 Eine kurze Geschichte des Nervensystems

Wenn der menschliche Körper mit einem Haus verglichen würde, entspräche die äußere Fassade der Haut, das Dämmmaterial den Muskeln und dem Fettgewebe, die Stützbalken und Wände den Knochen und Gelenken, die Abwasserrohre dem Lymphsystem und die elektrischen Leitungen dem Nervensystem. Das Nervensystem ist das komplexeste und am besten strukturierte System des menschlichen Körpers. Über die Nerven werden Informationen aus der Peripherie nach zentral geleitet. Von zentral werden in komplizierten Bearbeitungsverfahren sämtliche Bewegungen gesteuert und Organe beeinflusst. Die Entwicklung des Nervensystems beginnt bereits in der Embryonalentwicklung. In der 3. Entwicklungswoche bildet sich das Neuroektoderm, aus dem sich später das Nervensystem heraus entwickelt. Das Gehirn und das Rückenmark sind gegen Ende der 8. Woche fast vollständig ausgebildet. Zur Geburt sind dann fast 100 Milliarden Nervenzellen gebildet worden, die im Laufe der folgenden Monate an Volumen zunehmen. Nach etwa 6 Monaten ist das Nervensystem dahingehend ausgebaut, dass das Baby lernt, den Oberkörper und die Extremitäten zu kontrollieren. Im Kindesalter wird dann über neuronale Verarbeitungs- und Entwicklungsprozesse die Neuroplastizität dahingehend genutzt, dass das Individuum lernt, mit seinen Fähigkeiten in der Umwelt interagieren zu können. Die Entwicklung der Synapsen im Kindesalter ist ein komplexer Prozess, der sich über mehrere Jahre hinzieht. Die Forschung hat gezeigt, dass die Anzahl der Synapsen im Kindesalter rasch ansteigt und erst ab dem 10. Lebensjahr wieder sinkt. Die Anzahl der Synapsen nimmt in den ersten beiden Lebensjahren am schnellsten zu, wobei das Tempo in den nächsten 4–6 Jahren allmählich abnimmt (Eliot 2012). Der Anstieg der Anzahl der Synapsen erfolgt durch einen Prozess der prä- und postsynaptischen Differenziation, bei dem Neuronen sich aneinander anpassen und spezifische Verbindungen aufbauen. Die Entwicklung der Synapsen im Kindesalter wird auch durch die Erfahrung und Interaktionen des Kindes beeinflusst. Diese Erfahrungen und Interaktionen fördern die chemischen Prozesse im Gehirn, die die Entwicklung der Synapsen beeinflussen kann. Forschungen haben gezeigt, dass die Synapsen im Kindesalter durch die Erfahrung verändert werden können, indem sie auf bestimmte Reize reagieren. Diese Veränderungen ermöglichen es dem Gehirn, neue Informationen zu speichern und zu verarbeiten. Die Entwicklung der Synapsen im Kindesalter ist ein wichtiger Prozess, der die kognitiven Fähigkeiten und die emotionale Intelligenz des Kindes beeinflusst. Es ist wichtig, dass Kinder in einer sicheren und gesunden Umgebung aufwachsen, um eine gesunde Entwicklung der Synapsen zu ermöglichen. In dieser Umgebung können die Kinder dann die Erfahrungen machen, die sie benötigen, um ihr Gehirn und sich zu einem Erwachsenen zu entwickeln.

Die Einteilung des Nervensystems

Das Nervensystem lässt sich anatomisch in das zentrale Nervensystem und das periphere Nervensystem, sowie funktionell in das willkürliche und das vegetative Nervensystem einteilen (➤ Abb. 3.19, ➤ Abb. 3.20).

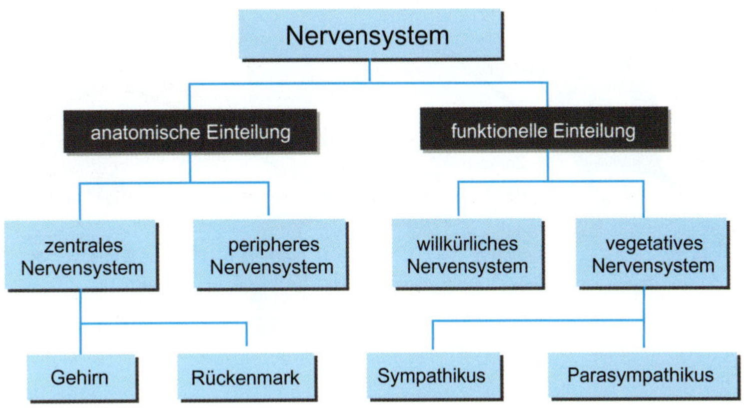

Abb. 3.19 Einteilung des Nervensystems. [A300]

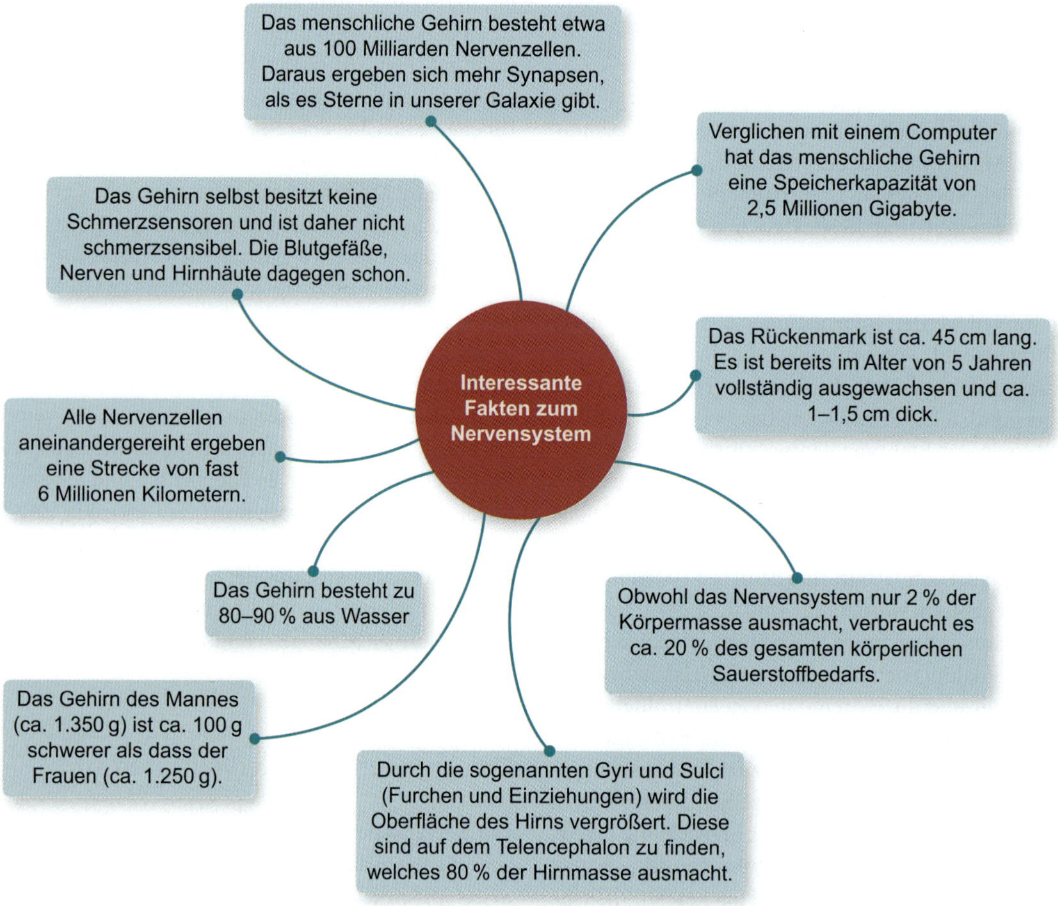

Abb. 3.20 Interessante Fakten zum Nervensystem. [L231]

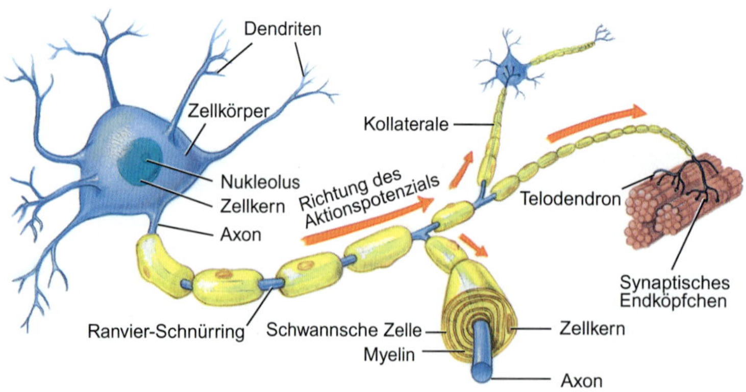

Abb. 3.21 Aufbau eines Neurons. [L190]

Das Neuron

Die kleinste Einheit des Nervensystems ist das Neuron (Nervenzelle), von dem es verschiedene Arten gibt (➤ Abb. 3.21). Diese bestehen aus dem Soma, den Dendriten, dem Axonhügel, dem Axon und dem synaptischen Endköpfchen. Das *Soma* entspricht dem Zellkörper, der mit wichtigen Zellorganellen (wie dem Zellkern) und Plasma gefüllt ist. Die *Dendriten* sind Ausläufer des Somas und bilden die Kontaktstellen zu anderen Nervenzellen. Sie empfangen die elektrischen Signale (Aktionspotenziale) und senden diese weiter. Der *Axonhügel* ist der Übergang zwischen Soma und Axon. Dieser sammelt die elektrische Erregung und löst erst beim Erreichen der Reizschwelle ein Aktionspotenzial aus. Dieses wird über das *Axon* weitergeleitet, welches wie ein Kabel durch die Myelinscheiden isoliert und nur an den Myelinscheiden unisoliert ist. Dies ermöglicht die saltatorische

Reizweiterleitung, welche eine sehr schnelle Weiterleitung der Impulse ermöglicht. Am Ende des Axons steht das *synaptische Endknöpfchen,* welches bei einkommenden Aktionspotenzialen aktiv wird und durch die Abgabe von Transmitterstoffen in den synaptischen Spalt die Impulse an das nächste Neuron oder an der motorischen Endplatte am Muskel weitergibt.

! MERKE

Das Verständnis des Aufbaus der Neurone ist wichtig, um die Neuropathophysiologie hinter diversen Erkrankungen wie Multiple Sklerose, Polyneuropathie oder der Amyotrophen Lateralsklerose zu verstehen. Beispiel: Bei der Multiplen Sklerose kommt es im ZNS zu autoimmunologischen Entzündungsprozessen (Entzündungsherde) an den Myelinscheiden der Neurone, die durch die Immunzellen (T- und B-Zellen) hervorgerufen werden. Die Folge: Nervenimpulse werden langsamer oder gar nicht mehr weitergeleitet, was je nach Areal und Schweregrad zu Symptomen wie sensomotorischen Störungen führen kann.

Das Gehirn

Das Gehirn ist ein zentrales Organ des menschlichen Körpers, welches im knöchernen Schädel sitzt und für die Steuerung aller körperlichen und mentalen Funktionen verantwortlich ist (➤ Abb. 3.22). Es besteht aus Milliarden von Nervenzellen, die miteinander verbunden sind und die das Denken, die Sprache, die Erinnerung, die Kognition und das Verhalten steuern. Das Gehirn ist in vier Hauptbereiche unterteilt: das Großhirn, das Kleinhirn, das Mittelhirn und den Hirnstamm. Jede dieser Regionen erfüllt spezifische Funktionen. Das Cerebrum (Großhirn) ist der größte Teil des Gehirns und besteht aus zwei Hemisphären, die miteinander über den Corpus callosum (Balken) verbunden sind. Es ist für viele höhere Funktionen wie Kognition, Denken, Planen und auch das Lernen verantwortlich. Das Cerebellum (Kleinhirn) ist ein kleiner, aber bedeutsamer Teil des Gehirns, der wichtige Kontrollfunktionen wie die Koordination und die Balance des Körpers steuert. Es ist auch an der Kontrolle unserer Muskelbewegungen beteiligt und sämtliche gelernte, motorische Bewegungsprogramme werden dort gespeichert und abgeglichen. Das Mesencephalon (Mittelhirn) ist ein weiterer Teil des Gehirns, der für die Steuerung der Körperfunktionen wie Atmung, Blutdruck und Herzschlag verantwortlich ist. Der Truncus encephali (Hirnstamm) ist der tiefste Teil des Gehirns und für die Steuerung der grundlegendsten Körperfunktionen wie Atmung, Herzschlag und Blutdruck verantwortlich. Neben der Blutversorgung spielen auch die Ventrikel (Hohlräume) und der Liquor (Hirnwasser) eine sehr wichtige Rolle, auf die an dieser Stelle nicht näher eingegangen wird. Das Gehirn ist eines der komplexesten Organe des menschlichen Körpers und seine Funktionen sind von entscheidender Bedeutung für unsere körperliche und mentale Gesundheit, unsere Persönlichkeit und die Lebensqualität.

! MERKE

Das Wissen um die Anatomie und den Aufbau des Gehirns ist bedeutsam, wenn es z. B. um die Hypothesenbildung zur Erklärung von Symptomen geht. Die Symptome lassen sich u. a. der Gefäßversorgung der einzelnen Areale zuordnen. Beispielsweise führt ein Hirninfarkt mit Beteiligung der Großhirnrinde im Bereich des Broca-Areals zu einer Broca-Aphasie – einer erworbenen Sprachstörung. Eine Störung in Bereich des Kleinhirns dagegen kann zu Störungen

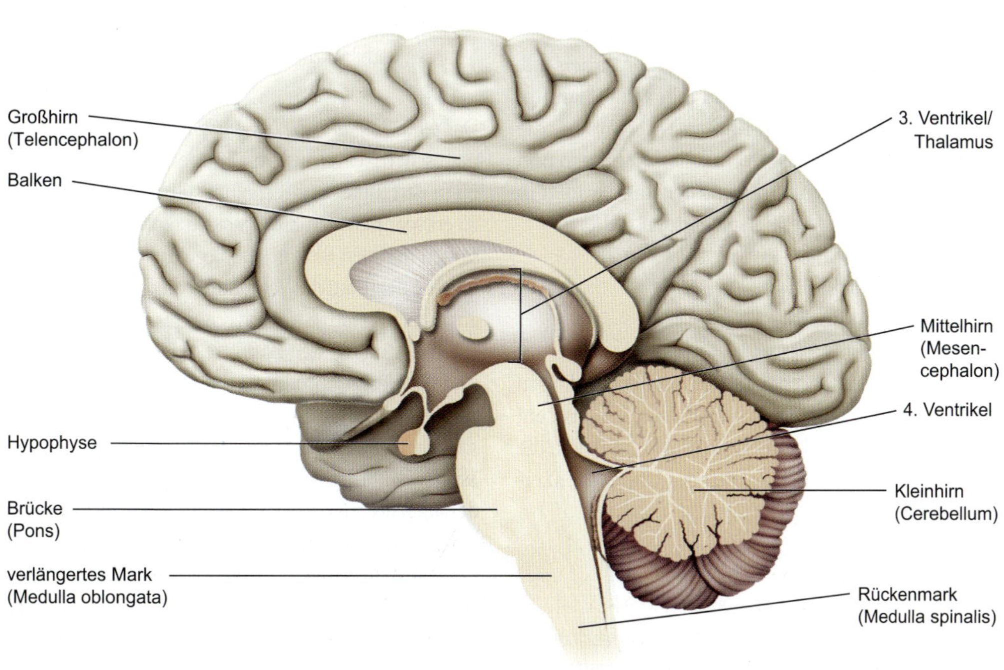

Abb. 3.22 Der Aufbau des Gehirns. [L275]

des Gleichgewichts und der Koordination führen und sich in einer zerebellaren Ataxie manifestieren. Durch Störungen, z. B. durch Eiweißablagerungen im Bereich des Frontalhirns bzw. des Temporallappens, kann es zu einer frontotemporalen Demenz kommen.

Die peripheren Nerven

Zum peripheren Nervensystem gehören die Hirnnerven und die Spinalnerven. Es liegt außerhalb des Schädels und des Wirbelkanals und verbindet somit das zentrale Nervensystem mit den Effektorganen wie den Muskeln oder Organen. Sowohl motorische (Efferenzen) als auch sensible (Afferenzen) Informationen werden zwischen dem zentralen und dem peripheren Nervensystem ausgetauscht.

! MERKE

Hirnnervenpaare

Es gibt insgesamt 12 Hirnnervenpaare, die in der medizinischen Nomenklatur mit römischen Ziffern beschrieben sind. Sie übermitteln sensible, motorische oder gemischte Impulse. Dazu zählen I = N. olfactorius, II = N. opticus, III = N. oculomotorius, IV = N. trochlearis, V = N. trigeminus, VI = N. abducens, VII = N. facialis, VIII = N. vestibulocochlearis, IX = N. glossopharyngeus, X = N. vagus, XI = N. accessorius, XII = N. hypoglossus.

Spinalnervenpaare

Es gibt insgesamt 31 Spinalnervenpaare. Darunter acht zervikale, zwölf thorakale, fünf lumbale, fünf sakrale und ein kokzygeales Nervenpaar.

Während die Hirnnerven direkt aus dem Hirn bzw. dem Hirnstamm entspringen, bilden sich die Spinalnerven aus den Wurzelfasern des Rückenmarks. Die Vorderwurzel enthält dabei motorische Nervenfasern und die Hinterwurzel enthält sensible Nervenfasern. Die Spinalnerven verlassen die Wirbelsäule durch die Foramina intervertebralia und teilen sich dann in einen Ramus posterior und einen Ramus anterior auf, die jeweils beide gemischte Nervenfasern enthalten (Jacobson und Marcus 2008). Die weitere Strukturierung der Rami erfolgt in Plexus. Die Rami anteriores zum Beispiel bilden weiter:

- C1–C4 den Plexus cervicalis
- C5–Th1 den Plexus brachialis
- Th12–L4 den Plexus lumbalis
- L4–S4 den Plexus sacralis

Die Nervenpaare, die weiter daraus gebildet werden, versorgen dann wichtige Muskulatur, z. B. der N. ischiadicus, der aus dem Plexus sacralis entspringt und sämtliche Muskulatur wie die ischiocrurale Muskulatur, die Muskulatur des Unterschenkels und des Fußes versorgt.

! MERKE

Das Wissen um die peripheren Nerven, deren Versorgungsgebiete und Verläufe ist therapeutisch wichtig. Bei einem Bandscheibenvorfall mit ausstrahlenden Schmerzen in den Fuß und motorischer Schwäche lässt auf das Segment L5/S1 schließen. Auch zählt die Erkrankung Polyneuropathie zu den Erkrankungen des peripheren Nervensystems. Das Wissen um den Verlauf der einzelnen peripheren Nerven lässt auch Rückschlüsse über mögliche beteiligte oder auslösende Strukturen zu. So kann ein Thoracic-Outlet-Syndrom (TOS), welches zu Parästhesien in den ersten drei Fingern führt, auf eine Beteiligung u. a. der Mm. scaleni oder der Stellung der ersten Rippe schließen lassen.

3.4.2 Sympathikus und Parasympathikus – zwei Gegenspieler

Das vegetative Nervensystem ist ein komplexes Netzwerk aus sensiblen und motorischen Nervenzellen, das verschiedene Körperfunktionen reguliert. Es besteht aus dem sympathischen und dem parasympathischen Nervensystem, die beide Teil des autonomen Nervensystems (ANS) sind.

Der sympathische und parasympathische Teil des ANS wirken hier als Gegenspieler. Das *sympathische Nervensystem* ist für die schnelle Reaktion des Körpers auf Stresssituationen verantwortlich, was als „Kampf-oder-Flucht-Reaktion" bezeichnet wird. Es aktiviert die Nebennieren, die Adrenalin und Kortisol freisetzen, um den Blutdruck zu erhöhen, die Herzfrequenz zu erhöhen, die Atmung zu beschleunigen und den Blutzuckerspiegel anzuheben.

! MERKE

Truncus sympathicus (sympathischer Grenzstrang)

Dieser besteht aus Ganglien, die im Verlauf der Wirbelsäule als Ganglia cervicalia, Ganglia thoracica, Ganglia lumbalia und Ganglia sacralia bezeichnet werden. In diesen Ganglien findet die synaptische Umschaltung vom präganglionären auf das postganglionäre sympathische Neuron statt. Durch den Truncus sympathicus wird die Sympathikusaktivität reguliert und trägt gemeinsam mit dem Parasympathikus zur Homöostase des Körpers bei.

Das *parasympathische Nervensystem* ist der Gegenspieler des sympathischen Nervensystems: Es übernimmt im Körper die Regulation in den Ruhe- und-Erholungsphasen. Es hilft dem Körper, sich zu entspannen, den Blutdruck zu senken, die Atmung zu verlangsamen und den Blutzuckerspiegel zu senken. Es übt auch beruhigende Effekte auf die Verdauung, das Immunsystem und die Haut aus. Das vegetative Nervensystem ist für viele Körperfunktionen wie die Atmung, den Blutdruck, den Herzschlag, die Verdauung und die Hormonproduktion verantwortlich. Es ist ein elementarer Bestandteil des zentralen Nervensystems und spielt eine entscheidende Rolle bei der Kontrolle unseres Körpers. Die wichtigste Komponente des Parasympathikus ist der X. Hirnnerv (N. vagus), der auch als „herumschweifender Nerv" bezeichnet wird. Neben den bekannten Wirkungen auf die Organe und die Förderung der Entspannungsfähigkeit scheint er auch durch eine Vagusnervstimulation (VNS) direkt am motorischen Lernen beteiligt zu sein. Im Tierversuch wurden dadurch im primär motorischen Kortex (M1) die cholinergen Signale verstärkt, die zum schnelleren Lernen von Greifaufgaben geführt haben (Bowles et al. 2022).

MERKE

Nervus vagus (X)

Der N. vagus ist der Längste unter den Hirnnerven, hat das am weitesten ausgedehnte Innervationsgebiet und ist der wichtigste parasympathische Nerv. In ihm verlaufen 75 % der parasympathischen Fasern (Schnack 2016). Auch die Hirnnerven III, VII und IX besitzen parasymapthische Fasern. Die Nervenkerne des Vagus liegen auf Höhe der Medulla oblongata im Hirnstamm, woraus die Nervenfasern entspringen, die im weiteren Verlauf Nervenzellkörper (Ganglien) bilden und zu den jeweiligen Organen gesendet werden. Er leitet sowohl Afferenzen als auch Efferenzen. Der X. Hirnnerv ist der größte afferente Nerv für Körperempfindungen, die von den Baucheingeweiden ausgehen, wodurch dieser z. B. das Völlegefühl des Magens oder Eingeweideschmerzen entsenden kann (Corts 2020). Auch beim Geschmackssinn ist der Vagus, neben den Fasern des VII. und IX. Hirnnervs beteiligt. Die allgemein-somatosensiblen Fasern des Vagus versorgen im Kopfbereich über den Ramus meningeus die Dura mater der hinteren Schädelgrube. Damit kann dieser Druck- und Schmerzreize aus diesem Bereich zum Hirnstamm weiterleiten.

Die folgende ➤ Abb. 3.23 zeigt die Verbindungen des autonomen Nervensystems auf und macht die Gegenspielerfunktion des Sympathikus und des Parasympathikus im Bereich der einzelnen Organe deutlich.

In verschiedenen Untersuchungen und Studien zum Thema Yoga, Meditation, Achtsamkeitstraining und weitere stressreduzierende Methoden wurden Begründungen für die Effektivität dieser Maßnahmen gesucht und dazu Hypothesen gebildet. Häufig wurde dabei die Förderung der Aktivität des Parasympathikus, insbesondere des N. vagus und die Reduktion der Sympathikusaktivität genannt. Die Wirkung des Sympathikus dagegen kann sehr gut genutzt werden, wenn es um die Förderung der Durchblutung der Muskulatur, die Erweiterung der Bronchien für eine bessere Sauerstoffversorgung oder die Erhöhung der Herzschlagfrequenz für die Kraft-Ausdauer-Aspekte geht.

PRAXISTIPP

Wie kann die Aktivität des Parasympathikus therapeutisch und mit Hilfe von Yoga gefördert werden?

- **Lach-Yoga:** N. facialis (VII), der neben der Motorik der Gesichtsmuskulatur auch parasympathische Fasern besitzt, besonders um das Auge herum. Durch das Lächeln und das „Lachen der Augen" werden diese parasympathischen Anteile angesprochen (Schnack 2016)
- **OM-Chanting** und Singen von **Mantren:** Durch die Vibrationen im Bereich des Kehlkopfes werden die parasympathischen Anteile des N. glossopharyngeus (IX) und die Äste des Vagus (Ramus pharyngeus) angesprochen und sorgen so beim Singen und Rezitieren der Mantren für parasympathische Aktivierung. Hierbei ist besonders die Ausatmung zu verlängern, denn bei der Einatmung ist bereits wieder der Sympathikus aktiv
- **Zungen-Stretching:** Beim Drücken der gerollten Zunge gegen die obere vordere Zahnreihe werden über die Zungenmotorik auch die parasympathischen Anteile des IX. Hirnnervs angesprochen (Schnack 2016)
- **Augenaktivierung:** Durch die parasympathischen Fasern des N. oculomotorius (III) setzt durch Aktivierung der innervierten Muskeln (z. B. Pupillenschluss oder Nahakkomodation) und die Weiterleitung an den parasympathischen Edinger-Westphal-Kern im Hirnstamm eine Entspannung ein. Hierfür bietet es sich an, über sanfte Augenpressur mit beiden Händen flach und sanft auf die geschlossenen Augen zu drücken.
- **Inversions-/Umkehrhaltungen:** Der veränderte Schwerkrafteinfluss auf den Sinus carotis sorgt für veränderte Druckverhältnisse im Gefäß. Dies führt über den *Carotissinusreflex* zu einer Senkung der Herz- und Atemfrequenz. Dies fördert die Entspannungsfähigkeit und aktiviert den Vagus. Mögliche Umkehrhaltungen sind: herabschauender Hund, Kindstellung, Schulterstand, tiefe stehende (halbe) Vorbeuge, etc.
- **Twists/Drehpositionen:** Durch Drehpositionen wie dem Drehsitz, die Hockdrehlage oder der gedrehten Stuhl-Position, können die Bauchorgane massiert werden, die wiederum den Parasympathikus über die Stimulierung seiner Äste in der Bauchregion anregen
- **Bandhas setzen:** Durch die Bandhas (Verschlüsse) werden bestimmte Muskelpartien und dadurch die parasympathischen Anteile aktiviert. Für Mula Bandha der Bereich Beckenboden, für Uddiyana Bandha der Bauchraum und das Zwerchfell und für Jalandhara Bandha der Rachenbereich
- **Druck- und Zugreize an der Wirbelsäule applizieren:** Förderung durch paravertebrale kontinuierliche, langsame Streichungen für 3–5 Minuten, von medial nach lateral. Dies erfolgt als Hands-On von den Therapeutinnen und Therapeuten
- **Tiefe Atmung:** Durch die langsame, tiefe, rhythmische (Aus-)Atmung werden die parasympathischen Äste im Bereich der Lungen und am Hiatus des Zwerchfells stimuliert. Hering-Breuer-Reflex: Durch eine sehr tiefe Atmung werden die Dehnungsrezeptoren in der Bronchialwand gereizt, die Signale über den X. Hirnnerv zum Inspirationszentrum der Medulla oblongata senden und so einen Inspirationsstop bewirken (Larsen 2016)

Wie kann die Aktivität des Sympathikus mit Hilfe von Yoga reduziert werden, wenn die Zielstellung „Stressreduktion" lautet?

- **Aktivierung des Parasympathikus:** Dadurch wird der Einfluss des Sympathikus reduziert
- **Rückbeugen:** Durch das Ausführen von Asanas der Gruppe Rückbeuge werden die Strukturen, die Kompression auf den Sympathikus auswirken, reduziert. Der Truncus sympathicus (Grenzstrang) besteht u. a. aus einer Kette von 22–23 Ganglien, die ventral der Wirbelsäule liegen. Diese werden z. B. beim Rundrücken und einem Malalignment des Rumpfes komprimiert und dadurch aktiviert. Durch Rückbeugen wie die stehende Rückbeuge, Kamel-Pose, Fisch oder Kuh-Position, wird dieser Druck reduziert

DEFINITION

Carotissinusreflex

Der Carotissinusreflex ist ein Schutzreflex des Körpers, um den Blutdruck stabil zu halten und die Durchblutung des Herzens und des Gehirns zu sichern. An der Gabelung der Carotis liegen in der A. carotis interna, dem Sinus caroticus, Barosensoren in der Gefäßwand, die den Blutdruck messen. Ein (plötzlicher) Blutdruckanstieg führt zu einer Reizung dieser Rezeptoren. Die Signale werden dann über den Ramus sinus carotici (Carotissinusast) des N. glossopharyngeus zum Kreislaufregulationszentrum in der Medulla oblongata gesendet. Über die Rami cardiaci (Herzäste) des N. vagus werden reflektorisch die Herzfrequenz und der Blutdruck gesenkt (Ebert et al. 2009).

3

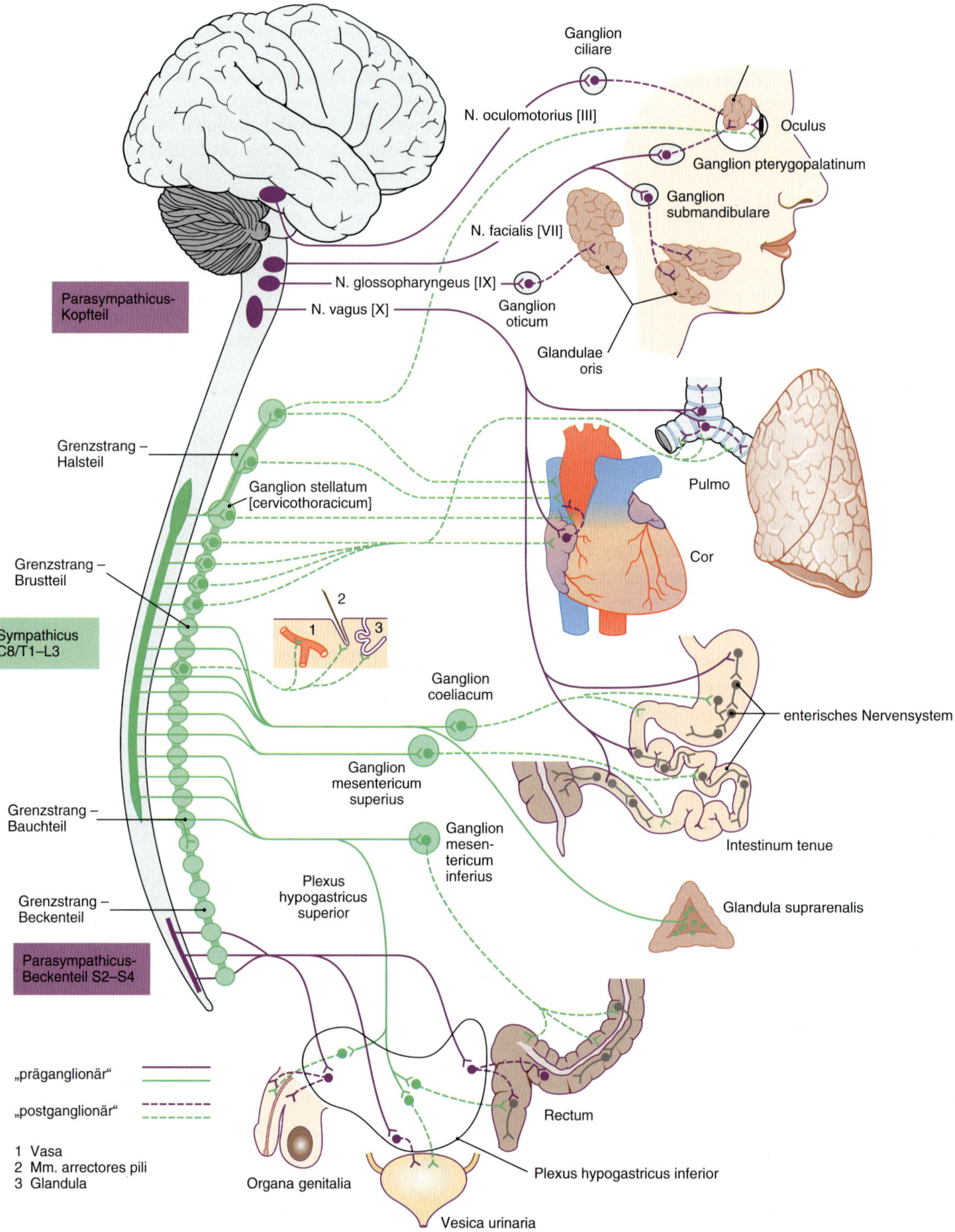

Abb. 3.23 Autonomes (vegetatives) Nervensystem. [[S130-6-L106]~[L126]]

Das sympathische und das parasympathische System müssen also gut ausbalanciert sein, um die körperlichen Systeme optimal und angepasst an die Situation bei der Funktion zu unterstützen. In einem (dauerhaften) Ungleichgewicht können sich Erkrankungen manifestieren. So können dauerhafter Stress und die damit verbundenen Stressreaktionen (Fight-and-Flight-Reaktion) zu körperlichen und geistigen Beschwerden führen und sich manifestieren. Coping-Strategien, Resilienz, Stresstraining, Therapiemethoden wie Entspannungstherapie und Co. zielen auf eine Balancierung des Vegetativums ab. In verschiedenen Traditionen und Philosophien spielen diese Wechselbeziehungen eine Rolle. Darunter:

- Hatha Yoga (Ha = Sonne; Tha = Mond)
- Yin und Yang
- Oszillationsmodell der Gesundheit

MERKE

- Der Sympathikus wird für Aktivität, Kampf oder Flucht oder Starre benötigt
- Der Parasympathikus wird für Erholung, Regeneration und Entspannung benötigt

Für einen gesunden Organismus ist ein Zusammenspiel (oder vielmehr ein Wechselspiel) zwischen diesen beiden Systemen von großer Bedeutung.

3.4.3 Mobilisation des Nervensystems durch Yoga

Mobilisation des zentralen Nervensystems

Mit Hilfe von Yoga lassen sich nervale Strukturen mobilisieren. Hierzu zählen die Meningen. Die Meningen, auch Hirnhäute genannt, umhüllen das zentrale Nervensystem, bestehend aus Gehirn und Rückenmark, und dienen als Schutzschicht. Sie bestehen aus drei eng miteinander verbundenen Schichten, die gemeinsam eine schützende Barriere bilden. Die Hauptfunktion der Meningen besteht darin, das empfindliche Nervengewebe vor äußeren Einflüssen zu schützen, Stöße abzufedern und eine stabile Umgebung für das zentrale Nervensystem aufrechtzuerhalten.

Die Meningen (➤ Abb. 3.24) setzen sich aus den folgenden drei Schichten zusammen:

- **Dura mater:** Die äußerste Schicht der Meningen wird als Dura mater bezeichnet. Sie ist die dickste und widerstandsfähigste Schicht und besteht aus dichtem kollagenem Bindegewebe. Diese Fasern verlaufen longitudinal und in Schichten, wodurch sie eine hohe axiale und geringe transversale Kraft aufweist. Die Dura mater bildet eine feste Hülle um das Gehirn und den Rückenmarkskanal und ist eng mit dem Schädel und der Wirbelsäule verbunden. Sie enthält auch Blutgefäße und Nerven. Die Dura mater endet im Canalis sacralis gemeinsam mit der Arachnoidea auf der Höhe S3. Dies wird auch als Duralsack bezeichnet (Dierlmeier 2020, S. 21)

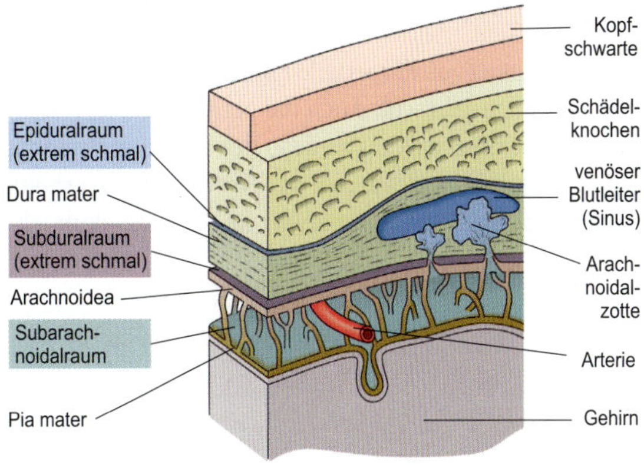

Abb. 3.24 Die Meningen (Hirnhäute). [L190]

- **Arachnoidea:** Die mittlere Schicht wird als Arachnoidea bezeichnet. Sie ist dünn und durchscheinend und besteht aus lockerem Bindegewebe. Unterhalb der Arachnoidea befindet sich der Subarachnoidalraum, der mit Liquor (Gehirn- und Rückenmarksflüssigkeit) gefüllt ist. In diesem Raum verlaufen Blutgefäße, die das Gehirn und das Rückenmark mit Nährstoffen versorgen. Die Arachnoidea bildet auch Ausstülpungen, bekannt als Arachnoidalzotten, die den Liquor resorbieren.
- **Pia mater:** Die innerste Schicht der Meningen ist die Pia mater. Sie liegt direkt auf der Oberfläche des Gehirns und des Rückenmarks und folgt den Konturen des Nervengewebes. Die Pia mater ist sehr dünn und besteht aus feinem Bindegewebe. Sie enthält zahlreiche kleine Blutgefäße, die das Nervengewebe mit Sauerstoff und Nährstoffen versorgen.

Zusammen bilden die Dura mater, die Arachnoidea und die Pia mater eine schützende und funktionelle Einheit, die das zentrale Nervensystem umgibt. Sie helfen dabei, Stöße abzufedern, das Nervengewebe vor Verletzungen zu schützen und eine stabile Umgebung aufrechtzuerhalten. Darüber hinaus ermöglichen die Meningen den Austausch von Nährstoffen und Abfallprodukten zwischen dem Blut und dem Gehirn-Rückenmarks-System.

Dierlmeier (2020) beschreibt aus osteopathischer Sicht, welche Umstände zu Störungen der Dura mater und deren Funktion führen können (Dierlmeier 2020, S. 260–261):

- Zervikalgie/BWS-Syndrom/Lumbalgie
- Kopfschmerzen und Migräne
- Hormonelle Störungen
- Bandscheibenvorfall
- Spondylolisthesis
- Spinalkanalstenose
- Zustand nach Epiduralblutung
- Lumbalpunktion
- Kreuzbeinläsionen
- Steißbeinläsionen

Durch yogische Mobilisationstechniken lassen sich verschiedene Störungen bzw. deren Folgen günstig beeinflussen. Die ➤ Abb. 3.25, ➤ Abb. 3.26, ➤ Abb. 3.27 und ➤ Abb. 3.28 zeigen hierfür Beispiele.

Mobilisation des peripheren Nervensystems

Bei der Bewegung von Körperteilen werden auch nervale Strukturen auf Länge gebracht. Auch die peripheren Nerven können aufgrund diverser Umstände in der Funktion beeinflusst werden. Durch Kompressionen der Nervenwurzel, erhöhten Gewebsdruck, erhöhten Muskeltonus, (ausgeheilte, akute, chronische) Entzündungen und Schwellungen sowie Adhäsionen der perinervalen Strukturen, kann es zu einer Kompression der peripheren Nerven und der versorgenden Blutgefäße kommen. In ➤ Abb. 3.29, ➤ Abb. 3.30, ➤ Abb. 3.31 und ➤ Abb. 3.32 sind Beispiele für yogische Techniken zur Mobilisation von peripheren Nerven dargestellt.

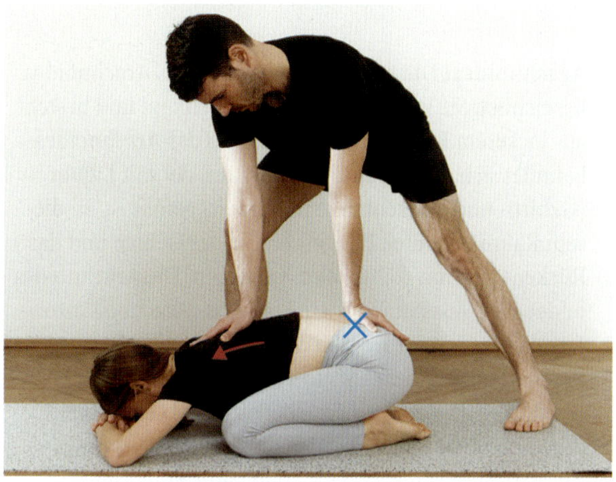

Abb. 3.25 Die/der Praktizierende begibt sich in die Stellung des Kindes. Die Beine sind möglichst geschlossen und zwischen den Oberschenkeln und dem Bauch kann zusätzlich eine Decke oder ein Kissen gelegt werden, um die Wirbelsäulen-Flexion weiter zu verstärken. Die Halswirbelsäule sollte ebenso möglichst in Flexion sein. Durch die Atembewegung, besonders nach dorsal, werden die Facettengelenke mobilisiert und die Dura wird sanft unter Spannung gebracht. Die Therapeutin/der Therapeut kann zusätzlich leichten Druck am Os sacrum und zwischen den Schulterblättern applizieren. [K545]

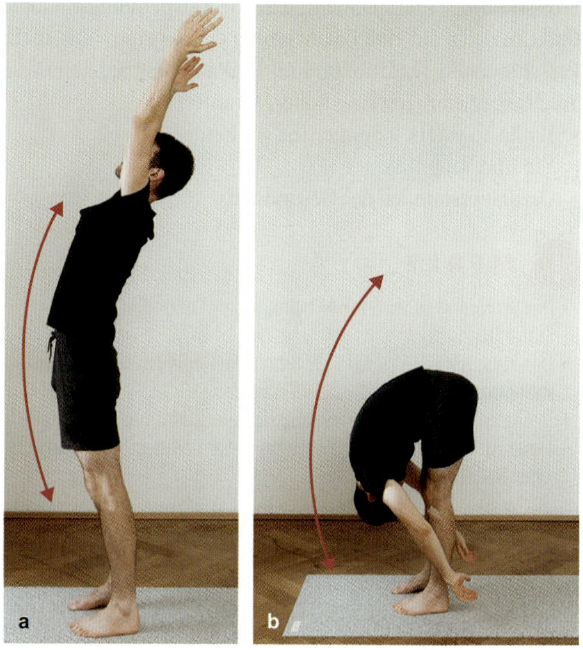

Abb. 3.26 In In dieser Übung werden sämtliche neuralen und meningealen Strukturen mobilisiert. Häufig wird diese Übung direkt bei Sonnengruß eingesetzt. Aus einer stehenden Rückbeuge (Wirbelsäulen-Extension und Dura-Annäherung) in der Inspiration folgt die stehende Vorbeuge (Wirbelsäulen-Flexion und Dura-Dehnung) in der Exspiration. Diesen Vorgang achtsam etwa 20-mal wiederholen und regelmäßig durchführen. Falls Herz-Kreislauf-Beschwerden (u. a. orthostatischer Schwindel) auftreten, kann alternativ auch der Katze-Kuh-Flow im Vierfüßlerstand durchgeführt werden. [K545]

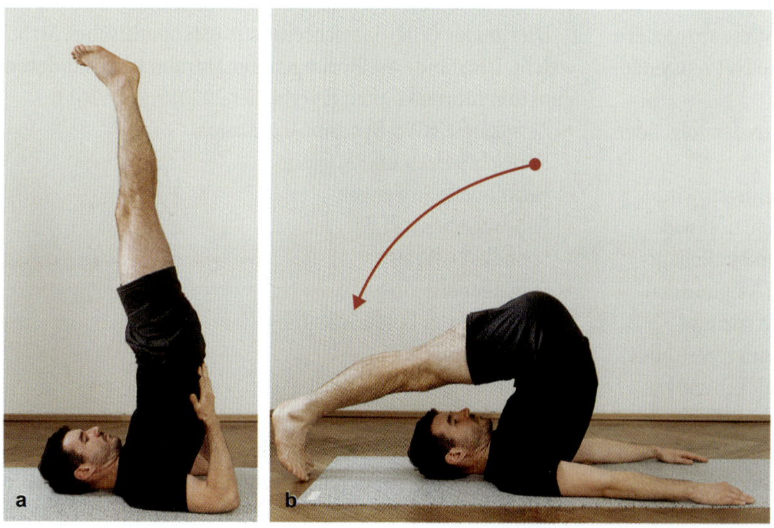

Abb. 3.27 Der Schulterstand (manchmal Kerze genannt) ist eine klassische Übung im Yoga, die häufig am Ende einer Yoga-Einheit praktiziert wird. Diese Übung kann durchgeführt werden, sofern keine Kontraindikationen (wie Bluthochdruck, Gefäßerkrankungen, Halswirbelsäulen-Verletzungen, etc.) bestehen. Aus dem Schulterstand werden die Beine möglichst langsam und mit der Exspiration gebeugt und hinter dem Kopf auf dem Boden oder einer Erhöhung (z. B. Stuhl, Blöcke, Stepper) abgestellt, je nachdem wieviel Spannung und Zug toleriert wird. Mit der Inspiration werden die Beine wieder Richtung Decke angehoben.
Die Übung sollte regelmäßig und mit einigen Wiederholungen (ca. 20-mal) wiederholt und progressiv hinsichtlich der Bewegungsamplitude gesteigert werden. [K545]

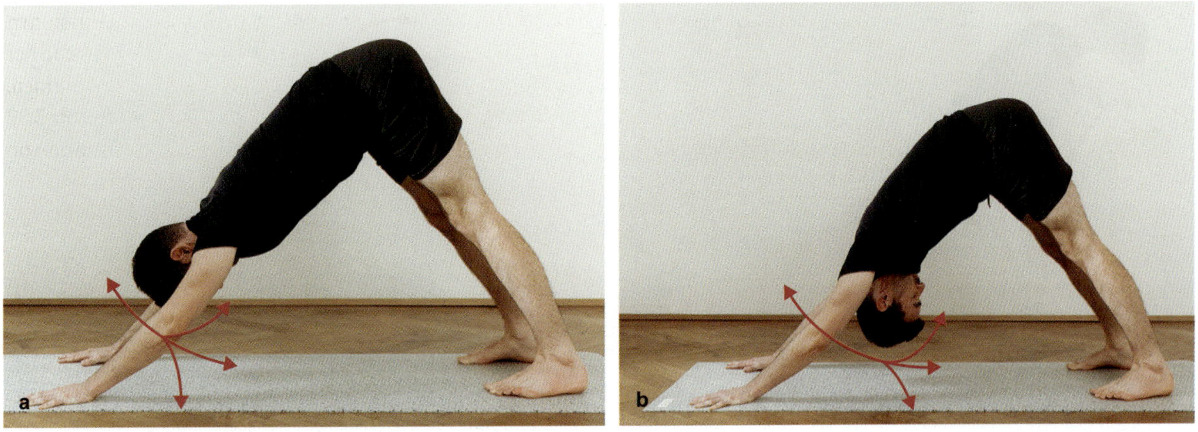

Abb. 3.28 Bei dieser Übung werden besonders die kranialen Anteile (Bereich HWS-BWS) der Dura mater mobilisiert. Im herabschauenden Hund wird der Kopf mit der Exspiration stärker gebeugt (aktiv als Eigenübung oder passiv mit leichtem Impuls als Hands-On von der Therapeutin/vom Therapeuten) und mit der Inspiration wieder in die neutrale Stellung zurück bewegt. Dies einige Male wiederholen und zwischenzeitlich in der Kindstellung entspannen. [K545]

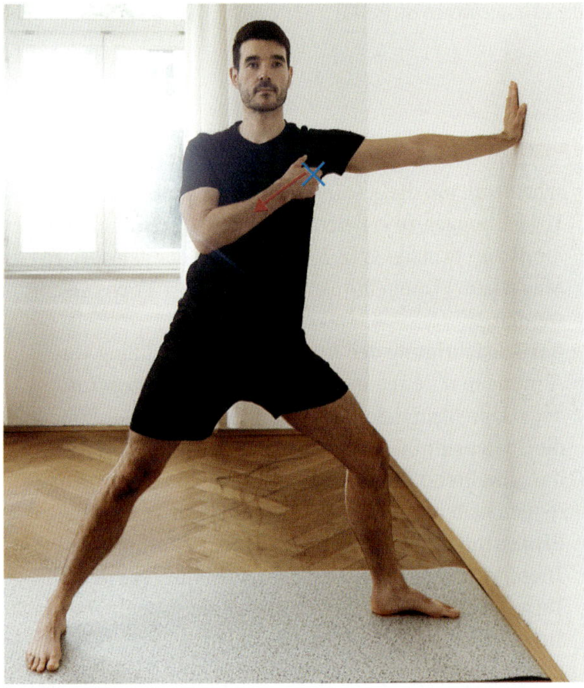

Abb. 3.29 Die/der Praktizierende steht dabei im Ausfallschritt oder hüftbreiten Stand zur Seite gedreht neben einer Wand. Der Arm, dessen Nerv mobilisiert werden soll, ist möglichst in Außenrotation und gestreckt. Die Hand hat dabei stabilen Kontakt zu einer Wand. Die Schulterblätter halten den Schultergürtel (vor allem das Glenohumeralgelenk) stabil, während der Kopf sich in der Exspiration zur Gegenseite neigt und in der Inspiration zurück zur Mitte bewegt. Dies sollte bis zu 20-mal am Stück wiederholt werden. Sollte der Nervendehnreiz (vor allem) zu Beginn der Übung zu stark sein, kann der Arm auch ganz leicht gebeugt werden. [K545]

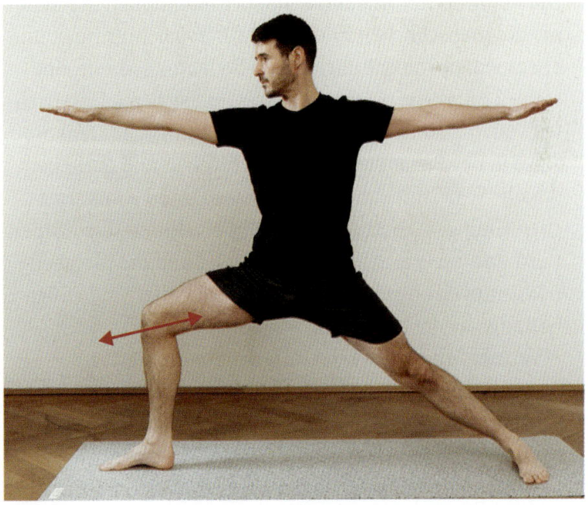

Abb. 3.30 Die/der Praktizierende steht in einem großen Ausfallschritt – die Nerven des hinteren Beins werden mobilisiert. Das vordere Bein wird gebeugt und das hintere Bein wird gestreckt in Außenrotation gedreht, während der Fuß auf einem Sandsäckchen oder einer Decke in Extension und Pronation eingestellt wird. Die Arme werden für den Krieger II angehoben. Die Bewegung besteht nun darin, bei stabilem Becken das vordere Bein intermittierend langsam zu beugen und wieder zu strecken. So wird angepasst Spannung auf den N. saphenus und den N. femoralis gebracht. Häufig weicht die LWS in die Hyperextension aus, welche durch Bauchmuskelaktivität und ein stabiles Becken reduziert werden kann. [K545]

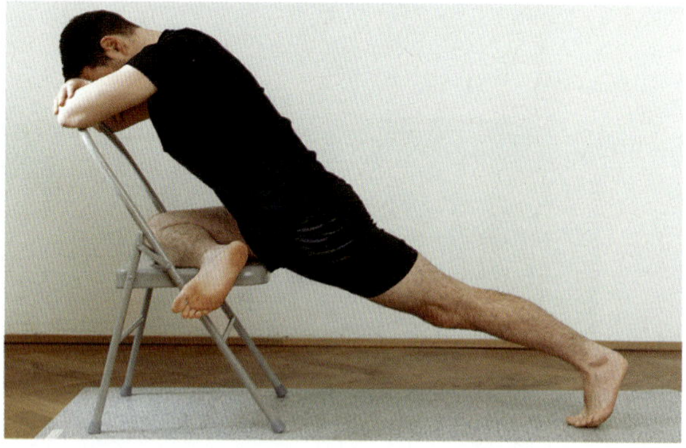

Abb. 3.31 Für diese Asana wird eine gute Beweglichkeit der Hüftgelenke benötigt. Das vordere Bein wird in Hüftgelenk-Außenrotation/-Flexion sowie in Knie-Flexion auf der Bank oder einem Tisch abgelegt. Das hintere Bein wird auf dem Boden möglichst so abgestellt, dass das Hüftgelenk dieser Seite in Extension und neutraler Rotationsstellung steht. Die Hände und Arme unterstützen die Stellung und Bewegung. Mit der Exspiration wird der Oberkörper, soweit es möglich ist, über das vordere Bein gebeugt. Diesen Vorgang 20-mal wiederholen und progressiv und angepasst steigern. Gegebenenfalls kann bei zu viel nervaler Spannung das vordere Bein mit einer dünnen Decke unterlagert werden. [K545]

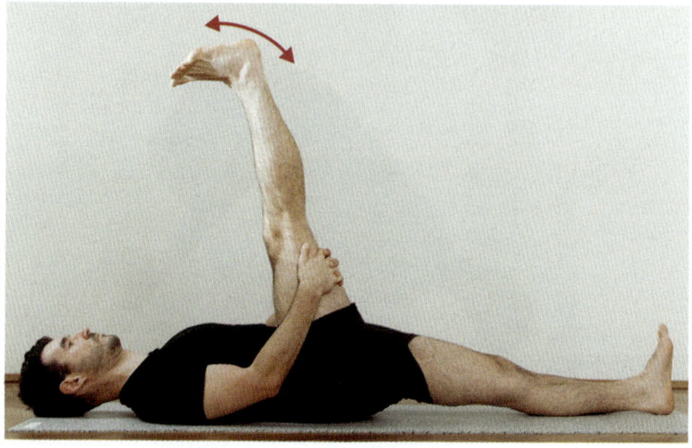

Abb. 3.32 In Rückenlage liegend wird das Bein der zu mobilisierenden Seite zum Körper herangezogen und mit beiden Händen von dorsal gehalten. Mit der Exspiration wird das Bein so weit gestreckt, wie es die nervale Spannung zulässt. Dies wird intermittierend im Atemrhythmus mindestens 20-mal pro Seite durchgeführt. Zu beachten ist, dass das Bein korrekt in der Achse gestreckt und wieder gebeugt wird. Der Kopf kann leicht unterlagert werden. Bei einem zu starken Hohlkreuz sollte das untenliegende Bein unter dem Knie so weit unterlagert werden, bis dieses ausgeglichen ist. [K545]

Zusammenfassung

Die Kenntnis der Anatomie und der Funktionen der Systeme des menschlichen Körpers ist für Yogalehrerinnen und Therapeuten von entscheidender Bedeutung, da sie eine solide Grundlage für ein effektives und sicheres Unterrichten von Yoga und eine solide Basis für klinische Denkprozesse in der Behandlung von Patientinnen und Patienten schafft. Yoga ist mehr als nur das Ausführen von körperlichen Übungen; es ist eine ganzheitliche Praxis, die Körper, Geist und Seele miteinander verbindet und die therapeutisch sinnvoll angewendet werden kann. Hier sind einige Gründe, die die Bedeutung weiter erläutern:

- **Vermeidung von Verletzungen:** Ein fundiertes Verständnis der Anatomie ermöglicht es, die körperlichen Grenzen der Praktizierenden besser zu verstehen und zu respektieren. Dies trägt dazu bei, Verletzungen zu vermeiden, indem Übungen angepasst oder modifiziert werden, um individuelle körperliche Bedürfnisse und Einschränkungen zu berücksichtigen.
- **Individuelle Anpassung:** Jeder Körper ist einzigartig. Mit Kenntnissen in Yoga-Anatomie können Übungen gezielt an die individuellen Bedürfnisse der Praktizierenden angepasst werden, um deren vorhandenen Ressourcen optimal nutzen zu können.
- **Förderung der Ausrichtung:** Eine angemessene Körperausrichtung (Herstellung des Alignments) ist entscheidend, um die gewünschten positiven Effekte der Yoga-Übungen zu erzielen. Durch die Anwendung anatomischer Prinzipien (z. B. Aktivierung der geforderten Muskulatur) kann eine ökonomische Yoga-Praxis gelernt werden.
- **Berücksichtigung der Atmung:** Die Verbindung von Atmung und Bewegung ist ein zentrales Konzept im Yoga. Durch ein tiefes Verständnis der Anatomie können die Therapeutinnen und Therapeuten die richtige Atmung während der Übungen betonen und den Praktizierenden helfen, die Atemtechniken effektiv zu nutzen.
- **Professionalität und Vertrauen:** Yogalehrer und Therapeutinnen, die über fundierte Kenntnisse der Yoga-Anatomie verfügen, strahlen Professionalität und Sicherheit aus und gewinnen leichter das Vertrauen der Praktizierenden und der Patientinnen und Patienten. Dies trägt dazu bei, eine positive Lernumgebung und eine Vertrauensbasis zu schaffen.

Zusammengefasst ist die Yoga-Anatomie ein sehr bedeutsames Werkzeug für Yogalehrende und Therapeutinnen, um die Sicherheit, Effektivität und Tiefe der Praxis zu gewährleisten, anatomische Limitierungen zu erkennen, Ressourcen optimal auszunutzen und yogische Techniken therapeutisch sinnvoll zu begründen und anzuwenden.

LITERATUR

Amrhein P, Badawi JK. I care Krankheitslehre. Atmung und Atemsystem. 2. Auflage. Stuttgart: Georg Thieme Verlag; 2020.

Balasubramanian B, Pansare MS. Effect of yoga on aerobic and anaerobic power of muscles. Indian J Physiol Pharmacol 1991; 35(4): 281–282.

Bangert C. Nadi Shodana – eine Atemübung für Reinigung und Ausgleich. Lotus Works GmbH; 2018. https://www.lotus-design.com/blog/blog/die-atemtechnik-nadi-shodana/Lotus-Design (letzter Zugriff 10.12.2023).

Behrends J, Bischofberger J, Deutzmann R, Ehmke H, Frings S. Duale Reihe Physiologie. Kapitel 8: Atmung. 4. Auflage. Stuttgart: Georg Thieme Verlag; 2021.

Bösch D, Steffel J. Lunge und Atemwege. Berlin: Springer Medizin; 2014.

Bowles S, Hickman J, Peng X et al. Vagus nerve stimulation drives selective circuit modulation through cholinergic reinforcement. Neuron 2022; 110(17): 2867–2885.e7. https://doi.org/10.1016/j.neuron.2022.06.017.

Campanelli S, Tort ABL, Lobão-Soares B. Pranayamas and Their Neurophysiological Effects. International journal of yoga 2020; 13(3): 183–192. https://doi.org/10.4103/ijoy.IJOY_91_19.

Chaudhry R, Bordoni B. Anatomy, Thorax, Lungs. StatPearls. Treasure Island (FL); 2022.

Classen M. Lungen- und Atemwegserkrankungen. Innere Medizin 2009: 275–376. https://www.ncbi.nlm.nih.gov/pmc/articles/PMC7152426/. https://doi.org/10.1016/B978-3-437-42831-9.10010-5.

Corts M. Nervus vagus: Verlauf und Zuständigkeiten. Deutsche Heilpraktiker-Zeitschrift 2020; 15(05): 26–27. https://doi.org/10.1055/a-1146-5685.

Das RR, Sankar J, Kabra SK. Role of Breathing Exercises in Asthma-Yoga and Pranayama. Indian J Pediatr 2022; 89(2): 174–80. https://doi.org/10.1007/s12098-021-03998-w.

Dierlmeier D. Nervensystem in der Osteopathie: Periphere Nerven, Gehirn- und Rückenmarkshäute, Vegetativum. 2. Auflage. Stuttgart: Georg Thieme Verlag; 2020.

Ebert H-H, Volkmann H-J, Zelenak K. Der Synkopenlotse. 1. Auflage. Stuttgart: Georg Thieme Verlag; 2009.

Eliot L. Was geht da drinnen vor?: Die Gehirnentwicklung in den ersten fünf Lebensjahren. 2. Auflage. Berlin: Berlin-Verlag; 2012.

Engel N. Pleura und Atemmechanik. Stuttgart: Georg Thieme Verlag; 2023. https://www.thieme.de/viostatics/media/vio-2/final/de/media/pruefung/pleura-atemmechanik-nina-engel.pdf (letzter Zugriff 06.12.2023).

Fuhr E. Fuhrs Woche: Atemzüge. WELT, 29.10.2011. https://www.welt.de/print/die_welt/debatte/article13686966/Atemzuege.html#:~:text=So%20ist%20das%20Leben.,419%20200%20in%2086%20Jahren (letzter Zugriff 06.12.2023).

Georg Thieme Verlag. Endspurt Vorklinik: Physiologie 3: Die Skripten fürs Physikum. 5. Auflage. Stuttgart: Georg Thieme Verlag; 2020a.

Georg Thieme Verlag. I care. Anatomie Physiologie. 2. Auflage. Stuttgart: Thieme; 2020b.

Gorkovenko AV, Sawczyn S, Bulgakova NV, Jasczur-Nowicki J, Mishchenko VS, Kostyukov AI. Muscle agonist-antagonist interactions in an experimental joint model. Exp Brain Res 2012; 222(4): 399–414. https://doi.org10.1007/s00221-012-3227-0.

Horst R. N.A.P. – Neuroorthopädische Therapie: Untersuchen, Üben, Eigentraining. 2. Auflage. Stuttgart, New York: Georg Thieme Verlag; 2022.

Institut für Qualität und Wirtschaftlichkeit im Gesundheitswesen (IQWiG). Wie funktionieren die Knochen? gesundheitsinformation.de; 2023. https://www.gesundheitsinformation.de/wie-funktionieren-die-knochen.html (letzter Zugriff 06.12.2023).

Jacobson S, Marcus EM. Neuroanatomy for the Neuroscientist. Boston, MA: Springer US; 2008.

Kaminoff L. Yoga-Anatomie: Ihr Begleiter durch die Asanas, Bewegungen und Atemtechniken. 7. Auflage. München: Riva-Verlag; 2008.

Larsen R. Physiologie der Atmung. Anästhesie und Intensivmedizin für die Fachpflege 2016: 696–708. https://doi.org10.1007/978-3-662-50444-4_52.

Li Z, Liu S, Wang L, Smith L. Mind-Body Exercise for Anxiety and Depression in COPD Patients: A Systematic Review and Meta-Analysis. International journal of environmental research and public health 2019; 17(1): 22. https://doi.org10.3390/ijerph17010022.

Rassow J. Biochemie: 50 Tabellen. Stuttgart: Georg Thieme Verlag; 2006.

Russo MA, Santarelli DM, O'Rourke D. The physiological effects of slow breathing in the healthy human. Breathe (Sheff) 2017; 13(4): 298–309. https://doi.org10.1183/20734735.009817.

Schmailzl B. Der lange Atem: Sport-Atemphysiotherapie für Profis und Amateure. 1. Auflage. München: Urban & Fischer Verlag/Elsevier; 2022.

Schmidt LN. Pranayama im Yogasutra: Die Bedeutung der Atemübungen. Yoga Journal 2018 Sep 25. https://yogaworld.de/pranayama-yogasutra/ (letzter Zugriff 10.12.2023).

Schnack G. Die Vagus-Meditation. Klinikarzt 2016; 45 (1): 6–8. https://www.thieme-connect.com/products/ejournals/pdf/10.1055/s-0041-111564.pdf (letzter Zugriff 10.12.2023).

Singh S, Gaurav V, Parkash V. Effects of a 6-week nadi-shodhana pranayama training on cardio-pulmonary parameters. J Physic Educ Sport Manag 2011; 2(4): 44–47.

Streeter CC, Gerbarg PL, Whitfield TH et al. Treatment of Major Depressive Disorder with Iyengar Yoga and Coherent Breathing: A Randomized Controlled Dosing Study. Altern Complement Ther 2017; 23(6): 236–243. https://www.liebertpub.com/doi/10.1089/act.2017.29134.ccs (letzter Zugriff 10.12.2023).

Umesh C, Ramakrishna KK, Jasti N, Bhargav H, Varambally S. Role of Ayurveda and Yoga-Based lifestyle in the COVID-19 pandemic – A narrative review. J Ayurveda Integr Med 2022; 13(1): 100493. https://www.sciencedirect.com/science/article/pii/S0975947621001418?via%3Dihub (letzter Zugriff 10.12.2023).

von der Burchard HJ. Superleistung der Lunge. planet-wissen.de, 2015 Dec 22. https://www.planet-wissen.de/natur/anatomie_des_menschen/lunge/lunge100.html (letzter Zugriff 06.12.2023).

Wang M-Y, Greendale GA, Kazadi L, Salem GJ. Yoga Improves Upper-Extremity Function and Scapular Posturing in Persons with Hyperkyphosis. J Yoga Phys Ther 2012; 2(3): 117. https://doi.org10.4172/2157-7595.1000117.

Wolff J. Das Gesetz der Transformation der Knochen. Berlin: Pro Business; 1892.

Yoga Vidya. Kapitel 7: Pranayama; 2023. https://www.yoga-vidya.de/yoga-buch/sivananda/samadhi-yoga/kapitel-7-pranayama/#c75762 (letzter Zugriff 10.12.2023).

Zope SA, Zope RA, Biri GA, Zope CS. Sudarshan Kriya Yoga: A Breath of Hope during COVID-19 Pandemic. Int J Yoga 2021;14(1): 18–25. https://doi.org10.4103/ijoy.IJOY_102_20.

KAPITEL

4

Daniel Völker, Lena Braun

Behandlungsgrundlagen: Therapeutisches Yoga

4.1 Plastizität

Daniel Völker

Plastizität wird häufig als „Veranschaulichung" oder „Formbarkeit" übersetzt. Man versteht im medizinischen Kontext darunter im weiteren Sinne die Prozesse, die zu Veränderungen von Strukturen und Organisationen von Systemen führen können. Jedes Gewebe im menschlichen Körper ist plastisch und verändert sich im Laufe der Zeit. Synapsen werden (neu) gebildet, Muskelmasse baut sich auf und ab, die Knochendichte verändert sich, die Haut erneuert sich oder die Blutkörperchen werden ausgetauscht. Durch veränderte Umweltbedingungen und Aufgaben, die an uns gestellt werden, beweist der menschliche Körper über seine Plastizität Anpassungsfähigkeit. Auch im Yoga spielt die Plastizität eine Rolle, geht es allein in der yogischen Philosophie bereits um Veränderung und Transformation durch die Praxis. Folgend werden einige Beispiele von Plastizität aufgeführt, die Bedeutung für die yogische Praxis haben.

4

4.1.1 Was ist Neuroplastizität?

Vor einigen Jahrzehnten war man noch der Überzeugung, dass das Gehirn mit Eintreten der Gehirnreife ab Anfang bis Mitte des 20. Lebensjahres abgeschlossen ist. Die Folge – es fällt immer schwerer, neue Dinge zu lernen. Dazu kommt, dass es keine Möglichkeit der Reparatur oder Kompensation gibt, wenn Nervenzellen absterben, z. B. aufgrund von Alterungsprozessen, Umweltgiften oder weiteren Störungen. Dem ist zum Glück nicht so! Vor allem in den letzten 40 Jahren entwickelte sich der Bereich der Neurowissenschaften stark weiter und schuf Erkenntnisse über die Funktionsweise unseres Nervensystems und der beteiligten Systeme. Aufgrund dieser Erkenntnisse konnten die Therapiewissenschaften eine theoretische Fundierung für ihre Konzepte der Behandlung neurologischer Patientinnen und Patienten schaffen. Die Grundannahme: Das Gehirn ist zu jeder Zeit in jedem Alter und unter jeder Voraussetzung plastisch (formbar). Diese plastische Fähigkeit wird über wiederholten Stimulus (z. B. häufiges Wiederholen einer Tätigkeit zum motorischen Lernen, häufiges Lernen von Vokabeln für das Langzeitgedächtnis), Motivation, Stress, Belohnung, Emotionen, das Altern, die Ernährung oder Hormone hervorgerufen und beeinflusst (Janssen 2017). In diesem Abschnitt soll es daher um die neuronale Plastizität gehen und die Frage, wie wir diese in unsere therapeutische Arbeit und die yogischen Techniken integrieren können.

Die Neuroplastizität beschreibt die Fähigkeit des Gehirns, seine Struktur und Organisation permanent an veränderte Voraussetzungen (z. B. ZNS-Läsionen) und bestimmten Lernbedarf (z. B. Lernen einer neuen motorischen Aufgabe) anzupassen (Been et al. 2022). Neuroplastizität beinhaltet Veränderungen der synaptischen Verbindungen, der Entstehung neuer Synapsen, des Nervenwachstums und der Anordnung der kortikalen Repräsentationsfelder. Im weiteren Sinne wird auch die Ausprägung neuer Gefäßverbindungen, die Zunahme der Myelinisierung und die Hypertrophie der Astrozyten sowie die Umhüllung der Synapsen beschrieben (Horst 2022). Morphologische Veränderungen, die als Folge von Erfahrungen entstehen, bleiben relativ stabil. Dies ließ sich in manchen Untersuchungen auch nach dem Training noch feststellen. Wenn dagegen nur die reine Bewegung geübt wird (ohne zu reflektieren und die Aktivität zu erfahren), war der Lerneffekt nicht nachhaltig (Markham und Greenough 2004). Eine Erklärung könnte sein, dass sich das Gehirn beim kognitiven Prozess der Bewegungsplanung auf vorhandene Erfahrungen beruft. Das bedeutet für die Therapie, dass die Übungen sehr alltagsrelevant und kontextspezifisch gestaltet werden sollen, mit vielen Wiederholungen und viel Ausprobieren und auch Zeit, das durchgeführte bewusst reflektieren zu können.

Wenn ein bestimmter Stimulus häufig gesetzt wird, verändert sich die kortikale Repräsentanz der benötigten Areale und Verbindungen. In der Literatur gibt es hierfür viele Beispiele:

- Bei blinden Menschen wurden durch das Erlernen der Blindenschrift vergrößerte Repräsentationsareale der Finger und des Tastsinns nachgewiesen (Pascual-Leone et al. 1995)
- Streichmusiker scheinen durch ihr Spiel ganz andere Tasteindrücke zu verarbeiten als gewöhnlich. Die kortikale Repräsentation, besonders der linken Spielhand, ist dabei deutlich ausgeprägt (Elbert et al. 1995)
- Das regelmäßige Jonglieren kann die Fähigkeit für Dual-Task-Aufgaben bei erwachsenen Menschen steigern (Malik et al. 2022)
- Die Lesefähigkeit von Kindern wird durch das regelmäßige Üben von Lesen verbessert. Hierbei wurde nach dem Lesetraining die stetige Zunahme der weißen Substanz beobachtet (Hoeft et al. 2007)
- Bei Taxifahrern aus London wurde, v. a. mit Anstieg der Berufsjahre, eine höhere kortikale Repräsentanz der Areale festgestellt, die für die Orientierung stehen. Auch der Hippocampus, das Areal für das Langzeitgedächtnis, war ausgeprägter (Griesbauer et al. 2022)
- Yoga-Praxis kann u. a. die Aktivität bzw. Repräsentanz der Amygdala (Zentrum für Angst) und die Inselrinde (Schmerzverarbeitung) reduzieren, sowie die Zellen des Hippocampus (Langzeitgedächtnis) aktivieren (Rivest-Gadbois und Boudrias 2019)
- Das regelmäßige Meditieren und Yoga-Praxis sorgen für eine Zunahme von neurotrophen Faktoren und stehen damit in Verbindung, oxidativen Stress im Gehirn zu reduzieren und Dann-Schädigungen zu reduzieren (Tolahunase et al. 2018)

Neuroplastizität an sich ist neutral – das Gehirn lernt, was es wiederholt. So bringt es nicht nur vorteilhafte Effekte mit sich. Durch den sogenannten *Learned Non-Use*, den erlernten Nicht-

Gebrauch, nimmt die Repräsentanz der mehr betroffenen Seite nach einem Schlaganfall aufgrund von fehlendem Input und Gebrauch bei Alltagsaktivitäten ab. Die betroffene Seite wird im Alltag weniger in den Aktivitäten genutzt, die weniger betroffene (kontraläsionale) Seite dagegen umso mehr. Die Folge: Die Neuroplastizität verändert das Körperschema. Auch können sich aufgrund von toxischen Giften und Drogen sowie Zwangsgedanken durch häufige Wiederholung Störungen entwickeln (Doidge 2015). Bei Patientinnen und Patienten nach Amputation ist der afferente Zufluss an Sensorik aus der Peripherie unterbrochen, was zu Phantomschmerzen führen kann (Kaur und Guan 2018).

DEFINITION

Kortikale Repräsentation

Darunter versteht man die Abbildung (Repräsentation) von Körperteilen auf dem Cortex. Eine berühmte Abbildung ist hier der aus den 1950er Jahren stammende Homunculus. Weiter werden die Körperteile in aktivitätsabhängigen Verbänden vernetzt. Diese Verbände werden z. B. aktiv, wenn die Aufgabe lautet, nach einem „Glas Wasser zu greifen" → Das Ergebnis ist, dass die Areale und Neurone für die Finger, die Hand, etc. aktiv werden.

Therapeutische Bedeutung der Neuroplastizität

Neuroplastizität nach Gehirnschädigungen

In den ersten Wochen und Monate nach einem Schlaganfall ist das Gehirn besonders empfänglich für plastische Veränderungen. Gerade die ersten 6 Monate sind hier bedeutsam und sollten therapeutisch sehr gut genutzt werden. Danach lassen sich aufgrund der Neuroplastizität weitere Verbesserungen erzielen, die aber im Vergleich zur Anfangszeit häufig marginal ausfallen. Die Person kann viele gewohnte Aktivitäten nicht mehr wie üblich durchführen und das Gehirn antwortet mit einer Erhöhung seiner Umbaukapazitäten, um möglichst nach Strategien der Bewegungsausführung bzw. Kompensationsstrategien zu suchen, um mit der Umwelt weiter in Kontakt treten zu können. Motivationale Aspekte spielen hier eine wichtige Bedeutung: seien es Grundbedürfnisse (z. B. Gehen, Essen, Trinken, Toilettengang), berufliche Faktoren (möglichst schnelle Reintegration in den Beruf) oder soziale Faktoren (z. B. Entlastung der Angehörigen, Hobbys und Interessen nachgehen). Selbst wenn der Wille und die Motivation vorhanden sind, können Faktoren wie das Alter, der Schädigungsgrad oder auch das soziale Umfeld mit Angehörigen den Prozess der Neuroplastizität und damit auch den Prozess der Rehabilitation erschweren oder behindern. Daher ist hier besonders die Edukation der Patientinnen/Patienten und Angehörigen wichtig sowie eine gute Kommunikation hinsichtlich der therapeutischen Vorgehensweise, der Optionen, der förderlichen und hinderlichen Faktoren oder als Beratungsfunktion. Dies sollte alles gut mit Assessments begründet werden und in Absprache auch mit anderen Professionen (z. B. Ergotherapie, Logopädie, Sozialassistenz) geschehen.

PRAXISTIPP

Wie kann die Neuroplastizität bei Patientinnen und Patienten mit Gehirnschädigungen gefördert werden?

- Früher Therapiebeginn: Besonders die aktive Zeit der plastischen Veränderungen (die ersten 6 Monate) therapeutisch ausnutzen über häufiges Training (Dietrichs 2007)
- Wiederholungszahlen erhöhen. Gerade z. B. das Laufbandtraining bzw. apparative Gangtraining punktet mit einer deutlich höheren Anzahl an zurückgelegten Schritten im Vergleich zur konventionellen Gangtherapie (Moseley et al. 2003)
- Etablierung eines 24-Stunden-Konzepts. Der Alltag der Patientinnen und Patienten sollte förderliche Elemente wie ein günstiges Lagerungskonzept, Eigenübungen oder Umweltgestaltung beinhalten
- Progressive Therapiegestaltung: Die Übungen und Aktivitäten sollten stets herausfordernd-motivierend, aber nicht überfordernd-demotivierend gestaltet werden. Die Übungen stets an den aktuellen Leistungsstand anpassen. Hierfür eignet sich ein Trainingstagebuch, in dem die Fortschritte dokumentiert werden. Dies kann auch als motivationaler Anlass genommen werden, sich selbst zu steigern
- Gesunde Ernährungsgewohnheiten mit einer ausreichenden Versorgung an wichtigen Nährstoffen wie Vitamin D oder Magnesium. Eine vegetarische und überwiegend pflanzliche Ernährung hat Vorteile hinsichtlich der Blutwerte, der Verdauung oder der Versorgung mit entzündungshemmenden Stoffen (Rajaram et al. 2019)
- Ausreichend Schlaf und eine gute Schlafhygiene: 6–8 Stunden pro Tag, regelmäßige Zeiten und nicht zu viel Essen/Trinken vor dem Schlafengehen. Auch kurze 20-minütige Pausen für einen Mittagsschlaf sind günstig

Neuroplastizität und Yoga

Die Neuroplastizität wird immer dann angeregt, wenn wir etwas neues lernen, Gelerntes vertiefen oder etwas sehr häufig wiederholen. Dadurch werden über Summation und Stimulation Reize gefestigt, Synapsen gebildet bzw. ausgebildet und somit wird die zerebrale Organisation verändert. Diese Fähigkeit bleibt uns ein Leben lang erhalten. Auch Yoga bildet dieses Potenzial. Folgend sind einige Beispiele aufgelistet, wie Neuroplastizität über die Praxis von Yoga angeregt wird:

Stress-Level: Das Üben in der Yoga-Einheit kann sehr anstrengend und damit auch stressauslösend sein. Das lange Halten einer Pose, das Aktivieren bestimmter Muskelgruppen, das Erinnern an die Bewegungsabläufe, etc. Dabei wird immer wieder von den Lehrenden betont: „Und ruhig und bewusst weiteratmen". Durch die bewusste (langsame, tiefe, Vagus-stimulierende) Atmung in den stressigen/anstrengenden Situationen beim Praktizieren, lernt die Yogini/der Yogi achtsam und ruhig zu bleiben. Die stressenden Stimuli werden über die Zeit mit entspannender Atmung verbunden. Somit verändern sich die Bedeutung und die

Reaktion auf den Stimuli, sodass Stress-Resilienz trainiert wird. Die Aktivität und das Volumen der rechten Amygdala (Zentrum für Angst und Gefahr) wurden in mehreren Untersuchungen im Laufe der Yoga-Praxis immer weiter reduziert. In anderen Untersuchungen wurde der GABA-Spiegel (hemmender Neurotransmitter, wirkt beruhigend) im Gehirn über Yoga und Meditation um bis zu 30 % gesteigert. Yoga beeinflusst also direkt die Bildung von und die Reaktion auf Stress und den Umgang damit. Gerade in der Neurorehabilitation und in der Behandlung von Patientinnen und Patienten mit hohem Stress- und Angst-Level (rheumatische Beschwerden, Sturzgefährdung, Schmerzen, u. a.), können diese Effekte positiv eingesetzt werden. Insbesondere bei Yoga-Anfängerinnen und -Anfängern scheinen diese Effekte besonders deutlich spürbar zu sein.

Kreativität: Durch Bewegungsabläufe, die man vorher noch nicht oder selten durchgeführt hatte, wird die Kreativität angeregt. Das Nachdenken über Fragen wie „Wie mache ich das? Wie komme ich in diese Pose? Wie kombiniere ich diese Bewegungen miteinander", regt die Aktivität des präfrontalen Kortex zur Handlungsplanung und Ideenbildung an. Dies fördert auch die Konzentration und Aufmerksamkeit und unterstützt die Alltagsfähigkeit, gerade wenn es um das Lösen von Herausforderungen und Aufgaben geht.

Langzeitgedächtnis: In verschiedenen Studien wurde bereits nachgewiesen, das regelmäßiges aerobes Training die Neuronen und Synapsen im Hippocampus anregt und deren Neubildung induzieren kann. Diese Hirnregion steht mitunter für das Langzeitgedächtnis. Auch für eine regelmäßige Yoga-Praxis wurde der Effekt der Volumenzunahme im Hippocampus nachgewiesen. Hierfür wird aber meist eine Yoga-Praxis von 2–3-mal pro Woche für etwa 60 Minuten empfohlen. Steigern kann man die Effekte auf das Langzeitgedächtnis, wenn man das limbische System integriert und die Yoga-Praxis mit positiven Emotionen oder weiteren Reizen (angenehme Musik, Gerüche über Räucherstäbchen, etc.) verbindet.

4.1.2 Was ist Muskelplastizität?

Muskelfasern sind dynamische Strukturen, die sich durch Training verändern lassen. Bei der Hypertrophie kommt es zu einem Zuwachs des Muskelvolumens, bei einer Hypotrophie bzw. Atrophie kommt es zu einem Schwund der Muskelmasse. Die Plastizität wird daher maßgeblich bestimmt über die adäquate Reizung der Muskulatur. Auf biochemischer Ebene werden Stoffe wie Proteine, Wasser, Sauerstoff oder Mineralstoffe benötigt. Über die anatomisch-physiologischen Charakteristika von Muskelfasertypen wird in ➤ Kapitel 3.1 näher eingegangen.

In der therapeutischen Arbeit mit Patientinnen und Patienten ist das Betrachten des muskulären Status bedeutsam. Mithilfe von Messmethoden wird der Zustand quantifiziert, u. a.:

- **Muskelkraft** → Krafttests (grobe Kraft, Muskelfunktionsprüfung), Handkraftmessung, Gewichte manipulieren (z. B. Anheben einer 5-kg-Hantel)
- **Muskeltrophik** → Umfangsmessungen (meist am Muskelbauch), Inspektion und Palpation des Muskelreliefs
- **Muskeltonus** → durch passives Bewegen der Extremitäten, Palpation der Ruhespannung
- **Elektromyografisch** → Messen der elektrischen Muskelaktivität
- **Muskelsonografie** → morphologische Beurteilung der Muskulatur

Muskeln haben tonische und phasische Fasern. In einem Experiment an Sprintern, die sich im Krafttraining befanden, wurde gemessen, dass sich die phasischen Muskelfasern in tonische Muskelfasern umgewandelt haben. Zwei Monate nach Beendigung des Krafttrainings hatten die Sprinter wieder dieselbe Anzahl phasischer Fasern wie zu Beginn des Training. Nach drei Monaten wurden erstaunlicherweise doppelt so viele phasische Fasern gezählt wie vor dem Training (Andersen et al. 2000). Diese Effekte ließen sich in weiteren Studien nachweisen. Eine regelmäßige Yoga-Praxis scheint ebenso die Fasertypen zu verändern (Balasubramanian und Pansare 1991). Erklärt wird dies durch die langen Haltemomente und die Aktivierung der Muskulatur beim Einnehmen und Halten von Asanas. Der Vorteil des Umbaus von phasischen zu tonischen Muskelfasern beim Yoga ist die längere Ausdauerfähigkeit, die bei vielen Asanas benötigt wird. Durch Immobilisation wurde im Tierversuch gezeigt, dass die Zahl der Sarkomere gesenkt wurde und dies einen Elastizitätsverlust, also Steifigkeit und Muskelverkürzung, zur Folge hat (Williams und Goldspink 1978). Viele Alltagshaltungen wie Sitzen, Stehen oder einseitige Bewegungen können strukturelle Verkürzungen zur Folge haben (Freiwald 2020). Gerade die Elastizität, also die Fähigkeit des Muskels, seine Länge ökonomisch zu verändern, wird aber benötigt, um Bewegungen flüssig und kraftsparend auszuführen.

DEFINITION

Dehnungsverkürzungszyklus

Ein neuromuskuläres Prinzip, das zur Ökonomisierung von Bewegung dient (Horst 2022). Durch eine vorausgegangene exzentrische Muskelaktivität kommt es anschließend durch die in der Muskelsehne gespeicherten Energie zu einer ökonomischeren und einfacheren konzentrischen Muskelaktivität. Dies passiert beim Gehen: Während *Terminal Stance* (Standphasenende) wird über die 20°-Extension im Hüftgelenk Energie im M. iliopsoas gespeichert, der exzentrisch aktiv ist. In der Schwungbeinphase wird diese Energie frei und befördert das Bein dann nach vorn. Bei einer kleinen Schrittlänge (z. B. beim Parkinson-Gangbild), einem sehr langsamen Gang (z. B. unsicheres Gangbild) oder einem steifen M. iliopsoas wird der Dehnungsverkürzungszyklus erschwert bzw. findet nicht statt und erschwert so den Gang.

Eine wissenschaftliche Kontroverse ist seit jeher, ob statisches und/oder dynamisches Dehnen einen wesentlichen Effekt auf die Länge der Muskulatur hat. Dies scheint wissenschaftlich widerlegt. Für die Elastizität und die „Dehnungstoleranz" scheint dies aber durchaus zuzutreffen (Umehara et al. 2021).

PRAXISTIPP

Wie lässt sich die Elastizität der Muskulatur durch die Yoga-Praxis verbessern?

Beim Durchführen von Bewegungen und Flows sollten **unterschiedliche Geschwindigkeiten** genutzt werden. Langsame Flows sind gut geeignet, um den kontraktilen Strukturen genügend Zeit zur Reaktion zu geben. Schnellere Flows können gut genutzt werden, um die Reaktionszeit und die intermuskuläre Koordination zu schulen. **Längere Haltemomente** mit 5–10 Atemzügen in einer Asana sorgen dann für einen Umbau der phasischen in tonische Muskelfasern und unterstützen so die Ausdauerfähigkeit der Muskulatur. Durch das **Ausnutzen des Bewegungsausmaßes** in möglichst vollem Umfang und das **Abwechseln der Bewegungsrichtungen** (von der Flexion in die Extension, von der Abduktion in die Adduktion oder von der Innenrotation in die Außenrotation) werden Muskeln in die maximale Annäherung bzw. die maximale Entfernung gebracht. Aus der Erfahrung ist ein **dynamisches Bewegen** („Nachfedern") am Ende einer Bewegung vorteilhaft. Als vorteilhaft haben sich in der Praxis die Methoden der N.A.P-Therapie bewährt. In diesem Sinne fördert das Applizieren eines Längszugs (Dehnungsreiz) auf den Muskel beim Praktizieren einer Asana – unter Herstellung einer stabilen biomechanischen Situation im Gelenk – die Exzentrik und somit Elastizität des Muskels.
Konkrete Beispiele:

Zur Förderung der Elastizität der dorsalen Kette:

- Walking Dog → Im herabschauenden Hund wechselseitig die Beine strecken und beugen, bzw. die Fersen abheben und in den Boden stemmen. Nach einigen Wiederholungen in eine passende Rückbeuge gehen, z. B. heraufschauender Hund
- Jumping Dog → Im herabschauenden Hund beide Beine anbeugen und dann schnell strecken und wenn möglich vom Boden hüpfen/abspringen und wieder landen, wie eine Sprungfeder. Nach einigen Wiederholungen in eine passende Rückbeuge gehen, z. B. heraufschauender Hund
- Pflug-Pose → Aus dem Schulterstand/der Kerze beide Beine hinter den Kopf oder auf einem Stuhl abstellen. Tief atmen – durch die Atembewegung wird leichter Zug auf die dorsalen Strukturen ausgeübt. Danach in eine passende Rückbeuge gehen, z. B. Fisch-Pose
- Kind-Position → In der Stellung des Kindes tief und bewusst atmen und so leichten Zug auf die dorsalen Strukturen ausüben. Danach in eine passende Rückbeuge gehen, z. B. Katze-Position oder Kobra

Zur Förderung der Elastizität der ventralen Kette:

- Stehende Rückbeuge → In der stehenden Rückbeuge die Arme weit über den Kopf strecken, der Blick folgt und die ventrale Kette wird geführt geöffnet. Danach in eine passende Vorbeuge gehen, z. B. stehende Vorbeuge
- Kamel-Pose → Im Kniestand geführt ins Kamel gehen. Mit dem Brustbein und der Atmung bewusst Richtung Decke streben und den Brustbereich öffnen. Danach in eine passende Vorbeuge gehen, z. B. Kind-Position
- Kuh-Position → Im Vierfüßlerstand geführt mit der Einatmung in die Rückbeuge gehen. Danach eine passende Vorbeuge, z. B. Katze-Position mit der Ausatmung

Zur Förderung der Elastizität der Flankenmuskulatur

- Seitliche Öffnung → Im Schneidersitz ein Arm über dem Kopf zur Seite neigend, der andere Arm stützend am Boden. Öffnung des Brustkorbs zur Seite. Wechsel im Atemrhythmus zur anderen Seite
- Einfacher Drehsitz → Im Schneidersitz etwas erhöht auf einer Decke/einem Block sitzend, mit der Ausatmung beide Hände zu einer Seite neben dem Knie am Boden abstellend. Wechsel im Atemrhythmus zur anderen Seite

4.2 Prinzipien des motorischen Lernens

Daniel Völker

Motorisches Lernen ist die Summe von Prozessen, die durch Übung oder Erfahrung zu relativ stabilen neuronalen Veränderungen und als Folge davon zu geschickten motorischen Handlungen auch unter wechselnden Kontextbedingungen führt

(Shumway-Cook und Woollacott 2016)

Um mit der Umwelt in Interaktion treten und in ihr leben und bestehen zu können, musste der Mensch lernen, seine Fähigkeiten und Möglichkeiten anzupassen und auszubauen. Dies geschah und geschieht über das Gehirn, welches in diesem Sinne als ein „problemlösendes Organ" angesehen werden kann. Der Prozess, der zur Entwicklung der Bewegungsausführung führt, wird motorisches Lernen genannt. Sowohl bei Kindern als auch bei gesunden Patientinnen oder bei Patienten mit Störungen, z. B. des zentralen Nervensystems, findet motorisches Lernen statt und wird über motivationale Aspekte (z. B. Ich habe Durst, also möchte ich nach dem Glas Wasser greifen) und Aspekte der Erfahrung und Kognition (z. B. Ich habe gelernt, dass Wasser Durst stillt) initiiert. Das motorische Lernen spielt in der Behandlung von Patientinnen und Patienten eine bedeutende Rolle, da das Trainieren von relevanten Aktivitäten und damit das Entwickeln neuer bzw. ökonomischer Bewegungsmuster eine zentrale Bedeutung für die Lebensqualität spielen können.

Das motorische Lernen wurde bereits in den 1930er Jahren von Foerster et al. (1936; Palmen et al. 2022) in einem Handbuch der Neurologie im Sinne der „Übungstherapie" erwähnt, jedoch waren in den folgenden Jahrzehnten eher Konzepte zur Regulation des Tonus, zur Fazilitation von Bewegungen oder zur Vermeidung von falschen Bewegungen populär (Starrost 2019; Winstein et al. 2014; Palmen et al. 2022). In den Jahren ab den 1990ern war ein Wechsel hin zu den Therapien, die sich nach dem motorischen Lernen richten, zu verzeichnen. Carr und Shepherd zeigten später in ihrer Arbeit „Stroke Rehabilitation" einen aufgabenorientierten Ansatz der Therapie auf (Carr und Shepherd 2002).

Aufgabenorientierter Therapieansatz

Die Effektivität des aufgabenorientierten Therapieansatzes wird in vielen Wirksamkeitsstudien nachgewiesen und ist bereits in vielen Leitlinien empfohlen, so auch in der S3-Leitlinie zur Rehabilitation von Armparesen nach Schlaganfall (AWMF 2020). Beim aufgabenorientierten Training werden die vorhandenen Aktivitätseinschränkungen der Patientinnen und Patienten behandelt. Hierfür werden Bewegungen über gezielte Aufgaben provoziert und unter anderem visuell, akustisch, taktil rückgemeldet (Sporrer 2019). Winstein stellte hier ihr ASAP-Model *(accelerated skill acquisition practice)* vor, welches als ein Leitfaden zur Gestaltung aufgabenorientierter Therapie angesehen werden kann (Winstein und Kay 2015). Darin heißt es unter anderem:

- Trainieren an der optimalen Leistungsgrenze (Steigerungskriterien beachten, nicht überfordernd, aber herausfordernd)
- Das Training sollte spezifisch und im Kontext stattfinden (z. B. in der Ausgangsstellung (ASTE) trainieren, die für die Aufgabe benötigt wird)
- Progressives Steigern der Therapie und regelmäßiges Anpassen der Therapie und der Übungen an den Leistungsstand der Patientinnen/Patienten = *Shaping*
- Möglichst früher Therapiebeginn! In der subakuten Phase ist das motorische Lernen meist erfolgreicher als in der chronischen Phase
- Hohe Repetition und regelmäßiges Training, auch von Variationen. Hier zählt der Leitspruch „Use it, or lose it!"
- Hohe Motivation schaffen für motorische Aufgaben und das Training, z. B. durch Lob und Selbstwirksamkeit oder durch die CIMT-Therapie (*constraint-induced movement therapy,* zwangsinduzierte Bewegungstherapie). Zudem sollten die Patientinnen und Patienten stets wissen, wofür sie die Therapie durchführen. Daher sollten die Ziele attraktiv sein

Das *Shaping,* also das sukzessive Steigern des Schwierigkeitsgrads einer Anforderung, wird auf verschiedenen Ebenen benutzt und orientiert sich an dem Leistungsstand der Patientinnen und Patienten, um stets das optimale Maß der Herausforderung zu stellen. Die Prinzipien sind hier das *Shaping Up* (eine Aufgabe schwerer machen) und das *Shaping Down* (eine Aufgabe leichter machen). Hierfür können z. B. Hebelverhältnisse, die Umwelt, die Aufgaben (Uni-Task – Dual-Task), die Dauer oder Wiederholungszahl einer Aktivität oder zusätzliche Gewichte oder Gegenstände genutzt werden (Hengelmolen-Greb und Jöbges 2018).

Beim *geblockten Üben* geht es um das Üben und häufige Wiederholen einer bestimmten Fertigkeit. Diese wird mehrfach wiederholt, bevor eine andere Tätigkeit durchgeführt wird. Dagegen werden beim *randomisierten Üben* unterschiedliche Fertigkeiten trainiert und meist nicht mehr als zwei Mal wiederholt, bevor eine neue Fertigkeit oder Übung trainiert wird (Schmidt und Lee 2011). Obwohl die Lernerfolge beim geblockten Üben zunächst größer sind, sind die Übertragungseffekte auf untrainierte Aufgaben beim randomisierten Übens deutlich besser (Getchell et al. 2018). In der neurologischen Rehabilitation muss man allerdings differenzieren, da manche Patientinnengruppen vom geblockten Üben profitieren können. So konnten Parkinson-Patientinnen und -Patienten über ein geblocktes, repetitives Training von Schutzschritten die Schrittlänge beim Gehen und die Ganggeschwindigkeit sowie die Geschwindigkeit der Auslösung des Schutzschrittes verbessern, falls dieser sturzverhindernd in einer Situation eingesetzt werden musste (Jöbges et al. 2004).

i PRAXISTIPP

Was bedeutet dies für die Yoga-Praxis?

Der aufgabenorientierte Therapieansatz ist mit der Yoga-Praxis kompatibel. Gerade im Vinyasa Yoga geht es um das Praktizieren und Erlernen von Flows (Bewegungsfolgen zu einem bestimmten Thema) und das häufige Wiederholen dieser. Hier einige Möglichkeiten, diesen Ansatz in die Yoga-Praxis zu integrieren:

- Erlernen von kurzen, an den Leistungsstand der Patientinnen/Patienten angepasste Flows. Besonders der Sonnengruß lässt sich hervorragend anpassen. Dabei sollte entweder das randomisierte Üben (mit leichten Veränderungen oder ein Flow) oder geblocktes Training (häufiges Wiederholen einer Asana, um den strukturellen Nutzen dieser zu erfahren) genutzt werden
- Imaginäre Metaphern/Bilder nennen oder konkrete Aufgaben aus dem Alltag zum besseren Einprägen von Asanas nutzen (z. B. bei der Durchführung von Utkatasana (Stuhl-Position) auf einen Stuhl setzen und direkt wieder aufstehen; bei Uttanasana (stehende, tiefe Vorbeuge) nach unten beugen und etwas vom Boden aufheben)
- Regelmäßig und häufig üben und viel ausprobieren lassen (in einem sicheren Rahmen ohne Sturzgefahr, etc.)
- Besonders komplexe Asanas (z. B. der Krieger II) sollten vor allem zu Beginn geblockt trainiert werden, sodass diese Asanas korrekt ausgeführt werden. Später kann man diese dann mit einem Flow über die Atmung kombinieren und verbinden

Die Prinzipien des motorischen Lernens wurden im Zusammenhang mit der neurologischen Rehabilitation u. a. auch von den Physiotherapeutinnen Janet H. Carr und Roberta B. Shepherd (Carr und Shepherd 2010) und von Anne Shumway-Cook und Marjorie H. Woollacott (Shumway-Cook und Woollacott 2016) beschrieben. Die Prinzipien legen dar, unter welchen Bedingungen motorisches Lernen gefördert wird bzw. welche Variablen einen positiven Effekt auf das motorische Lernen haben. Wulf und Lewthwaite beschrieben, dass besonders drei Faktoren das motorische Lernen optimieren (Wulf und Lewthwaite 2019):

- Leistungserwartung
- Autonomie
- Externer Fokus der Aufmerksamkeit

Diese drei Faktoren bilden die Basis für eine neue Theorie des motorischen Lernens, die OPTIMAL-Theorie *(optimizing performance through intrinsic motivation and attention for learning)* (Wulf und Lewthwaite 2016).

Leistungserwartung

Das Vertrauen in die eigenen Fähigkeiten ist von zentraler Bedeutung. Daher ist bei den Patientinnen und Patienten insbesondere das Selbstwirksamkeitsgefühl und das Selbstbewusstsein zu stärken, da dies effektiver zu nachhaltigem Lernen führen kann. Hierfür wurden verschiedene Ansätze diskutiert. Unter anderem wurde festgestellt, dass die Selbstwirksamkeit gesteigert wurde, wenn beim Üben die guten Versuche gelobt und hervorgehoben wurden und die schlech-

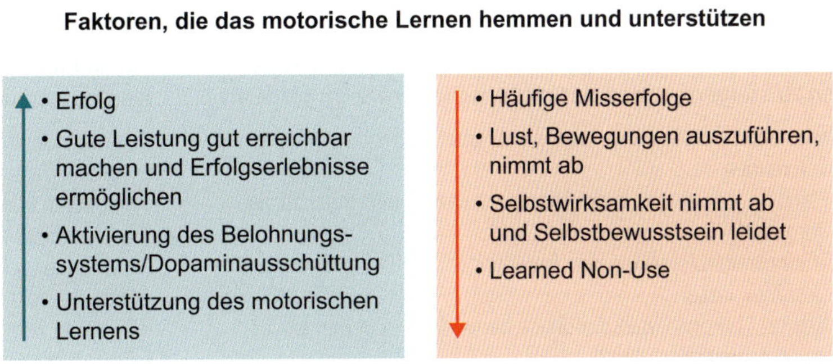

Abb. 4.1 Faktoren, die das motorische Lernen unterstützen und hemmen. [L231]

teren Versuche weitgehend ignoriert wurden (Ghorbani und Bund 2020; Iwatsuki und Regis 2021). Weiter kann versucht werden, eine gute Leistung so zu definieren, dass diese gut erreicht werden kann und sich dadurch ein Erfolgserlebnis einstellen kann (Trempe et al. 2012). Dieses wird wiederum mit dem Belohnungssystem und einer Dopaminausschüttung beantwortet, was das motorische Lernen unterstützen kann (Wulf und Lewthwaite 2016). Häufige Misserfolge dagegen können dafür sorgen, dass die Bewegungen nicht mehr durchgeführt werden möchten, dadurch die Selbstwirksamkeit und das Selbstbewusstsein sinkt und sich das sogenannte *Learned Non-Use* einstellt, der „erlernte Nicht-Gebrauch" (Hirsch et al. 2021) (➤ Abb. 4.1). Das häufige und direkte Verbessern, sobald eine Übung oder Aktivität falsch ausgeführt wird, ist daher kontraproduktiv und kann demoralisierend wirken. Gezielte Fragen der Therapeutinnen und Therapeuten können die bewusste Wahrnehmung und Reflexion unterstützen und fördern ein gezieltes Suchen nach Problemlösungsstrategien. Wenn ein Patient z. B. eine Bewegung falsch oder unökonomisch ausführt oder gar nicht ausführen konnte, kann offen gefragt werden, woran es vielleicht gelegen haben könnte. Dies setzt Selbstreflexionsmechanismen in Gang. Das Scheitern bzw. das Erkennen der Fehlversuche verstärkt die Aktivität im orbitofrontalen Kortex, welcher für die Planung neuer motorischer Strategien zuständig ist (Schwartz und Begley 2002).

PRAXISTIPP

Was tun um, die Selbstwirksamkeit der Patientinnen und Patienten zu steigern, um so das motorische Lernen zu fördern?

- Die Bewegungen der Patientinnen/Patienten und die Möglichkeiten der Rehabilitation ausschließlich positiv bewerten und kommunizieren
- Besonders die bisher erreichten Fortschritte aufzeigen und betonen (z. B. mittels Assessments, Videoanalyse, Fotos, etc.)
- Bei herausfordernden Aktivitäten und möglicher Überforderung ein anderes Setting schaffen, indem man die Umwelt unterstützend verändert/einbindet oder die Aufgabe leicht variiert

Was bedeutet dies für die Yoga-Praxis?

- Betonen, dass eine Asana nicht auf eine bestimmte Art und Weise auszusehen hat, sondern dass es viel Spielraum für Entdeckung und individuellen Ausdruck gibt
- Mit den Patientinnen und Patienten evaluieren, wie sich die Asana anfühlt oder die Yoga-Praxis im Laufe der Zeit anfühlt. Machen sich (positive) Veränderungen bemerkbar? Hierbei auch den persönlichen, positiven therapeutischen Eindruck der Veränderungen schildern
- Hilfsmittel können die Praxis unterstützen und neugestalten. Hierbei ist die Kommunikation wichtig, dass Hilfsmittel keine Defizite ausgleichen, sondern die Möglichkeit für wirksamere Bewegungen und Positionen schaffen

Autonomie

Die Leistungen, die Motivation und das Lernen können verbessert werden, indem die Lernenden das Gefühl der Selbstständigkeit und Selbstbestimmung haben (Wulf und Lewthwaite 2016). Dies beginnt bei der Sprache: Hooyman, Wulf und Lewthwaite konnten nachweisen, dass Lernende bei motorischen Aufgaben besser gelernt haben, wenn eine autonomieunterstützende Sprache (die mehr Handlungsspielraum zulässt) von den Therapeutinnen und Therapeuten genutzt wurde, als bei einer kontrollierten Sprache, bei der eine Übung genau so, und nicht anders auszusehen hatte (Hooyman et al. 2014). Selbst kleine Entscheidungsmöglichkeiten (Welche Übung des Programms wollen Sie zuerst durchführen?) bei einem Balanceprogramm (Wulf und Adams 2014) oder die Auswahl der Farbe des Gymnastikballs zum Üben (Lewthwaite et al. 2015) konnten das Autonomiegefühl und die Motivation steigern. Wenn Lernende selbst entscheiden dürfen, wann sie Rückmeldung über eine Aufgabe erhalten möchten, tun sie dies dann häufiger, wenn sie glauben, die Aufgabe richtig durchgeführt zu haben und ein positives Feedback erwarten, was wiederum zu einer Erhöhung der Leistungserwartung und somit zu einem verbesserten motorischen Lernen führt (Wulf und Lewthwaite 2019).

PRAXISTIPP

Was tun, um die Autonomie der Patientinnen und Patienten zu steigern, um so das motorische Lernen zu fördern?

- Eine auswahlzulassende (autonomieunterstützende) Sprache verwenden
- Handlungsspielraum in der Therapie zulassen und nicht zu viel vorgeben
- Übungsreihenfolge von den Patientinnen und Patienten selbst gestalten lassen
- Bewusst betonen, dass Feedback gerne dann gegeben wird, wenn es gewünscht wird

Was bedeutet dies für die Yoga-Praxis?

- Die Asanas und die Reihenfolge der Übungsfolgen (gut geeignet für die selbstständige Yoga-Praxis der Patientinnen und Patienten zu Hause) mitbestimmen lassen
- Bei der Praxis von Sonnengrüßen → Vorschlagen lassen, wie viele Runden praktiziert werden möchten oder ob die Patientinnen/Patienten eine Idee für eine Variation einer Asana haben
- Geeignete Hilfsmittel vorstellen und auswählen lassen (z. B. lieber den Block oder die Decke nutzen?)
- Die Patientinnen und Patienten aussuchen lassen, welche Matte sie benutzen wollen

Der externe Aufgabenfokus

Mehrere Untersuchungen haben gezeigt, dass die motorische Leistung und das Lernen effektiver sind, wenn die Aufmerksamkeit auf einem externen Fokus liegt (Wulf 2013). Diese Effekte lassen sich unabhängig vom Alter, Gesundheitsstatus und Erfahrungslevel nachweisen (Chua et al. 2021). Ein externer Aufgabenfokus gibt das Ziel der Bewegung an und reduziert gleichzeitig den Eigenfokus – dies kann eine Tasse im Regal sein, nach der man greift, eine Tür, auf die man zugeht, ein Stuhl, auf den man sich setzt oder eine Jacke, die man sich anzieht. Der interne Fokus dagegen richtet die Aufmerksamkeit auf die einzelnen Körperteile und verstärkt den Eigenfokus. Durch die Verwendung des externen Aufgabenfokus wird die Lernphase der Automatisierung gefördert (Wulf et al. 2001). Der interne Fokus dagegen reduziert diese Automatisierungseffekte, da er zu einer unökonomischen Muskelaktivierung und willkürlichen Bewegungskontrolle führen kann und somit die automatischen, schnellen und flüssigen Bewegungen beeinträchtigt. In der Neurorehabilitation kann der externe Aufgabenfokus sinnvoll angewendet werden. So zeigten in einer Untersuchung Parkinson-Patientinnen und -Patienten eine bessere posturale Kontrolle, wenn sich diese anstatt auf die Füße (interner Fokus) auf die Bewegungen der labilen Unterlage (externer Fokus) konzentrierten (Wulf et al. 2009). Auch in einer Untersuchung bei Sportlern mit Kreuzbandplastiken ist beim neuromuskulären Training beim Abspringen und Landen die Effektivität hinsichtlich der Kniestabilität höher beim externen Fokus als beim internen Fokus (Ghaderi et al. 2021).

PRAXISTIPP

Wie kann ein externer Fokus in der Therapie genutzt werden, um das motorische Lernen zu fördern?

- Die Aufgaben sollten möglichst so gestellt und formuliert werden, dass die Patientinnen und Patienten ein externes Ziel anvisieren können
- Anstatt beim Balancing (Gewichtsverlagern im Stand) den Auftrag zu geben „Verlagern Sie das Gewicht auf den rechten Fuß", ist es günstiger, z. B. zu sagen: „Bewegen Sie den Körper Richtung Fenster"
- Anstatt bei Armbewegungen „Streck den Arm" zu kommandieren, ist es günstiger, zu formulieren: „Greifen Sie zum Fenster"

Was bedeutet dies für die Yoga-Praxis?

Beim Yoga wird sehr häufig auf den internen Fokus verwiesen, da es in der yogischen Philosophie darum geht, vom Äußeren ins Innere zu kommen. Wenn es darum geht, motorisches Lernen zu fördern, kann aber auch hier gezielt ein externer Fokus genutzt werden:

- Beim herabschauenden Hund → Bewusst die (mit einer Decke unterlagerten) Fersen in die Decke drücken
- Bei der Stuhl-Position → Tief hinsetzen bis kurz über dem Hocker (der bereit steht)
- Manche Yoga-Matten besitzen eine Markierung von Linien und Winkeln→ Hier kann bewusst mit „den vorderen Pfeil berühren", „Beine direkt auf die Mittellinie stellen", „die Matte mit beiden Händen greifen (in Rückenlage)" angeleitet werden

MERKE

Im Bereich des motorischen Lernens ist der externe Aufgabenfokus wichtig und schafft kognitive Kapazitäten im Bereich des Subkortikalen. Jedoch kann der interne Fokus sehr gut bei Praktizierenden angewendet werden, die eine gute Bewegungsvorstellung und Bewegungskontrolle haben. So lässt sich über den internen Fokus (z. B. Richte Dein Becken mehr auf; Verlagere das Gewicht mehr aufs vordere Knie; Rotiere das Bein rechts mehr nach außen) Muskulatur gezielter und bewusster ansteuern und wahrnehmen. Gerade im Yoga, wo häufig Positionen (isometrisch) gehalten werden müssen, kann der interne Fokus die Qualität der Körperausrichtung verbessern und so für eine bessere Erfahrung in der Haltung und Ausführung sorgen.

Neuere Untersuchungen zeigen, dass sich die drei Faktoren sogar addieren lassen und besonders in der Kombination wirksam sind (Chua et al. 2018). Im Bereich des Yoga lassen sich diese Faktoren ebenso anwenden, wenn es um die Zielstellung der Förderung des motorischen Lernens geht.

Ein weiterer Ansatz zur Erklärung des motorischen Lernens sind die motorischen Lernphasen nach **Fitts und Posner** (1967; Kee 2019) (➤ Abb. 4.2, ➤ Tab. 4.1). Dazu zählen: die kognitive Lernphase, die assoziative Lernphase und die automatisierte Lernphase (Kee 2019). Diese sind nicht scharf abgrenzbar, gehen ineinander über und sind in der Ausgestaltung je nach Person verschieden (Horst 2022).

Tab. 4.1 Die motorischen Lernphasen nach Fitts und Posner (1967)

a) Kognitive Lernphase	Diese Phase wird auch verbale oder deklarative Lernphase genannt. Sie ist gekennzeichnet durch langsame, unsichere und ineffiziente Bewegungen. Die Person bringt zur Bewältigung der Aufgabe ihre gesamte Konzentration und Aufmerksamkeit auf. In dieser Phase lernen die Patientinnen und Patienten, die sensorischen Informationen zu selektieren. Der Prozess der Körperwahrnehmung kann als Ergebnis aus der Verarbeitung von sensorischem Input aus der Umwelt gesehen werden. Die Selektion der Informationen wird über das Ziel und die vorhandenen Erfahrungen und das Wissen gelenkt (Mulder et al. 2002). Verarbeitungsprozesse der Propriozeption und des Vestibulums sind für die automatische Haltungskontrolle bedeutsam, besonders wenn es um automatisierte, subkortikale Steuerung geht (z. B. das Anpassen des Körperschwerpunkts beim Bücken). Sollten diese Informationen nicht genügen, wird zusätzlich das visuelle System mit der optischen Kontrolle genutzt, was die Automatisierung der Bewegungs- und Haltungskontrolle, die auf der Partizipationsebene benötigt wird, stark beeinträchtigt (Horst 2022). *Förderung und Nutzung?* • Das Anforderungsniveau stets anpassen • Klare Zielstellungen formulieren und externen Fokus nutzen • Komplexere Aktivitäten ggf. in Teilschritte unterteilen • Für eine ruhige, reizarme Umgebung sorgen, um die Ablenkungen zu reduzieren • Zeit zum Ausprobieren und Entdecken geben, Fehler zulassen und nicht direkt „verbessern/korrigieren"
b) Assoziative Lernphase	In dieser Lernphase sind die Bewegungen flüssig, wiederholbar und effizienter. Die Bewegungsqualität ist besser als in der kognitiven Lernphase, da hier nicht mehr die volle Aufmerksamkeit benötigt wird. Den Übergang in diese Phase bemerkt man auch daran, dass den Patientinnen und Patienten eigene Fehler auffallen. Über Trial und Error werden dann die erfolgreichen Komponenten übernommen und die Fehler reduzieren sich immer weiter mit der Erfahrung. Schmidt spricht hier von *Knowledge of Results (KR)* und *Knowledge of Performance (KP):* Eine Person weiß, dass sie einen Fehler gemacht hat (KR) und reflektiert, weshalb ihre Strategie nicht zum Erfolg geführt hat (KP). Dies entspricht dem intrinsischen Feedback. Beim extrinsischen Feedback dagegen geben die Therapeutinnen und Therapeuten direkt eine Lösungsstrategie vor – dadurch wird unmittelbar in den Lernprozess eingegriffen und die Patientinnen und Patienten können keine eigenen Fehler machen und somit selbstständige Strategien entwickeln (Horst 2022). Diese Lernphase dauert entsprechend länger. Die Bewegungen können allerdings noch nicht in einem anderen Kontext qualitativ gleich durchgeführt werden, dadurch fehlt die Übertragung auf andere Aktivitäten in die Partizipation. Gerade stark betroffene Patientinnen und Patienten, vor allem mit neuro-kognitiven Störungen, können ggf. nicht aus ihren Fehlern lernen, da hier die Möglichkeiten der Selbstreflexion beeinträchtigt sein können. Dies sollte von den Therapeutinnen und Therapeuten mittels neuropsychologischer Testverfahren (z. B. Uhrentest von Shulman, Mini-Mental-Status-Test, DemTect) erfasst werden oder von Fachpersonen wie den Neuropsychologinnen und -psychologen Rat eingeholt werden. *Förderung und Nutzung?* • Selbst einige Male ausprobieren lassen, sodass die Patientinnen und Patienten eigene (intuitive) Lösungsstrategien entwickeln können und erst bei Nichtgelingen gemeinsam über weitere Möglichkeiten reflektieren • Kreative und motivierende Therapiesituationen schaffen (Horst 2022) • Feedback und Lob geben für gut durchgeführte Bewegungen • Möglichst keine Hands-On-Techniken, um den Lernprozess nicht zu stören. So viel wie nötig, so wenig wie möglich! • Serious Games • Hohe Repetition fördern. Laut der ReMoS-Leitlinie werden zur Gangrehabilitation von Schlaganfallpatientinnen und -patienten mindestens 500–800 Schritte pro Tag empfohlen (Remos 2015).
c) Automatisierte Lernphase	Die Bewegungen werden nun zielgenau, effizient und beständig durchgeführt. Hierfür wird nur eine geringe bzw. keine kognitive Aufmerksamkeit benötigt und die Personen lernen, ihre Aufmerksamkeit auf mehrere Vorgänge gleichzeitig zu richten und die wichtigen Informationen von den unwichtigen Informationen zu selektieren. Zudem wird die Aufmerksamkeit auf das Handlungsziel gerichtet (externer Fokus), anstatt auf die Organisation der Handlung an sich. Die Aktivitäten können dann unter diversen Bedingungen durchgeführt werden. Förderung und Nutzung? • Die Begebenheiten und Anforderungen verändern, z. B. den Ort wechseln, andere Schuhe anziehen, die Geschwindigkeit erhöhen, etc. • Die Ausgangsstellungen verändern • Dual-Task-Aufgaben geben (motorisch und/oder kognitiv), z. B. Gehen und Sprechen gleichzeitig

4

Phase	Charakteristik	Praktische Anwendung und Hinweise
Kognitive	• Langsame, unstimmige und ineffiziente Bewegungen • Überwiegend bewusste (willkürlich gesteuerte) Bewegungsausführung • Für die Bewegungsausführung wird viel kortikale Leistung benötigt	• Geistige Vorstellung der Bewegungen /Asana unterstützt die Ausführung (z.B. über Metapher oder mentale Vorstellung) • Zeit zum Ausprobieren und testen wird benötigt • Die wichtigsten Bewegungskomponenten können kurz und prägnant erklärt werden • Der Fokus sollte auf das schaffen von Mechanismen liegen (z.B. in Standhaltungen werden die Knie immer locker gebeugt)
Assoziative	• Flüssigere, effizientere, regelmäßigere Bewegungen • Der Ausführende kann „fehlerhafte" Bewegungen selbst erkennen und anpassen • Die Bewegungskontrolle erfolgt teilweise kontrolliert, teilweise unkontrolliert	• Die Instruktionen können in dieser Lernphase umfassender sein → interner Fokus möglich • Schwierigkeitsanforderungen können erhöht werden • Es sollte begonnen werden die Übungen in Variationen zu üben
Autonome	• Präzise, regelmäßige und effizente Bewegungen • Geringes Fehlerauftreten • Bewegungen können im Kontext angewendet und übertragen werden • Wenig kortikale Leistung erforderlich	• Die Bewegungen und Handlungen können an den Kontext angepasst werden, z.B. Sonnengruß schneller durchführen • Die Variabilität ist erhöht (Feedforward-Strategie), z.B. Variationen verschiedener Asanas • Unerwartete Aktionen können durch die gemachten Erfahrungen bewältigt werden, z. B. das Ausführen eines neuen Flows, einer neuen Asana oder eine veränderte Reihenfolge

Abb. 4.2 Die motorischen Lernphasen nach Fitts und Posner (1967). [L231]

PRAXISTIPP

Welche Bedeutung können die Lernphasen nach Fitts und Posner für die Yoga-Praxis haben?

Die Lernphasen lassen sich vor allem beim Erlernen bzw. Wiedererlernen von neuen motorischen Handlungen beobachten. Dies können auch yogische Techniken wie Asanas und Pranayama sein. Die Therapeutinnen und Therapeuten sollten einschätzen lernen, in welcher Lernphase sich die Person derzeit befindet und die Methodik ihrer Therapie entsprechend anpassen. Hierfür muss gut beobachtet werden:

- Wie führen die Patientinnen/Patienten die Bewegung aus? Stabil, qualitativ gut, schnell-langsam, unsicher-selbstsicher, ängstlich-mutig?
- Ist das Anstrengungsniveau förderlich oder überfordernd?
- Bei mehreren Wiederholungen: Ist jede Wiederholung gleich/ähnlich oder gibt es große Unterschiede?
- Können die Patientinnen/Patienten sich auf mehrere Dinge gleichzeitig konzentrieren oder benötigen sie noch viel Aufmerksamkeit für bestimmte Schwerpunkte?
- Werden die Patientinnen/Patienten abgelenkt oder können diese die Reize selektieren und sich konzentrieren?

Kreative Umsetzung, das richtige Maß an Förderung und Anforderung, viel ausprobieren und über die Praxis reflektieren lassen oder Asanas ggf. in Teilschritten üben können die Lernphasen unterstützen.

4.3 Input-Systeme

Der Mensch bedient sich verschiedener Systeme, um an Informationen zu gelangen. Diese Informationen werden von Sensoren und Rezeptoren aufgenommen, über Nerven weitergeleitet und im Gehirn verarbeitet, mit Erfahrungen abgeglichen und in Aktivitäten übersetzt. Über bestimmte Störbilder können die Informationen nicht mehr adäquat aufgenommen und verarbeitet werden. Therapeutisch werden die verschiedenen Input-Systeme daher genutzt, um den motorischen Lernprozess und damit auch die Auseinandersetzung mit der Umwelt zu fördern. In der Yoga-Praxis werden diese Systeme bewusst genutzt und geschult.

Durch die sogenannte Fazilitation werden diese Reize genutzt, um so die Handlungssituation der Patientinnen und Patienten günstig zu beeinflussen (➤ Abb. 4.3). Bei der Fazilitation geht es um die Gestaltung eines interaktiven, sensomotorischen Lernprozesses (Hengelmolen-Greb und Jöbges 2018).

Hierbei nutzten die Therapeutinnen und Therapeuten die Gestaltung der **Umwelt** (z. B. Bank höherstellen, an die Wand anlehnen lassen, höheren Stuhl nutzen), ihre **Kommandos**

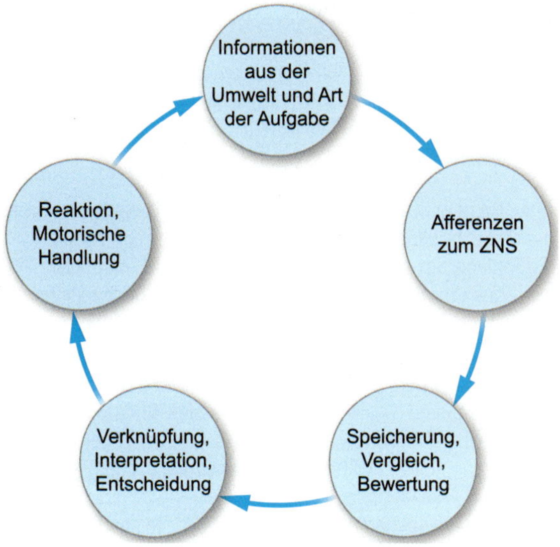

Abb. 4.3 Fazilitation – ein aktiver, sensomotorischer Lernprozess (nach Hengelmolen-Greb und Jöbges 2018). [L231]

(z. B. für Instruktionen, Korrekturen, verbale Begleitung und Hinweise), ihre **Hände** (z. B., um taktile Reize zu applizieren, Strukturen biomechanisch zu stabilisieren oder Muskelaktivität zu unterstützen) oder **Hilfsmittel** (z. B. Schienen, Tapes, Yoga-Blöcke, Gurte). Fazilitation sollte immer sparsam, sinnvoll und präzise angewendet werden. Wenn die Problematik von Patientin/Patient XY für das Nichterreichen eines Zieles im motorischen System liegt (z. B. abgeschwächte Muskulatur), sollte das motorische System fazilitiert (z. B. Unterstützung mit einem Hilfsmittel) und trainiert (z. B. häufiges Wiederholen zum Kraftaufbau) werden.

In der folgenden ➤ Tab. 4.2 sind Input-Systeme des Menschen aufgelistet und wie diese im Yoga genutzt werden können, stets mit dem Ziel, das motorische Lernen zu fördern, eine lernfreudige und intensive Therapiesituation zu ermöglichen und individuelle Anpassungen und Gestaltung zuzulassen.

Tab. 4.2 Input-Systeme und die spezifische Nutzung im Yoga

Input-System	Erklärung und spezifische Nutzung im Yoga
Visuelles System	Durch die Augen und den visuellen Input wird die Umgebung wahrgenommen. Abstände und Relationen (z. B. „Wie weit ist die Tür entfernt?") werden abgeschätzt und Gefahren eingeschätzt (z. B. „Ist diese Brücke sicher?"). Für die Zielmotorik wird über den visuellen Input berechnet, wieviel Muskelkraft oder Muskellänge benötigt wird, um z. B. eine Kiste in einer bestimmten Größe anzuheben oder wie weit man den Arm strecken muss, um den Fenstergriff zu erreichen. Beim Gehen gibt das visuelle System Sicherheit und ist wesentlich an der Aufrechterhaltung der posturalen Kontrolle beteiligt. *Nutzung im Yoga:* • Durch das Richten der Augen auf einen externen Fokus und das Fixieren des Blickes auf diesen wird die Aufrechterhaltung der posturalen Kontrolle erleichtert. Gerade in Balance-Positionen wie dem Baum, dem Krieger III oder dem seitlichen Unterarmstütz kann dies ein sehr wichtiger Hinweis sein • Durch die Augen kann direkt oder in einem Spiegel die eingenommene Asana korrigiert werden. Gerade bei Einsteigerinnen und Einsteigern oder wenn das Körpergefühl der Person noch nicht bewusst ausgeprägt ist, macht ein überprüfender Blick z. B. auf die Stellung der Extremitäten Sinn, um ggf. zu korrigieren • Durch eine Demonstration können die Therapeutinnen und Therapeuten veranschaulichen, wie die Asana auszusehen hat. Die Praktizierenden erhalten dadurch ein besseres Verständnis • Durch das Fixieren des Blickes auf einen Punkt werden Konzentration und Aufmerksamkeit geschult und die Übenden lassen sich so weniger von ihrer Umgebung und anderen visuellen Reizen beeinflussen. Im Ashtanga Yoga spricht man hier von einem Drishti • In Savasana werden die Augen dagegen bewusst geschlossen, um die volle Konzentration auf das Innere zu lenken. Gerne wird hier auch ein Augenkissen genutzt, welches über die Augen gelegt werden kann
Akustisches System	Die Ohren nehmen Schwallwellen auf, die im Innenohr dann zu elektrischen Impulsen und im Gehirn zu Tönen verarbeitet werden. Dadurch erhalten wir wichtige Informationen über und aus unserer Umwelt, wie potenzielle Gefahren (z. B. ein anfahrendes Auto), Kommunikation (z. B. ein Gespräch, ein Telefonat, eine Radiosendung) oder über die Beschaffenheit von Dingen (z. B. das Geräusch eines knusprigen Kekses, das Gehen durch eine Pfütze). In mehreren Studien wurden die Effekte von Musik auf Sportlerinnen/Sportler oder Patientinnen/Patienten mit Demenz, Parkinson, Apoplex, MS und weiteren Krankheitsbilder untersucht. Musik scheint einen unterstützenden Effekt zu haben, das Gangbild (qualitativ und quantitativ) und die Rhythmisierungsfähigkeit zu unterstützen, die Leistung zu steigern und das Erinnerungsvermögen zu verbessern. *Nutzung im Yoga:* • Über Musik kann die Stimmung in einer Yoga-Einheit beeinflusst werden. Bei kraftvollem Power Yoga eher Musik mit starken rhythmischen Beats, bei einer Yin-Stunde eher entspannende und ruhige Musik. Musik bietet zudem zeitliche Orientierung (z. B. ein Lied dauert 5 Minuten – also 10 Lieder für eine Yoga-Einheit) • Durch die gesprochenen Instruktionen der Therapeutinnen und Therapeuten werden die Yoga-Asanas erläutert und die Flows angeleitet. Mithilfe der Stimme können sowohl beruhigende Effekte als auch tonisierende Effekte erzeugt werden • Am Anfang und am Ende einer Stunde oder zur Beendigung von Savasana kann im Sinne eines kleinen Rituals eine Klangschale angeschlagen werden. Der Klang gibt hierbei Informationen über den Start oder das Ende • Durch das Singen von Mantren (z. B. OM, Om Namah Shivaya) wird die Konzentration geschult, die Atmung reguliert und die Entspannungsfähigkeit trainiert. Zudem drückt man dadurch seine Dankbarkeit aus

Tab. 4.2 Input-Systeme und die spezifische Nutzung im Yoga *(Forts.)*

Input-System	Erklärung und spezifische Nutzung im Yoga
Vestibuläres System	Das vestibuläre System liefert und verarbeitet Informationen aus dem Innenohr, den Augen und den Propriozeptoren. Durch den Abgleich der Systeme wird die aufrechte Körperhaltung gewährleistet. Durch Störungen dieses Systems können Symptome wie Kopfschmerzen oder Schwindel entstehen. Mithilfe von Blickstabilisation, Habituationstraining und Training der posturalen Kontrolle lassen sich hier Verbesserungen erzielen. *Nutzung im Yoga:* • In Balanceübungen sollte der Blick fixiert auf einen externen Fokus gerichtet sein. Durch gleichzeitiges Bewegen der Arme (z. B. beim Anheben der Arme für die Baum-Pose) wird der Körper bewegt, ohne dass der Blick seine Fixation verliert • Beim Lagewechsel (Stand zum Boden, Rückenlage in die Seitlage, Sitz in die Rückenlage, etc.) wird das vestibuläre System herausgefordert. Häufiges Wiederholen und häufige Lagewechsel (z. B. das Durchführen einiger Runden Sonnengruß) erzeugen einen Habituationseffekt
Propriozeptives System	Das propriozeptive System wird auch Interozeption genannt und gehört zur Tiefensensibilität, die uns Informationen über die Stellung der Gelenke, den Spannungszustand der Muskulatur oder die Lage der Körperteile im Raum geben. Die Sensoren liegen in den: Muskelspindeln, Sehneninsertionen, Bändern, Gelenkkapseln und Faszien. 80 % dieser Rezeptoren liegen in den Faszien und geben dem Gehirn ein Feedback (in Form von Zug- und Dehnreizen) über mögliche Bewegungsabweichungen einer geplanten Handlung, um diese dann bereits während der Ausführung anzupassen. *Nutzung im Yoga:* • Interne Repräsentanz der Körperteile während einer Asana. Auch wenn man nach vorn schaut oder seinen Blick stabil hält, können Körperteile (z. B. Fuß, Knie) wahrgenommen werden und ggf. korrigiert werden • In manchen Asanas können, als eine Option zur Steigerung, die Augen geschlossen werden. Hier sind nun für die Aufrechterhaltung der posturalen Kontrolle und Körperhaltung v. a. die Propriozeptoren gefragt • Durch Verlagerung des Körpergewichts wird die vermehrte Druckbelastung auf der mehr belasteten Seite registriert • Durch Dehn- und Zugreize in einer „dehnenden Asana" werden die Spannungszustände der Muskulatur wahrgenommen
Taktiles System	Die Sensoren, die taktile Reize aufnehmen, sitzen überwiegend in der Haut, welches unser größtes Sinnesorgan ist. Dazu zählen die Thermosensoren (für Wärme und Kälte), die Nozizeptoren (für Schmerzreize) und die Mechanosensoren (für Berührung und Druck). Die daraus resultierende Oberflächensensibilität gibt uns wichtige Informationen über die Beschaffenheit von Oberflächen (z. B. der Kleidung, des Bodens, des Stuhls, auf dem wir sitzen) und Gegenständen (z. B. weiche Plastikflasche, harte Glasflasche), die wir für die weitere Verarbeitung nutzen können. *Nutzung im Yoga:* • Die Beschaffenheit des Bodens/der Matte und der damit hergestellte Hand-Boden- oder Fuß-Boden-Kontakt wird erfühlt und sorgt so für eine bessere Stabilität und mehr Sicherheit in einer Position • Durch sanfte Selbstmassagen in der Einleitung oder zum Schluss wird der Tonus der Muskulatur reguliert • Das Gewicht eines auf dem Bauch platzierten Yoga-Blocks in Savasana sorgt reflektorisch für eine Atemlenkung und Vertiefung der Bauchatmung • Durch das Aufeinanderlegen der Hände im Namasté Mudra werden die Sensoren der Hand angesprochen und somit wird die Handöffnung und die Repräsentation der Hand auf dem Kortex erhöht
Olfaktorisches System	Der Geruchssinn ist wesentlicher Bestandteil. Das olfaktorische System ist direkt mit der Amygdala verbunden, weshalb der Geruchssinn eine enge Verbindung zu Emotionen, Erinnerungen, zwischenmenschlichen Beziehungen und Sexualität aufweist. Auch wird der Geruchssinn genutzt, um Gefahren zu erkennen (z. B. „Ist das Obst verdorben?"). Auch können Ereignisse direkt mit einem Geruch verbunden werden (z. B. „Hier riecht es wie im Krankenhaus" oder „Der Geruch erinnert mich an einen Waldspaziergang") und dadurch positive oder negative Gefühle und Erinnerungen ausgelöst werden. Daher kann dieser Sinn therapeutisch und in Bezug zum motorischen Lernen sehr gut genutzt werden. *Nutzung im Yoga:* • Durch das Verwenden von Räucherstäbchen oder anderen Geruchsträgern während der Praxis können beruhigende und entspannende Emotionen ausgelöst werden, z. B. über Lavendelgeruch zur Entspannungsförderung • Durch Lüften mit klarer Luft vor oder während der Praxis wird ein „frisches Gefühl" erzeugt, sodass man wieder „Durchatmen" kann

4.4 Systeme der posturalen Kontrolle

Daniel Völker

Die *posturale Kontrolle (pK)* wird häufig auch als Synonym zu den Begriffen Gleichgewicht oder Balance verwendet. Bei näherer Betrachtung gibt es jedoch feine Unterschiede. Bei der Balance geht es darum, dass der Körper nicht stürzt. Die pK dagegen wird weiter als eine Handlung verstanden, die Balance in jeder Position oder Aktivität aufrecht zu erhalten, zu erhalten oder wiederzugewinnen. Dabei wird der Körperschwerpunkt (der im Stand beim Menschen unterhalb des Bauchnabels liegt) innerhalb der Unterstützungsfläche (Bereich der Füße und dazwischen) kontrolliert (Huber 2016). Die pK ist ein bedeutender und prädiktiver Wert, wenn es um die Selbstständigkeit bzw. das (Wieder-)Erlangen dieser geht. Bei fast allen Aktivitäten wird die pK benötigt, daher steht die

Therapie bzw. die Betrachtung dieser im zentralen Mittelpunkt des therapeutischen Prozesses. Um die pK aufrechterhalten zu können bzw. die Positionen zu stabilisieren, müssen die Körperabschnitte in einem günstigen Alignment stehen.

DEFINITION

Alignment

Die Einstellung der Körperabschnitte zueinander und der Körperlage in Bezug zur Schwerkraft und Unterstützungsfläche wird Alignment genannt (➤ Abb. 4.4). Ein posturales Alignment gibt die Strategie der Handlung vor, die das ökonomisch günstigste Bewegen erlaubt. Um einen reibungslosen und effizienten Bewegungsablauf zu gewährleisten, müssen alle Komponenten der Gelenke, des Muskels und des Körperabschnitts in einem bestimmten Verhältnis zueinander stehen und agieren. Abweichungen, die zu Störungen des Bewegungsablaufs führen können (z. B. eine stark protrahierte Schulter), werden auch als *Malalignment* bezeichnet.

Posturale Reaktionen dagegen sind programmierte Bewegungssequenzen, die bei Instabilität des Körpers ausgelöst werden. Diese Instabilität wird durch muskuläre, visuelle oder vestibuläre Informationen registriert. Für die Koordination dieser Programme sind der Kortex, die Basalganglien, der Hirnstamm und das Kleinhirn zuständig (Horst 2022).

Im Yoga hat die posturale Kontrolle eine wichtige Rolle. So gut wie alle Asanas benötigen pK, um die Asanas in einer aufrechten Form halten und stabilisieren zu können. In Asanas mit dem Schwerpunkt Balance sorgt eine gute pK für ausreichend Sicherheit und ökonomische muskuläre Ausgleichsreaktionen (wie z. B. das Austarieren der Balance im Einbeinstand über Fuß- und Unterschenkelaktivität). Dies verhindert das Umfallen, den Verlust des Gleichgewichts oder die Aktivierung von zu vielen Hilfsmuskeln im Generellen. Das Zwerchfell, welches sich am Rippenbogen und an der LWS fixiert, benötigt eine stabile posturale Kontrolle, um die Funktion der Atmung in den Pranayama-Techniken ungehindert durchführen zu können. Zudem benötigen wir für selektive Bewegungen (z. B. das Anheben der Arme im Stand für die stehende Rückbeuge oder das Abheben eines Beines für den dreibeinigen herabschauenden Hund) stabile Fixationsmöglichkeiten (z. B. Skapula, Becken) und eine stabile posturale Kontrolle.

DEFINITION

Mobilität und Stabilität: Komponenten der motorischen Kontrolle

Für die Durchführung von Bewegungen werden die Komponenten Mobilität und Stabilität benötigt. Bewegungen, bei denen die distalen Körperteile sich frei im Raum bewegen, werden als *offene Kette* bezeichnet. Bewegungen, bei denen die distalen Körperteile auf der Unterstützungsfläche oder durch Widerstände fixiert sind, werden als *geschlossene Kette* bezeichnet.

Mobilität: Die Fähigkeit, Bewegungen zu initiieren und Positionen einzunehmen

Stabilität: Dabei wird muskuläre Aktivität initiiert und dadurch Haltungskontrolle gewährleistet. Dazu zählt auch die reaktive Stabilität, die benötigt wird, um den Körper bei unvorhergesehenen Krafteinwirkungen oder Lageveränderungen stabil zu halten.

Kontrollierte Mobilität: Hierbei ist das Zusammenspiel aus Stabilität und Mobilität von Relevanz. In der offenen Kette bilden die proximalen Strukturen (z. B. Skapula) über muskuläre Aktivität und präaktive Stabilität eine stabile Referenz, während die distalen Körperteile (z. B. Hand zum Kopf) bewegt werden und mobil sind.

Geschicklichkeit/Skill: Dabei werden bestimmte Ziele (z. B. Hand zum Kopf) mit einer Flexibilität und in Variationen wiederholt erreicht.

4.4.1 Beteiligte anatomische Strukturen

Für die posturale Kontrolle werden auf sämtlichen nervalen Ebenen Aktivitäten gefordert. Beteiligt sind hierbei das Rückenmark, der Hirnstamm, das Kleinhirn, die Basalganglien und der somatosensorische Kortex. Diese Systeme verarbeiten afferente Informationen aus der Peripherie (z. B. Propriozeption) und senden efferente Informationen (z. B. Muskelaktivierung) an die benötigten Systeme und ausführenden Organe (Sousa et al. 2012). Diese vielen Ebenen und deren Vernetzung machen deutlich, dass Störungen einzelner oder mehrerer Faktoren in diesem System die pK beeinflussen können und somit auch die Therapie der pK differenziert werden muss.

Als Feedforward-Strategiewerden sind die sogenannten APAs (den *antizipatorischen posturalen Anpassungen)* beteiligt. Sie entsprechen dem Vorgang für die Planung von motorischen Handlungen. Diese sehen die Auswirkungen einer Bewegung „voraus" und setzten Anpassungsmechanismen in Gang, z. B. das Aktivieren der dorsalen Rumpfmuskulatur und des M. gastrocnemius, wenn der Schwerpunkt beim Greifen nach einem Gegenstand nach vorne/oben verlagert wird.

Der temporoparietale Kortex ist bei der Integration von sensorischen Informationen beteiligt und erzeugt ein internes Bild des Körpers (Körperschema) und der Vertikalen. Gerade bei der Haltungskontrolle und Bewegungskontrolle ist dieses Bild von entscheidender Bedeutung.

Auch subkortikale Strukturen wie das Kleinhirn, das vestibuläre System im Hirnstamm und die Basalganglien haben Einfluss auf die pK. Im Hirnstamm findet die Organisation von posturalen Synergien statt. Diese Synergien werden im Kleinhirn an die Umweltbedingungen und die Bedingungen der Aufgabe angepasst, z. B. über die Einschätzung der benötigten Muskelkraft oder des Tonus. Das Kleinhirn ist zusammen mit den Basalganglien für den Erwerb von Bewegungsprogrammen zuständig (Huber 2016). Die Basalganglien werden besonders bei der schnellen Anpassung der pK an veränderte Bedingungen der Umwelt oder der Aufgabe benötigt – in diesem Bereich werden die Bewegungen automatisiert. Für die Steuerung der automatisierten posturalen Antworten sind die beiden (zum extrapyramidalen System gehörenden) absteigenden Bahnen Tractus vestibulospinalis (VST) und Tractus reticulospinalis (RST) beteiligt. Da diese Bahnen im Verlauf auch Kollateralen zur Gegenseite bilden und der (RST) auch die Antagonisten

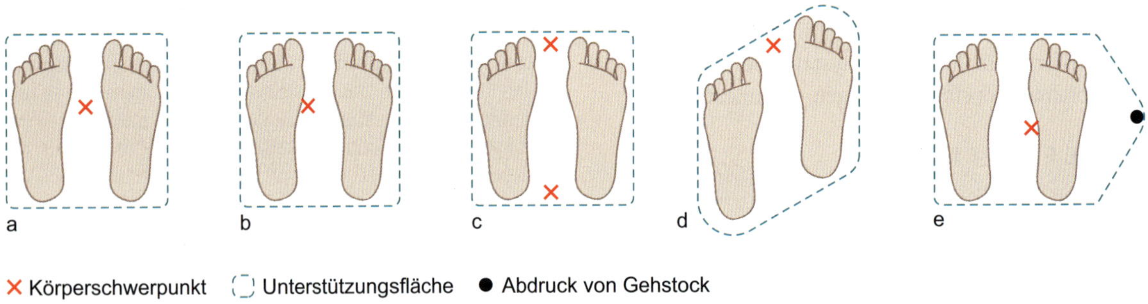

Abb. 4.4 Schwerpunkt und Unterstützungsfläche im Stand. [M1250/L231]

einer Bewegung versorgt, wird somit darüber der Tonus und die Bewegung reguliert.

4.4.2 Bezugsrahmenmodell und Systemmodell nach Shumway-Cook und Woollacott

Posturale Kontrolle ist das Ergebnis aus der Interaktion des Individuums mit seiner Aktivität in der Umwelt (Shumway-Cook und Woollacott 2016; ➤ Abb. 4.5). Dies kann auch weiter als Interaktionsmodell betrachtet werden. Vom Individuum sind demnach drei Faktoren gefordert: die Aktion (Motorik), die Perzeption (Sensorik) und die Kognition (Huber 2016).

Aktion: Dazu zählen die posturale Stabilität (Aufrichtung gegen die Schwerkraft), die Anteile der posturalen Orientierung (biomechanische Grundvoraussetzungen, Stellung der Körperabschnitte zueinander) und die posturalen Synergien.

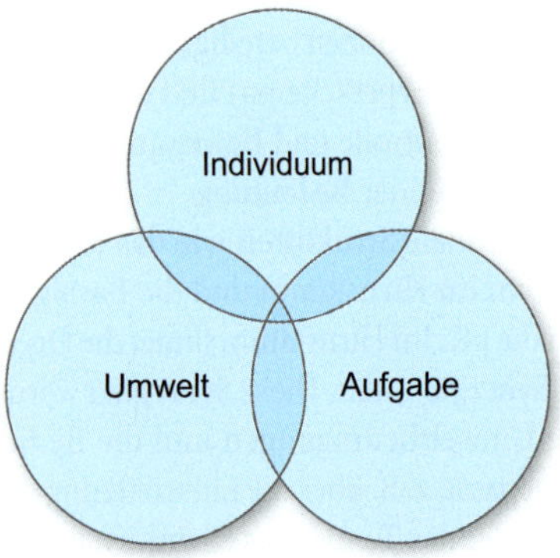

Abb. 4.5 Posturale Kontrolle nach Shumway-Cook und Woollacott (2016). [L231]

DEFINITION

Posturale Synergien

Es werden drei Formen von posturalen Synergien beschrieben. Diese sind sowohl für die **antizipative** (vor der Bewegung, Stichwort APAs) als auch für die **reaktive** (als Reaktion z. B. zur Sturzvermeidung) **posturale Kontrolle** wichtig. Über muskuläre Aktivität wird der Schwerpunkt über der Unterstützungsfläche kontrolliert.
Sprunggelenkstrategie: Dabei werden die Muskeln am Unterschenkel (besonders die, die über das obere Sprunggelenk ziehen) aktiv. Bei kleinen Veränderungen der Unterstützungsfläche genügt diese Strategie.
Hüftgelenkstrategie: Diese Strategie wird bei größeren Veränderungen der Unterstützungsfläche oder Rotationen angewendet. Dabei wird über Hüftbeugung bzw. Verlagerung des Beckens der Schwerpunkt über der Unterstützungsfläche gehalten.
Schutzreaktionen: Sollte die Sprunggelenks- bzw. Hüftgelenksstrategie nicht ausreichen, wird entweder ein Schutzschritt/Ausfallschritt (mit Aktivierung der Hüftgelenksabduktoren und Co-Kontraktion der Fuß-/Unterschenkelmuskeln) oder eine Greifreaktion durchgeführt. Dies vergrößert bzw. verlagert die Unterstützungsfläche und reguliert somit wieder den Schwerpunkt.

Perzeption: Dabei geht es um Verarbeitungsprozesse und die Integration des sensorischen Inputs (z. B. Vestibulum, Visus, Propriozeption). Als Ergebnis wird häufig auch der Begriff Körperschema verwendet. Die Sensorik und die Motorik sind eng verbunden und stehen in einer Wechselwirkung.

Kognition: Über die Bereitstellung von kognitiven Ressourcen wird in ausreichendem Ausmaß Aufmerksamkeit generiert. Im Alltag, für die Partizipation, ist die Fähigkeit, mit dieser Aufmerksamkeit zu „shiften" (die Schwerpunkte der Aufmerksamkeit zwischen Aufgaben verschieben) sehr bedeutsam, da viele Aktivitäten als Dual-Task- oder gar Multi-Task-Aktivität durchgeführt werden, z. B. Sprechen und Gehen,

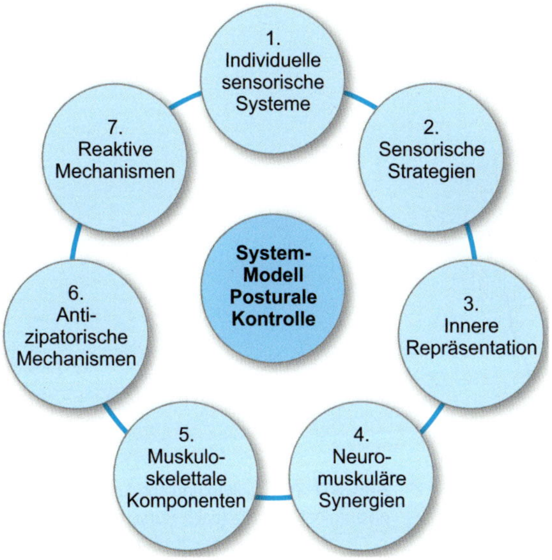

Abb. 4.6 Systemmodell Posturale Kontrolle (nach Shumway-Cook und Woollacott 2016). [L231]

Stehen – Einkaufstasche halten – Kopfdrehen oder eine Tasse Kaffee auf dem Tablett an den Tisch bringen.

Nach Shumway-Cook und Woollacott wird die posturale Kontrolle bei Aktivitäten in der Umwelt ständig herausgefordert. Sie beschreiben hierfür drei Balancemechanismen: Steady State (statisch), dynamisch-antizipativ und dynamisch-reaktiv. In ihrem Systemmodell Posturale Kontrolle gehen Sie auf sieben Voraussetzungen für eine effiziente Haltungskontrolle ein (➤ Abb. 4.6).

Die Vielzahl an Faktoren, an beteiligten Systemen und die Bedeutung der posturalen Kontrolle für sämtliche partizipativen Aktivitäten machen deutlich, dass bei Störungen der pK ein systematisches Vorgehen benötigt wird und die therapeutischen und diagnostischen Optionen multifaktoriell zu betrachten sind.

4.4.3 Therapeutische Bedeutung der posturalen Kontrolle

Posturale Kontrolle und Schmerz

Da das Gehirn ein problemlösendes Organ ist, reagiert es unmittelbar auf Verletzungen und/oder Schmerzen in jeglicher Form, indem es einem schmerzhaft bewerteten Geschehen durch Schutzmechanismen ausweicht. Die Schutzmechanismen wirken multifaktoriell und haben somit einen direkten Impact auf das gesamte „System Mensch". Daher ist es wichtig zu betonen, dass diese Art von Programmen in Akutsituationen wie dem Vermeiden einer potenziellen Gefährdung wünschenswert ist, um den Körper vor lebensbedrohlichen Schäden zu bewahren (akuter Schmerz als Warnfunktion). Da sie jedoch bei Wiederholung bzw. längerer Dauer Veränderungen im gesamten System zur Folge haben und sich zur Pathologie entwickeln können, gilt es hier für Therapeutinnen und Therapeuten (und auch Patientinnen und Patienten), ein Bewusstsein für Schmerz und die Folgen zu entwickeln. Die Läsionen, die kompensiert werden, können entweder im peripheren oder zentralen Nervensystem vorliegen, was zu einer Herabsetzung der Repräsentanz der betroffener Körperregionen auf dem Kortex oder zu peripheren Veränderungen wie z. B. herabgesetzter Muskelkraft oder einer Erhöhung des Muskeltonus und somit durch muskuläre Kompensation zu einem sekundären Schmerzgeschehen im Sinne einer Fehl- bzw. Mehrbelastung führt. In beiden Fällen besteht der Schutzmechanismus darin, schmerzhafte Körperregionen durch unphysiologische tonische Muskelaktivität zu immobilisieren und so vor schmerzhaften Bewegungen zu schützen.

Im Rahmen eines Schmerzgeschehens wirken Schmerzmediatoren (z. B. Prostaglandine, Zytokine oder Histamin) systemisch auf biochemischer Ebene und es folgt z. B. eine Unterversorgung des Nervensystems mit Sauerstoff, was das Schmerzgeschehen verstärkt und über einen längeren Zeitraum zu einer Hypersensibilisierung des Nervensystems und der betroffenen Körperabschnitte führt. In Verbindung mit der Immobilität bzw. der unphysiologischen Halteaktivität einzelner Muskelgruppen sowie der gesteigerten Aktivität der Myofibroblasten und den daraus resultierenden Dysbalancen kommt es an dieser Stelle zu einem Teufelskreis, den es durch aktivitätsorientierte (Physio-)Therapie oder yogische Übungen mit dem Fokus auf Habituation an schmerzfreie Bewegungsabläufe und dem Aufbau neuer interner Modelle zu durchbrechen gilt.

PRAXISTIPP

Wie kann mit Hilfe von Yoga in diesen Teufelskreis eingegriffen werden?

In der Abbildung von Horst (2022; ➤ Abb. 4.7) wird deutlich, dass an verschiedenen Stellen dieses Mechanismus eingegriffen werden kann und die erzielten Effekte dann auch auf den anderen Ebenen ebenso wirken können. Zu Beginn steht hier wieder ein **genauer Befund** und eine klinische Denkweise mit **Hypothesenbildung,** wie es zum vorliegenden Patientenbefund gekommen ist. Ganz im Sinne der N.A.P.®-Therapie werden dann Strukturen mit einer **passenden Fazilitation** (meist proximal am Rumpf) in ein biomechanisch günstiges Verhältnis gebracht. Mit einer nun folgenden Bewegung oder Aufgabe, die die Patientinnen und Patienten nun durchführen, applizieren die Therapeutinnen/Therapeuten einen **Dehnreiz** im Sinne einer **Aktionsmassage** und sorgen so für eine **schmerzfreie Erfahrung** der Bewegung. Das Gehirn lernt dann direkt, dass die durchgeführte Bewegung (z. B. nach unten Bücken, um nach etwas zu greifen) nicht schmerzhaft ist und wird dies im Laufe der Zeit **habituieren** können. Mit Yoga lässt sich ein Übungsprogramm zusammenstellen, welches den Patientinnen und Patienten eine schmerzfreie Erfahrung von Bewegungen ermöglicht – dies hat eine **bessere Belastung** der körperlichen Strukturen während der Bewegung, eine **Verminderung der Muskelsteifigkeit,** eine **Reduktion des Stress-Levels** auf biochemischer und

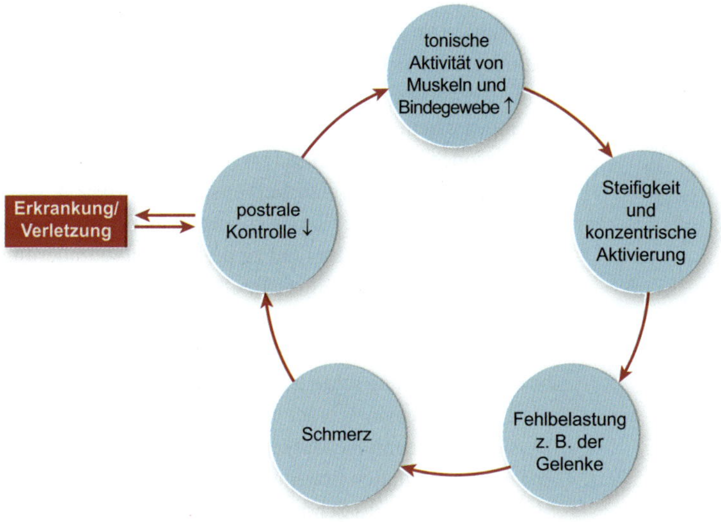

Abb. 4.7 Wechselwirkung von Schmerz und posturaler Kontrolle (nach Horst 2022). [L231]

kognitiver Ebene zur Folge und somit auch einen direkten Einfluss auf die posturale Kontrolle.

Empfehlung

Wenn Patientinnen und Patienten sich in diesem Kreislauf aus Schmerz und reduzierter pK befinden, geht es darum, erst einmal zu **kommunizieren,** was gerade passiert und wieso und was es mit dem Thema Schmerz auf sich hat und was die Patientinnen und Patienten dagegen (gemeinsam mit dem Physiotherapeuten/der Physiotherapeutin) tun können. Dann wird mit ganz **einfachen Asanas** (z. B. Atemtechniken oder Asanas in Rückenlage oder im Sitz) begonnen, um einen **positiven Start** *(positive approach)* zu gestalten. Gerade das Anwenden von **Pranayama** (Atemtechniken) erweist sich häufig als sehr sinnvoll, da neben der **Aktivierung des Parasympathikus** auch die **Aufmerksamkeit gesteigert** wird, über Stress und Aktivität aufgebaute **Spannungen abgebaut** werden, und die **Atemrhythmisierung,** die eine wichtige Bedeutung im Yoga hat, gefördert wird. Auch **simple Fazilitationen** von der Therapeutin/vom Therapeuten (z. B. leichten Druck über die Hände auf den Schulter-Nacken-Bereich geben, leichte Traktion auf die Beine setzen) können wirksam sein. Nach und nach werden die Asanas so gestaltet, dass die betroffenen Strukturen (z. B. steife Muskulatur, Asymmetrien in der Körperaufrichtung oder Bewegung) gefördert werden. Dies sollte dann regelmäßig von den Patientinnen und Patienten durchgeführt und von den Therapeutinnen und Therapeuten **begleitet** werden.

Posturale Kontrolle und Sturzrisiko

Die Reduktion bzw. Störung der posturalen Kontrolle hat häufig eine Veränderung über Kompensationen der Bewegungsmuster (z. B. über asymmetrische Gewichtsverlagerung) zur Folge. Weiter könnten Vermeidungsstrategien (lieber den Rollstuhl nutzen als selbst Gehen) und eine erhöhte Sturzangst die Folge sein, welches weiter eine Abwärtsspirale in Gang setzt. Menschen mit neurologischen Störungen haben sehr häufig eine hohe Sturzgefährdung und bereits eine längere Sturzhistorie hinter sich. Gerade nach einem Schlaganfall stürzen in der Akutphase ca. 25 %, in der subakuten Phase ca. 10–39 % und in der chronischen Phase im häuslichen Umfeld ca. 20–37 % (Czernuszenko und Członkowska 2009). Bei der Multiplen Sklerose beläuft sich die Sturzhäufigkeit auf etwa 50 % (Matsuda et al. 2012) und bei Morbus Parkinson sogar auf bis zu 60 % (Park et al. 2015). In vielen Fällen wird als Begründung der häufigen Stürze bzw. des erhöhten Sturzrisikos eine reduzierte posturale Kontrolle ermittelt. Die Faktoren, die zu Stürzen führen, lassen sich nach Stolze in intrinsische und extrinsische Ursachen unterteilen und mithilfe des Bezugrahmenmodells erklären (➤ Abb. 4.8).

Eine gestörte posturale Kontrolle führt daher häufig zu einer reduzierten Selbstständigkeit und vermindert dadurch die Lebensqualität der Patientinnen und Patienten (Weerdesteyn et al. 2008).

i PRAXISTIPP

Wie kann Yoga zur Reduktion des Sturzrisikos beitragen?

Hierbei können die intrinsischen Faktoren der Sturzgefährdung näher betrachtet werden. Die höchste Odds Ratio mit einem Wert von 4,4 ist die muskuläre Schwäche – das bedeutet, dass Personen mit muskulärer Schwäche ein 4,4-fach erhöhtes Sturzrisiko haben (Richter et al. 2017). Gerade hier können yogische Bewegungsprogramme zur **Muskelkräftigung** wirksam sein – siehe ➤ Kapitel 2.3.1. Besonders kräftigend sind hier die Standhaltungen der Krieger-Posen, die Stuhl-Pose oder die Planke. Effektiv scheinen kräftigende Übungen in Kombination mit koordinativen Übungen zur **Schulung der Balancefähigkeit** zu sein, was in einer Studie mit Parkinson-Patientinnen und -Patienten belegt werden konnte (van Puymbroeck et al. 2018). Die Regelmäßigkeit der Praxis ist dabei ein elementarer Faktor. Yoga kann dies im Sinne einer Routine (Heimübungsprogramm, Morgenroutine, etc.) unterstützen und so auch zu einer **Habituation** und **Reduktion der Sturzangst** führen.

Dass Yoga über die **Aktivierung** des **Parasympathikus** und die **Dämpfung** des **Sympathikus** auf das **Stress-Level** einwirkt und dieses senkt, ist ebenso nachweisbar. Auch auf die Kognition und die Depression lassen sich so positive Effekte nachweisen (➤ Kapitel 2.1.2). Auf die Inkontinenz lassen sich über das Vegetativum und die **Förderung der Wahrnehmung** des Beckenbodens Verbesserungen erzielen. Gerade das Praktizieren von *Mula Bandha* scheint günstige Effekte zu haben (➤ Kapitel 2.4.3).

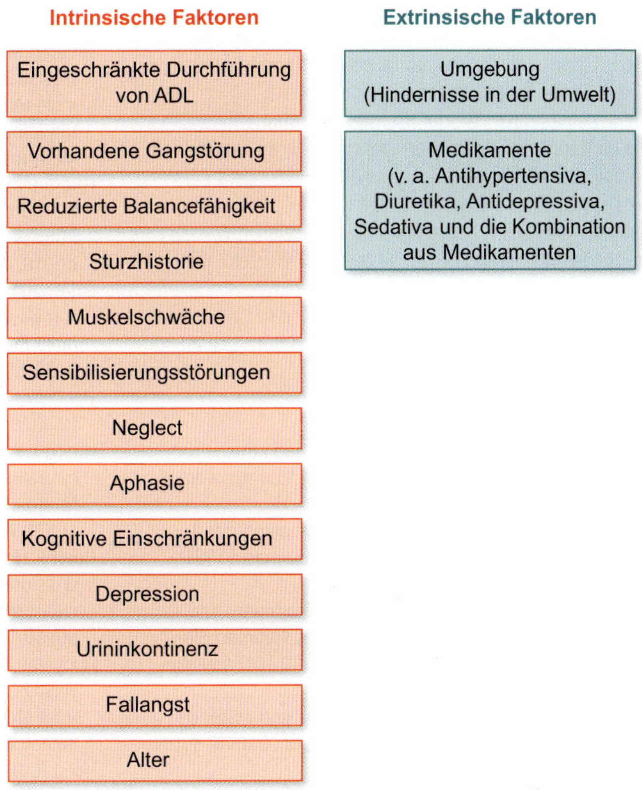

Abb. 4.8 Risikofaktoren und Sturzgefährdung nach Stolze (Stolze et al. 2004). ADL: Aktivitäten des täglichen Lebens. [L231]

4.5 Mentales Training

Daniel Völker

Beim mentalen Training geht es darum, Bewegungen, die bereits bekannt oder noch unbekannt sind, gedanklich durchzuführen. In Untersuchungen konnte gezeigt werden, dass das supplementär motorische Areal auch bei nur gedachten Bewegungen aktiv ist (Ladda et al. 2021). Das mentale Training wird in vielen Sportarten genutzt um die Sportlerinnen und Sportler auf bevorstehende Wettkämpfe vorzubereiten, die Bewegungsqualität zu verbessern oder in körperlichen Ruhephasen mental zu arbeiten. Die Idee hinter dem Training ist die Annahme, dass dadurch die gleichen Musteraktivitäten in den prämotorischen Arealen und den Bereichen des Parietallappens aktiviert werden wie durch das eigentliche Ausführen der Bewegungen. In einer Untersuchung konnte gezeigt werden, dass Personen, die eine bestimmte Aufgabe geübt haben und danach nur noch mental weiter übten, die gleichen Ergebnisse aufzeigten wie Personen, die durchgängig physisch trainiert haben (Rawlings et al. 1972). Für die Therapie kann das bedeuten, dass das mentale Training eine Unterstützung sein kann, wenn es darum geht, Bewegungen wieder zu erlernen, ohne dass die Bewegungen im Moment schon durchgeführt werden können. Einen Ersatz für eine gezielte Physiotherapie oder Ergotherapie stellt das mentale Training (besonders im Bereich der Neurorehabilitation) allerdings nicht dar, da mitunter zwar die Bewegungsvorstellung und Planung trainiert werden, aber die erforderlichen Strukturen wie (u. a. Muskeln, Sehnen und Bänder) nicht an Elastizität, Kraft und Funktion gewinnen. Vielmehr kann es als ein sinnvolles Ergänzungsprogramm angesehen werden (Dettmers und Nedelko 2012).

PRAXISTIPP

Wie kann das mentale Training sinnvoll in die Yoga-Praxis integriert werden?

Im Yoga können die Bewegungsvorstellung und die interne Repräsentanz geschult werden. Über den Auftrag „Schließe deine Augen und stelle dir vor, Du machst Dich ganz groß, stehst aufrecht und streckst das Brustbein Richtung Decke" kann die Haltung im Geiste vorweg geübt werden. Falls die Person Angst oder Bedenken hat, eine bestimmte Position einzunehmen, kann er erste Schritt die mentale Vorstellung sein, diese Position durchzuführen – und zwar so lange, bis sie sich bereit dafür fühlt. Wenn eine Person einen bestimmten Fehler häufig macht (z. B. im Krieger II den hinteren Arm zu weit unten zu halten), wäre auch hier im Sinne einer Korrektur oder zum Schaffen eines besseren Verständnisses für die Asana mentales Training sinnvoll.

Häufiger als die korrekten Bewegungsvorstellungen werden Visualisierungen genutzt, die auch häufig in der Meditationspraxis eingesetzt werden, um die Konzentration und Aufmerksamkeit zu fokussieren. Einige davon werden kurz vorgestellt:

- „Schließe deine Augen. Mit der nächsten Einatmung fülle Deinen ganzen Brustkorb mit Luft und stelle Dir vor, wie sich die Luft in den Lungen befindet und diese ausfüllt"
- „Stelle Dir vor, dass Du (im Stehen) mit jeder Einatmung die Energie über die Füße in Richtung Körpermitte ziehst. Wie ein Baum, der das Wasser aus der Erde über seine Wurzeln aufnimmt"
- „Stelle Dir vor, Du (in Rückenlage liegend) sinkst mit jeder Ausatmung tiefer in den Boden, wie in ein weiches Bett, und gib all Dein Gewicht an den Boden ab"

LITERATUR

Andersen JL, Schjerling P, Saltin B. Muscle, genes and athletic performance. Scientific American 2000; 283(3): 48–55. https://doi.org/10.1038/scientificamerican0900-48.

Balasubramanian B, Pansare MS. Effect of yoga on aerobic and anaerobic power of muscles. Indian J Physiol Pharmacol 1991; 35(4): 281–282.

Been LE, Sheppard PAS, Galea LAM, Glasper ER. Hormones and neuroplasticity: A lifetime of adaptive responses. Neurosci Biobehav Rev 2022; 132: 679–690. https://doi.org/10.1016/j.neubiorev.2021.11.029.

Carr J, Shepherd RB. Stroke rehabilitation: Science- and evidence-based exercise and training guidelines. 1st edition. Oxford: Butterworth-Heinemann; 2002.

Carr JH, Shepherd RB. Neurological rehabilitation: Optimizing motor performance. 2nd edition. Edinburgh: Churchill Livingstone/Elsevier; 2010.

Chua L-K, Jimenez-Diaz J, Lewthwaite R, Kim T, Wulf G. Superiority of external attentional focus for motor performance and learning: Systematic reviews and meta-analyses. Psychological bulletin 2021; 147(6): 618–645. https://doi.org/10.1037/bul0000335.

Chua L-K, Wulf G, Lewthwaite R. Onward and upward: Optimizing motor performance. Hum Mov Sci 2018; 60: 107–114. https://doi.org/10.1016/j.humov.2018.05.006.

Czernuszenko A, Członkowska A. Risk factors for falls in stroke patients during inpatient rehabilitation. Clin Rehabil 2009; 23(2): 176–188. https://doi.org/10.1177/0269215508098894.

Dettmers C, Nedelko V. Einsatz von mentalem Training in der Neurorehabilitation. physioscience 2012; 8(03): 96–103.

Deutsche Gesellschaft für Neurorehabilitation e.V. (DGNR). S3-Leitlinie Rehabilitative Therapie bei Armparese nach Schlaganfall der DGNR – Langversion; AWMF-Register Nr. 080-003; 2020. https://register.awmf.org/assets/guidelines/080-001l_S3_Rehabilitative_Therapie_bei_Armparese_nach_Schlaganfall_2020-07.pdf (letzter Zugriff 02.01.2024).

Dietrichs E. Hjernens plastisitet – perspektiver for rehabilitering etter hjerneslag. Tidsskr Nor Laegeforen 2007; 127(9): 1228–1231. https://pubmed.ncbi.nlm.nih.gov/17479145/.

Doidge N. Brain's Way of Healing. Penguin Group US; 2015.

Elbert T, Pantev C, Wienbruch C, Rockstroh B, Taub E. Increased cortical representation of the fingers of the left hand in string players. Science 1995; 270(5234): 305–307. https://doi.org/10.1126/science.270.5234.305.

Freiwald J. Optimales Dehnen: Sport – Prävention – Rehabilitation. 3. Auflage. Balingen: Spitta GmbH; 2020.

Getchell N, Schilder A, Wusch E, Trask A. Chapter 86 – A Random Practice Schedule Provides Better Retention and Transfer Than Blocked When Learning Computer Mazes. In: Ayaz H, Dehais F (eds.): Neuroergonomics. Elsevier 2018; 303–304. https://doi.org/10.1016/B978-0-12-811926-6.00086-5.

Ghaderi M, Letafatkar A, Thomas AC, Keyhani S. Effects of a neuromuscular training program using external focus attention cues in male athletes with anterior cruciate ligament reconstruction: a randomized clinical trial. BMC Sports Sci Med Rehabil 2021; 13(1): 49. https://doi.org/10.1186/s13102-021-00275-3.

Ghorbani S, Bund A. Motivational Effects of Enhanced Expectancies for Motor Learning in Individuals With High and Low Self-Efficacy. Percept Mot Skills 2020; 127(1): 263–274. https://doi.org/10.1177/0031512519892390.

Griesbauer E-M, Manley E, Wiener JM, Spiers HJ. London taxi drivers: A review of neurocognitive studies and an exploration of how they build their cognitive map of London. Hippocampus 2022; 32(1): 3–20. https://doi.org/10.1002/hipo.23395.

Hengelmolen-Greb A, Jöbges M. Leitfaden Physiotherapie in der Neurologie. 1. Auflage. München: Elsevier; 2018.

Hirsch T, Barthel M, Aarts P et al. A First Step Toward the Operationalization of the Learned Non-Use Phenomenon: A Delphi Study. Neurorehabil Neural Repair 2021; 35(5): 383–392. https://doi.org/10.1177/1545968321999064.

Hoeft F, Ueno T, Reiss AL et al. Prediction of children's reading skills using behavioral, functional, and structural neuroimaging measures. Behav Neurosci 2007; 121(3): 602–613. https://doi.org/10.1037/0735-7044.121.3.602.

Hooyman A, Wulf G, Lewthwaite R. Impacts of autonomy-supportive versus controlling instructional language on motor learning. Hum Mov Sci 2014; 36: 190–198. https://doi.org/10.1016/j.humov.2014.04.005.

Horst R. NAP: Physiotherapie bei neuroorthopädischen Symptomen. 2. Auflage. Stuttgart: Thieme; 2022.

Huber M. Posturale Kontrolle – Grundlagen. neuroreha 2016; 08(04): 158–162. https://doi.org/10.1055/s-0042-118059.

Iwatsuki T, Regis CJ. Relatively Easy Criteria for Success Enhances Motor Learning by Altering Perceived Competence. Percept Mot Skills 2021; 128(2): 900–911. https://doi.org/10.1177/0031512520981237.

Janssen C. Neuroplastizität – Das Gehirn lernt immer. ergopraxis 2017; 10(05): 23–25. https://doi.org/10.1055/s-0043-100270.

Jöbges M, Heuschkel G, Pretzel C, Illhardt C, Renner C, Hummelsheim H. Repetitive training of compensatory steps: a therapeutic approach for postural instability in Parkinson's disease. J Neurol Neurosurg Psychiatry 2004; 75(12): 1682–1687. https://doi.org/10.1136/jnnp.2003.016550.

Kaur A, Guan Y. Phantom limb pain: A literature review. Chin J Traumatol 2018; 21(6): 366–368. https://doi.org/10.1016/j.cjtee.2018.04.006.

Kee YH. Reflections on athletes' mindfulness skills development: Fitts and Posner's (1967) three stages of learning. J Sport Psychol Action 2019; 10(4): 214–219. https://doi.org/10.1080/21520704.2018.1549640.

Ladda AM, Lebon F, Lotze M. Using motor imagery practice for improving motor performance – A review. Brain Cogn 2021; 150: 105705. https://doi.org/10.1016/j.bandc.2021.105705.

Lewthwaite R, Chiviacowsky S, Drews R, Wulf G. Choose to move: The motivational impact of autonomy support on motor learning. Psychon Bull Rev 2015; 22(5): 1383–1388. https://doi.org/10.3758/s13423-015-0814-7.

Malik J, Stemplewski R, Maciaszek J. The Effect of Juggling as Dual-Task Activity on Human Neuroplasticity: A Systematic Review. Int J Environ Res Public Health 2022; 19(12): 7102. https://doi.org/10.3390/ijerph19127102.

Markham JA, Greenough WT. Experience-driven brain plasticity: beyond the synapse. Neuron Glia Biol 2004; 1(4): 351–363. https://doi.org/10.1017/s1740925x05000219.

Matsuda PN, Shumway-Cook A, Ciol MA, Bombardier CH, Kartin DA. Understanding falls in multiple sclerosis: association of mobility status, concerns about falling, and accumulated impairments. Phys Ther 2012; 92(3): 407–415. https://doi.org/10.2522/ptj.20100380.

Moseley AM, Stark A, Cameron ID, Pollock A. Treadmill training and body weight support for walking after stroke. Cochrane Database Syst Rev 2005; (4): CD002840. https://doi.org/10.1002/14651858.CD002840.pub2.

Mulder T, Zijlstra W, Geurts A. Assessment of motor recovery and decline. Gait Posture 2002; 16(2): 198–210. https://doi.org/10.1016/s0966-6362(01)00157-6.

Palmen L, Eisenberg U, Karenberg A., Fangerau H, Hansson N. „Ein zu internationaler Berühmtheit gelangter Forscher und Arzt": Otfrid Foerster (1873–1941) als Nobelpreiskandidat. Der Nervenarzt 2022; 93(7): 720–727. https://doi.org/10.1007/s00115-021-01184-z.

Park J-H, Kang Y-J, Horak FB. What Is Wrong with Balance in Parkinson's Disease? J Mov Disord 2015; 8(3): 109–114. https://doi.org/10.14802/jmd.15018.

Pascual-Leone A, Nguyet D, Cohen LG, Brasil-Neto JP, Cammarota A, Hallett M. Modulation of muscle responses evoked by transcranial magnetic stimulation during the acquisition of new fine motor skills. J Neurophysiol 1995; 74(3): 1037–1045. https://doi.org/10.1152/jn.1995.74.3.1037.

Rajaram S, Jones J, Lee GJ. Plant-Based Dietary Patterns, Plant Foods, and Age-Related Cognitive Decline. Adv Nutr 2019; 10(Suppl_4): S422-S436. https://doi.org/10.1093/advances/nmz081.

Rawlings EI, Rawlings IL, Chen SS, Yilk MD. The facilitating effects of mental rehearsal in the acquisition of rotary pursuit tracking. Psychon Sci 1972; 26(2): 71–73. https://doi.org/10.3758/BF03335435.

ReMoS Arbeitsgruppe: Dohle C, Quintern J, Saal S, Stephan KM, Tholen R, Wittenberg H. S2e-Leitlinie „Rehabilitation der Mobilität nach Schlaganfall (ReMoS)". Kurzfassung der Konsensusversion; 2015. https://remos.dgnr.de/src/S2e_Leitlinie_Rehabilitation_der_Mobilitaet_nach_Schlaganfall_Kurzversion.pdf (letzter Zugriff 02.01.2024).

Richter K, Greiff C, Weidemann-Wendt N. Der ältere Mensch in der Physiotherapie. Berlin, Heidelberg: Springer. Imprint: Springer; 2017.

Rivest-Gadbois E, Boudrias M-H. What are the known effects of yoga on the brain in relation to motor performances, body awareness and pain? A narrative review. Complement Ther Med 2019; 44: 129–142. https://doi.org/10.1016/j.ctim.2019.03.021.

Schmidt RA, Lee TD. Motor control and learning: A behavioral emphasis. 5th edition. Leeds: Human Kinetics; 2011.

Schwartz J, Begley S. The mind and the brain: Neuroplasticity and the power of mental force. New York, NY: HC; 2002.

Shumway-Cook A, Woollacott MH. Motor control: Translating research into clinical practice. Philadelphia: Wolters Kluwer; 2016.

Sousa ASP, Silva A, Tavares JMRS. Biomechanical and neurophysiological mechanisms related to postural control and efficiency of movement: a review. Somatosens Mot Res 2012; 29(4): 131–143. https://doi.org/10.3109/08990220.2012.725680.

Sporrer W. Motorisches Lernen. neuroreha 2019; 11(03): 130–133. https://doi.org/10.1055/a-0980-1200.

Starrost K. Einsatz und Effektivität von motorischen Lernprinzipien gestern und heute. Neuroreha 2019; 11(03): 108–111. https://doi.org/10.1055/a-0890-3981.

Stolze H, Klebe S, Zechlin C, Baecker C, Friege L, Deuschl G. Falls in frequent neurological diseases--prevalence, risk factors and aetiology. J Neurol 2004; 251(1): 79–84. https://doi.org/10.1007/s00415-004-0276-8.

Tolahunase MR, Sagar R, Faiq M, Dada R. Yoga- and meditation-based lifestyle intervention increases neuroplasticity and reduces severity of major depressive disorder: A randomized controlled trial. Restor Neurol Neurosci 2018; 36(3): 423–442. https://doi.org/10.3233/RNN-170810.

Trempe M, Sabourin M, Proteau L. Success modulates consolidation of a visuomotor adaptation task. J Exp Psychol Learn Mem Cogn 2012; 38(1): 52–60. https://doi.org/10.1037/a0024883.

Umehara J, Nakamura M, Saeki J et al. Acute and Prolonged Effects of Stretching on Shear Modulus of the Pectoralis Minor Muscle. J Sport Sci Med 2021; 20(1): 17–25. https://doi.org/10.52082/jssm.2021.17.

van Puymbroeck M, Walter AA, Hawkins BL et al. Functional Improvements in Parkinson's Disease Following a Randomized Trial of Yoga. Evid Based Complement Alternat Med 2018; 2018: 8516351. https://doi.org/10.1155/2018/8516351.

Weerdesteyn V, Niet M de, van Duijnhoven HJR, Geurts ACH. Falls in individuals with stroke. J Rehabil Res Dev 2008; 45(8): 1195–1213.

Williams PE, Goldspink G. Changes in sarcomere length and physiological properties in immobilized muscle. J Anat 1978; 127(Pt 3): 459–468.

Winstein C, Lewthwaite R, Blanton SR, Wolf LB, Wishart L. Infusing motor learning research into neurorehabilitation practice: a historical perspective with case exemplar from the accelerated skill acquisition program. J Neurol Phys Ther 2014; 38(3): 190–200. https://doi.org/10.1097/NPT.0000000000000046.

Winstein CJ, Kay DB. Translating the science into practice: shaping rehabilitation practice to enhance recovery after brain damage. Prog Brain Res 2015; 218: 331–360. https://doi.org/10.1016/bs.pbr.2015.01.004.

Wulf G. Attentional focus and motor learning: a review of 15 years. Int Rev Sport Exerc Psychol 2013; 6(1): 77–104. https://doi.org/10.1080/1750984X.2012.723728.

Wulf G, Adams N. Small choices can enhance balance learning. Hum Mov Sci 2014; 38: 235–240. https://doi.org/10.1016/j.humov.2014.10.007.

Wulf G, Landers M, Lewthwaite R, Töllner T. External focus instructions reduce postural instability in individuals with Parkinson disease. Phys Ther 2009; 89(2): 162–168. https://doi.org/10.2522/ptj.20080045.

Wulf G, Lewthwaite R. Optimizing performance through intrinsic motivation and attention for learning: The OPTIMAL theory of motor learning. Psychon Bull Rev 2016; 23(5): 1382–1414. https://doi.org/10.3758/s13423-015-0999-9.

Wulf G, Lewthwaite R. Verbesserung des motorischen Lernens in der Neurorehabilitation. neuroreha 2019: 101–106.

Wulf G, McNevin N, Shea CH. The automaticity of complex motor skill learning as a function of attentional focus. Q J Exp Psychol A 2001; 54(4): 1143–1154. https://doi.org/10.1080/713756012.

4.6 Neurokognition

Lena Braun

4.6.1 Aufmerksamkeit

Aufmerksamkeit ist ein zentraler Aspekt für alle kognitiven Prozesse und zudem auch eine Voraussetzung für erfolgreiches Handeln im Alltag (Niemann und Gauggel 2010). Lernen wird als aktiver Prozess verstanden, der Aufmerksamkeit für das zu lösende Problem erfordert (Lüscher 2022). Wachheit, Aufmerksamkeit, Absicht und ein konkretes Ziel sind die primären Voraussetzungen für motorisches Lernen (Lüscher 2022).

Posner und Petersen untersuchten (1990) die neuralen Mechanismen der Aufmerksamkeit im menschlichen Gehirn. Sie beschreiben drei aufeinanderfolgende Aufmerksamkeitssysteme: das **Alerting Network,** das **Orienting Network** und das **Executive Network.** Diese werden nacheinander aktiviert und bewirken spezifische Funktionen, wie die Entwicklung und Aufrechterhaltung der Wachheit, die Orientierung hin zum sensorischen Input und die exekutive Kontrolle (Fan und Posner 2004). Störungen dieser Netzwerke gehen nach Meinung der Autoren mit neurologischen und psychiatrischen Defiziten einher.

Das **Alerting Network** bezieht sich auf Erregungssysteme im Hirnstammbereich. Es bezeichnet die Fähigkeit, aufmerksam zu sein für eintreffende Stimuli, und die Aufmerksamkeit aufrechtzuerhalten (Posner und Rothbart 2007). Die Vigilanz spielt hierbei eine Rolle. Ein wacher und aufmerksamer Zustand ist die Grundlage für die Wahrnehmung eingehender Informationen (Petersen und Posner 2012). Die Ausschüttung von Noradrenalin soll in Verbindung mit der Aktivierung des *Alerting Network* stehen (Petersen und Posner 2012).

Beim **Orienting Network** wird die Aufmerksamkeit auf die Quelle eines sensorischen Signales gelegt (Posner und Rothbart 2007), z. B. geht die Augenbewegung mit der Aufmerksamkeitsbewegung einher. Das Netzwerk interagiert mit dem sensomotorischen System (Petersen und Posner 2012).

Das **Executive Network** umfasst komplexere Prozesse (Fan und Posner 2004). Es spielt eine Rolle bei der Überwachung und Lösung von Konflikten. Die exekutive Kontrolle wird in Situationen benötigt, die Planung, Entscheidungsfindung und Fehlererkennung erfordern. In schwierigen oder gefährlichen Situationen und bei der Überwindung ungewohnter Handlungen ist das Netzwerk besonders aktiv (Fan und Posner 2004).

Der Moment der Zielerfassung einer Aktivität scheint eine entscheidende Rolle für die Aufmerksamkeit einer Person zu spielen (Petersen und Posner 2012). Diese Zielerfassung und das Bewusstsein des Ziels werden mit dem präfrontalen Kortex, dem anterioren cingulären Kortex und den Basalganglien in Verbindungen gebracht (dopaminerg). Ist eine Bewegung mit einem konkreten Ziel verbunden, ist die Aufmerksamkeit der Patientin/des Patienten demnach insgesamt höher.

Unter dem Begriff exekutive Funktionen werden eine Reihe von selbstregulatorischen Prozessen zusammengefasst, die für die Bewältigung von Aktivitäten im täglichen Leben eine zentrale Rolle spielen. Hierbei handelt es sich um die bewusste Kontrolle von Gedanken, Emotionen und Interaktionen (Powell und Voeller 2004), z. B. die Regulation der Aufmerksamkeit, der Zielsetzung und des Zeitmanagements oder das Erarbeiten von Lösungsstrategien. Auch die Initiierung von Bewegung, die Hemmung von automatischen Bewegungsreaktionen und die Steuerung der Emotionen zählen zu den exekutiven Funktionen (Powell und Voeller 2004). Diese höheren kognitiven Funktionen sind zentral für ein selbständiges und vorausschauendes Planen und Handeln (Diamond 2013). Nach Diamond (2013) werden die exekutiven Funktionen unterteilt in drei Hauptbereiche. Zu den zentralen Funktionen zählt die Inhibition. Darunter wird eine Reaktionshemmung oder Selbstkontrolle verstanden, die es ermöglicht, impulsivem Handeln zu widerstehen. Eine weitere Funktion ist die Interferenzkontrolle, auch beschrieben als selektive Aufmerksamkeit. Die dritte Hauptfunktion der exekutiven Funktionen ist das Arbeitsgedächtnis und die kognitive Flexibilität. Damit ist kreatives Denken gemeint, d. h. Dinge aus unterschiedlichen Blickwinkeln zu betrachten.

Zusammenfassung

Yoga und Aufmerksamkeit

Aufmerksamkeit ist demnach eine Grundlage, um Handlungen gezielt auszuführen. Viele Faktoren und Einflüsse von außen haben einen Einfluss auf unser Handeln und unsere Entscheidungen. Es fällt uns schwer, Entscheidungen nur aus dem eigenen Gefühl oder der eigenen Wahrnehmung heraus zu treffen. Yoga bietet dafür eine große Unterstützung. Während der Yoga-Praxis wird der Fokus auf den Moment legt. Die Atmung kann hierbei als Werkzeug dienen, die Gedanken zu fokussieren, auf das, was jetzt wichtig ist. Diese Fähigkeit hilft uns, die eigene Aufmerksamkeit zu kontrollieren und das exekutive Denken anzuregen, damit impulsive Handlungen zu minimieren und äußere Faktoren besser ausblenden zu können. So sind wird in der Lage, eigene Handlungsschritte zu überdenken und neu zu bewerten, anstatt gedankenlos in Verhaltensmustern zu bleiben.

Petersen und Posner (2012) beschreiben, dass im **Orienting Network** die Augenbewegung mit der Aufmerksamkeit einher geht. Im Yoga nutzt man diese Steuerung ebenfalls. Im Asthanga Yoga wird es Drishti genannt, es bedeutet *Blick* oder *Fokus.* Der gezielte Blick soll die Konzentration auf den Moment richten.

4.6.2 Formatio reticularis

Die **Formatio reticularis** (FR) ist ein neurales Netzwerk, das in Zusammenhang mit der Aufmerksamkeitssteuerung und der Aktivierung des Großhirns steht (➤ Abb. 4.9). Sie erstreckt sich vom unteren Ende der Medulla oblongata bis zum oberen Ende des Mesencephalons (Brodal 2010) und verfügt über wichtige spezialisierte Zellgruppen (Gjelsvik und Syre 2017). Der FR werden zahlreiche Funktionen zugeschrieben. Ihre Hauptaufgabe ist die Verschaltung einzelner Hirnstammkerne zur Koordination lebensnotwendiger Funktionen (Trepel 2015). Funktionell lassen sich verschiedene Zentren abgrenzen: das **Wachzentrum,** das **Atemzentrum,** das **Kreislaufzentrum** und das **motorische Zentrum.** Die Funktionsfähigkeit der Formatio reticularis bildet die Grundlage für das Bewusstsein und steht im engem Zusammenhang mit der Steuerung der Wachheit und Aufmerksamkeit (Brodal 2010).

Die **Formatio reticularis** enthält einige gut abgrenzbare Kerngebiete. Dazu gehören u. a. die **Raphe-Kerne** und der **Locus caeruleus** (Trepel 2015; Brodal 2010). Der Locus caeruleus wurde bereits zuvor im Rahmen des *Alerting Networks* von Posner und Petersen (1990) erwähnt. Er hält die Wachheit für neuartige Stimuli aufrecht (Gjelsvik und Syre 2017). Eine übergreifende Funktion des Locus caeruleus könnte darin be-

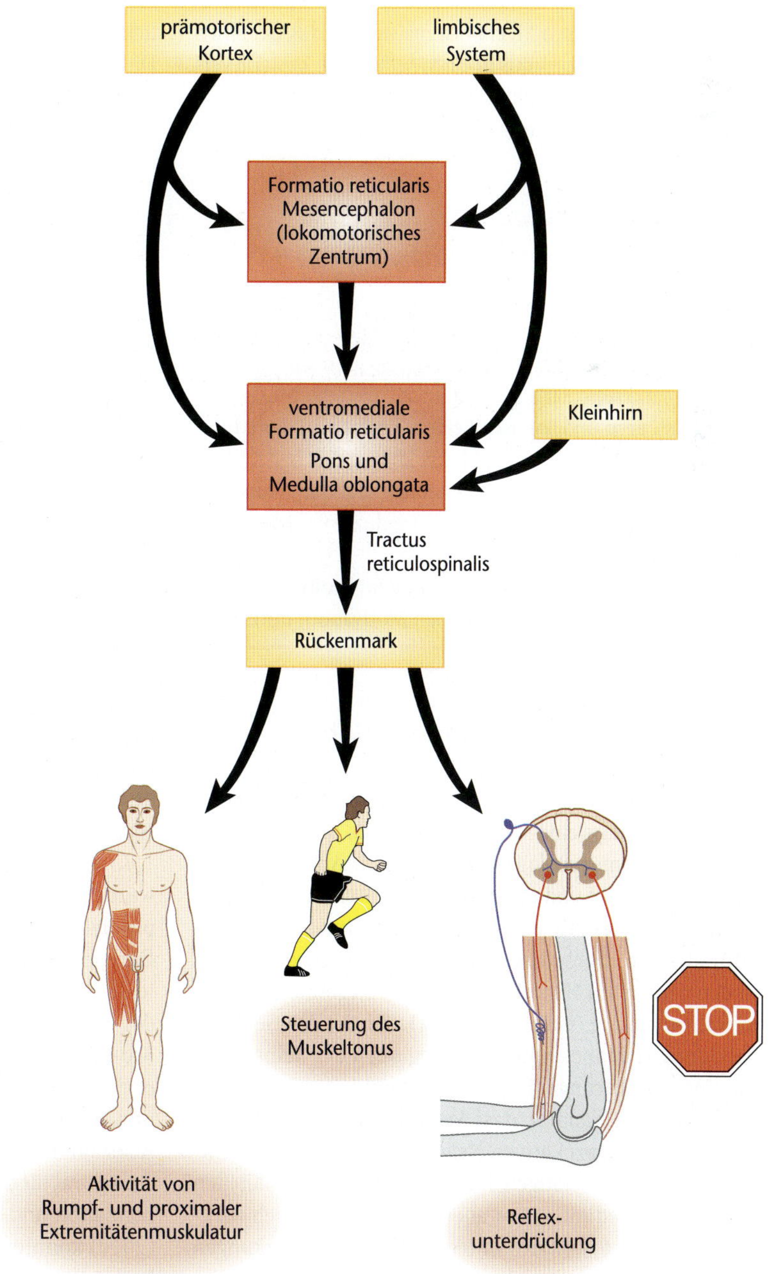

Abb. 4.9 Absteigende Bahnen der Formatio reticularis. [T872]

stehen, als Reaktion auf sensorische Information die Erregung und Aufmerksamkeit zu erhöhen (Brodal 2010).

Es wird zwischen dem **aufsteigenden retikulären Aktivierungssystem (ARAS)** und den absteigenden motorischen Bahnen (Tractus reticulospinalis) unterschieden (Trepel 2015). Das ARAS hat seinen Ursprung in der Formatio reticularis und verläuft von dort über den Thalamus zur Großhirnride (Yeo et al. 2013). Der Locus caeruleus u. a. zählt zu diesem Aktivierungsnetzwerk, er erhält afferente Zuflüsse aus dem Hinterhorn des Rückenmarks und weiteren Hirnnervenkernen und damit viele sensorische Informationen. Zusätzlich bestehen afferente Verbindungen aus dem Kortex. Durch den Zufluss an Informationen wird die FR erregt und kann über den Thalamus die Aktivität des Großhirnkortex steigern (Trepel 2015). Durch diesen Mechanismus werden das Großhirn und der gesamte Organismus in einen *hellwachen* Zustand versetzt. Dieser gilt als Grundbedingungen für Aufmerksamkeit und effektive Wahrnehmung (Kubik 2021).

Das absteigende retikuläre System erhält Informationen aus dem prämotorischen Kortex, dem Kleinhirn und dem limbischem System (Trepel 2015). Dieser motorische Anteil der FR beeinflusst über den Tractus reticulospinalis (extrapyramidales System) Bewegungen und den Muskeltonus der proximalen Extremitäten und des Rumpfes (Trepel 2015).

Durch die intensive Verbindung mit dem Rückenmark hat die FR eine zentrale Funktion bei der Steuerung der extrapyramidalen Motorik (Trepel 2015). Der retikulospinale Trakt endet in den Vorderhornzellen (medialer Trakt) und steuert damit die axiale Muskulatur und proximale Muskeln der Extremitäten. Der (ventrale) retikulospinale Trakt ist damit von besonderer Bedeutung für die Haltungskontrolle, die Orientierung von Kopf und Körper auf äußere Reize und die willkürliche Bewegung von proximalen Körperteilen (Brodal 2010). Die absteigenden Bahnen der FR haben einen direkten Einfluss auf die Motoneuronen (Brodal 2010).

Zusammenfassung

Bedeutung der Formatio reticularis für die Yoga-Praxis

Durch Informationen aus der Großhirnrinde, dem Kleinhirn, den Basalganglien und weiteren Zentren kann die Formatio reticularis die Empfindlichkeit der Muskelspindel steuern und hat damit einen Einfluss auf den Muskeltonus (Brodal 2010). Umgekehrt könnte dies bedeuten, dass eine verminderte Aufmerksamkeit und damit eine reduzierte Aktivierung der FR einen reduzierten Muskeltonus bewirken kann.

Durch die Verbindung der FR mit dem **limbischen System** (siehe ➤ Abb. 4.9) können Motivation, Initiative oder Glücksempfinden Auswirkungen auf die Formatio reticularis haben und damit auch auf den Muskeltonus. Psychologische Prozesse können sich demnach auf den Muskeltonus auswirken (Gjelsvik und Syre 2017).

Wie bereits erwähnt, koordiniert die FR auch das Atemzentrum. Dies ist besonders im Zusammenhang mit Yoga relevant. Die FR beeinflusst die Atmung durch die Aktivierung einzelner Hirnnervenkerne, z. B. Zungen-, Rachen- und Kehlkopfmuskeln und insbesondere durch die Aktivierung der retikulospinalen Bahnen, die im Vorderhorn des Halsmarks enden, und hier zur Zwerchfellinnervation (C3–5 N. phrenicus) führen (Trepel 2015).

4.6.3 Effekt von Yoga auf das Gehirn

Fox et al. (2014) kamen bereits 2014 in ihrer Metaanalyse zu dem Ergebnis, dass eine Achtsamkeitspraxis zu Veränderungen in der Hirnmorphologie führt (siehe ➤ Abb. 4.10). Aufgrund qualitativer und methodischer Einschränkungen innerhalb der Metaanalyse sprachen sich die Autoren zunächst dafür aus, die Ergebnisse mit Vorsicht zu interpretieren. Zu den genannten Hirnregionen zählen Regionen der Körperwahrnehmung (insulärer Kortex), der Ort der Gedächtnisbildung (Hippocampus) und Regionen der Selbst- und Emotionsregulierung (cingulärer Kortex) (Fox et al. 2014). Die Autoren stellten fest, dass Veränderungen vor allem in übergeordneten, exekutiven Netzwerken stattfinden. Ähnliche Ergebnisse bestätigen Tang et al. (2015). Sie schließen daraus, dass Meditation vor allem in diesem Bereich wirksam ist. Gothe et al. (2018) untersuchten die Auswirkungen einer regelmäßigen Yoga-Praxis auf die graue Substanz im Gehirn. Hierzu untersuchten sie Veränderungen im Volumen der grauen Substanz im Bereich des Hippocampus, des Thalamus, des Nucleus caudatus, sowie die allgemeine Aktivierung des Kortex.

In einem systematischen Review von Gothe et al. (2019) wurde aufgezeigt, dass eine regelmäßige Yoga-Praxis einen positiven Einfluss auf verschiedene Gehirnareale haben kann. Die Forscher stellten Veränderung des Volumens und der Dichte der grauen Substanz im Bereich des präfrontalen Kortex, des Hippocampus, der Amygdala, des anterioren cingulären Kortex und der Insula fest (Gothe et al. 2019). Van der Heide et al. (2021) stellten fest, dass sich bei Parkinson-Patientinnen und -Patienten verschiedene Hirnareale durch regelmäßige Achtsamkeitspraxis verändern. Dies betraf vor allem Areale, die zentral für die Aufmerksamkeitssteuerung, die Emotionsregulation und die Selbstwahrnehmung sind. Streeter et al. (2010) konnten in ihrer Studie bei den Probandinnen und Probanden nach einem zwölfwöchigen Yoga-Programm einen

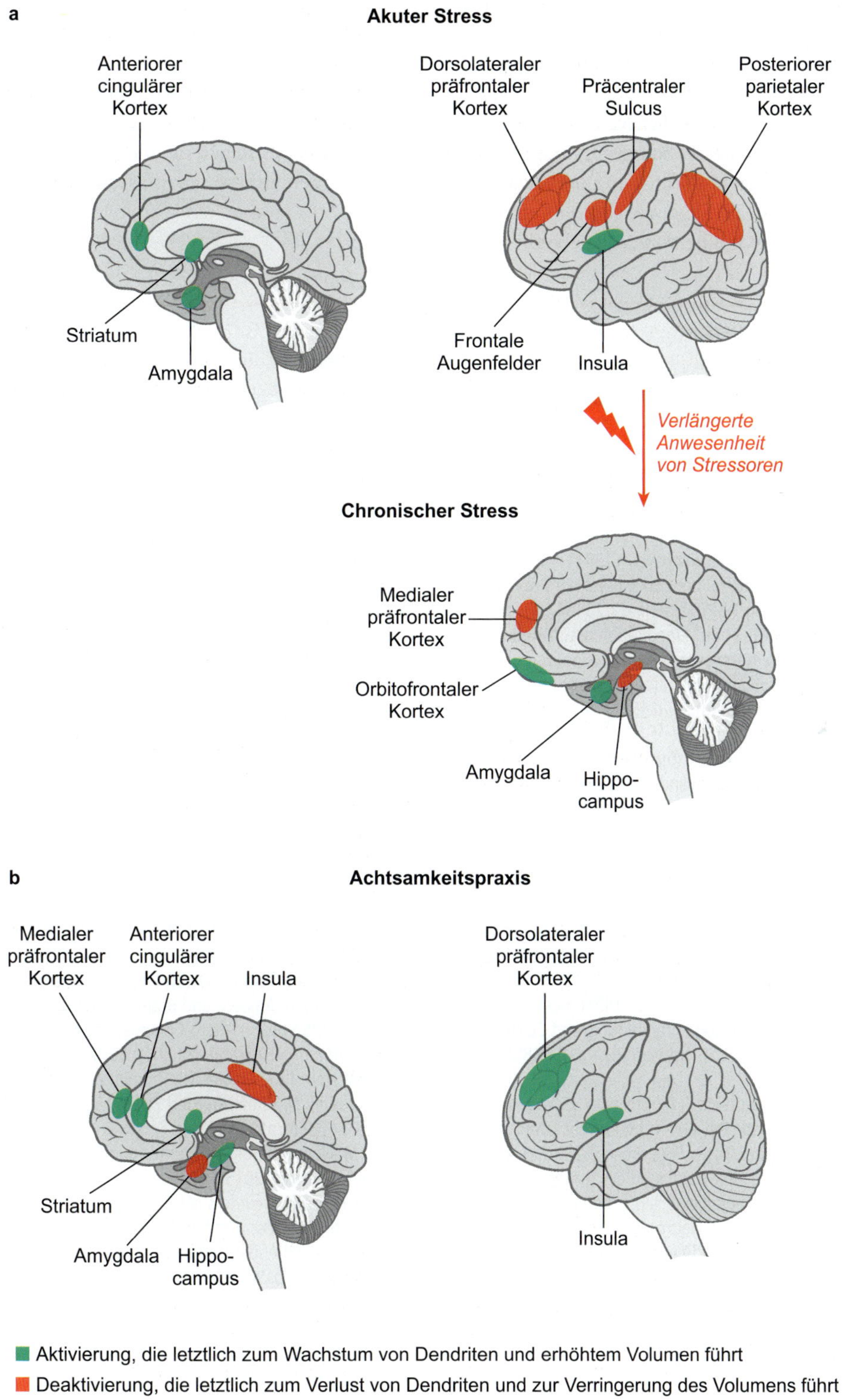

Abb. 4.10 Veränderungen durch Mindfulness-Praxis auf kortikaler Ebene. [L231]

erhöhten thalamischen GABA-Spiegel messen, der mit einer besseren Stimmung und einer Verminderung von Angstzuständen einherging. Eine regelmäßige Yoga-Praxis kann zu neuroplastischen Veränderungen im exekutiven Gehirn führen und somit einen therapeutischen Nutzen bringen (Froeliger et al. 2012). Die Yoga-Interventionsgruppe zeigte weniger kognitive Ausfälle (Froeliger et al. 2012). In einer Metaanalyse von Gothe und McAuley (2015) konnte ebenfalls eine durch Yoga- oder Meditationspraxis hervorgerufene Verbesserung der kognitiven Funktionen (z. B. Aufmerksamkeit und exekutive Funktionen) festgestellt werden.

Die Heterogenität der Yoga-Interventionen in Bezug auf Yoga-Stil, Dauer und Frequenz innerhalb der eingeschlossenen Studien erschweren den Vergleich der Studien untereinander. Insgesamt ist es schwierig, die Heterogenität der Yoga-Interventionen zusammenzufassen (Nourollahimoghadam et al. 2021).

Zusammenfassung

Aktivierung der Netzwerke

Die Netzwerke, die durch Yoga- oder Meditationspraxis aktiviert werden, sind in vielen Punkten identisch mit den Netzwerken der Aufmerksamkeit für motorisches Lernen. Eine achtsame Bewegungspraxis kann demnach unterstützend beim Lernen von neuer Bewegung sein.

4

LITERATUR

Brodal P. The Central Nervous System. Oxford University Press; 2010.

Diamond A. Executive Functions. Annu Rev Psychol 2013; 64: 135–168. https://doi.org/10.1146/annurev-psych-113011-143750.

Fan J, Posner M. Human attentional networks. Psychiatr Prax 2004; 31: 210–214. https://doi.org/10.1055/s-2004-828484.

Fox KCR, Nijeboer S, Dixon ML et al. Is meditation associated with altered brain structure? A systematic review and meta-analysis of morphometric neuroimaging in meditation practitioners. Neurosci Biobehav Rev 2014; 43: 48–73. https://doi.org/10.1016/j.neubiorev.2014.03.016.

Froeliger B, Garland EL, McClernon FJ. Yoga meditation practitioners exhibit greater gray matter volume and fewer reported cognitive failures: results of a preliminary voxel-based morphometric analysis. Evid Based Complement Alternat Med 2012; 821307. https://doi.org/10.1155/2012/821307.

Gjelsvik BEB, Syre L. Die Bobath-Therapie in der Erwachsenenneurologie. Stuttgart: Georg Thieme Verlag; 2017.

Gothe NP, McAuley E. Yoga and Cognition: A Meta-Analysis of Chronic and Acute Effects. Psychosom Med 2015; 77: 784–797. https://doi.org/10.1097/PSY.0000000000000218.

Gothe NP, Hayes JM, Temali C, Damoiseaux JS. Differences in Brain Structure and Function Among Yoga Practitioners and Controls. Front Integr Neurosci 2018; 12: 26. https://doi.org/10.3389/fnint.2018.00026.

Gothe NP, Khan I, Hayes J, Erlenbach E, Damoiseaux JS. Yoga Effects on Brain Health: A Systematic Review of the Current Literature. Brain Plast 2019; 5: 105–122. https://doi.org/10.3233/BPL-190084.

Kubik W. 2021. Neurobiologische Grundlagen des motorischen Lernen und Überblick über Therapiekonzepte. In: Strobl WM, Abel C, Pitz E, Schikora N (Hrsg.): Neuroorthopädie – Disability Management: Multiprofessionelle Teamarbeit und interdisziplinäres Denken. Berlin, Heidelberg: Springer-Verlag 2021; 279–288. https://doi.org/10.1007/978-3-662-60493-9.

Lüscher FE. Voraussetzung für motorisches Lernen. In: Huber M, Janssen C, Erzer Lüscher F, Cox Steck GA (Hrsg.): Motorisches Lernen in der Neuroreha. Georg Thieme Verlag 2022; 27–29.

Niemann H, Gauggel S. Störungen der Aufmerksamkeit. In: Frommelt P, Lösslein H (Hrsg.): NeuroRehabilitation: Ein Praxisbuch für interdisziplinäre Teams. Berlin, Heidelberg: Springer 2010; 164–176.

Nourollahimoghadam E, Gorji S, Gorji A, Khaleghi Ghadiri M. Therapeutic role of yoga in neuropsychological disorders. World J Psychiatry 2021; 11: 754–773. https://doi.org/10.5498/wjp.v11.i10.754.

Petersen SE, Posner MI. The Attention System of the Human Brain: 20 Years After. Annu Rev Neurosci 2012; 35: 73–89. https://doi.org/10.1146/annurev-neuro-062111-150525.

Posner MI, Petersen SE. The attention system of the human brain. Annu Rev Neurosci 1990; 13: 25–42. https://doi.org/10.1146/annurev.ne.13.030190.000325

Posner MI, Rothbart MK. Research on attention networks as a model for the integration of psychological science. Annu Rev Psychol 2007; 58: 1–23. https://doi.org/10.1146/annurev.psych.58.110405.085516.

Powell KB, Voeller KKS. Prefrontal Executive Function Syndromes in Children. J Child Neurol 2004; 19: 785–797. https://doi.org/10.1177/08830738040190100801.

Streeter CC, Whitfield TH, Owen L et al. Effects of Yoga Versus Walking on Mood, Anxiety, and Brain GABA Levels: A Randomized Controlled MRS Study. J Altern Complement Med 2010; 16: 1145–1152. https://doi.org/10.1089/acm.2010.0007.

Tang Y-Y, Hölzel BK, Posner MI. The neuroscience of mindfulness meditation. Nat Rev Neurosci 2015; 16: 213–225. https://doi.org/10.1038/nrn3916.

Trepel M. Neuroanatomie: Struktur und Funktion. 6. Auflage. Elsevier Health Sciences; 2015.

van der Heide A, Meinders MJ, Speckens AEM, Peerbolte TF, Bloem BR, Helmich RC. Stress and Mindfulness in Parkinson's Disease: Clinical Effects and Potential Underlying Mechanisms. Mov Disord 2021; 36: 64–70. https://doi.org/10.1002/mds.28345.

Yeo SS, Chang PH, Jang SH. The Ascending Reticular Activating System from Pontine Reticular Formation to the Thalamus in the Human Brain. Front Hum Neurosci 2013; 7: 416. https://doi.org/10.3389/fnhum.2013.00416.

4.7 Die N.A.P.-Methode

Daniel Völker

4.7.1 Einführung

Das Ziel der N.A.P.-Methode wurde von Renata Horst begründet und besteht darin, das Lernen zu fördern und die/den Betroffenen dabei zu unterstützen, Alltagshandlungen möglichst eigenständig zu bewältigen. Jeder Mensch verfügt über funktionelle Reserven, die genutzt werden können, um individuelle Potenziale zu entfalten. Die Vermeidung von Sekundärschäden, wie Kontrakturen und Lungenentzündungen durch Immobilität, ist ein weiteres Ziel, vor allem wenn Betroffene auf fremde Hilfe angewiesen sind. Die Bedeutung der Bewegungsfähigkeit für sowohl den Bewegungsapparat als auch den Geist wird betont. Eine zeitgemäße Neurorehabilitation erfordert nicht nur Fachwissen, sondern auch eine effektive Zusammenarbeit zwischen verschiedenen Fachdisziplinen. Grundlegend ist für -Therapeutinnen und Therapeuten ein fundiertes Verständnis der Anatomie. Die Fähigkeit, ökonomische Alltagsbewegungen zu analysieren und die Biomechanik zu verstehen, ist ebenso wichtig. Darüber hinaus müssen Therapeutinnen und Therapeuten Kenntnisse darüber erwerben, wie das zentrale Nervensystem Informationen aufnimmt und verarbeitet, um Alltagshandlungen erfolgreich zu organisieren (Horst 2022).

4.7.2 Die Besonderheiten der N.A.P-Methode

Die Aktionsmassage

In der N.A.P.®-Therapie wird die Aktionsmassage als Methode eingesetzt, um dem Gehirn die Steuerung der neuromuskulären Koordination für eine gezielte Handlung zu ermöglichen. Dabei ist es wichtig, eine sinnvolle Zielhandlung festzulegen und die Wahl der Körperposition spielt eine entscheidende Rolle, um die entsprechende motorische und adäquate Strategie zu fördern. Dies kann zum Beispiel über den externen Fokus erfolgen. Sobald ein Auftrag benannt wird, z. B. „Greife zu dem Glas“ oder „Rolle dich auf die Seite“ oder „begebe dich in den herabschauenden Hund“, wird ein spezifisches motorisches Programm abgerufen und gefördert. In der N.A.P.®-Therapie wird dann ein taktiler Reiz in Form eines Längszuges am Muskelbauch und somit auf den Muskelspindeln während der Willküraktivität der Patientin/des Patienten verwendet. Dies unterstützt sowohl die muskuläre und bindegewebige als auch die neuronale Plastizität (Horst 2022). Am Beispiel des herabschauenden Hundes kann während der Ausführung dieser Asana eine Aktionsmassage auf den M. latissimus dorsi oder die Mm. occipitales erfolgen.

PRAXISTIPP

Die Aktionsmassage kann in Form eines Hands-On/Adjustments beim Ausführen von Asanas gegeben werden. So fördert ein Längszug im Bereich des M. pectoralis minor während der Rollaktivität (Seitlage zu Rückenlage) die Elastizität, was sich wiederum positiv auf die Biomechanik des Schulterblatts und damit positiv auf Überkopfbewegungen auswirken kann.

Erfahrungen und Umwelt

Im Laufe seines Lebens führt der Mensch verschiedene Handlungen in unterschiedlichen Umweltsituationen durch. Die gemachten Erfahrungen beeinflussen sein zukünftiges Verhalten. Erfahrungen sind stets mit emotionalen Bedeutungen verbunden, sei es positiv oder negativ. Positive Erfahrungen steigern die Bereitschaft zur Wiederholung, während negative Erfahrungen Vermeidungsstrategien und die Suche nach alternativen Lösungsansätzen fördern. In der N.A.P.®-Therapie wird besonderer Wert darauf gelegt, die Therapiesituation so zu gestalten, dass ein Umfeld geschaffen wird, welches die Patientin/den Patienten zur Handlung motiviert. Bezogen auf eine therapeutische Einheit mit Yoga kann dies bedeuten, dass der Raum warm, hell, reizarm und mit nötigen Hilfsmitteln wie Blöcken, Decken, Bolster und Gurten ausgestattet ist, die zum Ausprobieren und Testen einladen. Dabei spielt auch die genaue Aufklärung eine wichtige Rolle, weshalb die Kommunikation immer bedacht werden muss. Um verschiedene Handlungen auszuführen, bewegt sich der Mensch in einer ständig veränderlichen Umwelt, was eine hohe Anpassungsfähigkeit erfordert. Abhängig von der Aufgabe und Umgebung wählt das Individuum eine Lösungsstrategie. In der N.A.P.®-Therapie wird aufgrund dieser Gegebenheiten der Gestaltung der Therapiesituation eine hohe Bedeutung beigemessen. Daher ist es entscheidend, das Ziel, die damit verbundene Motivation und die Wahl der Ausgangsstellung zu berücksichtigen, um die erforderliche reziproke Innervation der Muskulatur zu erreichen. Darüber hinaus kann die Therapiesituation eine Hemmung der Zentren des Zentralnervensystems bewirken, die bei Patienten mit verminderten Kontrollmöglichkeiten nicht mehr angemessen reguliert werden können (Horst 2022).

PRAXISTIPP

Für die Anwendung im Yoga bedeutet dies, dass die Patientin/der Patient die Yoga-Praxis als attraktiv, für sie/ihn nützlich und förderlich erfährt. Somit steigt die Wahrscheinlichkeit, dass eine regelmäßige Routine im Alltag etabliert wird und die therapeutischen Effekte langfristig ausgebaut und erhalten bleiben. Für einige Asanas wird ein höheres Maß an Flexibilität benötigt – ist die Muskulatur und das Gewebe steif, kann der Dehnungsreiz während der Praxis als schmerzhaft erfahren werden und es könnte so eher Vermeidungsverhalten hervorgerufen werden. Gerade hier sollten die Aktionsmassage und die förderliche Gestaltung der Umwelt (z. B. über Hilfsmittel) bedacht werden, sodass die Patientin/der Patient ins schmerzfreie Entdecken der Bewegungen und der Praxis kommt.

Der Prozess der N.A.P.-Methode

Das grundlegende Prinzip der N.A.P.®-Therapie ist, dass jede zu erlernende Bewegung innerhalb einer sinnvollen Handlung und im realen Kontext ausgeführt wird. Ein klar definiertes Handlungsziel wird der Patientin/dem Patienten zuvor mitgeteilt, wobei die Kommunikation nicht nur verbal, sondern auch durch visuelle oder olfaktorische Reize erfolgt. Die Hände der Therapeutin/des Therapeuten kommen erst dann zum Einsatz, wenn die Patientin/der Patient bereit ist zu handeln, und dienen als spezifisches Werkzeug, um die optimale biomechanische Situation herzustellen. Die Therapie umfasst nicht nur die Mobilisation fester Strukturen, sondern auch die Organisation eines notwendigen *punctum fixum* vor Beginn der Aktivität. Dies erfordert zunächst die Förderung der Elastizität von Strukturen, die zum Beispiel bei einer Haltungsschwäche oder einer reklinierten Halswirbelsäule konzentrisch kompensieren, wie zum Beispiel die Mm. suboccipitales, die supra- und infrahyoidale Muskulatur sowie die Schultergürtel-Elevatoren (Atemhilfsmuskeln: Mm. scaleni, sternocleidomastoideus und pectoralis minor). Eine Hand übernimmt die stabilisierende Rolle, während die andere die Willkürbewegung der Patientin/des Patienten begleitet, um das Handlungsziel zu erreichen und positive Lernerfahrungen zu ermöglichen. Durch diese manuelle Mobilisation werden strukturelle Sekundärschäden vermieden, die durch mögliche Kompensationsstrategien entstehen könnten. *Punktum fixum* und *punctum mobile* können je nach Potenzial der Patientin/des Patienten für die Therapie vertauscht werden. Ein Beispiel ist die Stabilisierung des Unterkiefers durch die Therapeutin/den Therapeuten, wenn der Mund nicht geöffnet werden kann, und die Patientin/der Patient wird aufgefordert, den Kopf in die Inklination (Ventralflexion) zu bewegen, um sich aufzurichten und die benötigte Kiefergelenkstraktion für die Mundöffnung selbst zu mobilisieren (Horst 2022). Dies kann in verschiedenen Asanas im Sinne eines Adjustments, z. B. bei Tadasana (Berghaltung) oder Virabhadrasana (Krieger),

Tab. 4.3 Der Therapieprozess nach N.A.P.

Therapieprinzip	Therapiemethode	Yogischer Bezug
Struktur-/Körperfunktions- und Aktivitätsanalyse (ICF) zum Erstellen der klinischen Hypothese	• Videodokumentation der aktiven Bewegungen • Spezifische Tests	• Dokumentation der Asanas auf Bild oder Film • Anwendung von Tests und Assessments zur Beurteilung der Gesamtsituation und Auswahl der passenden Asanas
Angst-, Schmerz-, Aktivitätsmanagement durch Habituation und (aerobes) Training	• Kommunikation und Edukation • Wiederholung von Aktivitäten innerhalb Angst- und Schmerztoleranz • Mechanorezeptorenstimulation	• Das regelmäßige Praktizieren und Weiterentwickeln der Yoga-Praxis • Genaue Kommunikation und Auswahl geeigneter Asanas und Flows, die schmerz- und angstfrei durchgeführt werden können und Freude und Motivation bei den Praktizierenden wecken • Förderung eines positiven Körperbilds
Nutzen der positiven und vorhandenen Ressourcen Plastizität der Strukturen durch Anpassungsvorgänge	• Aktivität so einfach wie nötig wählen, damit Strukturen entsprechend belastet werden können • Sinnvolle und attraktive Aktivitäten wählen • Bei Ausführung des motorischen Willkürprogramms Applikation von Längszug auf der Struktur, die sich verlängern soll (Aktionsmassage)	• Die Asanas immer an die Situation anpassen, die sich kontinuierlich ändern kann • Hands-On gezielt einsetzen, wenn Asanas aufgrund von fehlender Elastizität nicht adäquat ausgeführt werden können
Spezifische Anwendung der Input-Systeme	• Verbale/visuelle Informationen bezogen auf das Ziel und die distalen Körperteile • Propriozeptive/taktile Information für die Strukturen die subkortikal (unwillkürlich) gesteuert werden (dies geschieht über die Aktionsmassage/den Längszug am Muskel zur Förderung der Exzentrik) • Timing der Inputs abstimmen	• Zur Förderung der Lernprozesse sollte der externe Fokus bei verbalen Instruktionen häufiger verwendet werden, z. B. „Stelle deinen Fuß zum rechten Mattenrand" • Hands-On im Sinne einer Aktionsmassage geben, um die Asanas besser einnehmen zu können und therapeutisch adäquat zu handeln
Gezielte Gestaltung der Therapiesituation	• Vertikale Körperpositionen zur Förderung der posturalen Reflexe • Reziproke Hemmung über Aktivierung der Antagonisten nutzen • Sinnvoll und förderlich gestaltete Umwelt zur Förderung des motorischen Lernens • Spezifische Bedürfnisse der Patientin/des Patienten und ihrer/seiner Angehörigen miteinbeziehen	• Verschiedene Ausgangsstellungen (Stand, Sitz, Rückenlage, Fersensitz etc.) wählen und möglichst variantenreich und förderlich praktizieren • Wenn Muskeln besonders steif sind (z. B. Hüftbeuger), können die Antagonisten (z. B. Hüftextensoren) gezielt trainiert werden • Die Patientin/den Patienten bei der Auswahl der Übungen miteinbeziehen und nach seinen Bedürfnissen fragen, z. B. Welche Asana möchten Sie gerne lernen?

integriert und moduliert werden. In den Fallbeispielen in ➤ Kapitel 7 wird weiter darauf eingegangen. In ➤ Tab. 4.3 wird der Therapieprozess nach N.A.P weiter beschrieben. Es werden die Therapieprinzipien, die zugehörigen Methoden und der yogische Bezug dazu hergestellt.

Die N.A.P.-Methode bedient sich neurowissenschaftlicher und bio-psycho-sozialer Erkenntnisse. Sie ist ein integrativer neuroorthopädischer Therapieprozess, um die motorischen Strategien im Alltag zu fördern. Die Herangehensweise basiert sowohl auf klinischen Erfahrungen, die zeigen, dass neurologische (zentrale) Störungen Veränderungen der muskuloskelettalen Strukturen verursachen, währenddessen orthopädische degenerative Erkrankungen und Traumata neurophysiologische Veränderungen bewirken. Der Grundgedanke ist: Wenn es im System zu peripheren oder zentralen Störungen kommt, reorganisiert sich das System, um die bestmögliche sensomotorische Strategie zu entwickeln (Hengelmolen-Greb und Jöbges 2018, S.391 f.). Durch die Kenntnisse der N.A.P-Methode und der spezifischen Techniken und Herangehensweisen kann das therapeutische Yoga gestaltet werden. Hierfür bietet es sich an, den Prozess der N.A.P.-Methode in die yogische Therapie zu integrieren.

Zusammenfassung

Die Wirkungen von yogischen Techniken lassen sich mit Hilfe von neuen Erkenntnissen im Bereich des motorischen Lernens, der neurokognitiven Funktionen und der plastischen Veränderungen der körperlichen Strukturen erklären und begründen. Im therapeutischen Yoga werden diese Erkenntnisse genutzt, um die Behandlungsstrategien anzupassen und um größtmögliche und langfristige Effekte zu erzielen. Sie bieten daher auch eine gute evidenzbasierte Argumentationsgrundlage für die Auswahl der yogischen Techniken und die Gestaltung der Therapie an sich. Die Fragen, die sich dadurch klären lassen, sind das „Was" und das „Wie".

Erkenntnisse aus den Neurowissenschaften, den Sportwissenschaften und den Bewegungswissenschaften werden genutzt und auf yogische Techniken angewendet. Wie sollte ein Yoga-Training aussehen? Das Trainieren mit aufgabenorientierten Handlungen, das gezielte Nutzen des externen und des internen Fokus, die Steigerungskriterien, das Geben von positivem Feedback und das Fördern der motivationalen Komponenten scheint einen großen Impact in der Therapie zu haben. Daneben stehen Komponenten wie die posturale Kontrolle und das Alignment, welche sowohl hohe Alltags- und Therapierelevanz aufweisen als auch in der Yoga-Praxis von Bedeutung sind.

LITERATUR

Hengelmolen-Greb A, Jöbges M. Leitfaden Physiotherapie in der Neurologie. 1. Auflage. München: Urban & Fischer Verlag/Elsevier GmbH (German Medical Collection, 92); 2018. https://www.sciencedirect.com/science/book/9783437451317.

Horst, Renata. N.A.P. – Neuroorthopädische Therapie. Untersuchen, Üben, Eigentraining. 2., überarbeitete und erweiterte Auflage. Stuttgart: Georg Thieme Verlag KG; 2022.

KAPITEL

5 Vorbereitung auf die Praxis

Daniel Völker

In diesem Kapitel werden nützliche Hinweise zur Vorbereitung der Yoga-Praxis gegeben und einige wichtige Fragen zu diesem Thema erläutert. Welche Hilfsmittel können benutzt werden und wie werden diese sinnvoll eingesetzt? Wie kann der Umgang mit Hilfsmitteln didaktisch gut aufbereitet und gestaltet werden? Worauf ist beim Einsatz von Hilfsmitteln in der Therapie bzw. beim Heimübungsprogramm zu achten?

5.1 Benötigte Materialen und Hilfsmittel

In der Yoga-Praxis können diverse Hilfsmittel und Materialien genutzt werden. Ein häufiges Vorurteil ist, dass Hilfsmittel nur dazu da sind, Defizite auszugleichen und man implizit aufgefordert ist, noch härter an sich zu arbeiten, um nicht mehr auf das Hilfsmittel angewiesen zu sein. Dies macht es manchmal schwierig für Praktizierende, insbesondere wenn diese ehrgeizig sind oder in einer Gruppe Yoga praktiziert wird, individuell Hilfsmittel zu nutzen. Dabei sollte stets im Vordergrund stehen, dass die Hilfsmittel sinnvoll und unterstützend wirken und individuell angepasst verwendet werden. Das Anwenden bestimmter Gegenstände hat im Yoga bereits eine lange Tradition und auch viele yogische Konzepte bedienen sich deren Anwendung. B.K.S. Iyengar war stets der festen Überzeugung, Yoga sei für alle da und für jeden geeignet. Man muss nicht die beste Fitness, nicht die kräftigsten Muskeln oder das dehnfähigste Gewebe haben, um mit Yoga zu beginnen. Es ginge vielmehr darum, Yoga erfahrbar zu machen und die Asanas in der körperlichen Praxis so effektiv wie möglich, angepasst an die derzeitige körperliche Verfassung und die individuellen anatomischen körperlichen Bedingungen (Iyengar 2021, S. 7). Bereits Patañjali beschrieb Asana als eine Position, die *stabil und bequem* ist (Yoga Vidya Schriften 2017). **Stabilität** ist hier ein wichtiges Merkmal – die Unterstützungsfläche kann durch Hilfsmittel verändert werden, sodass die

Balancefähigkeit des Praktizierenden und das Alignment der Körperabschnitte biomechanisch sinnvoll ausgerichtet werden können. **Bequem** dahingehend, dass man schmerzfrei und ohne zu große Spannung und Anstrengung auch längere Zeit in einer Asana verweilen kann und die Wirkung der Asana bestmöglich erfahren kann. Wäre der Körper also permanent damit beschäftigt, Stabilität unter hohem Muskeleinsatz und kognitiver Leistung aufrecht erhalten zu müssen oder würde der Praktizierende Schmerzen oder unangenehme Gefühle in der Asana-Praxis empfinden, würden sich die Konzentration, die Aufmerksamkeit und das Erleben vom Inneren auf das Äußere verlagern, was nicht dem Grundgedanken des Yoga entspricht. Weiter würde Yoga gegebenenfalls als etwas Belastendes oder Negatives empfunden werden, was die Bereitschaft und Motivation, Yoga regelmäßig zu praktizieren, schmälern könnte. Daher werden Hilfsmittel genutzt, um Asanas, nach Patanjali, stabil und bequem zu gestalten und die Erfahrung der Praxis als etwas Positives, Förderndes und Tiefgehendes zu ermöglichen.

Folgend werden einige elementare Hilfsmittel vorgestellt, die in der Praxis verwendet werden können.

5.1.1 Yoga-Matte

Die Yoga-Matte ist ein elementares Hilfsmittel für die Yoga-Praxis (➤ Abb. 5.1). Sie grenzt den Bereich der Praxis ein, was gerade in Gruppen von Vorteil sein kann. Der Praktizierende beim Ausrichten und der Lehrende beim Anleiten können sich an der Topografie der Matte (zwei Seitenenden, ein vorderes Ende, ein hinteres Ende, Mitte der Matte) orientieren. Auf manchen Matten sind noch bestimmte Linien, z. B. eine 45-Grad-Linie oder eine Mittellinie zur visuellen Orientierung aufgezeichnet. Dies kann im Sinne eines externen Fokus zur Förderung des motorischen Lernens sinnvoll eingesetzt werden (➤ Kapitel 4.2). Die Materialien, aus denen eine Matte besteht, können variieren. Von einem einfachen Schaumstoff, über Baumwolle, Naturkautschuk, Gummi bis zum Kork, gibt es für jeden Geschmack und Bedarf etwas zur Auswahl. Es sollte darauf geachtet werden, dass die Länge der Matte mindestens der Körperlänge entspricht, besser noch 3–5 cm länger, sodass vor allem beim Liegen der gesamte Körper auf der Matte Platz hat. Die Dicke der Matte kann zwischen 0,3 und 1,5 cm liegen, wobei der Standard bei 0,5 cm liegt. Dünnere Matten können vor allem beim längeren Sitzen oder Knien unangenehm sein und dickere Matten bieten bei Stand- und Balancehaltungen keine gute stabile Basis. Wenn die Hände und Füße leicht feucht werden oder der Praktizierende eher zum vielen Schwitzen neigt, sollte bei der Mattenwahl auf eine gute Rutschfestigkeit geachtet werden. Gerade die etwas schwereren Kautschuk-Matten oder Kork-Matten sind hier vorteilhaft. Nach der Yoga-Praxis sollte die Matte dann mit einem natürlichen oder speziell geeigneten Reinigungsmittel gereinigt und gepflegt werden.

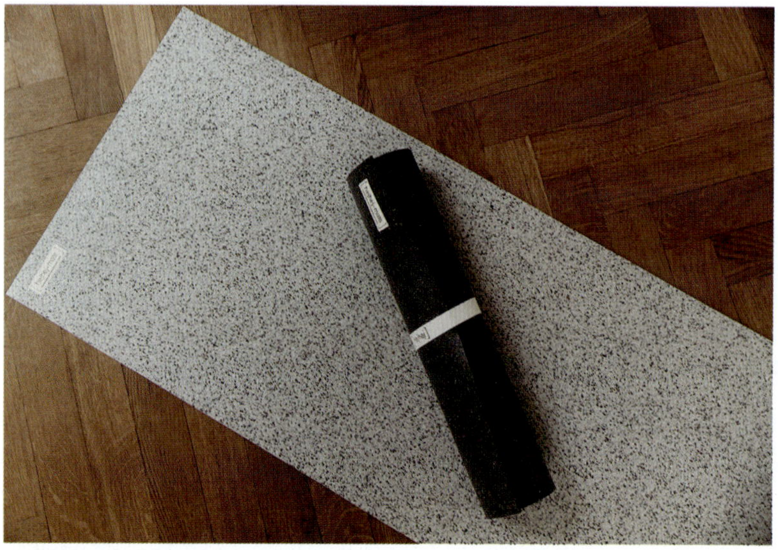

Abb. 5.1 Yoga-Matte. [K545]

5.1.2 Block

Yoga-Blöcke können sehr gut als Hilfsmittel genutzt werden, um bestimmte Höhenverhältnisse auszugleichen oder Hebelverhältnisse von Gelenken anzupassen, um somit das Alignment der Asana herzustellen (➤ Abb. 5.2). Sie bieten einen externen visuellen Fokus und taktilen Reiz, was das motorische Lernen unterstützen kann (➤ Kapitel 4.2). Das Gewicht des Blockes kann auch als zusätzliches Gewicht beim Training der Arme verwendet werden oder in bestimmten Positionen beim Stabilisieren der Arme und der Beine helfen. Beim längeren Sitzen (z. B. während der Meditation) kann man mit dem Sitz auf dem Block eine bessere Aufrichtung des Beckens und damit auch der Wirbelsäule und des Körpers erreichen. Die Blöcke sind meist aus Kork, Holz, Schaumstoff oder Plastik und meist werden 1–2 Blöcke für jeden Praktizierenden benötigt. Feste Blöcke aus Holz oder Kork sind besonders gut geeignet, da sie sich nicht verformen bzw. nicht auf Druck nachgeben und sich wegen des etwas höheren Gewichts und der etwas höheren Dichte gut zur Stabilisierung und Kräftigung eignen. Zusätzlich bietet der Block über sein Gewicht, auf dem Bauch positioniert und in Savasana liegend, einen optimalen externen Stimulus zur Atemlenkung.

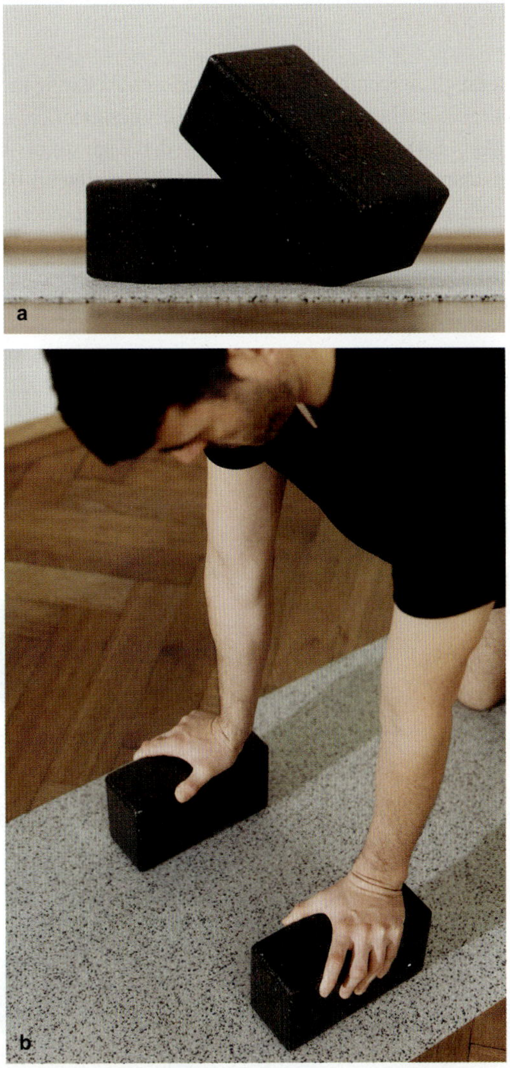

Abb. 5.2 Anwendungsbeispiel mit dem Block. a) Yoga-Blöcke; b) Handstütz auf den Blöcken. [K545]

5.1.3 Gurt

Gurte können sinnvoll zum Ausgleich von Längenunterschieden genutzt werden oder um auf bestimmte Körperpartien Kräfte einwirken zu lassen (➤ Abb. 5.3). Gerade wenn die Muskulatur zu steif ist oder generell die Dehnfähigkeit herabgesetzt ist, können Gurte als Überbrückung und zur Einstellung eines förderlichen Dehnreizes genutzt werden. Gurte sind meist aus einem strapazierfähigen Material und zwischen 2 und 3 Meter lang.

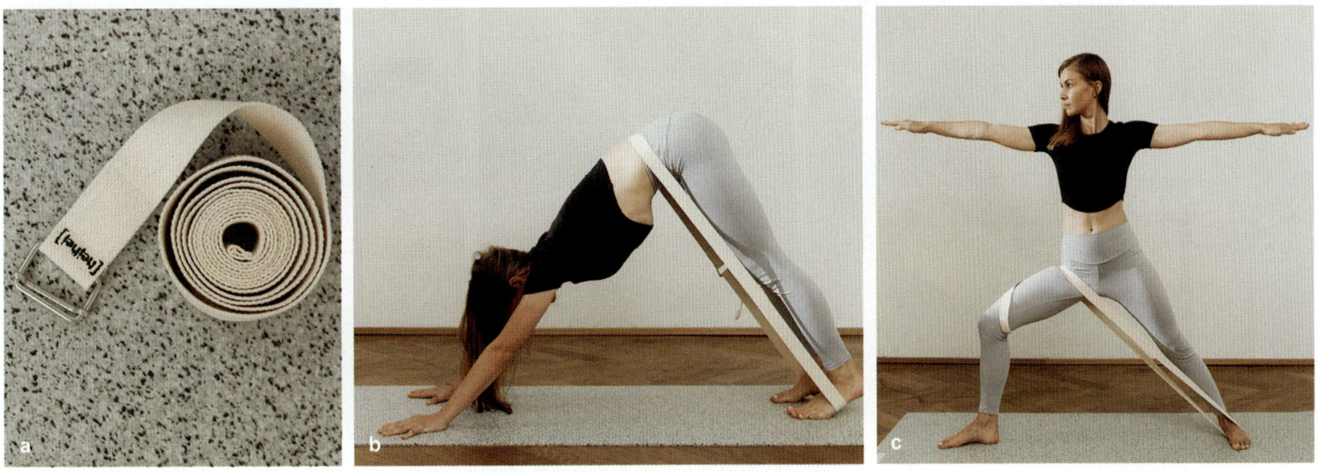

Abb. 5.3 Anwendungsbeispiele mit dem Gurt. a) Yoga-Gurt; b) herabschauender Hund; c) Krieger II. [K545]

5.1.4 Bolster

Diese länglichen und eher festen Kissen werden häufig im Yin Yoga verwendet und bieten sich als Lagerungsmaterial gut an (➤ Abb. 5.4). Unter die Beine gelegt, den Kopf unterstützt, längs unter die Wirbelsäule oder auf dem Kissen sitzend, bieten diese eine gute Möglichkeit, um entspannt und längere Zeit in einer Position verharren zu können. Gerade in Savasana kann das unterstütze Liegen auf dem Bolster sehr entspannend wirken und die Atmung unterstützen.

5.1.5 Decke und Kissen

Ähnlich wie bei den Blöcken können Decken und Kissen, wenn diese fest genug sind, als Unterlagerungsmaterial genutzt werden, um verschiedene Höhen auszugleichen (➤ Abb. 5.5). Das Unterlagern der Knie in einer länger zu haltenden knienden Position mit einer Decke kann sich förderlich auf die Druckbelastung der Kniegelenke und der Patella auswirken. Wenn der Raum etwas kühler ist, kann während einer längeren Liegedauer (z. B. in Savasana) die Decke genutzt werden, um den Körper nicht abzukühlen.

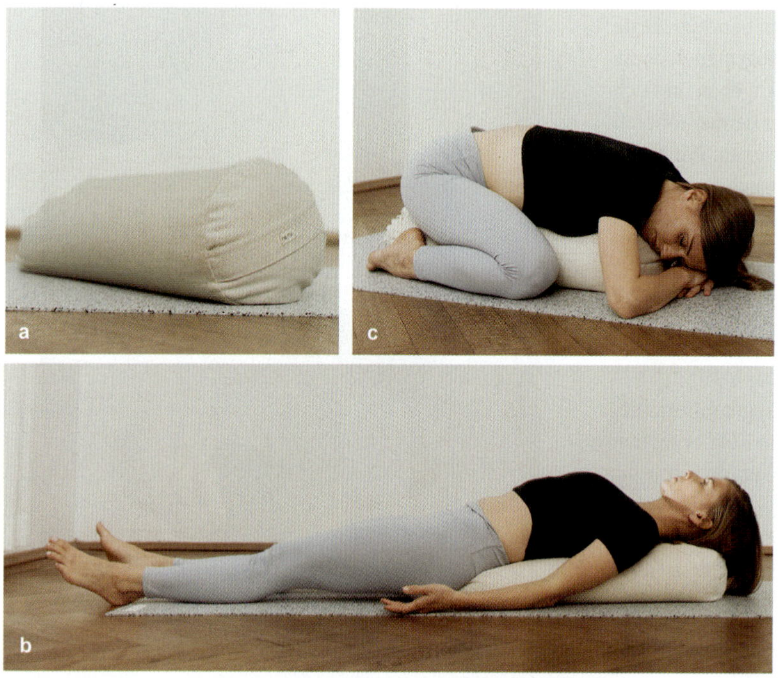

Abb. 5.4 Anwendungsbeispiele mit dem Bolster. a) Bolster; b) Savasana; c) Kindeshaltung. [K545]

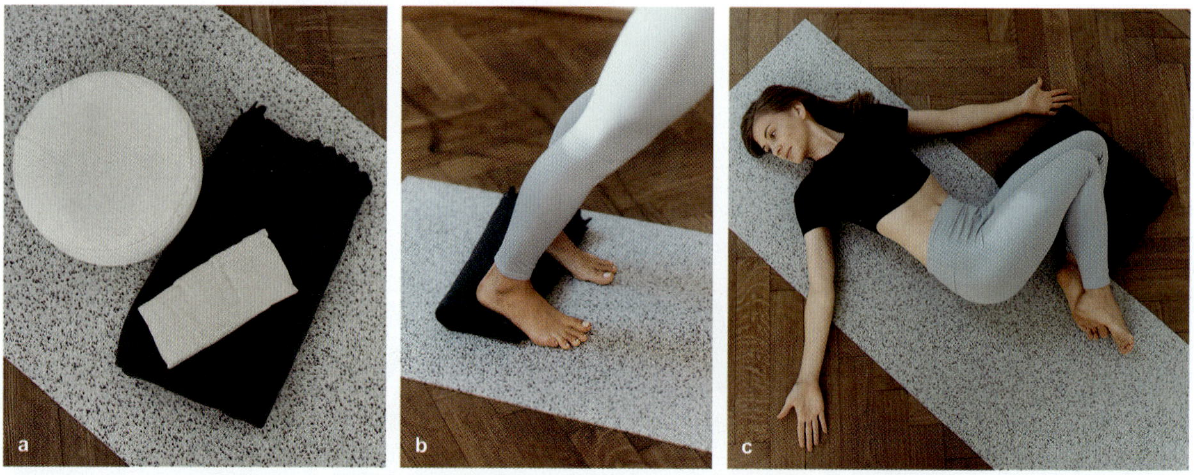

Abb. 5.5 Anwendungsbeispiele mit Kissen und Decke. Ähnlich wie bei den Blöcken können Decken und Kissen eingesetzt werden, wenn diese fest genug sind. a) Kissen und Decke; b) herabschauender Hund; c) Krokodil. [K545]

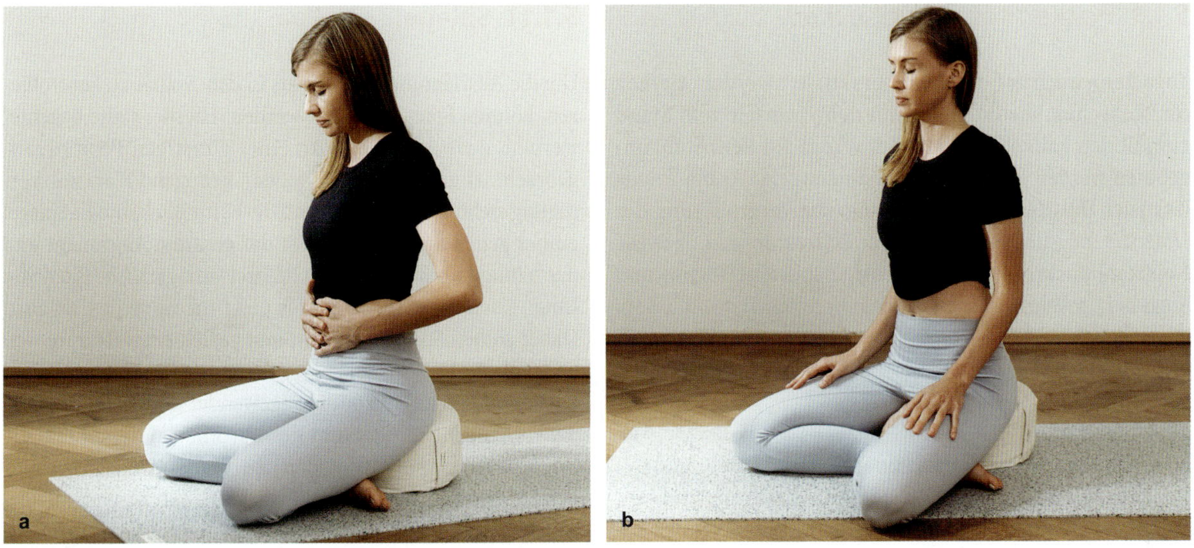

Abb. 5.6 Anwendungsbeispiele mit dem Meditationskissen. [K545]

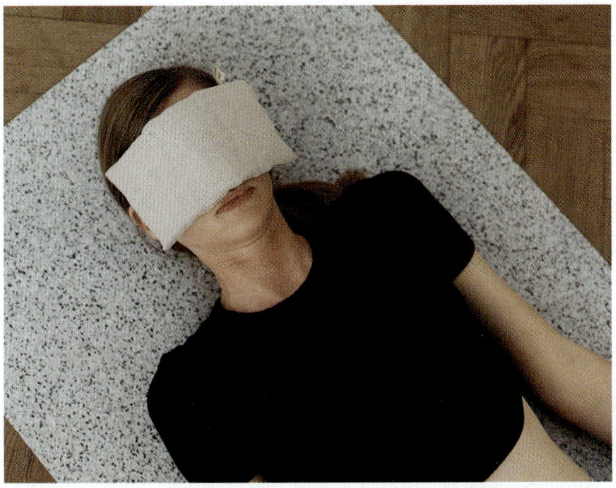

Abb. 5.7 Anwendungsbeispiel mit dem Augenkissen. [K545]

5.1.6 Meditationskissen

Diese Kissen sind häufig mit Dinkelspelz gefüllt, was diese formbar und anpassungsfähig macht. Bei häufigem Gebrauch über eine längere Zeit werden die Kissen dann etwas fester. Für die Meditationspraxis sind diese Kissen besonders gut geeignet, da sie über eine gute Höhe verfügen und über die Verformbarkeit eine Aufrichtung im Becken und im Rumpf fördern können. Auch während der Asana-Praxis kann das Meditationskissen zur Unterstützung genutzt werden (➤ Abb. 5.6).

5.1.7 Augenkissen

Um in Savasana ein vollständiges Loslassen zu ermöglichen, kann ein Kissen zur leichten Beschwerung und Reduktion des Lichteinfalls verwendet werden (➤ Abb. 5.7).

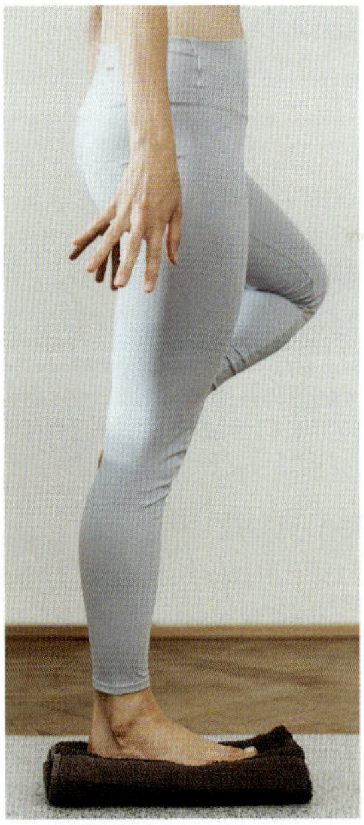

Abb. 5.8 Anwendungsbeispiel mit dem Handtuch. [K545]

5.1.8 Handtuch

Gerade während einer anstrengenden Praxis oder an warmen Tagen kann ein Handtuch zum Schweißabwischen bereitgelegt werden. Zudem kann das Handtuch auch als ein Unterlagerungsmaterial, als Gurt-Ersatz oder zur Herstellung einer fordernden labilen Unterlage dienen (➤ Abb. 5.8).

5.1.9 Hocker/Kopfstandhocker

Yoga kann auch auf dem Stuhl praktiziert werden. Gerade für Menschen, die Probleme mit dem Transfer vom Stand zum Boden haben, kann alternativ Yoga auf dem Stuhl angeboten werden. Auch zur Unterstützung der Asana-Praxis lässt sich der Hocker als Erhöhung, zur Vergrößerung der Unterstützungsfläche oder als stabile Referenz nutzen. Spezielle Kopfstandhocker unterstützen Fortgeschrittene Yoginis und Yogis bei Umkehrhaltungen wie dem Kopfstand (➤ Abb. 5.9).

5.1.10 Stuhl

Spezielle Yoga-Stühle (ohne Lehne) eignen sich sehr gut, um Vorübungen und unterstützende Übungen durchzuführen. Durch die fehlende Lehne und zwei Fußstäbe bietet der Yoga-Stuhl viele mögliche Stützpunkte und ermöglicht so, eine Vielzahl von Asanas kreativ umzusetzen. Gerade im Iyengar Yoga und auch im Ashtanga Yoga werden diese Stühle als Vorbereitung gerne genutzt (➤ Abb. 5.10).

5.1.11 Spiegel

Um die Ausrichtung des Körpers in den Asanas zu kontrollieren, können Spiegel genutzt werden. Hierbei sollte beachtet werden, dass der Spiegel an einer günstigen Position angebracht ist und der/dem Übenden genügend Platz zur Verfügung steht. Die Kopfrotation, die beim Blick in den Spiegel einher gehen kann, beeinflusst das gesamte Alignment und das häufige Kontrollieren im Spiegel verlagert den Blick von Innen nach Außen, was beides nicht im Sinne des Yoga ist. Daher sollten Spiegel sparsam und gezielt eingesetzt werden (➤ Abb. 5.11).

Ob und welche Hilfsmittel angewendet werden, kommt auf die vorhandenen Mittel und Ressourcen, den Bedarf und die Erfahrungen der/des Lehrenden und der/des Yogapraktizierenden an. Hilfsmittel bieten die Möglichkeit, durch Unterstützung eine bequemere und stabilere Position und Haltung einzunehmen, ganz im Sinne Patañjalis. Auch (physio-)therapeutisch macht der Einsatz von Hilfsmittel zur Herstellung einer biomechanisch günstigen Ausgangsstellung Sinn und sollte daher bei Bedarf mit der/dem Praktizierenden besprochen, angepasst und geübt werden.

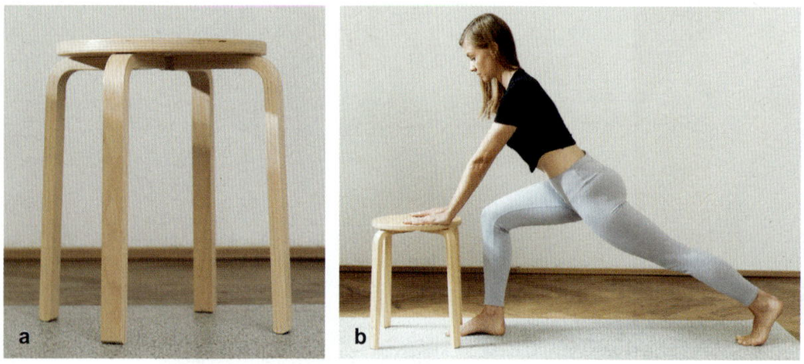

Abb. 5.9 Anwendungsbeispiel mit dem Hocker. [K545]

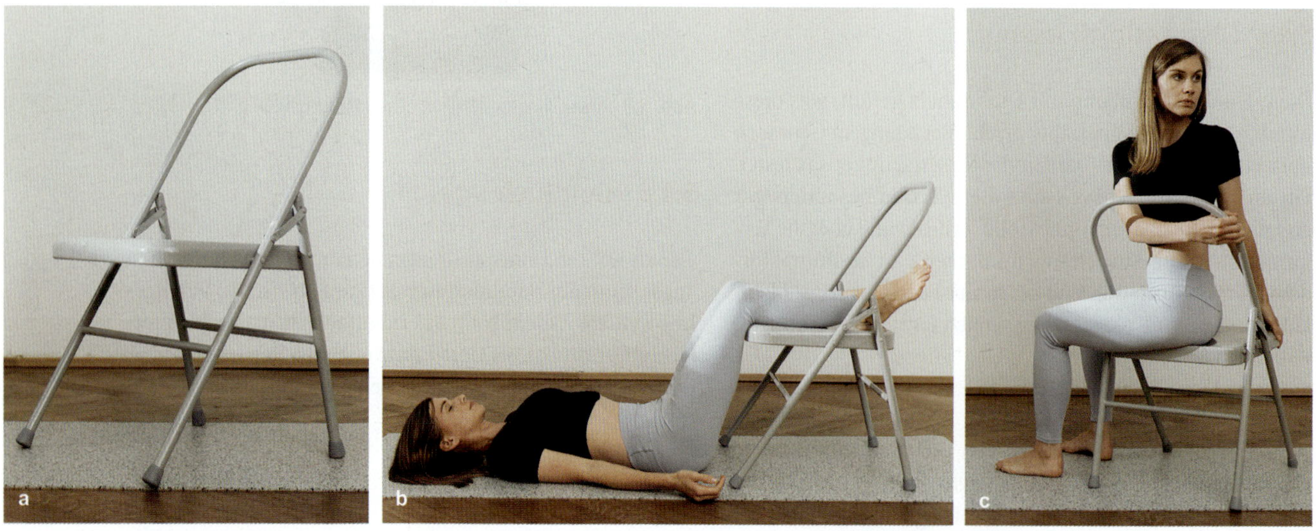

Abb. 5.10 Anwendungsbeispiele mit dem Yoga-Stuhl. a) Yoga-Stuhl; b) Savasana; c) Drehsitz; d) Taube. [K545]

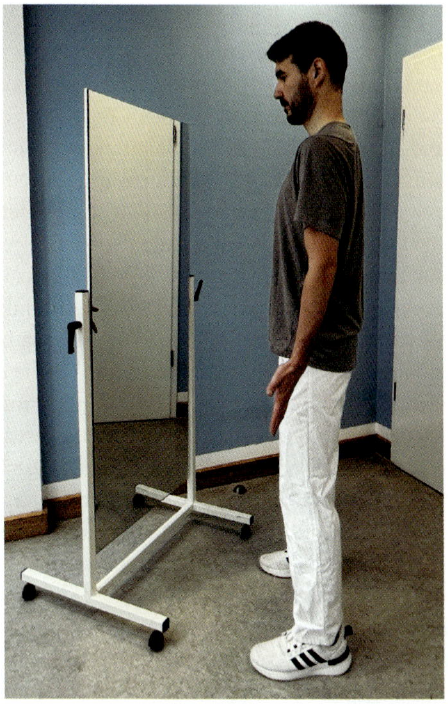

Abb. 5.11 Anwendungsbeispiel mit dem Spiegel. [M1250]

5.2 Nützliche Tipps

Neben den in ➤ Kapitel 5.1 vorgestellten Hilfsmitteln gibt es noch weitere Möglichkeiten, die yogische Praxis zu unterstützen. Einige Beispiele werden folgend beschrieben:

5.2.1 Die optimale Tageszeit nutzen

Bei der Frage nach der besten Tageszeit für die Praxis unterscheiden sich die Vorlieben. Manche Praktizierende nutzen die Yoga-Praxis in der Frühe, um fokussiert und aktiviert in den Tag starten zu können oder um den Kreislauf und die Verdauung anzuregen. Die Praxis am Abend kann den Stressabbau fördern, den Körper mental entspannen und auf einen entspannten Schlaf vorbereiten. Andere nutzen Yoga verteilt als kleine Einheiten über den Tag, um Achtsamkeit, körperliche Aktivierung oder bewusste Pausen vom Alltag und der Arbeit zu erfahren. Gerade zu Beginn sollte die/der Praktizierende ausprobieren, wann der optimale individuelle Zeitpunkt ist. Einen weiteren Anhaltspunkt kann der zirkadiane Rhythmus darstellen, der in Wechselwirkung mit sportlicher Betätigung stehen kann (Sato et al. 2019). So können Bewegung und körperliche Praxis sich positiv auf die körperlichen Funktionen auswirken und das Schlafverhalten fördern. Basierend auf dem zirkadianen Rhythmus sind die Muskeln am Nachmittag flexibler, zeigen eine bessere Leistung auf und das subjektive Anstrengungsniveau ist geringer als am Morgen, was sich gut für eine herausfordernde Praxis eignen würde (Mosetter 2020). Die Auswahl der Asanas kann sich ebenso der Tageszeit anpassen: z. B. ein paar Runden Sonnengrüße zum Sonnenaufgang oder Sonnenuntergang, aktivierende Rückbeugen und lockernde Vinyasa-Praxis am Morgen, entspannende und stressreduzierende Vorbeugen und Yin-Praxis oder fokussierte Hatha-Praxis am Abend, sowie Achtsamkeitsmeditationen, Atemtechniken oder lockernde Gelenkmobilisationen über den Tag verteilt.

DEFINITION

Zirkadianer Rhythmus

Der zirkadiane Rhythmus (lat. Circa = etwa, diem = Tag) des Menschen entspricht etwa einem Tag und schwankt zwischen 22 und 26 Stunden. Beeinflusst werden durch diese endogenen Rhythmen der Schlaf-Wach-Rhythmus, die Sekretion von Hormonen, die Körpertemperatur oder die Empfindlichkeit gegenüber Pharmaka (Abdolvahab-Emminger 2005, S. 63).

5.2.2 Essen direkt vor der Praxis vermeiden

Die Verweildauer von Nahrung im Magen hängt von dessen Zusammensetzung (Malagelada et al. 1984) und auch mitunter vom Geschlecht und dem Alter ab (Bennink et al. 1998). Vor der Praxis empfiehlt es sich daher, 2 Stunden vorher nichts zu essen, um den Magen möglichst entleert zu haben. Einen gefüllten Magen spürt man ansonsten insbesondere bei Körperdrehungen, Umkehrhaltungen und Vorbeugen. Um die Verdauungsprozesse nicht zu stark herauszufordern und gegebenenfalls ein Völlegefühl zu provozieren, sollte vor der Praxis ebenso auf zu fettiges Essen verzichtet werden. In der Literatur gibt es sowohl Evidenz für die Relevanz als auch für die Irrelevanz der Nahrungsaufnahme direkt vor körperlicher Betätigung (Rothschild et al. 2020; Schoenfeld et al. 2014). In einer Untersuchung an übergewichtigen Männern wurde festgestellt, dass sich körperliche Betätigung vor dem Frühstück positiv auf den Fettstoffwechsel und den Blutzuckerspiegel auswirken kann (Edinburgh et al. 2020). Die Nahrung sollte in jedem Fall auf die Durchführung der körperlichen Praxis im Yoga und die persönliche Situation angepasst werden. Sollten die Yoga-Einheit viele Entspannungsmomente beinhalten oder die Praxis nicht zu fordernd sein, kann die letzte Mahlzeit 2 Stunden zurückliegen. Bei einer sehr fordernden Ashtanga- oder Vinyasa-Einheit, kann etwa eine halbe Stunde vor der körperlichen Praxis z. B. ein kleiner kohlenhydratreicher Snack wie eine Banane empfohlen werden. Einen weiteren Punkt stellt die ausreichende Versorgung mit Wasser da. Da manche Yoga-Einheiten mitunter 90 Minuten dauern, sollte auch auf das Verhältnis der Trinkmenge vor, während und nach der Praxis geachtet werden. Bei zu wenig Wasser kann die körperliche und geistige Leistungsfähigkeit reduziert sein (Schröder und Wagner 2020), bei zu viel Wasser besteht die Gefahr, während der Praxis Harndrang zu bekommen.

5.2.3 Passende Kleidung wählen

Die Wahl der Kleidung sollte sich an der Qualität und den Gesichtspunkten bequem, warm, Beweglichkeit und Nachhaltigkeit orientieren. Bequeme Kleidung ohne drückende Reisverschlüsse oder Knöpfe, in der die/der Praktizierende sich gut und frei bewegen kann, lässt Bewegung ohne große Widerstände durch die Kleidung zu. Sollte die/der Praktizierende viel schwitzen oder fordernde Praxis betreiben, kann Kleidung mit einem schweißableitenden oder schnelltrocknenden Material genutzt werden. Weiter sollte beachtet werden, dass die Atmung frei fließen kann und die Atembewegung nicht durch die Kleidung erschwert wird. Helle Farben unterstützen zudem positive Emotionen und können die Stimmung heben (Bruder et al. 2021). Zudem können bestimmte Gerüche positive Wirkungen auf den menschlichen Organismus haben. Ein Vorschlag wäre hier, zur Stressreduktion Yoga-Kleidung anzuziehen, die leicht mit einem Parfum oder ätherischen Öl getröpfelt wurden. Hierbei bietet sich vor allem der Geruch von Lavendel oder Sandelholz an, denen beruhigende, konzentrationsfördernde und entspannende Wirkungen zugeschrieben werden (Ghavami et al. 2022).

5.2.4 Regelmäßige Praxis

Die positiven Effekte einer regelmäßigen Yoga-Praxis stellten sich in einigen Studien bereits nach einer Einheit pro Woche über einen Zeitraum von 4–8 Wochen ein. Um die Körperstrukturen wie Muskeln, Bänder, Gelenke, Knochen, Nerven und Organe zu fördern, aber auch genug Regenerationszeit zu schaffen, kann empfohlen werden, die Praxis zu Beginn auf 1–3-mal die Woche für 60 Minuten pro Einheit und über einen Zeitraum von mindestens 3 Monaten zu legen. Die körperliche Yoga-Praxis ist auch für eine tägliche und jahrelange Praxis geeignet, sobald die Asanas routiniert und optimal ausgeführt werden können. Breits Yoga-Anfängerinnen und -Anfängern können Achtsamkeitsübungen, Entspannungsübungen, Atemtechniken oder lockere Gelenkübungen täglich durchführen. Weiter ist es empfehlenswert, die Praxis zu variieren, um dem Körper und dem Geist neuen Input zu liefern und um die Motivation weiter zu erhalten.

5.2.5 Back to the Basics

Um einen progressiven Fortschritt in der Yoga-Praxis zu erfahren, sollte direkt zu Beginn mit einem Yoga-Lehrenden an den Grund-Asanas geübt werden. Das korrekte Alignment der Gelenke und Körperteile, die korrekte Muskelrekrutierung und die Synchronisation mit dem Atem sollten detailliert besprochen und geübt werden, um die Verletzungsgefahr zu reduzieren und die Asanas möglichst vorteilhaft auszuführen. Dies braucht gerade zu Beginn sehr viel Aufmerksamkeit und kognitive Kapazität. Gerade wenn man eine Asana häufiger gemacht hat, kann es vorkommen, dass man über die Routine den einzelnen Komponenten der Asana weniger Aufmerksamkeit schenkt. Dies sollte bewusst kommuniziert werden, sodass die Asana in jeder Praxis korrekt ausgeführt wird. Zudem können einzelne Komponenten einer Asana, wie die Grundspannung im Rumpf, die Rotationskomponente der Beine, etc. auf weitere Asanas übertragen werden, was den üblichen Steigerungskriterien (von einfach zu komplex, von bekannt zu unbekannt) entspricht. Anhand des folgenden Beispiels (➤ Abb. 5.12) wird deutlich, weshalb Tadasana (die Berghaltung, der aktive Stand) elementar für sämtliche Asana ist.

5.2.6 Fortschritte und Gedanken dokumentieren

Ein Tagebuch zu führen hat in der Historie eine lange Tradition. Auch in medizinischen Fachbereichen werden unter anderem Schmerztagebücher oder Stimmungstagebücher empfohlen. Im Sportbereich, vor allem im Kraftsport, werden die Fortschritte dokumentiert. Auch für das Yoga bietet sich ein solches Tagebuch an. In diesem kann festgehalten werden, wie sich der Praktizierende vor, während und nach der Praxis fühlt und welche Gedanken aufgetreten sind. Welche Asanas wann, wie lange und mit welchem Anstrengungsniveau praktiziert werden oder wie sich der Alltag durch das Yoga verändert. Beim Yoga geht es viel um Selbstreflexion und Erkenntnis. Gedanken schriftlich festzuhalten und zu formulieren kann sehr hilfreich sein.

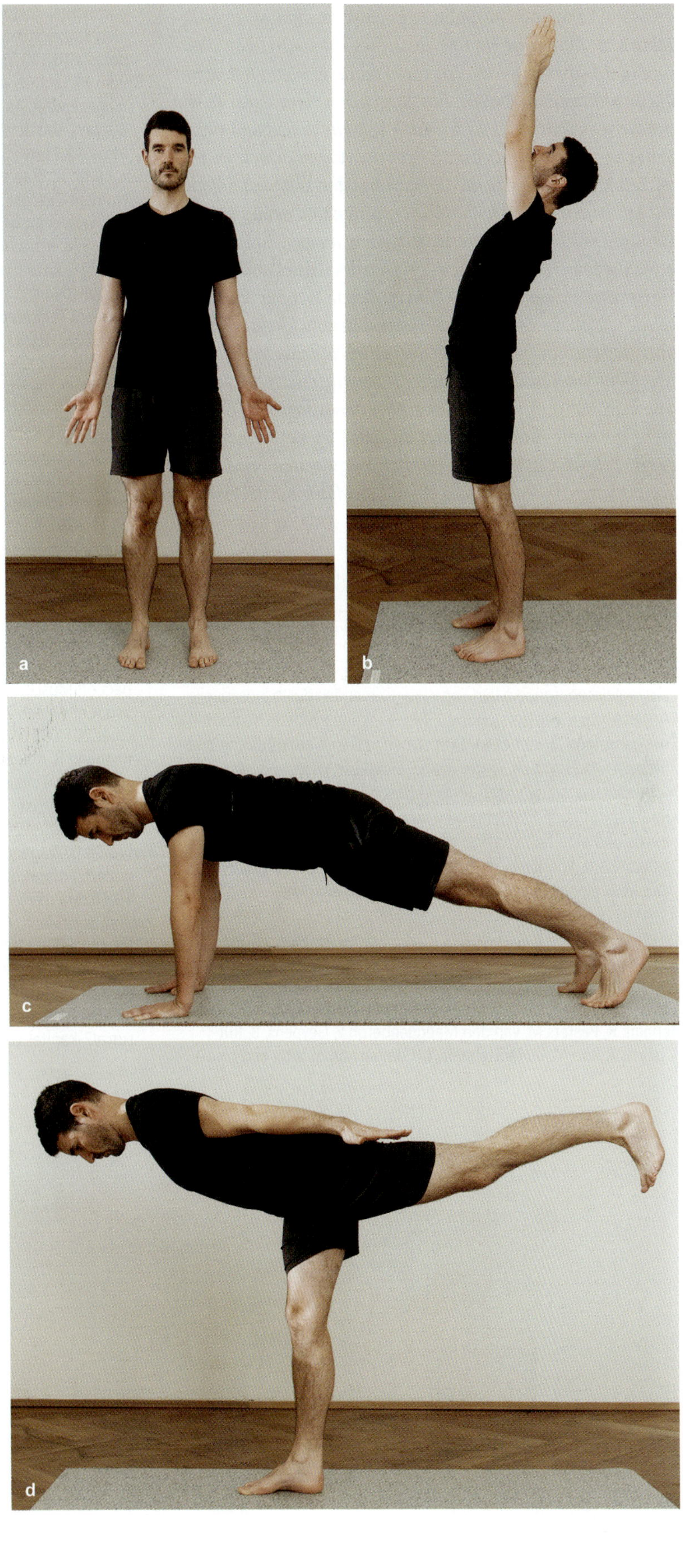

Abb. 5.12 Tadasana als Grundelement für weitere Asanas.
a) Tadasana Grundspannung: Füße stehen hüftschmal, fest und ausgeglichen auf dem Boden. Die Mm. quadriceps femoris sind aktiv und sichern dadurch die Kniegelenke. Das Becken ist in neutraler Stellung, die Gesäß- und Bauchmuskulatur ist aktiv, die Wirbelsäule in Extension. Der Schultergürtel ist in Retraktion, die Schultergelenke in Außenrotation, die Arme fest in Extension und die Finger in Adduktion und Extension mit einem Schub nach außen-unten, während die Handflächen nach vorn zeigen. Diese Grundspannung wird als Basis auf andere Asanas übertragen.
b) Urdhva Hastasana: Grundspannung und Alignment der Beine und des Rumpfes werden gehalten. Arme kommen in Überkopfstreckung.
c) Phalakasana: Grundspannung und Alignment der Beine und des Rumpfes werden gehalten. Arme kommen in Flexion und drücken mit den Händen extendiert gegen den Boden.
d) Virabhadrasana III: Grundspannung und Alignment beider Beine bleiben erhalten. Schultergürtel und Arme wie in Tadasana. [K545]

Swami Sivananda formulierte es einst so: „*Ein geistiges Tagebuch zu führen ist ein unerlässliches Hilfsmittel von überragender Bedeutung. Wer sich schon daran gewöhnt hat, kennt die unschätzbaren Vorteile. Ein Tagebuch ist eine Peitsche, die den Geist zu Gott treibt. Es zeigt den Weg zu Freiheit und ewiger Seligkeit. Es ist dein Guru, der dir die Augen öffnet. Es entwickelt Manana Shakti, die Überlegungsfähigkeit, und hilft dir, alle schlechten Eigenschaften zu vernichten und deine geistigen Übungen regelmäßig zu verrichten. Wenn du dein Tagebuch regelmäßig führst, wirst du Trost, Frieden des Geistes und schnelle Fortschritte auf dem geistigen Pfad erreichen. Wer moralisch und geistig wachsen möchte, wer sich schnell zu entwickeln wünscht, muss Tagebuchaufzeichnungen über seine Handlungen machen. […] Dein Vater und deine Mutter gaben dir diesen Körper. Sie gaben dir Nahrung und Kleidung. Aber dieses Tagebuch ist noch mehr als deine Eltern. Es zeigt dir den Weg zu Freiheit und ewiger Seligkeit. Es gibt dir Trost, Befriedigung und Frieden der Seele. Blättere in jeder Woche einmal sorgfältig darin*“ *(Swami Sivananda 1950)*.

! MERKE

Durch vielseitige Hilfsmittel wie Yoga-Matten, Yoga-Blöcke, Decken und Kissen, Bolster und Gurte kann die Yoga-Praxis unterstützt werden. Dabei geht es nicht in erster Linie darum, körperliche Spezifika auszugleichen, sondern den Yoga-Praktizierenden durch individuelle Anpassungen zur Herstellung einer günstigen biomechanischen Ausgangslage zu verhelfen. Dies ermöglicht eine authentische und tiefgehende Erfahrung in der Asana. Um diese Erfahrung weiter zu unterstützen, sollten noch Ernährungsgewohnheiten, Tageszeiten und die optimale Kleidung beachtet werden. Durch regelmäßige Praxis und eine hohe Aufmerksamkeit auf die Basiselemente einer jeden Asana können Fortschritte erzielt werden. Diese können bei Bedarf in einem Yoga-Tagebuch festgehalten werden.

LITERATUR

Abdolvahab-Emminger H. Physikum exakt. Das gesamte Prüfungswissen für die 1. ÄP. 4. Auflage. Stuttgart: Thieme; 2005.

Bennink R, Peeters M, van den Maegdenbergh V, Geypens, B, Rutgeerts P, Roo M, de Mortelmans L. Comparison of total and compartmental gastric emptying and antral motility between healthy men and women. Eur J Nucl Med 1998; 25(9): 1293–1299. https://doi.org/10.1007/s002590050298.1998.

Bruder M, Lechner A, Paul Michael. Toward holistic frontline employee management: An investigation of the interplay of positive emotion displays and dress color. Psychol Mark 2021; 38(11): 2089–2101. https://doi.org/10.1002/mar.21553.2021

Edinburgh R, Bradley H, Abdullah N et al. Lipid Metabolism Links Nutrient-Exercise Timing to Insulin Sensitivity in Men Classified as Overweight or Obese. J Clin Endocrinol Metab 2020; 105(3): 660–676. https://doi.org/10.1210/clinem/dgz104.2020.

Ghavami T, Kazeminia M, Rajati F.The effect of lavender on stress in individuals: A systematic review and meta-analysis. Complement Ther Med 2022; 68: 102832. https://doi.org/10.1016/j.ctim.2022.102832.

Iyengar BKS. B. K. S. Iyengar Yoga. The Path to Holistic Health : The Definitive Step-by-Step Guide. London: Dorling Kindersley Limited; 2021.

Malagelada J, Robertson J, Brown M et al. Intestinal transit of solid and liquid components of a meal in health. Gastroenterology 1984; 87(6): 1255–1263.

Mosetter K. Innerer Rhythmus und Regeneration. Sportärztezeitung vom 09.11.2020. https://sportaerztezeitung.com/rubriken/training/2250/innerer-rhythmus-und-regeneration/ (letzter Zugriff 03.01.2024).

Rothschild J, Kilding A, Plews D. What Should I Eat before Exercise? Pre-Exercise Nutrition and the Response to Endurance Exercise: Current Prospective and Future Directions. Nutrients 2020; 12(11). https://doi.org/10.3390/nu12113473.2020.

Sato S, Basse A, Schönke M et al. Time of Exercise Specifies the Impact on Muscle Metabolic Pathways and Systemic Energy Homeostasis. Cell Metab 2019; 30(1): 92–110.e4. https://doi.org/10.1016/j.cmet.2019.03.013.

Schoenfeld B, Aragon A, Wilborn C, Krieger J, Sonmez G. Body composition changes associated with fasted versus non-fasted aerobic exercise. J Int Soc Sport Nutr 2014; 11(1): 54. https://doi.org/10.1186/s12970-014-0054-7.

Schröder U, Wagner G. Trinken beim Sport: individuell und zielorientiert. Ernährung & Medizin 2020; 35(01): 10–15. https://doi.org/10.1055/a-0971-0665.

Swami Sivananda. Tagebuch. Auszug aus dem Buch „Yoga im täglichen Leben“; 1950. https://wiki.yoga-vidya.de/Tagebuch (letzter Zugriff 03.01.2024).

Yoga Vidya Schriften. Kapitel 2, Vers 46 – Raja Yoga Sutra von Patañjali; 2017 https://schriften.yoga-vidya.de/patanjali-raja-yoga-sutra/2-kapitel-vers-46/ (letzter Zugriff 03.01.2024).

KAPITEL

6

Gesine Ufkes, Daniel Völker

Didaktik und Methodik einer Therapieeinheit

6.1 Perspektive einer Yoga-Lehrerin

Gesine Ufkes

In diesem Kapitel sollen die Didaktik und Methodik einer Therapieeinheit in Kombination mit Yoga aus Sicht einer Yoga-Lehrerin und Yoga-Therapeutin vorgestellt werden. Es begründet sich aus praktischen Erfahrungen im Unterrichten und den Ergebnissen von Forschungen innerhalb der Ausbildungen zur Yoga-Lehrerin/zum Yoga-Lehrer. Der Fokus liegt auf der Auseinandersetzung mit dem Thema, wie eine klassische Yoga-Stunde didaktisch und methodisch vorbereitet werden und so auch medizinisch-therapeutisch Anwendung finden kann.

Durch die Ausbildungsinhalte innerhalb der Weiterbildung von Physiotherapeuten zu Yogalehrenden ergab sich wiederholt die Frage, was Sinn macht, um eine Methodik- oder Didaktik-Einheit für Medical-Yoga-Stunden zu konzipieren.

In den meisten westlichen Yoga-Stilen sind oft wenig klare Strukturen im Ablauf der Stunden zu erkennen, es kann der Eindruck entstehen, dass eine Yoga-Stunde nach der Willkür eines jeden Yogalehrenden konzipiert wird. Meistens richten sich Abläufe nach der Art der Gruppenzusammensetzung oder Zielrichtung der Yoga-Stunde. Beim Ashtanga-Stil sind allerdings festgelegte „Yoga-Reihen" vorhanden, die immer in der gleichen Abfolge praktiziert werden. Auch bei einigen Hatha-Yoga-Stilen sind gleiche Abläufe einer Yoga-Stunde zu finden.

Didaktik ist abgeleitet von dem griechischen Verb „didasken" und bezeichnet die Wissenschaft vom Unterrichten.

Ursprünglich wird im Hatha Yoga mit den vier wichtigsten Bausteinen gearbeitet. Diese sind in jeder Yoga-Stunde folgende:

- Meditation
- Pranayama (gezielte Atemübungen)
- Asanas (Yoga-Stellungen)
- Savasana (Entspannung)

Diese vier Elemente stellen die Grundlage einer jeder Hatha-Yoga-Stunde da, und bilden so die Basis. Auf Grundlage dieser finden klassische Yoga-Stunden für Gruppen statt.

Auf der Suche nach einer Struktur für das Unterrichten einer Yoga-Stunde finden sich bereits in den alten Schriften des Yoga Erklärungen, welche als Gerüst hinter jeder Yoga-Stunde zu verstehen sind. Die Zahl 3 taucht in verschieden Kontexten immer wieder auf. Zum Beispiel sollte jede Yoga-Stunde Körper, Geist und Seele thematisieren, mit Asanas (Körperstellungen), Pranayama (Atemübungen) und Meditation (Seele). Yoga bedeutet übersetzt „Anschirren" oder „verbinden". Was soll also verbunden werden? Das Trennende soll zurücktreten, ganzheitliches Arbeiten steht im Vordergrund. Es wird nie nur ein Aspekt bearbeitet. Wie schon in dem vorherigen Kapitel erwähnt, bezieht sich die Herangehensweise in einer Yoga-Stunde, aber auch in einer Yoga-therapeutischen Einheit mehr auf die der Selbsterfahrung.

Deshalb ist es wichtig, in der Didaktik, also der Wissenschaft von den Unterrichtsinhalten, darauf zu achten, dass alle drei Aspekte als Leitfaden dienen.

DEFINITION

Zur Didaktik → Was wird unterrichtet und warum?
Zur Methodik → Wie wird unterrichtet und warum?

Didaktik einer Yoga-Stunde

In der Bhagavadgita (einer der ältesten Schriften des Yoga) wird Schritt für Schritt gearbeitet, man nennt das im Yoga auch Vinyasa Krama. Wie in dem Epos wird der Schüler von seinem Lehrer angeleitet, je nach Entwicklungs- und Wissenstand lernt er Schritt für Schritt Yoga. Erst versteht der Geist, dann folgt der Körper. Wir können das Thema aber auch vorgeben, und so mithilfe des Körpers an einem vorhandenen geistigen Thema arbeiten. Dies ist eine ungewöhnliche Vorgehensweise, aber durch das Konzept der Ganzheitlichkeit unwahrscheinlich effektiv. Die Teilnehmenden beschäftigen sich scheinbar unbewusst mit einem wichtigen Thema oder auch einer Diagnose.

Thema vorgeben

Ein Yoga-Lehrender sollte sich ein Thema für die Stunde überlegen. Zum Beispiel im Stil des Anusara Yoga ist dies ein sogenanntes „Herzthema", das heißt man setzt direkt am Anfang einer Yoga-Stunde einen Fokus, der dann während der Yoga-Stunde aufgegriffen und mithilfe von Asanas körperlich integriert wird. Dieses Thema lenkt den Geist des Menschen und vertieft die Praxis.

Aufbau einer Yoga-Stunde

Hinter jeder Yoga-Stunde sollte als Art Gerüst das Bild eines Dreiecks stehen (➤ Abb. 6.1). Der erste Teil ist die Hinführung, der zweite der Mittelteil, das Plateau oder der Peak, der dritte Teil stellt das Konsolidieren oder auch die Ausgleichsphase dar. In meiner Arbeit als Yoga-Lehrerin hat sich dieses Konzept sehr gut bewährt und hilft den Schülerinnen und Schülern, konkret an der Didaktik einer Stunde zu arbeiten.

Arbeitet man mit einem Peak, also einer Haupt-Asana, z. B. Trikonasana, dann stellt sich hier als erstes die Frage, was für eine Hauptwirkung diese Asana hat.

„Trikonasana – das Dreieck – stärkt die Rückennerven und die Unterleibsorgane, steigert die peristaltische Bewegung der Eingeweide und regt die Esslust an. Verstopfung wird durch Trikonasana geheilt."

Swami Sivananda in „Yoga Asanas" (1931)

Trikonasana ist eine Stellung,

- die die gesamte Bein- und Fußmuskulatur dehnt und kräftigt.
- Die Becken- und Hüftmuskulatur wird gestärkt.
- Die Flankenatmung wird unterstützt.

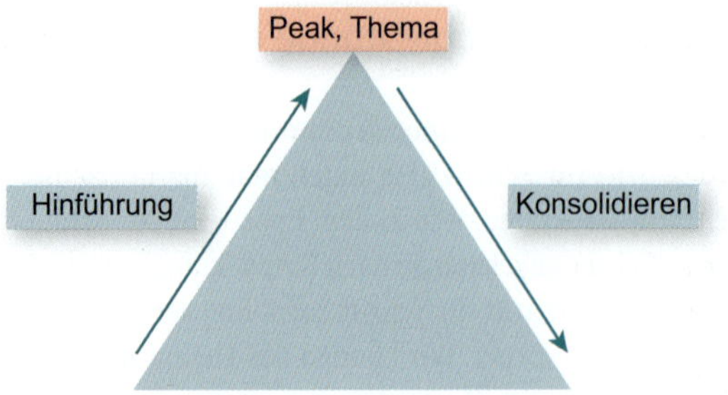

Abb. 6.1 Aufbau einer Yoga-Stunde. [L231]

- Der Schulter- und Nackenbereich wird gekräftigt.

Eine weitere Möglichkeit und Unterstützung ist es, sich diese Stellung aufzumalen, oder eine Abbildung dieser Stellung anzuschauen. So sieht man recht schnell, was es als körperliche Vorbereitung braucht und man kann anhand dessen die Yoga-Stunde konzipieren. Auch gezielte Fragestellungen sind hilfreich, wie: Welche Muskeln werden gestärkt? Welche werden gedehnt? Welche Übungen aus dem Yoga können dies erreichen, kann man den 1. Teil einer Yoga-Stunde oder auch das Warm-up konstruieren?

1. Teil: Hinführung

Atmung – Pranayama

Als Basis sollte hier die Atmung stehen. Die Atmung nimmt für sich genommen eine wichtige Funktion ein und bestimmt den Anfang der Stunde. Im Yoga sind dies ausgewählte Atemübungen, und zwar solche, die eine bestimmte Wirkungen erzielen und so das Thema der Stunde unterstreichen. Im ➤ Kapitel 8.8 wird noch ausführlicher auf das Thema der Atmung eingegangen.

Vorbereitung und Mobilisation

Im weiteren Verlauf der Vorbereitung steht die Aufwärmung und Vorbereitung der Muskulatur und des Körpers im Hinblick auf die „Peak Pose" oder das Thema der Yoga-Stunde. Im Vordergrund sollte hier das Öffnen der Gelenke für den jeweiligen Bereich und eine Art Kreislauftraining stehen, so dass Körper und auch der Geist auf den „Höhepunkt" (Asana oder Thema) gut vorbereitet sind.

Am Beispiel von Trikonasana könnte dies eine Kräftigung von Fuß- und Beinmuskulatur sein, eine Dehnung und Öffnung der Hüfte und eine Mobilisation von Schulter- und Nackenmuskulatur.

2. Teil: Peak oder Thema

Hier steht jetzt die Haupt-Asana (Peak) oder das Thema der Stunde. Es bietet sich an, diese Stellung zu verstärken, entweder durch ein langes Halten der Stellung oder eine Erarbeitung der Stellung mit verschiedenen Variationen (an der Wand, Abwandlungen).

Ist der Peak eher ein Thema (z. B. Vorwärtsbeugen), können im Hauptteil verstärkt eher fordernde Asanas erarbeitet werden. Zum Beispiel Paschimottanasana, die sitzende Vorwärtsbeuge oder einige Kriegerhaltungen, im Yoga Virabhradasana I–III.

3. Teil: Cool-Down

Im Fokus steht hier die Beruhigung des Systems und die Integration der erarbeiteten Stellungen im Körper. Der Parasympathikus wird verstärkt durch längeres Ausatmen und durch Ausgleichsstellungen (dies können auch gegensätzliche Asanas zu dem Hauptthema sein). Durch das vorangegangene Training ist der Körper in der Lage, verstärkt in Dehnpositionen zu gehen. Das Gehirn befindet sich in einem günstigen Zustand, um in die Thetawellenaktivität zu gelangen. In diesem letzten Teil wird eine Vorbereitung für die Entspannung erarbeitet. Die Asanas, die hier genutzt werden, sind verstärkt Drehhaltungen, Umkehrhaltungen und Vorbeugen.

Das Ende der letzte Phase bildet die Endentspannung: Savasana.

Nach Savasana folgt eine kurze Meditation und der Abschluss der Yoga-Stunde.

Zeitlicher Umfang

Eine normale Yoga-Stunde umfasst 90 Minuten, das bedeutet, dass jede Phase 30 Minuten beinhaltet. In unserer westlichen Welt sind aber auch Yoga-Stunden von 30, 60 oder 75 Minuten vorzufinden. Je nach Anbieter, Situation oder anderen Bedingungen.

6.1.1 Didaktik und Methodik einer Therapieeinheit

Auf Basis der beschriebenen didaktischen und methodischen Einheit einer Yoga-Praxis lässt sich sehr gut die einer Therapieeinheit ableiten.

Anamnese

Eine gründliche Anamnese mit der Patientin/dem Patienten ist sehr wichtig. Hier sollten die Fragestellungen nicht nur auf körperliche Beschwerden abzielen, sondern auch nach dem Lebensumfeld, ihren/seinen Gewohnheiten, Familie und Job fragen. Dies gibt dem Anamnesebogen ein Herausstellungsmerkmal, da wir im Yoga ein ganzheitliches Konzept verfolgen (➤ Abb. 6.2). Beispielsweise können die Lebensumstände wichtige Hinweise bezogen auf das Krankheitsbild oder Diagnosen ergeben.

Zum Beispiel bei einem Magenproblem: Stress kann hier eine Ursache sein, da durch die flache Atmung das Zwerchfell (Diaphragma thoracolumbalis) nicht mehr kräftig genug trainiert wird. Eine Folge davon kann eine „Verklebung" der Faszien sein, die wiederum Einfluss auf die Durchtrittsstellen, u. a. der Speiseröhre, hat. Wenn man hier nur auf das Problem des Magens eingeht (sekundäre Dysfunktion), wird die Stressproblematik (primäre Dysfunktion) zum Beispiel durch einen anstrengenden Job nicht beachtet. Deshalb ist es wichtig, auch andere Faktoren in einem Anamnesegespräch zu beachten

Das kann zum Beispiel durch Entspannungs- und Dehnungsmaßnahmen erreicht werden. Danach folgt die systematische Schulung der zu schwachen Muskulatur. Die Übungen sollten dabei ausgehend von der Peripherie zum Rumpf aufgebaut werden, um eine gezielte Koordinationsfähigkeit zu erreichen. Die Voraussetzung für eine spezielle Atemschulung sollte immer ein mittlerer und ausgeglichener Tonus der Muskulatur sein.

Haltungsanalyse

Bei der Haltungsanalyse kommt es darauf an, die Dysbalancen an der Körperhaltung (Schon- und Fehlhaltungen) zu erkennen. Die Grundstellung dafür kann hier zum Beispiel die Berghaltung (Tadasana) oder auch der Krieger I (Virabhadrasana I) sein.

Dehnungstest, Gelenkstest und Muskeltest

Nach der ausführlichen Anamnese folgt jetzt die Praxis mit Dehnungstest. Asanas für bestimmte Muskelgruppen werden genutzt, um Aufschluss über die Dehnung eines Muskels zu geben.

Der **Dehnungstest** kann mithilfe einer Asana erfolgen, wie zum Beispiel mithilfe der Stellung Halbmond (Ardha Chandrasana). Hier erfolgt der Dehnungstest des Psoas. Die Stellung des herabschauenden Hundes (Adho Mukha Svanasana) bietet sich an, um die ganze Dehnung der dorsalen Kette zu testen. Der Krieger II (Virabhadrasana II) eignet sich gut für den Test des M. sartorius, die Schulterbrücke (Setu Bandhasana) für die Dehnung des Hüftbeugers, den vorderen Sägemuskel und den Bizeps. So lässt sich recht schnell die entsprechende Muskulatur mithilfe der Asanas im Dehnverhalten testen.

Diese gleiche Methode wird für **Gelenkstests** angewendet. Die Hüftgelenksrotation lässt sich zum Beispiel im dreibeinigen Hund (Eka Pada Adho Mukha Svanasana) testen, die Kniegelenke in diversen Stand-Asanas (z. B. Tadasana), Fußgelenke in Rückenlage mit gehobenen Füssen – hier werden die Füße hin- und hergedreht.

Der **Muskeltest** kann zum Beispiel mit dem Boot (Navasana) durchgeführt werden. Ist der Teilnehmer in dieser Position, die eine gute Bauchmuskulatur erfordert, kann man recht schnell erkennen, in welchem Zustand diese Muskulatur sich befindet.

Anamnesegespräch

Name: ______________________ Geburtsdatum: ____________

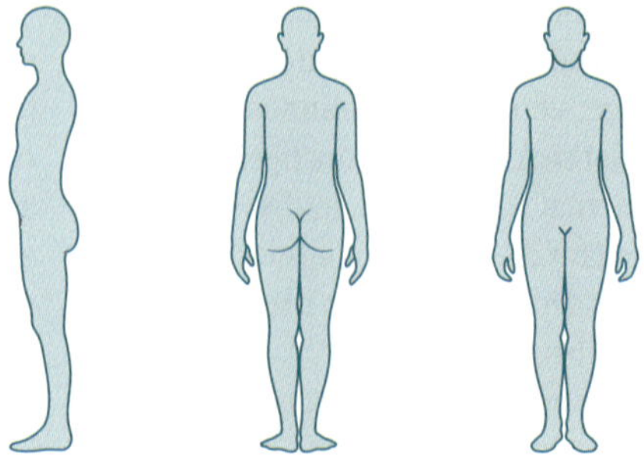

Haupt-Diagnose: ____________

Haltungsauffälligkeiten:
(Kopf, Schultern/Schulterblätter, Bauch, Becken, Wirbelsäule/Rücken, Beine, Knie, Füße)

1. Allgemeine und persönliche Fragen: • Beruf • Beschwerdebild aus eigener Perspektive • Welche Therapien schon absolviert? • Beziehungen • Freundschaften • Hobbys • Erfahrungen mit Yoga • Medikamente	
2. Fragen zur Atmung: • Atemmuster beobachten in Ruhe: sichtbare Atmung nach lateral, kostal, sternal • Eher Bauchatmung/Brustatmung • Beweglichkeit der BWS • Muskeltonus • Atemrhythmus und -frequenz • Atemgeräusche	
3. Fragen zu Schmerzen • Zur Zeit Schmerzen • Wann treten die Schmerzen auf? • Wie äußert sich der Schmerz? • Was löst den Schmerz aus?	
4. Fragen zu Lebensgewohnheiten • Essen • Schlaf • Verdauung • Sport • Tagesrhythmus	
5. Fragen zu Emotionen • Ängste • Ärger (schnell oder eher langsam) • Trauer • Frustration • Fröhlichkeit • Freude	

Asana-Tests in Bezug auf die Hauptsymptomatik

(Beispiel: Ausführung und Bewertung der Vorbeuge im Stand bei Ischialgie)

1. Muskeltest mit Asanas
2. Dehnungstest mit Asanas
3. Gelenktest mit Asanas

Abb. 6.2 Beispiel Anamnesebogen. [L231]

6

Atmung

„Breath is the king of mind."

(B. K. S. Iyengar)

Die Atmung ist eines der zentralsten Themen im Yoga und der Yoga-Therapie. Die Art der Atmung und der Ort der Atmung geben zusätzliche wertvolle Hinweise über den aktuellen Zustand der Patienten bzw. des Patienten, ganz im Sinne von Yoga, nicht nur über den physischen, sondern auch über den psychischen.

Eine der einfachsten Techniken, um überhaupt Kontakt zur Atmung aufzunehmen, wäre es, die Augen zu schließen und auf den eigenen Atem zu lauschen. Die Erfahrung hat hier gezeigt, dass den Patientinnen und Patienten der Zugang zur eigenen Atmung schwerfällt. Die Atmung kann im Sitzen, Stehen und Liegen beobachtet werden und gibt der Yoga-Therapeutin/dem Yoga-Therapeuten Aufschluss über die Atemfelder, die Tiefe der Atmung und die Art der Atmung.

Atembefund

Thoraxverhältnis

- Besonderheiten am Thorax, z. B. Narben
- Stellungen der Rippen, der BWS, des Sternums

Atembewegung in Ruhe

- Sichtbare Atembewegungen nach lateral, kostal, sternal
- Bauchatmung
- Brustatmung
- Flankenatmung

Einsatz der Atemhilfsmuskeln

- M. pectoralis major, Bauchmuskulatur, M. sternocleidomastoideus
- Exspiratorische Atemhilfsmuskeln

Beweglichkeit

- BWS
- Rechts-links-Vergleich

Muskeltonus

- M. trapezius
- M. pectoralis
- Autochthone Rückenmuskeln
- Beckenboden

Atemrhythmus und -frequenz

- Einatmung zu Ausatmung: Atempause
- Hohe/niedrige Atemfrequenz

Atemgeräusche

Individuelle Therapieprogramme

Auf der Grundlage dieser ausführlichen Tests und der Anamnese erfolgt nun das Zusammenstellen eines individuellen Therapieplans für 30 Minuten. Wichtig ist es hier, das Ziel gemeinsam festzulegen.

Hier ist ein Beispiel dafür: Geschäftsmann, 52 Jahre alt, leidet an Burnout. Hier erfolgt durch die Anamnese die Idee für folgendes Therapieziel: mehr Beweglichkeit in der BWS zu schaffen (➤ Tab. 6.1), Rotation am Beispiel des Drehsitzes (Ardha Matsyendrasana).

Tab. 6.1 Therapieziel: Beweglichkeit der BWS

Progamm-abschnitt	Methode und Durchführung	Hinweise
Vorbereitung: 10 min	**Zielstellung:** Konzentration auf das Becken, LWS. Der Patient sollte sitzen, dies kann auf einem Stuhl oder auf dem Boden sein. Um eine Konzentration auf die Aufrichtung zu legen, kann das Becken ein wenig nach vorne und hinten gekippt werden, um es so optimal auszurichten. So wird der Fokus auf Stabilität und Aufrichtung auf das Becken gelegt.	Auf eine gute aufgerichtete Sitzhaltung achten, eventuell eine Decke oder einen Block unter dem Gesäß platzieren, so dass guter Kontakt zu den Sitzbeinhöckern besteht und das Becken eine Konzentration erfährt. Das Becken sollte nicht zu stark ins Hohlkreuz fallen und nicht zu stark nach hinten kippen. Unterstützung durch Mula Bandha oder Uddiyana Bandha gut möglich.
	Atmung: Die tiefe Bauchatmung kann durch das Auflegen der Hände auf den Bauch oder einer Hand auf den Bauch und der anderen Hand auf den unteren Rücken unterstützt werden. Durch die tiefe Atmung in die Beckenregion wird zusätzlich die Zwerchfellatmung aktiviert und der große Atemmuskel trainiert.	Es wird bestenfalls durch die Nase geatmet. Ist dies nicht möglich, kann durch die Nase ein- und den Mund ausgeatmet werden. Ist die Ujjayi-Atmung bekannt, wird durch das Einsetzen dieser Atmung der Zwerchfellmuskel noch stärker trainiert.
	Sufi-Kreise: Im Rhythmus der Atmung langsam den Oberkörper kreisen, so als würde „man mit einem Löffel im Kakao" rühren.	Durch dieses Kreisen wird die Stabilisation erfahrbar gemacht.

6

Tab. 6.1 Therapieziel: Beweglichkeit der BWS *(Forts.)*

Progamm-abschnitt	Methode und Durchführung	Hinweise
Hauptteil: (15 min)	Im Sitzen die Arme mit der Einatmung nach oben heben, mit der Ausatmung wieder senken, dabei die Länge der Wirbelsäule wahrnehmen. Becken und LWS bleiben stabil. Die Hände bleiben auf den Oberschenkeln, mit der Einatmung die rechte Hand auf die rechte Schulter legen, Ausatmen. Mit der nächsten Einatmung die Schulter sanft zum Ohr hochziehen, dann mit der Ausatmung den Oberkörper nach rechts rotieren, dann erst die rechte Hand nah am Sakrum aufstellen. Diese rechte Hand gut auf dem Boden oder der Sitzfläche bzw. der Lehne des Stuhls abstellen. Mit der nächsten Einatmung lang werden in der Wirbelsäule, erfahren, wie das Becken stabil nach vorne ausgerichtet bleibt und die BWS nach rechts rotiert. Mit einer weiteren Einatmung die linke Hand mit vor den rechten Oberschenkel legen. Der Kopf dreht sanft mit nach rechts: erst der Blick und dann der Kopf. Man bleibt aber in Verlängerung der Wirbelsäule. In jeder weiteren Einatmung in der Wirbelsäule lang werden, in jeder weiteren Ausatmung die linke Flanke in Länge weiter nach vorne drehen. Ein paar Atemzüge so verweilen. Stellung auflösen: Kräftig einatmen. Die Hand, die von außen gegen den Oberschenkel drückt, nochmals kräftig gegendrücken, ausatmen. Mit einer weiteren Einatmung beide Hände lösen, Körper zur Mitte drehen, beide Hände gehen über die Beine nach links, stellen sich auf dem Boden auf, der Oberkörper rundet sich etwas ein. Ein paar Atemzüge verweilen. Dasselbe mit der anderen Seite wiederholen.	Die Handfläche zeigt nach außen, sodass die Schulter eine Außenrotation erfährt. Der Kopf sollte in Verlängerung der Wirbelsäule bleiben. Die Flanke dreht in Länge nach vorne, nicht so sehr der Kopf. Diese Übung kann mehrmals auf jeder Seite wiederholt werden. Hier kann die Übung nachwirken.
Endteil: (5 min)	**Rückenlage:** Die Füße sind aufgestellt. Die Augen sind geschlossen. Eine Hand auf die Brust, die andere Hand auf den Bauch legen. Über die Atmung diese beiden Bereiche miteinander verbinden. Danach ohne Hände für ein paar Atemzüge ruhig liegen bleiben.	

Als Grundregel für Twists im Yoga gilt: Stabilität und Aufrichtung im Becken (LWS stabilisiert) und Beweglichkeit in der BWS.

Diese Übung sollte zunächst möglichst 2–3-mal wöchentlich wiederholt werden. Danach könnte eine Steigerung durch weitere Asanas erfolgen, und zwar immer in Abstimmung mit dem Patienten und dem Fokus auf dem Ziel. Weitere Asanas im vorliegenden Fall könnten etwas fordernde Twists sein, zum Beispiel das gedrehte Dreieick (Parivrrta Trikonasana), der gedrehte Stuhl (Parivrtta Utkatasana), der sanfte Twist im Liegen (Jathara Parivartanasana), der Herzöffner Kobra (Bhujangasana) oder die Heuschrecke (Dhanurasana).

Länge des Programms: Bestenfalls über ein halbes Jahr, wenn möglich das Yoga in den Alltag integrieren.

Abschließend ist noch zu sagen, dass aufgrund von Erfahrungswerten in der Arbeit mit Patientinnen und Patienten gute und schnelle Erfolge erzielt wurden. Da Yoga ganzheitlich wirkt, waren auch weitere Veränderungen im Alltag, zum Beispiel im Job, nicht unüblich. Die Wirkungen vom Yoga sind vielfältig und nicht nur rein auf den physischen Bereich zu verstehen.

LITERATUR

Berufsverband der Yogalehrenden in Deutschland e.V. (BDY). Unterrichtsgestaltung. Zusammengestellt im Auftrag des BDY von Waltraud Führes. Studienbegleitung in der Yogalehrausbildung. 2. Auflage; 2016.

Hockenholz F. Atemtherapie Script (S. 10 ff.); 2021.

Kraft C. Ausbildungsskript Ayur-Yogatherapie. Ausbildungsmaterial der Yoga-Therapeuten-Ausbildung bei Remo Rittiner 2008–2010.

Larsen C, van Lessen T, Hager-Forstenlechner E. Medical Yoga professional. Spiraldynamik trifft Hatha-Yoga. Thieme-Verlag; 2019.

Swami Sivananda. Yoga Asanas; 1931.

Swanson A. Yoga verstehen. Die Anatomie der Yoga-Haltungen. Dorling Kindersley Verlag; 2019 (S. 102/103).

6

6.2 Perspektive eines Physiotherapeuten

Daniel Völker

In folgendem Kapitel soll die Therapie aus der Sicht eines Physiotherapeuten dargestellt werden. Welche Elemente beinhaltet eine (klassische) Physiotherapiesitzung? Wie kann eine solche Sitzung didaktisch gut aufbereitet und gestaltet werden? Gibt es hier Möglichkeiten zur sinnvollen Integration von Yoga in das therapeutische Setting (➤ Abb. 6.3)?

Der klassische Ablauf einer Therapie

Die Person, die Beschwerden hat, geht zum Arzt und erhält im besten Fall eine genaue Diagnose ihrer Situation. Aufgrund dieser Diagnose (die einen ICD-10-Code besitzt) gibt es die Möglichkeit, nach dem Heilmittelkatalog ein Heilmittel (wie Physiotherapie, Ergotherapie, Logopädie) zu verordnen. Auch Heilpraktikerinnen und Heilpraktiker bzw. sektorale Heilpraktikerinnen/Heilpraktiker für Physiotherapie dürfen eine Diagnose und eine Verordnung stellen und aufgrund dieser tätig werden. Mit dieser Verordnung besucht die Person eine (therapeutische) Praxis, bezahlt den Eigenanteil je Rezept und erhält je nach Verordnung eine oder mehrere Therapieeinheiten von jeweils 20 bis 60 Minuten. In dieser Zeit wird befundet, getestet, therapiert, dokumentiert und werden Hinweise für einen günstigeren Umgang mit den Beschwerden (in Form von Eigenübungen, Verhaltenshinweise oder Verweise auf weiteren Bedarf) gegeben. Für die Therapie können Hilfsmittel wie Geräte, Gymnastikbälle, Sprossenwände, Matten, Hocker und Stühle, Stepper, Hanteln, Gymnastikstäbe, Seile, Tennisbälle oder Alltagsgegenstände genutzt werden. Sollten die Therapiesitzungen noch nicht genügt haben, kann in der Regel eine Folgeverordnung eingeholt werden.

Rechtliche Grundlagen

In der Heilmittelrichtlinie des Gemeinsamen Bundesausschusses (G-BA) wird vorgegeben, welche konkreten Leistungen zulasten der gesetzlichen Krankenversicherung verordnet werden dürfen (Kassenärztliche Bundesvereinigung (KBV) 2023). Unter diesen Leistungen finden sich die Heilmittel, die von den Heilmittelerbringern erbracht werden dürfen. Dazu zählen u. a.: Physiotherapie, Ergotherapie, Logopädie und Podologie. Yoga bzw. Yoga-Therapie steht wiederum nicht in den Heilmittelrichtlinien – dennoch kann die Yoga-Therapie von Ärztinnen und Heilpraktikern als eine Privatleistung verordnet werden. Über die gesetzliche Krankenkasse kann Yoga im Sinne eines ZPP-zertifizierten Präventionskurses nach § 20 Abs. 4 Nr. 1 SGB V bezuschusst werden (Zentrale Prüfstelle Prävention (ZPP) 2023). Über die Bedingungen kann man sich weiter auf der Seite der ZPP (Zentrale Prüfstelle für Prävention) informieren. Wenn Yoga-erfahrene Physiotherapeutinnen und Physiotherapeuten Elemente des Yoga in der therapeutischen Arbeit im Rahmen z. B. einer Einheit Krankengymnastik (*KG-*

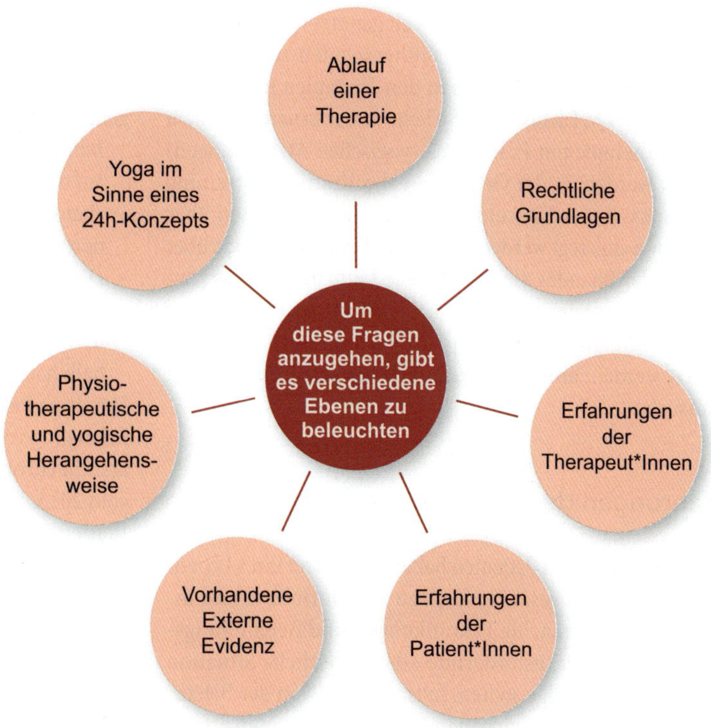

Abb. 6.3 Entscheidungsfindung. [M1346/L231]

Einzelbehandlung) oder Atemtherapie (*KG-AT*) anwenden oder ein yogisch orientiertes Heimübungsprogramm vermitteln, spricht hier nichts dagegen. Häufig sind die Übungen in der Physiotherapie an den Asanas bzw. Pranayama des Yoga orientiert, wie das Bridging zum Transfertraining oder die Hockdrehlage für die Wirbelsäulenmobilisation. Ebenso gibt es die Möglichkeit, über *KG in der Gruppe* mit mehreren Patientinnen bzw. Patienten gleichzeitig ein Yoga-Programm anzubieten. Auch die Möglichkeit eines Yoga-Kurses (im Sinne einer Bewegungsgruppe *ohne* therapeutische bzw. präventive Konnotation) kann in einer (Physiotherapie-)Praxis angeboten werden. In diesem Fall muss aber weiter steuerlicher Rat eingeholt werden, da Yoga an sich keine umsatzsteuerfreie Leistung darstellt.

Erfahrungen der Therapeutinnen und Therapeuten

Mit wachsender Berufserfahrung der Therapeutinnen und Therapeuten verändert sich häufig auch die Sichtweise auf die Therapie. Über verschiedene absolvierte Fortbildungen und die Vielzahl an Patientinnen und Patienten, die behandelt wurden, baut sich eine fachliche Expertise auf. Diese Expertise unterstützt den klinischen Denkprozess und eine ganzheitliche Sicht auf jeden Patientenfall. Durch die Auswahl der Fortbildungen und den Behandlungsschwerpunkt in der praktischen Arbeit stellen sich häufig auch Kernkompetenzen zu verschiedenen Krankheitsbildern ein. Ebenso kommen die Patientinnen und Patienten mit ihrer individuellen Geschichte und Besonderheiten, sodass bei vorhandener Yoga-Erfahrung dies als Ressource erkannt und gezielt genutzt wird. Wenn die Physiotherapeutinnen und Physiotherapeuten zudem Yoga-erfahren sind, können sie dies in den Therapien mit nutzen, unabhängig vom Fachbereich. So kann in der Inneren Medizin die Atemtherapie mit Pranayama (yogischen Atemübungen) gestaltet werden, in der Orthopädie das Kräftigungstraining mit Asanas, in der Neurologie das motorische Lernen über Yoga-Flows angeregt werden oder in der Frauenheilkunde über Training der Bhandas die funktionelle Mitte und der Beckenboden bewusst gemacht werden. Gleichzeitig sollten immer die Zielstellungen beachtet und die geeigneten Assessments genutzt werden, um die Wirksamkeit der Interventionen zu untersuchen.

Erfahrungen der Patientinnen und Patienten

Die Patientinnen und Patienten haben im Verlauf ihres Lebens viele Erfahrungen gesammelt. Dazu zählen Hobbys und Interessen, durchgemachte Erkrankungen und Behandlungsmethoden und herausfordernde oder förderliche Situation im Alltag. Diese Dinge sollten, falls möglich, von der behandelnden Therapeutin/vom behandelnden Therapeuten erfragt werden, da sie einen unmittelbaren Effekt auf den Umgang der Patientinnen und Patienten mit der jeweiligen Situation haben und somit den therapeutischen Prozess beeinflussen können. Bezogen auf Yoga bedeutet dies, dass bei positiver Konnotation oder vorhandener Yoga-Erfahrung darauf zurückgegriffen werden kann. Der Begriff „Physiotherapie" (sowie sämtliche Therapien) sind erfahrungsgemäß häufig mit der Behandlung von Problemen etc. behaftet, wogegen bei Yoga meist weniger stark in diese Richtung gedacht wird. Gerade also bei chronischen, therapieerfahrenen Patientinnen und Patienten könnte Yoga das Mindset verändern und die Selbstwirksamkeit über die Praxis stärken. Bei akuten bzw. therapieunerfahrenen Patientinnen und Patienten kann Yoga eine Möglichkeit sein, positiv in den Therapieprozess zu starten. Auch geht es im Yoga nicht primär um kontinuierliche, progressive Steigerung, sondern um das Erfahren und Ausprobieren, was den Leistungsdruck reduzieren kann. Gerade beim Ziel, ein langfristiges Praxisprogramm in Form von Heimübungen zu gestalten, bietet sich Yoga daher gut an.

Prozess der evidenzbasierten Praxis

Um sich immer auf dem aktuellen Stand zu halten oder die eigenen Behandlungs- und Testungsstrategien zu überprüfen und ggf. anzupassen, ist es wichtig, externe wissenschaftliche Erkenntnisse (die sogenannte externe Evidenz), die dem aktuellen Stand entsprechen, zu nutzen. Diese externe Evidenz wird dann den Erfahrungen und Überlegungen der Therapeutinnen und Patienten gegenübergestellt, sodass alle drei Ebenen sichtbar sind. Ein therapeutisches Arbeiten, das schwerpunktmäßig auf Erfahrungen und Hypothesen (nach dem Prinzip Trial and Error) und somit interner Evidenz beruht, kann aufgrund dieser Subjektivität anfälliger sein für die sogenannte Induktion bzw. Deduktion (Vollmer 1999):

- *Induktion:* Von speziellen Ereignissen und Befunden wird auf das Allgemeine geschlossen; z. B. Patientin X mit Rückenschmerzen hat Stress. Alle Rückenschmerzpatientinnen und -patienten haben Stress.
- *Deduktion:* Von allgemeinen Ereignissen und Befunden wird auf das Spezielle geschlossen; z. B. alle Patientinnen und Patienten mit Rückenschmerzen haben Stress, deshalb hat Rückenschmerzpatientin X auch Stress.

Um diese Fehlerquellen zu reduzieren, wird der Prozess zur Erlangung von externer Evidenz genutzt (➤ Abb. 6.4). Dieser läuft in chronologischen Schritten ab (modifiziert nach Mangold 2013, S. 41 f.; Sackett 1999, S. 2–4):

1. **Identifizierung eines Problems**
   Ein bisher ungelöstes Problem wird von den Patientinnen/Patienten oder Therapeutinnen/Therapeuten erkannt; z. B. Patientin XY hat ein erhöhtes Stress-Level.
2. **Erstellung einer konkreten Frage**
   Mit Hilfe des PICO(S)-Schemas wird eine geeignete Fragestellung formuliert (Arbeitsgemeinschaft der Wissen-

schaftlichen Medizinischen Fachgesellschaften (AWMF) e. V. 2023). Diese beinhaltet möglichst die Population/den Patienten und die Intervention sowie eine Vergleichsintervention und das Ergebnis; z. B.: Reduziert Yoga im Vergleich zur klassischen Bewegungstherapie das subjektive Stress-Level von im Büro arbeitenden Menschen?

3. **Systematische Literaturrecherche**
   Durch das Anfertigen eines geeigneten Such-Strings bzw. passender Suchbegriffe aus der PICO-Frage (z. B. yoga AND stress) lassen sich über die medizinischen Datenbanken wie PubMed Studien finden (PubMed 2023). Zu Beginn empfiehlt es sich, eher mit weniger Filtern und großzügigeren Begriffen zu suchen.
4. **Bewertung der Literatur und der Relevanz**
   Die Literatur, die gesichtet wurde, wird nun auf die Studienqualität hin geprüft. Auf dem Equator Network finden sich hier passende Check-Listen für sämtliche Studiendesigns (Equator Network 2023). Ebenso wird die Relevanz der Studie für die Fragestellung und das Problem bewertet. In Frau XYs Fall wurde eine passende Studie in sehr guter Qualität gefunden, die Yoga für 2–4-mal pro Woche zur Stressreduktion empfiehlt.
5. **Einschätzung der Umsetzbarkeit**
   Die Erkenntnisse aus den Studien werden auf die Umsetzbarkeit in der Praxis bewertet. Häufig sind die Interventionen in einem Zeitraum von 4–12 Wochen für 3–5-mal pro Woche (individuelle Machbarkeit der Patientin XY?) angesetzt oder es werden Geräte (Yoga-Matte, Blöcke) oder Fortbildungen (Yoga-Lehrer-Ausbildung der Anleiter) benötigt, um diese adäquat umsetzen zu können. Dies wird bei den Überlegungen beachtet.
6. **Umsetzung in die Praxis**
   Die Ergebnisse und Erkenntnisse aus den Studien werden nun in die Tat umgesetzt. Patientin XY soll nun jede Woche 3-mal Yoga praktizieren, davon zwei Einheiten angeleitet. Zu Beginn werden das Outcome und ggf. weitere Elemente getestet, um die Wirksamkeit der Intervention währenddessen oder hinterher bewerten zu können.
7. **Evaluation und Reflexion der Wirksamkeit**
   Mithilfe von geeigneten Assessments wird die Wirksamkeit der Intervention überprüft und gegebenenfalls angepasst. Auch die subjektive Einschätzung der Patientin XY und der behandelnden Therapeutinnen/Therapeuten sind hier bedeutsam.

Diese evidenzbasierte Praxis ist im Yoga zwar eher unüblich, da es mehr um persönliche Erfahrungen und Entwicklungen geht und jeder seine Yoga-Praxis individuell erfährt und viel ausprobiert. Dennoch ist es möglich, beide Grundgedanken zu verbinden und die Herangehensweisen zu kombinieren.

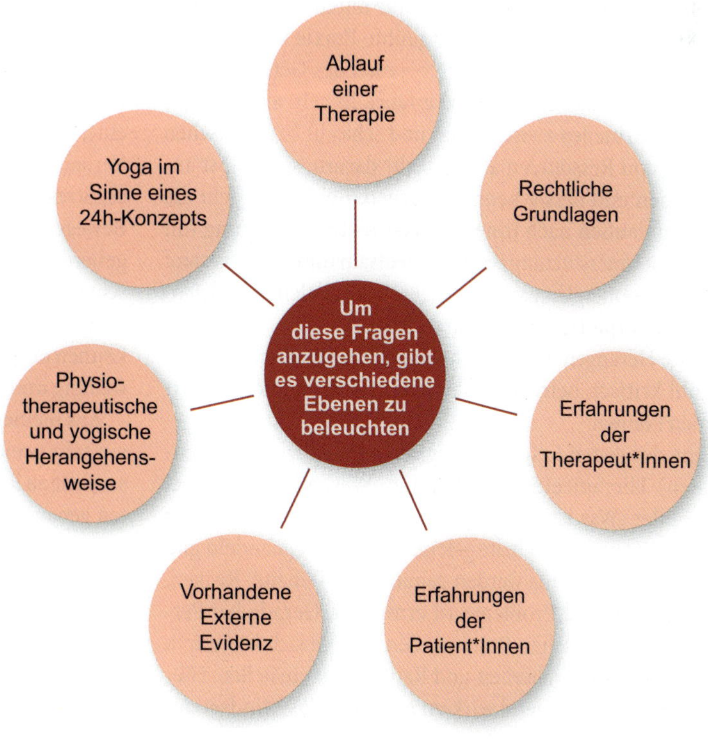

Abb. 6.4 Prozess zur Erlangung von externer Evidenz. [L231]

Physiotherapeutische und yogische Herangehensweise

Bei der *physiotherapeutischen Herangehensweise* geht es um das Feststellen des Status quo (über Anamnese und Befundung), das Anwenden von geeigneten Interventionen (u. a. manuelle Therapie, Krankengymnastik, physikalische Therapie), das Aufklären der Patientin/des Patienten (über das Beschwerdebild, Prognosen, Verhaltensweisen) und das Erstellen von Heimübungsprogrammen. Dem zugrunde liegt die evidenzbasierte Praxis. Die Interventionen werden genutzt, um das Outcome der Patientinnen und Patienten (z. B. Schmerzlinderung, Steigerung der Lebensqualität, Reduktion Sturzrisiko) günstig zu beeinflussen. Durch die Patientenedukation sollen ein Grundverständnis für die Situation geschaffen sowie vorteilhafte Verhaltensweisen und Coping-Strategien antrainiert werden. Bei der Bewegungstherapie in der Gruppe geht es dann häufig um Förderung der Kraft/Ausdauer/Koordination, sowie um das soziale Miteinander und die Interaktion untereinander. Hier kann weniger Rücksicht auf die Individualität des Einzelnen genommen werden als in der Einzelbehandlung.

Die *yogische Herangehensweise* ist charakterisiert über die Selbsterfahrung. Die Menschen werden hier zur wertungsfreien Selbstbeobachtung ermuntert. In der yogischen Philosophie geht es darum, die Dualität zu überwinden. Daher gibt es kein „gut" oder „schlecht", sondern ein „anders". Wie fühlen sich die Asanas für mich an? Habe ich Spannungen im Körper? Welche Gedanken gehen mir durch den Kopf? Wie reagiert mein Atem? Über eine geübte Praxis werden auch diese Gedanken immer ruhiger, bis man das Gefühl für den Moment und das Hier und Jetzt erfährt. Es geht also weniger darum, einzuteilen zwischen gut und schlecht bzw. zwischen Hürden und Ressourcen als vielmehr darum, sich selbst anzunehmen und besser kennenzulernen. Beim Yoga geht die Reise von außen nach innen. Die korrekte Ausführung mit oder ohne Unterstützung ist hier bedeutsam und soll insgesamt einen achtsamen Umgang mit sich selbst schulen und gleichzeitig die körperlichen Strukturen fördern.

Beide Herangehensweisen haben ihre Charakteristika, die sowohl kritisch betrachtet als auch ergänzend kombiniert werden können:

Eine der ersten Fragen zu Beginn einer (physiotherapeutischen) Therapieeinheit ist häufig: „Weshalb sind Sie bei mir?" oder „Was ist ihr Hauptproblem?". Dadurch wird der Fokus meist auf die Defizite gelenkt, die es zu behandeln gilt. Auch die Assessments werden genutzt, um Defizite, Risiken, Beschwerden und Probleme zu ermitteln. Gerade bei Personen mit chronischen Beschwerden könnte sich hierdurch ein Gefühl der Unsicherheit und Ratlosigkeit einstellen. Hier kann Yoga unterstützend wirken, indem es das Mindset des Praktizierenden auf die Ressourcen legt und stärker auf das Ausprobieren und Erleben in der Praxis setzt, weg vom Gedanken: Was ist gut und was ist schlecht? Yoga dagegen kann von der therapeutischen Sichtweise profitieren, Hürden auf mentaler und physischer Ebene zu identifizieren und diese mit gezielten Interventionen positiv zu beeinflussen. Auch bei gezielten Fragestellungen kann und sollte die externe Evidenz für die Yoga-Praxis genutzt werden, besonders wenn es darum geht, diese zu empfehlen oder als therapeutische Intervention zu nutzen.

Yoga im Sinne eines 24-Stunden-Konzepts

DEFINITION

24-Stunden-Konzept

Beim 24-Stunden-Konzept geht es um die Grundannahme, dass das Gelernte in der Therapie von den Patientinnen und Patienten im Alltag angewendet werden muss, um nachhaltige Effekte zu erzielen. Weiter wird es in Kooperation mit den Angehörigen und anderen Professionen im Sinne der Interdisziplinarität angewendet. Dazu zählen unter anderem: ein sinnvolles Lagerungskonzept, Eigenübungen im Alltag, therapeutisch günstige Gestaltung der Umwelt oder die Edukation der Patientinnen/Patienten und ihrer Angehörigen (Viebrock und Forst 2007, S. 30).

Yoga erfreut sich quer durch alle Bevölkerungsschichten großer Beliebtheit. Mit Yoga werden Begriffe wie „Entspannung", „Wohlergehen" oder „körperliche Fitness" assoziiert. Diese überwiegend positive Besetzung könnte im (physiotherapeutischen) Therapieprozess bewusst genutzt werden. Im Rahmen eines 24-Stunden-Konzepts könnten yogische Techniken und Verhaltensweisen gezielt vermittelt werden. Zielstellung wäre es, Stressreduktion, Achtsamkeit, bewusstes Atmen, aktives Bewegen mit hohen Repetitionszahlen zu bewirken und eine generelle Basis für ein positives und nachhaltiges Setting zu schaffen. ➤ Tab. 6.2 zeigt einige Ideen auf, wie Yoga im Sinne eines 24-Stunden-Konzepts genutzt werden kann. Hieraus können einzelne Elemente oder Kombinationen, je nach Zielstellung und Bedürfnis gewählt werden.

Aus meiner persönlichen Sicht als Physiotherapeut ist Yoga ein sehr geeignetes Mittel, um mehr Bewusstsein und Achtsamkeit zu leben. Häufig fehlen den Patientinnen und Patienten genauere Empfehlungen für geeignete Verhaltensweisen. An diesem Punkt kann die Kombination aus Physiotherapie und Yoga gelingen und sinnvoll sein. Physiotherapie, als Instrument der Befundung und Therapieprozessgestaltung; Yoga, als Instrument der langfristigen und nachhaltigen Verhaltensweisen im Alltag.

Tab. 6.2 Das 24-Stunden-Konzept mit yogischen Elementen

Tageszeit	Yogisches Element
Morgens	• Schaffung einer morgendlichen Routine – dies macht die Umsetzung einfacher und ist nachhaltiger • Nach dem Aufwachen im Bett auf die rechte Seite drehen – diese steht im Yoga für Aktivität und Konzentration • Vor dem Aufstehen 10 bewusste Atemzüge zur Fokussierung und Förderung der Aufmerksamkeit und inneren Ruhe • Mobilisationsübungen (wie Handgelenke kreisen, etc.) vor dem Frühstück • Beim Frühstücken bewusst und langsam essen – dabei möglichst häufig die Hände und Finger benutzen. Dies symbolisiert die Dankbarkeit • 12 Sonnengrüße, um mobilisiert und fokussiert in den Tag zu starten
Mittags	• Meditationspause von 5 Minuten vor dem Mittagessen – bewusstes Atmen und Reduktion von äußeren Reizen (Handy, PC ausschalten, Tür schließen) • Gangmeditation: 10 Minuten bewusstes, langsames Gehen • Am PC-Arbeitsplatz sanfte Streichungen und Massage der Gesichtsmuskulatur, um bewusst Entspannung zu fördern • Eine 20-minütige Yoga-Praxis mit kräftigenden Standhaltungen und Balancehaltungen • Gestaltung von aktiven Pausen mit lockernden Bewegungen und tiefen Atemzügen, um die Aufmerksamkeit und Entspannungsfähigkeit zu fördern
Abends	• Lesen eines philosophischen Buches, das geistig förderlich ist • Eine Tasse ayurvedischen Tee trinken und bewusst die Wärme der Tasse und des Wassers, den Geruch und den Geschmack wahrnehmen. Trinken mit allen Sinnen • Reduktion der externen Stimuli (z. B. Fernsehen) zur Förderung der Achtsamkeit und Entspannung • Eine 20-minütige Yoga-Praxis mit dem Fokus auf Vorbeugen und Umkehrhaltungen – diese fördern den Parasympathikus und bereiten so auf den Schlaf vor • Yoga Nidra (yogischer Schlaf)

LITERATUR

Arbeitsgemeinschaft der Wissenschaftlichen Medizinischen Fachgesellschaften (AWMF) e.V. Formulierung von klinisch relevanten Fragestellungen, Priorisierung von Endpunkten; 2023. https://www.awmf.org/regelwerk/formulierung-von-klinisch-relevanten-fragestellungen (letzter Zugriff 04.01.2024).

Equator Network. EQUATOR Network. Enhancing the QUAlity and Transparency Of Health Research: Reporting Guidelines for main study types; 2023. https://www.equator-network.org/ (letzter Zugriff 04.01.2024).

Kassenärztliche Bundesvereinigung (KBV). Heilmittel. Alles Wichtige zur Verordnung und Beispiele aus der Praxis. PraxisWissen. Aktualisierte Ausgabe 2023. https://www.kbv.de/media/sp/PraxisWissen_Heilmittel.pdf (letzter Zugriff 04.01.2024).

Mangold S. Evidenzbasiertes Arbeiten in der Physio- und Ergotherapie: Reflektiert – systematisch – wissenschaftlich fundiert. 2. Auflage. Berlin, Heidelberg: Springer; 2013.

PubMed. MEDLINE/PubMed via PICO with Spelling Checker, 2023. https://pubmedhh.nlm.nih.gov/pico/index.php (letzter Zugriff 04.01.2024).

Sackett DL. Evidenbasierte Medizin: [EBM-Umsetzung und -Vermittlung]. München: Zuckschwerdt Verlag; 1999.

Vollmer G. Deduktion und Induktion. Heidelberg: Spektrum Akademischer Verlag; 1999. https://www.spektrum.de/lexikon/biologie/deduktion-und-induktion/17074 (letzter Zugriff 04.01.2024).

Viebrock H, Forst B. Bobath. Therapiekonzepte in der Physiotherapie. 1. Auflage. Stuttgart: Thieme; 2007.

Zentrale Prüfstelle Prävention (ZPP). Präventionskurse; 2023. https://www.zentrale-pruefstelle-praevention.de/ (letzter Zugriff 04.01.2024).

KAPITEL

7

Daniel Völker, Lena Braun, Dorothea Hauswald, Gesine Ufkes

Beispiele aus der Praxis

7.1 Praxisbeispiele aus der Neurologie

7.1.1 Multiple Sklerose

Daniel Völker

DEFINITION

Multiple Sklerose (ICD-10: G35 Multiple Sklerose, Encephalomyelitis disseminata)

Definition: Die Multiple Sklerose (MS) ist eine chronisch-entzündliche Autoimmunerkrankung des zentralen Nervensystems. Die Verlaufsformen (u. a. schubförmig, progredient) und die symptomatische Ausprägung der MS können hierbei sehr unterschiedlich sein, weshalb diese auch als „Erkrankung der 1.000 Gesichter" bezeichnet wurde. Durch die Überreaktion von Immunzellen entstehen in der weißen Substanz des Gehirns viele (multiple) Entzündungsherde. Dabei greifen die körpereigenen Immunzellen die Myelinscheiden der Nervenfasern an und sorgen so für Entzündungsreaktionen.

Epidemiologie: Nach den aktuellen europäischen Leitlinien beträgt die Gesamtprävalenz in Europa 700.000 und weltweit etwa 2,5 Millionen. Verschiedene Datenquellen vermuten eine Zunahme der Inzidenz über die letzten Jahre, welche derzeit bei 8–10/100.000 liegt (Weih et al. 2020). Frauen sind ca. 3-mal so häufig betroffen wie Männer (Deutsche Multiple Sklerose Gesellschaft Bundesverband (DMSG) e. V. 2023). Meist beginnt die Erkrankung im Alter zwischen 20 und 40 Jahren.

Ursachen: Die genaue Ätiologie ist unbekannt. Genetische Faktoren, vorausgegangene Infektionen, Umwelteinflüsse und weitere Faktoren werden diskutiert (Ascherio 2013, S. 3–9).

Symptome: Zu Beginn der Erkrankung treten meist Einzelsymptome wie Seh- und Sensibilitätsstörungen auf. Im Verlauf können dann die Charcot-Trias (skandierende Sprache, Intentionstremor, Nystagmus), spastische Tonuserhöhungen, Paresen, Ataxien, Fatigue, Schwindel, Sprech- und Sprachstörungen, Gangstörungen, kognitive und affektive Störungen, Blasen-Mastdarm-Schwäche oder sexuelle Funktionsstörungen auftreten. Die Symptome können die Lebensqualität der Betroffenen in erheblichem Maße beeinflussen (Sander et al. 2020, S. 704–712).

Diagnostik: Bildgebende Verfahren wie MRT, Blutuntersuchung, Liquordiagnostik, Messung der Nervenleitgeschwindigkeit und differenzialdiagnostische bzw. ausschlussdiagnostische Methoden. Bedeutsam sind die McDonald-Kriterien (Flachenecker 2019, S. 149–154).

MERKE

Was ist ein Schub?

Wenn bereits aufgetretene neurologische Symptome reaktiviert werden bzw. neue Symptome auftreten, die subjektiv oder objektiv bestätigt werden können. Weiter müssen diese mindestens 24 Stunden anhalten, über 30 Tage zum letzten Schubereignis stehen, nicht mit Änderungen der Körpertemperatur (Uthoff-Phänomen) einhergehen oder nicht durch andere physische Ursachen hervorgerufen sein (Hemmer et al. 2021, S. 23).

Welche Behandlungsstrategien werden derzeit angewendet?

Bei der Behandlung der MS stehen verschiedene Therapieoptionen zur Verfügung, die sich nach der Verlaufsform, der auftretenden Symptome und dem Bedarf der Patientinnen und Patienten orientiert und in regelmäßigen Abständen neu angepasst wird. Die Therapie lässt sich auf drei Säulen und ergänzende rehabilitative Maßnahmen aufbauen, die in der Regel miteinander kombiniert werden (Deutsche Multiple Sklerose Gesellschaft Bundesverband (DMSG) e. V. 2024; ➤ Abb. 7.1).

Vorstellung des Fallbeispiels Frau M.

Beschreibung des Therapieprozesses

Frau M. befindet sich seit Januar 2020 bei mir in physiotherapeutischer Behandlung. Hierfür haben wir 2-mal pro Woche 60 Minuten Zeit. Frau M. gab an, mit dem Alltag und mit ihrer Situation gut umgehen zu können, hatte aber auch einige Wünsche und Ziele, die sie gerne mit Hilfe der Physiotherapie erreichen möchte. Bedeutsam ist es hier, den Fokus auf die Zielstellungen zu setzen und nicht auf die Defizite. Darunter waren folgende Ziele:

- „Wieder gerade und symmetrisch gehen können"
- „Die Strecke zum Markt und zurück (ca. 1,5 km) gehen können"
- „Gegenstände problemlos vom Boden aufheben können"

Nach der Anamnese (➤ Tab. 7.1; ➤ Tab. 7.2) führten wir einige Tests aus der neurologischen Basisuntersuchung, einige MS-spezifische Assessments und die Ganganalyse auf gerader Strecke und auf dem Laufband durch, um den Status quo zu ermitteln und die genaue Zielformulierung anzupassen sowie den Therapieplan zu gestalten. In der ➤ Tab. 7.3 sind einige Ergebnisse aufgelistet.

Tab. 7.1 Vorstellung der Patientin – **Allgemeine Anamnese**

Erhebung	Daten
Name	Frau M.
Alter	74 Jahre
Diagnose	Multiple Sklerose (chronisch, primär progredienter Verlauf); EDSS = 4.5
Verlauf	Erste Symptome seit 2000, Diagnosestellung seit 2005
Relevante Nebendiagnosen	Traumatische Fraktur Mittelfuß rechts und Fibula rechts (2020); Hallux valgus rechts (operative Versorgung), Hypothyreose
Medikation	L-Thyroxin, Blutdrucksenker, alle 3 Monate 1 g Kortison i. v.
Ärztliche Verordnung	2–3x pro Woche Physiotherapie KG-ZNS-Doppelbehandlung; regelmäßige Kontrolle und Kortisontherapie

EDSS: Expanded Disability Status Scale (von 0.0 bis 10.0 reichende Leistungsskala, die den Schweregrad der Behinderung bei neurologischen Erkrankungen angibt); ein Wert von 4.5 bedeutet: „Gehfähig ohne Hilfe und Rast für mindestens 300 m. Ganztägig arbeitsfähig. Gewisse Einschränkung der Aktivität, benötigt minimale Hilfe, relativ schwere Behinderung" (Neurologienetz 2024); KG-ZNS: Physiotherapiebehandlung für Patienten mit Erkrankungen des zentralen Nervensystems (ZNS).

Erstellung der Arbeitshypothese

Aus diesen Befunden ergab sich die erste Arbeitshypothese im klinischen Denkprozess. Die MS scheint sich bei Frau M. überwiegend motorisch, sensorisch und koordinativ, besonders auf der rechten Seite ausgeprägt zu sein. Bedeutsam sind die motorische Schwäche im Standbein rechts (insbesondere die der Mm. glutei, Mm. ischiocrurales, Mm. peronei und des M. flexor hallucis longus), der Hypertonus der Rückenstrecker und des M. iliopsoas und die damit verbundene anteriore Kippung des Beckens sowie die Balanceschwierigkeiten im Einbeinstand rechts. Dies verhindert eine angemessene fixierte Pronationsstellung des Vorfußes in der Standbeinphase, sorgt für ein Durchschlagen des Kniegelenks und verhindert

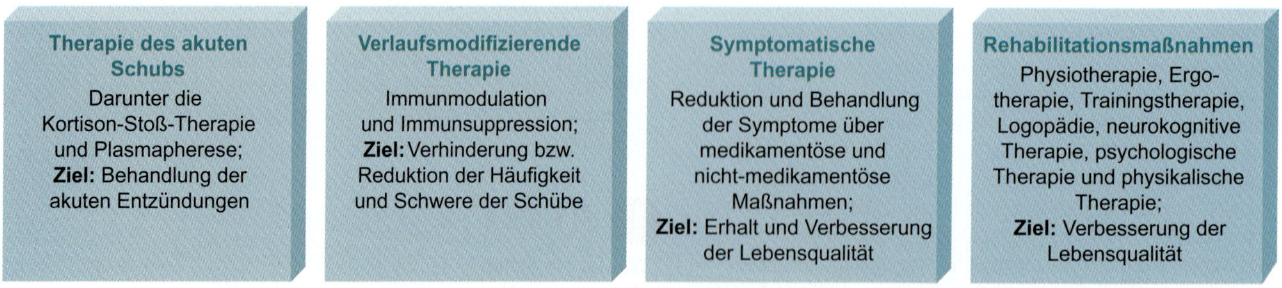

Abb. 7.1 Säulen der Therapie der Multiplen Sklerose mit ergänzenden rehabilitativen Maßnahmen. [L231]

Tab. 7.2 Vorstellung der Patientin – **Sozialanamnese und Umweltfaktoren**

Erhebung	Daten
Sozialer Status	Ehemann (zusammenlebend) und zwei Kinder (außer Haus), sozial sehr gut im Freundeskreis integriert
Häusliche Situation	Wohnt im 2. OG, ca. 20 Stufen zu gehen
Schmerzanamnese und Beschwerdeanamnese	Keine Schmerzen im Alltag. Die Beschwerden sind hier auf der Aktivitäts- und Partizipationsebene verortet: • Bücken und Heben (vor allem das langsame, kontrollierte Bücken) • Stand-Boden- und Boden-Stand-Transfer • Gangstörung nach längerer Gangphase (ca. 700–1.000 Meter), vor allem beim rechten Standbein • Gangunsicherheit außer Haus und im Terrain • Überkopfaktivität und Greifaktivitäten wegen schnell einsetzender motorischer Schwäche rechts Weiter lässt sich das Uthoff-Phänomen beobachten (insbesondere im Sommer und bei Ausdaueraktivitäten > 30 Minuten).
Allgemeinzustand Ernährungszustand	Frau M. ist sehr motiviert, zeigt eine hohe Compliance gegenüber der Therapie, ist im Hinblick auf neue Techniken und Ansätze sehr aufgeschlossen und hat durch viele Hobbys und Interessen (Instrumente, Reiten, Ballett, Yoga) gute motorische Grundvoraussetzungen. Ernährungszustand o. B.

o. B.: ohne Befund.

ein physiologisches Ausnutzen des Dehnungs-Verkürzungs-Zyklus des M. iliopsoas im Terminal Stance. Um trotzdem aufrecht und sicher gehen zu können, wird also mehr Tonus und Muskelaktivität der antigravizeptischen Muskeln und kompensatorischer Muskeln wie dem M. biceps brachii rechts und der Schultergürtelmuskulatur benötigt, was zusätzlich ein ausdauerndes und sicheres Gehen erschwert und sich negativ auf die posturale Kontrolle und das gesamte Körperschema auswirkt.

Erstellung der konkreten Zielstellungen

Dies wurde direkt mit der Patientin besprochen und es wurden folgende Ziele formuliert und näher erläutert:

a) **Einkäufe auf dem Markt selbstständig und zu Fuß erledigen können.** Dafür quantitative Steigerung der Gehstrecke, Gangdauer und Gehgeschwindigkeit auf 1,5 km in 30 Minuten bei 3,5 km/h, innerhalb der nächsten 10 Therapieeinheiten. Dies wird über die Laufbandtherapie und das Gehen im Terrain trainiert.

b) **Verbesserung der Gangsicherheit.** Hierfür eine Verbesserung der Muskelaktivität zur Förderung des Standbeins rechts. Darunter sollen die Mm. glutei, Mm. ischiocrurales re., Mm. peronei re., M. flexor hallucis longus re. konzentrisch gefördert werden, wogegen der M. iliopsoas, M. triceps surae, M. erector spinae jeweils exzentrisch gefördert werden. Hierfür wird in den nächsten 10 Therapiesitzungen ein individuelles Heimübungsprogramm für die tägliche Praxis erarbeitet, das sich Elementen aus dem Yoga bedient.

> **i PRAXISTIPP**
>
> **Videoelement**
>
> Dieses Übungsprogramm wurde per Video direkt in der Therapie aufgenommen und darin jede einzelne Asana erklärt und auf individuelle Besonderheiten eingegangen. Frau M. weicht häufig mit dem rechten Knie nach medial aus, deshalb wurde hier der Hinweis auf die korrekte Beinachse direkt ins Video gesprochen.

c) **Einen Gegenstand selbstständig und sicher vom Boden aufheben können.** Hierfür werden besonders die Standbeinaktivität, die Balancefähigkeit, die exzentrische Aktivität des Rückenstreckers, die Aktivität in den (schrägen) Bauchmuskeln und die Griffkraft trainiert. Dies soll in besagtem Heimübungsprogramm beachtet werden.

Erstellung des Heimübungsprogramms

In ➤ Abb. 7.2, ➤ Abb. 7.3, ➤ Abb. 7.4 und ➤ Abb. 7.5 wird das Heimübungsprogramm mit Erklärungen vorgestellt. Diese Übungen wurden sukzessive in den Therapiesitzungen vorgestellt, geübt und beim darauffolgenden Mal evaluiert.

> **i PRAXISTIPP**
>
> **Umkehrhaltungen**
>
> Eine Umkehrhaltung ist eine Position, bei der das Herz topografisch höher liegt als der Kopf. Man nimmt dadurch eine völlig andere Haltung ein und verändert seine Perspektive. Umkehrhaltungen (dazu zählen u. a. die tiefe Vorbeuge, der herabschauende Hund, die Kindstellung [➤ Abb. 7.6]) haben durch den verstärkten Blutfluss Richtung A. carotis communis, oberer Körper bzw. Kopf eine parasympathisch (Vagus-)stimulierende Wirkung und sind somit gut geeignet, um Stress abzubauen und den Körper zu entspannen. Dabei sollte stets ruhig weiter geatmet werden und ggf. bei Herzbeschwerden, Bluthochdruck, Schwindel oder Schmerzen die Position vermieden bzw. über eine höhere Ausgangsstellung wie einer Bank oder einem Stuhl modifiziert werden.

Tab. 7.3 Durchgeführte Tests und Assessments mit Befunden (Januar 2020)

Testbereiche	Assessments und Befunde
a) Inspektion und Palpation	**Inspektion Rumpf:** rechte Seite ist passiver, leichte laterale Flexion und Rotation rechts, flexorische Haltung, HWS in Hyperlordose, Becken im *anterior tilt,* sowohl im Sitz als auch im Stand **Inspektion Extremitäten:** Hyperextension im Knie rechts, Knick-Senkfuß li. < re., 20° Flexion im Ellenbogengelenk re. **Inspektion der Bewegungen:** HWS-Rotationen und -Extension leicht eingeschränkt, hand behind back (HBB) und hand behind neck (HBN) rechts mit viel Schultergürtelkompensation **Palpation:** schmerzfrei möglich
b) Hirnnerventestung	o. B.
c) Reflexe	**Eigenreflexe:** Hyporeflexie (PSR, ASR, BSR, TSR) **Fremdreflexe:** Bauchhautreflex erloschen **Pathologische Reflexe:** Babinski rechts
d) Motorik	**Tonus: Hypertonus** (M. trapezius [Pars descendens] re. + li., M. biceps brachii re., M. iliopsoas li. < re., Mm. adductores re., M. triceps surae li. > re.), **Hypotonus** (Unterarmflexoren re., Bauchmuskeln, M. quadriceps femoris re., Mm. ischiocrurales li. < re., Mm. peronei re., M. flexor hallucis longus re.) **Finger-Boden-Abstand:** 30 cm **Kraft:** Handkraftmessung (re.: 21,2 kg, li.: 25,7 kg); Sit-to-Stand-Test: 21 Wdh./1 Minute Feinmotorik: Schreiben und diffizile Bewegungen fallen schwer
e) Koordination und Gang	**Arm-/Beinhalteversuch:** ohne optische Kontrolle leichtes Absinken **Finger-Nase-Versuch:** o. B. **Rebound:** o. B. **Diadochokinese:** rechts verlangsamt, aber rhythmisch **Knie-Hacke-Versuch:** rechts ataktisches Muster beim langsamen Streifen der Tibia **Romberg-Stehversuch:** ohne optische Kontrolle möglich, aber unsicherer **Unterberger-Tretversuch:** ohne optische Kontrolle Drehung nach links **Posturale Kontrolle:** Berg Balance Scale (52/56 Punkten → Probleme beim Aufheben eines Gegenstands und Einbeinstand li. < re.), Functional-Reach-Test: 26 cm **Gang:** Dynamic-Gait-Index (21/24 Punkte → Treppe abwärts sehr unsicher und nur mit Geländer, Kopfdrehung links beim Gehen schwieriger); Laufband (Durchschnittsgeschwindigkeit 3,3 km/h, 12 Minuten, 580 m, Borg-Skala: 13/20, 02-Messung o. B., nach 5 Minuten progressive Muskelschwäche im rechten Bein) Einbeinstand: links möglich, rechts nur mit Unterstützung möglich Tandemstand: nur mit Unterstützung möglich 12-Item MS Walking Scale: 65 % (besonders die Gehstrecke, das Rennen, und das Aufbringen erhöhter kognitiver Leistung beim Gehen werden als schwierig empfunden)
f) Sensibilität	Auf der linken Seite ohne Befund. Die rechte OEX und UEX sind jeweils hyposensibel, insbesondere im Bereich des linken Fußes.
g) Vegetativum	Teilweise höheres Stressempfinden in alltäglichen Belastungssituationen; Schlafverhalten gut
h) Neuropsychologie	Mini-Mental-Status o. B.

ASR: Achillessehnenreflex; BSR: Bizepssehnenreflex; HWS: Halswirbelsäule; OEX: obere Extremität; PSR: Patellarsehnenreflex; TSR: Trizepssehnenreflex; UEX: untere Exteremität; Wdh: Wiederholungen.

Subjektive Wirkung des Eigentrainings

Frau M. gibt bereits nach 2 Wochen täglichem Eigentraining mit den Heimübungen an, mehr Stabilität in den Beinen beim Gehen und Stehen zu haben, besser vom Boden in den Stand zu kommen. Nach 6 Wochen konnten die Bewegungen und Transfers schneller und stabiler ausgeführt werden und auch die Ängstlichkeit vor dem Stand-Boden-Transfer war reduziert (➤ Tab. 7.4).

Veränderungen in den Assessments nach 8 Wochen

Das Heimübungsprogramm scheint gut anzuschlagen und der Patientin auch einen guten Leitfaden für eine tägliche und sinnvolle Praxis zu geben. In den nächsten Sitzungen werden verstärkt koordinative Elemente trainiert werden, die Exzentrik der Muskulatur der Becken-Bein-Einheit sowie des Rückenstreckers sowie der Digiti-Push in der Abdruckphase gefördert. Durch Frau M.s bereits erlebte positive Yoga-Erfahrungen konnte ich in der Therapie darauf gut zurückgreifen und in der Kommunikation erläutern, inwieweit die Asanas der Zielstellung dienlich sind. Wichtig war hier, dass die Asanas individuell an Frau M.s Bedürfnisse und Ressourcen angepasst und regelmäßig kontrolliert und evaluiert werden.

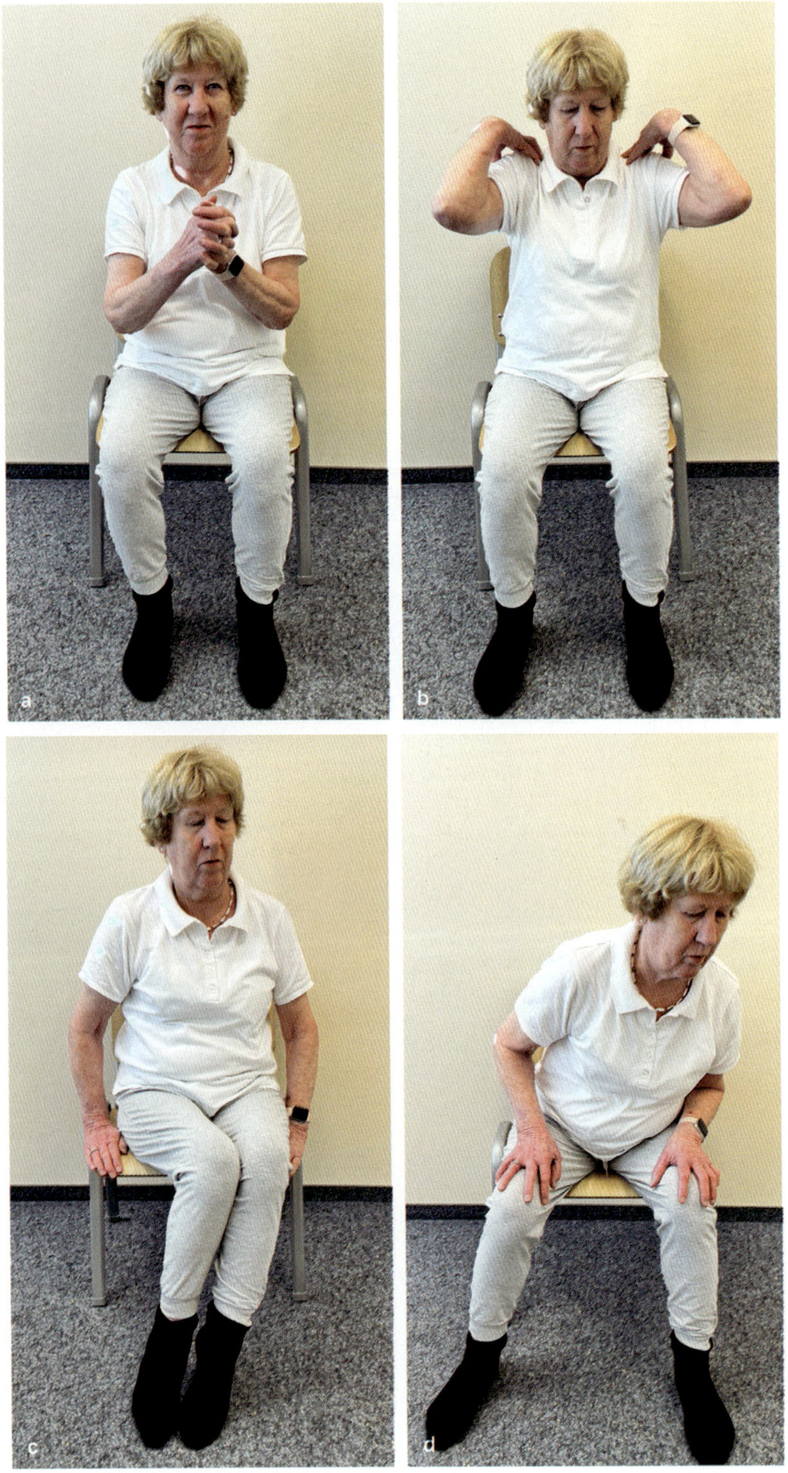

Abb. 7.2 Vorbereitende Gelenkmobilisationen; Dauer ca. 5–7 Minuten.
Vor der Asana-Praxis sollten sämtliche Gelenke im Stand oder Sitz mobilisiert werden. Besonderes Augenmerk liegt hier auf den Zehen- und Sprunggelenken, den Kniegelenken und Hüftgelenken, Handgelenken, Ellenbogen- und Schultergelenken, sowie der Wirbelsäule. Ziel: Vorbereitung auf die Praxis, Mobilisierung der Gelenke, Erwärmung der Muskulatur und Anregung des Kreislaufs. [M1171]

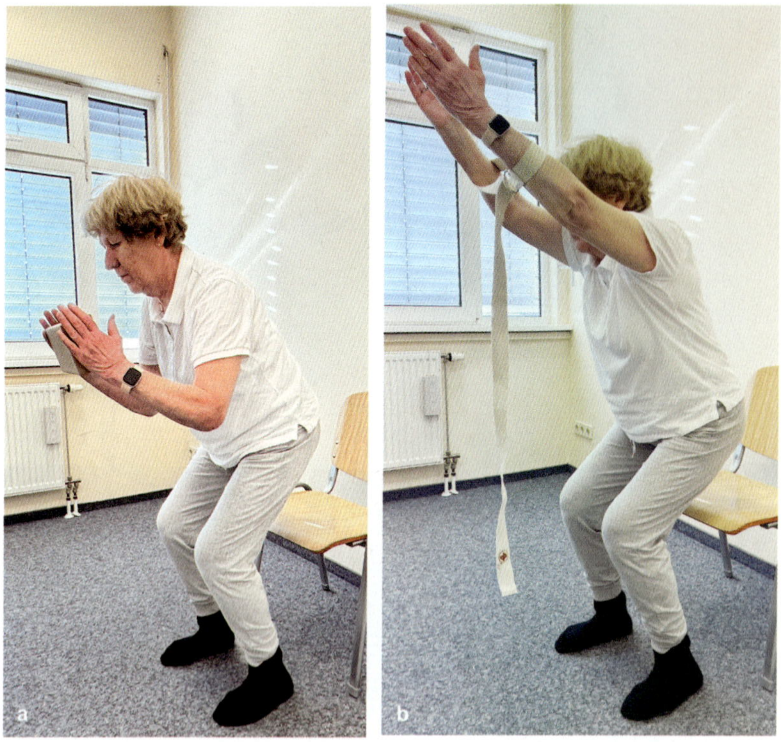

Abb. 7.3 Utkatasana (Stuhl-Position); Dauer: ca. 5 Minuten.
Utkatasana: Frau M. bekommt den Auftrag, sich langsam auf einen imaginären Stuhl zu setzen. Die Füße haben dabei festen Bodenkontakt, die Knie sind gebeugt, die Beine sind in der Achse stabil und neutral ausgerichtet sowie hüftbreit in der Spur. Das Becken ist in neutraler Stellung, der Rumpf in Extension und die Arme in Anteversion und ggf. einen Block hebend. Diese Asana soll 3-mal für jeweils 5 lange Atemzüge wiederholt werden. Besonders bedeutsam ist hier der langsame und konzentrierte Bewegungsübergang vom Stand in die Position und wieder zurück. **Zielstellung:** Die Aktivität Stand-Sitz soll trainiert werden und die Motorik und muskuläre Aktivität, die es für den Stand-Boden-Transfer und die Standbeinaktivität benötigt, werden hierbei angebahnt. Durch den Block werden die Griffkraft und die Kraftausdauer der Armmuskulatur trainiert. [M1171]

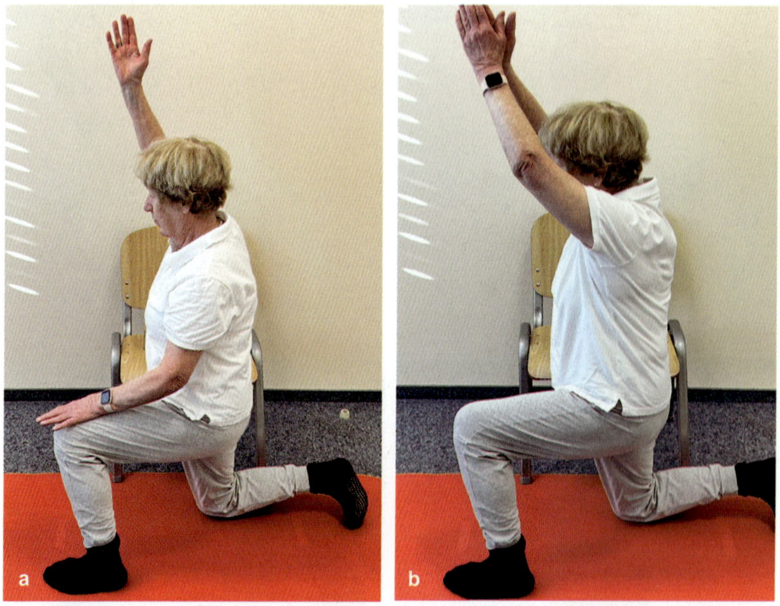

Abb. 7.4 Anjaliasana (tiefe Halbmondstellung); Dauer: ca. 5 Minuten.
Anjaliasana: Vom Stand geht es mit Hilfe eines Hockers in den Ausfall-Kniestand. Die Füße sollten dabei festen Kontakt zum Boden haben. Die Beine sind hüftbreit auseinander (bei Balanceschwierigkeiten breiter!). Der Rumpf in Extension, den Blick nach vorne gerichtet, die Arme stabil und aktiv (ggf. mit einem Block haltend). Mit der Ausatmung soll dann das Becken nach vorne bewegt werden, ohne zu viel Hohlkreuz zu provozieren und bis zu dem Punkt, an dem ein Dehnungsreiz in der Leistengegend spürbar ist. Sanftes, dynamisches Bewegen in die Dehnung und wieder heraus für etwa 30 Sekunden pro Seite. **Zielstellung:** Anbahnung des Einbein-Kniestandes für den Boden-Stand-Transfer. Durch die Dehnung wird der M. iliopsoas exzentrisch gefördert und somit der Dehnungsverkürzungszyklus, der die (reaktive) Schwungbeinphase unterstützt und dann für ein ökonomisches Gehen genutzt werden kann. Die Extensionssynergie im Rumpf fördert die Aufrichtung, die Anteversion der Arme fördert die Überkopfbewegung und das Halten des Blockes die Griffkraft. [M1171]

7

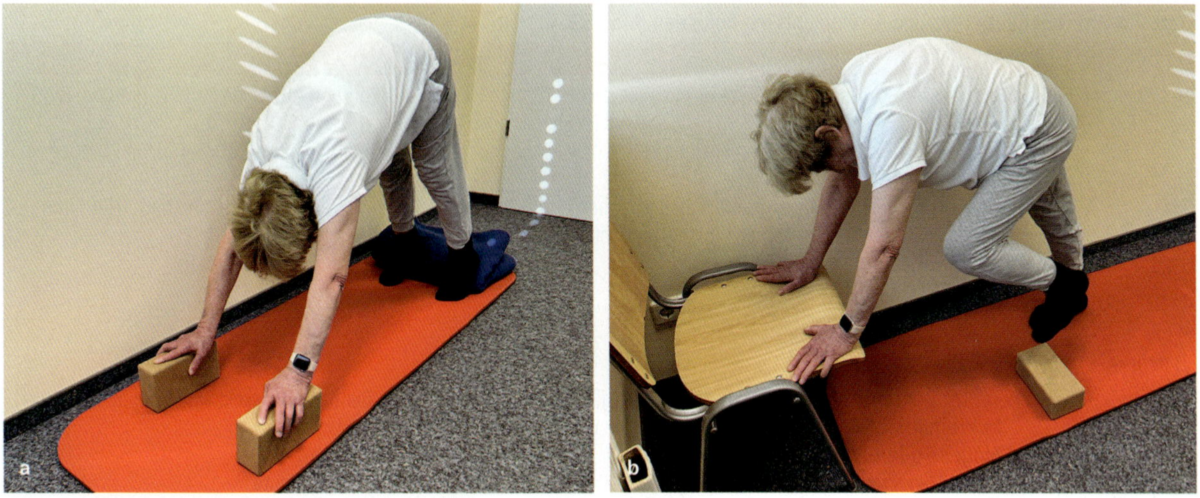

Abb. 7.5 Adho Mukha Svanasana (herabschauender Hund); Dauer: ca. 5–7 Minuten.
Adho Mukha Svanasana: Frau M. bekommt den Auftrag, sich aus dem Vierfüßlerstand in den herabschauenden Hund zu begeben. Da die Mm. ischiocrurales steif sind, werden die Fersen mit einer Decke leicht erhöht und die Knie gebeugt. Der Rumpf und der Kopf sollten dabei aktiv und stabil sein, die Arme außenrotiert, die Hände fest in den Boden schieben und das Becken zur Decke streben. 3–5-mal 1 Minute in dieser Position verharren und sich für eine Variation entscheiden:
Variation A: Beine wechselseitig (im Atemrhythmus) beugen und strecken.
Variation B: Über einen Gegenstand (externen Fokus) treten und wieder zurück.
Zielstellung: Förderung des Parasympathikus, Förderung der Exzentrik der dorsalen Kette, Anbahnung der Schreitbewegung in stabilen Beinachsen für die Lokomotion, Förderung der Standbeinaktivität, Förderung der Stützaktivität und Grundlagenausdauer der oberen Extremität. [M1171]

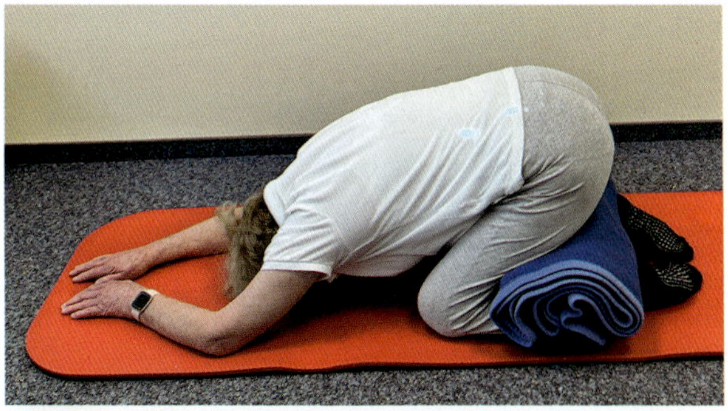

Abb. 7.6 Balasana (Kind-Position); ca. 3–5 Minuten.
Balasana: Nach den kräftigenden Übungen wird in der Kind-Position entspannt. Dabei die Knie mehr als hüftbreit auseinander und die Arme neben den Körper. Der Kopf liegt auf der Stirn auf. Die Atmung sollte ruhig, tief und langsam sein. Sollten die Knie oder Sprunggelenke zu viel Druckbelastung haben, können diese mit einer Decke unterlagert werden. [M1171]

7.1.2 Morbus Parkinson

Lena Braun

DEFINITION

Morbus Parkinson (ICD-10: G20 primäres Parkinson-Syndrom)
Definition: Morbus Parkinson ist eine progressive neurologische Erkrankung, gekennzeichnet durch eine Vielzahl an motorischen und nicht-motorischen Symptomen. Die Funktion kann im unterschiedlichen Maß beeinträchtigt sein (Jankovic 2008). Die Krankheit ist gekennzeichnet durch eine langsam fortschreitende Degeneration von Neuronen insbesondere im Mesencephalon (Bartels und Leenders 2008).

Epidemiologie: Das Parkinson-Syndrom ist neben der Alzheimer-Erkrankung die zweithäufigste neurodegenerative Erkrankung (Keus et al. 2014).
Ursachen und Risikofaktoren: Ein wichtiges pathophysiologisches Merkmal ist der Verlust eines Teils der dopaminergen Neuronen der Substantia nigra. Dies führt zu Funktionsstörungen im Bereich der Basalganglien (Bartels und Leenders 2008). In Folge des verminderten Levels an Dopamin kommt es zu einer Dysorganisation der komplizierten Schaltkreise der Basalganglien.
Die Ursachen der Degeneration von Dopamin-produzierenden Zellen sind bisher unbekannt. Genetische und Umweltfaktoren scheinen jedoch das Risiko zu beeinflussen (Keus et al. 2014).
Symptome: Die Kardinalsymptome der Parkinson-Erkrankung sind: **Tremor** (Zittern), **Rigor** (erhöhter Muskeltonus mit Steifigkeit der Muskeln), **Akinese** (Bewegungsarmut) (Trepel 2015, S. 141). Es kommt meist zu einer Vornüberneigung des Oberkörpers, kleinen Tippelschritten, fehlender Mitbewegung der Extremitäten und einem distal betonten Zittern (Trepel 2015). Neben den motorischen Aspekten können auch nicht-motorische Symptome, wie z. B. Müdigkeit, Depression, Angststörungen oder Schmerzen das Krankheitsbild und die Klinik beeinflussen (Deuel und Seebeger 2020; ➤ Tab. 7.5).
Morbus Parkinson ist daher ein komplexer Phänotyp mit unterschiedlichen klinischen Ausprägungen (Keus et al. 2014).
Diagnostik: Klinische Kriterien sind entscheidend. Hierzu zählen: Vorhandensein einer Bradykinese, eine progressive Verringerung der Geschwindigkeit und eine Verringerung der Amplitude von Bewegungen.
Behandlung: Mit dem Ziel, das Fortschreiten der Erkrankung zu verlangsamen, die klinischen Symptome zu reduzieren und die Lebensqualität zu verbessern, wird die medikamentöse Therapie mit regelmäßigen Trainingsmaßnahmen verbunden (Ban et al. 2021). Mit L-Dopa, einer Vorstufe von Dopamin, wird pharmakologisch die Wirkung der degnerativen Neurone in der Substantia nigra kompensiert (Trepel 2015, S. 142).

Tab. 7.4 Durchgeführte Tests und Assessments mit Befunden (März 2020)

Testbereiche	Assessments und Befunde
a) Inspektion und Palpation	**Inspektion Rumpf:** rechte Seite ist passiver, leichte laterale Flexion und Rotation rechts, flexorische Haltung, HWS in Hyperlordose, Becken im *anterior tilt,* sowohl im Sitz als auch im Stand **Inspektion Extremitäten:** Kniegelenk rechts in Mikrobeugung, Knick-Senkfuß li. < re., 10° Flexion im Ellenbogengelenk re. im Stand **Inspektion der Bewegungen:** HWS-Rotationen und Extension qualitativ flüssiger, hand behind back (HBB) und hand behind neck (BHN) rechts mit weniger Schultergürtelkompensation (Skapula ist stabiler!) **Palpation:** Schmerzfrei möglich
b) Hirnnerventestung	Wie zuvor!
c) Reflexe	Wie zuvor!
d) Motorik	**Tonus:** Der Tonus der Muskulatur des Schultergürtels ist weiterhin erhöht; Die Bauchmuskeln sind normoton und der M. erector spinae, M. iliopsoas, M. triceps surae haben an Tonus nachgelassen. **Finger-Boden-Abstand:** 23 cm **Kraft:** Handkraftmessung (re.: 23,2 kg, li.: 26,7 kg); Sit-to-Stand-Test: 26 Wdh./1 Minute **Feinmotorik:** Schreiben und diffizile Bewegungen fallen weiterhin schwerer
e) Koordination und Gang	**Posturale Kontrolle:** Berg Balance Scale (54/56 Punkte → Eine gute Steigerung beim Aufheben eines Gegenstands), Functional-Reach-Test: 27,8 cm **Gang:** Dynamic-Gait-Index (22/24 Punkte → Treppe abwärts weniger unsicher aber weiterhin mit Geländer, Kopfdrehung links beim Gehen schwieriger); Laufband (Durchschnittsgeschwindigkeit 3,5 km/h, 23 Minuten, Distanz 1.200 m, Borg-Skala: 14/20, 0_2-Messung o. B., nach 9 Minuten progressive Muskelschwäche im rechten Bein) **12-Item MS Walking Scale:** 68,8 % (das Gehen fällt immer noch schwer, ist aber subjektiv im Hinblick auf die Stabilität und Ausdauer besser als im Januar)
f) Sensibilität	Auf der linken Seite ohne Befund. Die rechte OEX und UEX sind jeweils hyposensibel, insbesondere im Bereich des linken Fußes.
g) Vegetativum	Teilweise höheres Stressempfinden in alltäglichen Belastungssituationen
h) Neuropsychologie	o. B.

HWS: Halswirbelsäule; o. B.: ohne Befund; OEX: obere Extremität; UEX: untere Extremität; Wdh.: Wiederholungen.

Tab. 7.5 Symptome bei Morbus Parkinson (Jankovic 2008)

Motorische Symptome	Nicht-motorische Symptome
Tremor, Bradykinesie, Steifheit, posturale Instabilität	Kognitive Beeinträchtigung
Hypomimie, Dysarthrie	Depression, Müdigkeit, Schlafstörungen andere Verhaltensstörungen und psychiatrische Probleme
Verminderter Armschwung, schlurfender Gang, Festigkeit, Schwierigkeiten beim Aufstehen vom Stuhl, Drehen im Bett	Sensorische Beeinträchtigungen
Langsame Aktivitäten des täglichen Lebens, Schwierigkeiten beim Schneiden von Lebensmitteln, Ernährung, Hygiene	Dysautonomie, Verstopfung, Harn- und sexuelle Funktionsstörungen, abnormes Schwitzen, Gewichtsverlust

ÜBRIGENS ...

Evidenz für Yoga bei Morbus Parkinson

Im systematischen Review von Deuel und Seeberger (2020) wird Yoga als ebenso effektiv zur Behandlung von motorischen Symptomen (➤ Tab. 7.5) bei Patientinnen und Patienten mit Morbus Parkinson beschrieben wie andere Bewegungsprogramme. Interessant ist jedoch der Blick auf die nicht-motorischen Symptome (➤ Tab. 7.5). Es sind weitere Studien notwendig, um die Wirkung der Meditationskomponente des Yoga auf die nicht-motorischen Symptome bei Morbus Parkinson näher zu beschreiben (Deuel und Seeberger 2020). In einer gesunden Population kann Yoga einen positiven Effekt auf die Stimmung und die Verbesserung von Angstzuständen haben (Streeter et al. 2010). Die Metaanalyse von Ban et al. (2021) bestätigte bereits eine Verbesserung der motorischen Funktion, der Balance, der Mobilität, eine Reduzierung der Angst und der Depression und eine Verbesserung der Lebensqualität durch eine Yoga-Intervention. Myers et al. (2019) erreichten mit ihrem sechswöchigen Yoga-Programm unter anderem eine Verbesserung der posturalen Kontrolle, welche wichtig ist, Sturzereignisse präventiv zu verhindern.

Pickut et al. (2013) konnten mittels Magnetresonanztomografie feststellen, dass ein achtwöchiges Yoga-Programm zu einer stärkeren Vernetzung im Bereich der grauen Substanz der neuralen Netzwerke, welchen eine wichtige Rolle beim Morbus Parkinson zugeschrieben wird. Kwok et al. (2020) konnten mit einem Yoga-Programm sowohl motorische Parameter als auch die Lebensqualität der Patientinnen und Patienten verbessern. Sie sprechen sich dafür aus, bei der Rehabilitation von Morbus Parkinson einen ganzheitlichen Ansatz zu verfolgen, da Morbus Parkinson nicht nur eine körperlich einschränkende Erkrankung, sondern auch eine psychisch belastende Erkrankung ist. Die Integration von Achtsamkeitsübungen in die Physiotherapie sollte in Rehabilitationsprogrammen in Betracht gezogen werden, um das ganzheitliche Wohlbefinden von Menschen mit Morbus Parkinson zu verbessern.

Nicht-motorische Symptome bei Morbus Parkinson

Sagna et al. entwarfen 2014 ein Modell, um potenzielle Risikofaktoren zu skizzieren, welche bei der Entwicklung von Depressionen und Angststörungen bei Parkinson-Patientinnen und -Patienten beteiligt sein können. Hierzu zählen z. B. biologische Faktoren (z. B. motorische Symptome der Erkrankung, Komorbiditäten), psychosoziale Faktoren (fehlende soziale Unterstützung, schlechte Bewältigungsmechanismen). Eine Angststörung oder Depressionen können zu sozialer Isolation, Störungen der familiären Beziehungen, aber auch zu verstärkten motorischen Fluktuationen, Schlafstörungen sowie einer geringeren Lebenserwartung und Lebensqualität führen (➤ Tab. 7.5). Alle Faktoren bedingen sich gegenseitig. Sowohl die psychische Belastung als auch funktionelle Beeinträchtigungen stehen im direkten Zusammenhang mit einer gesundheitsbezogenen Lebensqualität, weshalb Therapiekonzepte stets auch die psychosoziale Komponente beinhalten sollten (Kwok et al. 2020). Hinnell et al. (2012) geben an, dass Depressionen einen größeren Einfluss auf den Gesundheitszustand bei Morbus Parkinson haben als motorische Symptome.

Welche Behandlungsstrategien werden derzeit angewendet?

Herr Z. befindet sich in regelmäßiger physiotherapeutischer Behandlung und betreibt in seiner Freizeit verschiedene sportliche Aktivitäten. Die Kontrolle der Medikation erfolgt regelmäßig. Nach einem weiteren Reha-Aufenthalt vor ein paar Wochen fühlt er sich medikamentös sehr gut eingestellt.

Die *European Physiotherapy Guideline for Parkinson's Disease* von Keus et al. (2014) untersuchte die Wirksamkeit verschiedener Interventionen für die Verbesserung des Gleichgewichts, des Gangs, der Transfermöglichkeiten und der Lebensqualität (➤ Abb. 7.7). Konventionelle Physiotherapie, bestehend aus aktiven Übungsinterventionen, Cueing, Strategien für komplexe Bewegungsabläufe, Tango tanzen, Tai Chi und Laufbandtraining wurden für die verschiedenen Kernbereiche empfohlen. Radder et al. bestätigten 2020 diese Erkenntnisse in ihrer Metaanalyse. Die Hoehn-und-Yahr-Skala nach Hoehn und Yahr (1967) unterteilt den Morbus Parkinson in verschiedene Stadien (➤ Tab. 7.6)

Forster und Lazaro beschrieben 2014 die wichtigen Aspekte, die in der Behandlung fokussiert werden sollten. Training der Rotation spielt dabei eine große Rolle. Rotation sorgt für eine Tonussenkung der axialen Muskeln und wirkt damit der Steifigkeit und Rigidität entgegen. Des weiteren werden Trainingseinheiten in Gruppen empfohlen, um die Patientinnen und Patienten in der sozialen Interaktion zu unterstützen und zur Bewegung zu motivieren. Eine bildliche Sprache, Rhythmus

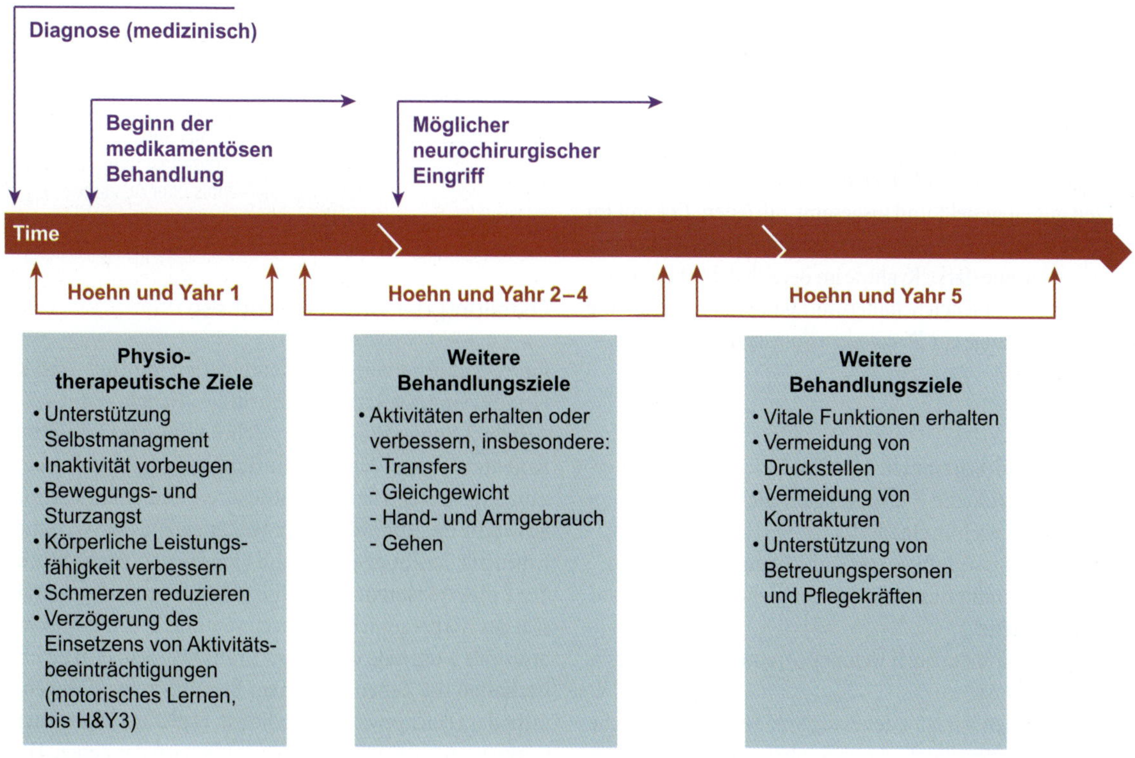

Abb. 7.7 Behandlungsziele nach der *European Physiotherapy Guideline for Parkinson's Disease* (Keus et al. 2014). [L231]

Tab. 7.6 Hoehn-und-Yahr-Skala (Keus et al. 2014)

H&Y	Symptome
1	Nur einseitige Erkrankung oder keine funktionelle Behinderung
2	Beidseitige Erkrankung oder Beteiligung der Körperachse, keine Gleichgewichtsbeeinträchtigung
3	Beidseitig; gering bis mäßig ausgeprägte Aktivitätseinschränkungen; beeinträchtigte posturale Reflexe; physisch unabhängig
4	Schwere Aktivitätsbeeinträchtigungen; Gehen oder Stehen ohne fremde Hilfe ist noch möglich
5	Auf Rollstuhl oder andere Hilfsmittel angewiesen

und Musik können als Hilfsmittel dienen, um die motorische Leistung zu verbessern. Es sollten Bewegungen mit einer großen Bewegungsamplitude in das therapeutische Setting eingebaut werden.

Vorstellung Fallbeispiel Herr. Z.

Beschreibung des Therapieprozesses

Herr Z. befindet sich seit November 2022 bei mir in Behandlung. Er befindet sich im Stadium 1 nach Hoehn und Yahr, der Einteilung des Schweregrads der Parkinson-Erkrankung. Demnach liegt eine einseitige Betonung der Symptomatik mit geringen funktionellen Einschränkungen vor.

Als besonders störend empfindet er den nach vorne geneigtem Oberkörper. Es bereitet ihm Schwierigkeiten, in die Aufrichtung zu kommen. Hinzu kommt ein Gefühl von verkrampften Zehen. Daraus folgt ein „schlürfendes", kleinschrittiges Gangbild. Episodische Gehblockaden („Freezing") erlebt er selten und nur in den Off-Phasen. Mit der Medikation ist er derzeit gut eingestellt und insgesamt zufrieden. Er kann im Alltag und in seiner Freizeit ohne Einschränkungen teilhaben.

Herr Z. zeigt eine starke Kyphose im Bereich der BWS, zusammen mit einer deutlichen Schulterprotraktion. Er gibt an, diese Haltung bereits lange vor Diagnosestellung gehabt zu haben.

Zielstellungen

Aus dem Anamnesegespräch (> Tab. 7.7; > Tab. 7.8) ergaben sich individuelle Zielsetzungen, die für Herrn Z. im Therapieprozess wichtig sind:

- „Eine bessere Beweglichkeit und Aufrichtung im Oberkörper"
- „Weniger verkrampftes Gefühl in den Zehen, vor allem auf der rechten Seite"
- „Zur Ruhe kommen, auch wenn ein Tremor in der rechten Hand spürbar ist"

Daraufhin wurden verschiedene allgemeine und spezifische neurologische Assessments durchgeführt, um im Anschluss eine gezielte Therapieplanung zu erzielen (> Tab. 7.9).

Tab. 7.7 Vorstellung des Patienten – **Allgemeine Anamnese**

Erhebung	Daten
Name	Herr Z.
Alter	63 Jahre
Diagnose	Morbus Parkinson
Verlauf	Erstdiagnose 2017, Jahre davor Verlust des Geruchssinns, Krämpfe im Bereich der Zehen
Relevante Nebendiagnosen	keine
Medikation	Levodopa (L-Dopa)
Ärztliche Verordnung	2–3x pro Woche Physiotherapie, KG-ZNS Doppelbehandlung

KG-ZNS: Physiotherapiebehandlung für Patienten mit Erkrankungen des zentralen Nervensystems (ZNS).

Tab. 7.8 Vorstellung des Patienten – **Sozialanamnese und Umweltfaktoren**

Erhebung	Daten
Sozialer Status	Lebt allein, keine Kinder
Häusliche Situation	Wohnung
Schmerzanamnese und Beschwerdeanamnese	Schmerzen werden keine angegeben. Beschwerden gibt er insbesondere auf Aktivitätsebene an. Bewegungseinschränkungen im Alltag zeigen sich für Herrn Z. zurzeit nur in den „Off-Phasen" der Medikation. Hierbei wird ein Tremor in der rechten Hand und eine verkürzte Schrittlänge beschrieben. Hinzu kommen eine deutliche Oberkörpervorlage und eine Verkrampfung der Zehen. Im Bereich der Partizipations- und Teilhabeebene gibt er derzeit keine Einschränkungen an.
Allgemeinzustand Ernährungszustand	Herr Z. ist ein sportlich aktiver Mann und zeigt eine hohe Compliance für die Therapieeinheiten. Seine Freizeit ist durch viel Bewegung wie Tischtennis oder Ausdauersport geprägt.

Erstellung der Arbeitshypothese

Eine Oberkörpervorlage in Kombination mit Hüft- und Knie-Flexion, ein insgesamt kurzschrittiges Gangbild mit vermindertem Armpendel ist ein typisches klinisches Bild für diese Patientengruppe. Aus diesem Gangbild ergibt sich eine verminderte Exzentrik der Hüftflexoren und eine funktionelle Schwäche der Hüftextensoren. Weiterlaufend eine verminderte Exzentrik der Knieflexoren und eine konzentrische Schwäche der Knieextensoren. Durch die Oberkörpervorlage verlagert sich das Körpergewicht weit nach ventral. Da eine ausreichende posturale Kontrolle durch das Krankheitsbild eingeschränkt ist, halten die Zehen mit einem Flexionstonus dagegen, um nicht das Gleichgewicht zu verlieren. Daher entwickelt sich ein kompensatorisch höherer Tonus im Bereich der Zehen. Daraus folgt ebenfalls eine verminderte Elastizität der Zehenextenso-

Tab. 7.9 Durchgeführte Tests und Assessments mit Befunden (September 2023)

Testbereiche	Assessments und Befunde
a) Inspektion und Palpation	**Inspektion Rumpf:** Sagittalebene: Kyphose obere BWS, Protraktion Kopf, Becken im *anterior tilt* (Stand) **Inspektion Extremitäten:** striatale Deformität der Hände mit Flexion der Metakarpophalangealgelenke und Füße mit Hallux valgus bds.; flektierte Ellenbogen **Inspektion der Bewegungen:** HWS-Rotation leicht eingeschränkt, Bewegungseinschränkungen Schulterretraktion, Unsicherheit im Einbeinstand vorhanden; Aufstehen vom Stuhl ohne Hände möglich
b) Hirnnerventestung	o. B.
c) Reflexe	**Eigenreflexe:** Hyporeflexie (PSR, ASR, BSR, TSR) **Pathologische Reflexe:** o. B.
d) Motorik	**Muskeltestung:** Thomas-Handgriff bds. ca. 5° positiv; Silfverskjöld-Test bds. negativ; Duncan-Ely-Test bds. negativ. **Finger-Boden-Abstand:** 13 cm **Kraft:** MFT-Werte M. gastrocnemius (5/5); M. quadriceps femoris (5/5); ischiokrurale Muskeln (5/5)
e) Koordination und Gang	**Gang:** verkürzte Schrittlänge, verminderte Hüftextension am Ende der Standbeinphase **Mini-BEST** 27/28 **FGA** 28/30 **M-PAS** Stuhltransfer (8/8), Akinese beim Gehen (24/24) Richtungswechsel usw. ohne Freezing-Symptome, Transfer eigenständig möglich
f) Neuropsychologie	Lebensqualität **PDQ-39**-Summensore: 2,25

ASR: Achillessehnenreflex; bds.: beidseits; BSR: Bizepssehnenreflex; BWS: Brustwirbelsäule; FGA: Functional Gait Assessment (Beurteilung der Balancefähigkeiten bei unterschiedlichen Aufgaben im Gehen); MFT: Muskelfunktionstest; Mini-BEST (Mini Balance Evaluation Systems Test); M-PAS: Modified Parkinson Activity Scale; o. B.: ohne Befund; PDQ-39: Parkinson's Disease Questionnaire (Fragebogen mit 39 Items zur Beurteilung der Lebensqualität); PSR: Patellarsehnenreflex; TSR: Trizepssehnenreflex.

ren, dies kann besonders während der Abstoßaktivität beim Gehen hinderlich sein und ein kleinschrittiges Gangbild weiter fördern. Striatale Deformitäten an Händen und Füßen sind typisch für Patientinnen und Patienten mit Morbus Parkinson.

Durch die Protraktion und die hyperkyphotische Haltung der BWS kommt es zu einer ungünstigen biomechanischen Ausgansposition für die ventralen und dorsalen Halsmuskeln und des Zwerchfells. Damit kann die Stimmbildung und die Atmung funktionell beeinträchtigt sein. Eine Elastizitätsförderung der infra- und suprahyoidalen Muskeln sollte deshalb im Therapieprozess beachtet werden.

Der Tremor ist ein weiteres klinisches Symptom der Degeneration der Dopaminproduktion. Das unwillkürliche „Zittern" empfinden viele Patienten als störend. Herr Z. möchte Möglichkeiten erlernen, sich in diesen Situationen zu beruhigen. Als „Gold-Standard" steht hierfür die medikamentöse Behandlung. Inwieweit Atem- und Entspannungsübungen im Rahmen einer Yoga-therapeutischen Einheit einen Einfluss auf die Tremoraktivität haben, ist bisher wenig untersucht. Da Herr Z. das unwillkürliche Zittern als sehr störend und unangenehm empfindet, wird mit hoher Wahrscheinlichkeit das sympathische Nervensystem aktiviert. Hier können Atmungs- und Entspannungsübungen ansetzen, um die Sympathikusaktivität zu regulieren.

PRAXISTIPP

Im fortgeschrittenen Stadium sollte die Angst vor Stürzen thematisiert werden. Die biomechanischen Komponenten verstärken die Gleichgewichtsprobleme und eine posturale Instabilität und erhöhen damit die Wahrscheinlichkeit von Stürzen in dieser Patientengruppe in einem fortgeschrittenen Stadium. Um Stürze zu vermeiden, erfolgt eine generalisierte Tonusaktivierung, wodurch wiederum die Dynamik und Beweglichkeit der Patientinnen und Patienten eingeschränkt werden. Hier kann es hilfreich sein, eine niedrigere Ausgangstellung zu wählen, z. B. auf dem Boden, um dem Patientinnen und Patienten Sicherheit zu geben.

Konkrete Zielsetzung

- Verbesserung der Konzentrik der Hüft- und Knieextensoren
- Verbesserung der Exzentrik der Hüft- und Knieflexoren, sowie der infra- und suprahyoidalen und subokzipitalen Muskeln
- Verbesserung der Beweglichkeit im Bereich des Oberkörpers
- Regulation Sympatikotonus

Erstellung des Heimübungsprogramms

Neben den therapeutischen Sitzungen wurde für Herr Z. ein Übungsprogramm für zuhause erstellt. Alle Asanas wurden zuvor ausführlich gemeinsam geübt, um dem Patienten eine Routine für die Durchführung zu ermöglichen. Unterstützt wurde die Praxis mit einer sehr bildlichen Sprache, Musik und einem externalisiertem Bewegungsfokus. Große Bewegungsamplituden der Arme wurden mit den verschiedenen Asanas immer wieder kombiniert.

Zu Beginn der Praxis sitzt der Patient im Schneidersitz (evtl. mit Unterstützung eines Blocks unter den Sitzbeinhöckern). Nach einer bewussten Atemwahrnehmung folgt die Visualisierung, sich mit der Einatmung leicht und schwerelos und mit der Ausatmung schwer zu fühlen. Herr Z. soll dies in mehreren Wiederholungen üben und den Fokus damit auf seine Atmung lenken. Anschließend folgt ein kleiner Flow aus Armbewegungen in Kombination mit einer bewussten Atmung (➤ Abb. 7.8).

In der nächsten dynamischen stehenden Asana (➤ Abb. 7.9a und b) wird der Einbeinstand und die Adaptation der postura-

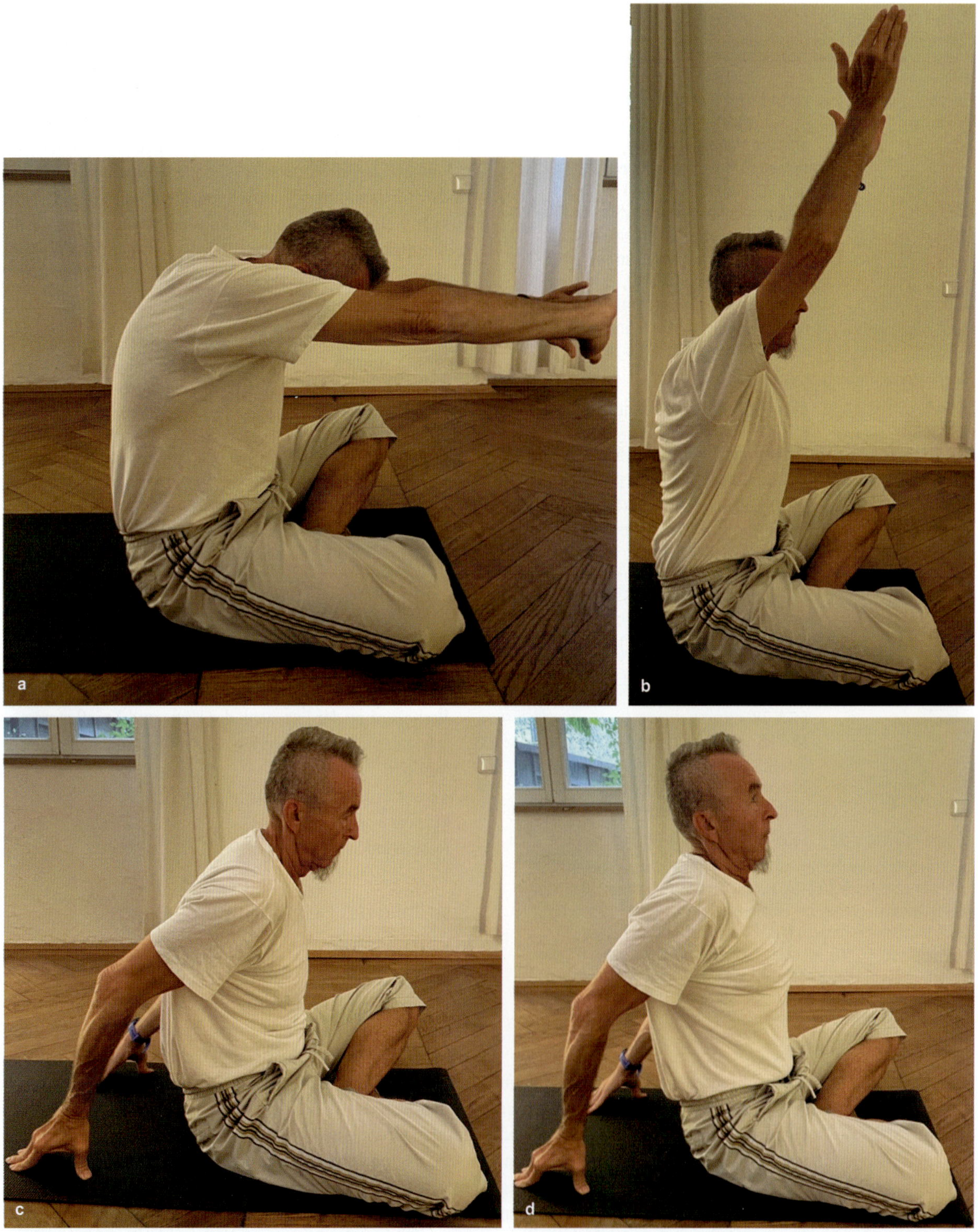

Abb. 7.8 Mobilisation und Atmung.
AA: die Arme nach vorne Richtung Wand schieben,
EA: Arme Richtung Decke,
AA: Hände seitlich hinter dem Rücken aufstellen,
EA: Brustkorb zur Decke strecken (Cave: Blick bleibt nach vorne gerichtet, eher Doppelkinn). [M1171]

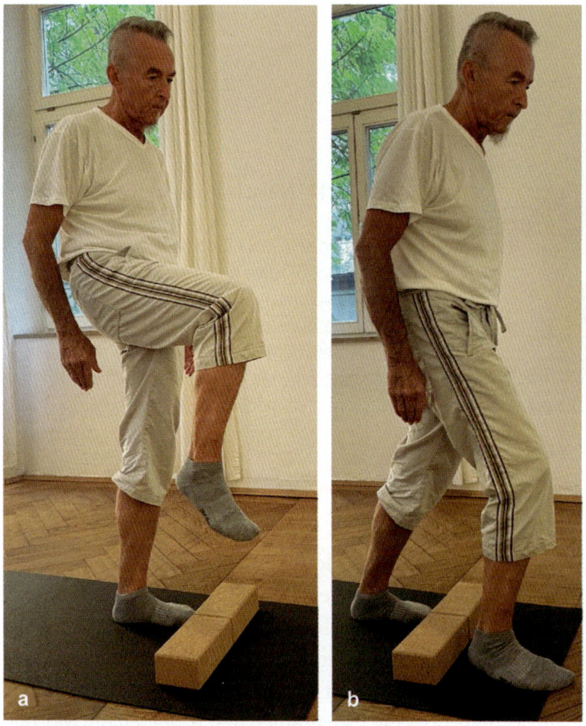

Abb. 7.9 a und b) Pravritasana (dynamische Berghaltung).
Der Patient steht in Tadasana, der Berghaltung, vor einem Yoga-Block.
EA: rechtes Knie Richtung Decke,
AA: über den Block steigen und Fuß abstellen,
EA: rechtes Knie Richtung Decke,
AA: Tadasana – Berghaltung. [M1171]

len Kontrolle geübt. Als externer Fokus dient der Blog, den Herr Z. überwinden muss. Als bildliche Vorstellung helfen Aspekte wie: „Verwurzelt und stabil wie ein Baum".

Die seitliche Winkelhaltung ist eine komplexe Asana (➤ Abb. 7.10). Sie wird aus dem Sprinter aufgebaut. Hierbei ist das vordere Bein (z. B. links) gebeugt, das Knie wird aktiv nach außen gedrückt. Das hintere Bein (z. B. rechts) ist gestreckt, die Ferse abgehoben. Beide Hände sind zunächst auf dem Boden (evtl. auf zwei Blöcken). Mit der Einatmung zieht der linke Arm nach oben Richtung Decke. Dabei bleiben die Beine in der Ausgangstellung, die Rotation findet im Oberkörper statt. Der obere gestreckte Arm steht in einer Linie mit dem unteren Arm. Die Wirbelsäule ist lang und gestreckt.

Mit dieser Asana wird die Exzentrik der Hüft- und Knieflexoren im hinteren Bein geübt und gleichzeitig die Funktion der Hüft- und Knieextensoren. Am vorderen Bein muss das Knie aktiv in der Achse gehalten werden und das obere Sprunggelenk wird in Nullstellung mobilisiert, dabei werden die intrinsischen Fußmuskeln aktiviert, um den Fuß stabil am Boden zu halten. Durch die Rotation im Oberkörper werden die schrägen Bauchmuskeln, der M. quadratus lumborum und der M. latissimus dorsi exzentrisch aktiviert.

Der Fisch zählt im Yoga zu den Rückbeugen. Herr Z. übt eine Variation dieser Asana mit dem Ziel, die exzentrische Funktion der dorsalen und ventralen Halsmuskeln zu fördern (➤ Abb. 7.11).

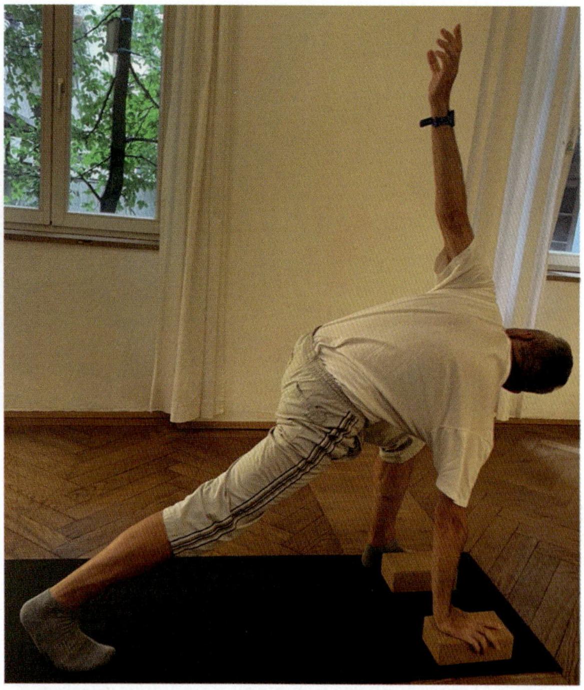

Abb. 7.10 Uttitha Parsvakonasana (seitliche Winkelhaltung – Variation). Um daraus einen dynamischen Flow zu entwickeln, soll Herr Z. einen Wechsel zwischen Krieger II und der seitlichen Winkelhaltung durchführen, um einen Fokus auf die posturale Kontrolle zu setzen. [M1171]

Als Eigenübung zur Elastizitätsförderung der infra- und suprahyoidalen sowie der subokzipitalen Muskeln wird hierbei eine Technik aus dem Therapieprozess der neuroorthopädischen aktivitätsabhängigen Plastizität (N.A.P.) nach Horst (2022) angewendet. Der Patient schaut hierbei in Richtung seiner Füße. Mit dem Blick wird aktiv die Kopfaufrichtung initiiert. Der Patient bringt beide Hände auf sein Sternum. Während der Ausatmung lautiert er auf „L". Er appliziert einen leichten Zug während der Ausatembewegung und hält diesen leichten Druck bei der darauffolgenden Einatmung.

PRAXISTIPP

Umgang mit dem Tremor in der Meditation

Viele Patienten empfinden es als sehr störend, während Meditationsübungen die Tremorbewegung z. B. einer Hand ständig zu spüren. Im Yoga soll das ständige Bewerten des Körpers und der eigenen Bewegung vermieden werden. Der Fokus liegt auf dem reinen Wahrnehmen, ohne zu interpretieren. Gibt der Körper durch das Zittern einer Hand einen dauerhaften Input, kann es schwer werden, sich auf die Praxis zu konzentrieren und ohne Wertung den Fokus zu behalten. Das zur Ruhe kommen und Abschalten wird für Patientinnen und Patienten mit Morbus Parkinson durch die Pathologie der Erkrankung deutlich erschwert. Im Folgenden sind Methoden genannt, die Patientinnen und Patienten während der sitzenden Meditation unterstützen können:

- Visuelle Vorstellung: die Hände bewegen sich langsam durch Wasser, ohne Wellen zu produzieren
- Atmung und aktive Armbewegung in einer großes Bewegungsamplitude einbinden
- Meditation mit dem Rücken zur Wand durchführen, um eine tiefere Entspannung zu ermöglichen, alternativ: Rückenlage

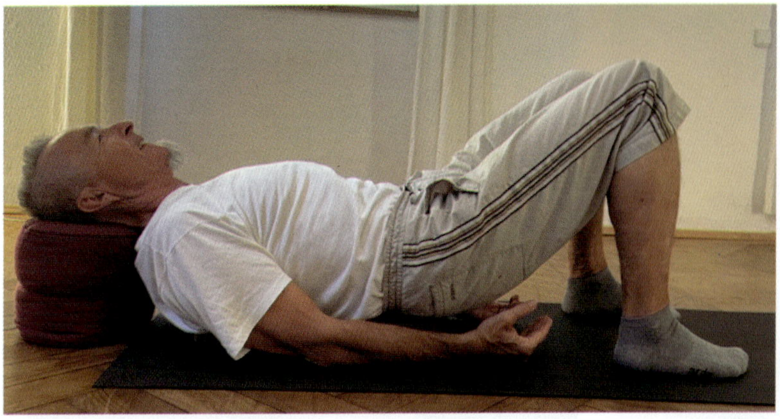

Abb. 7.11 Ardha Matsyasana (Fisch – Variation)
Aufgrund seiner Haltung ist Herr Z. für diese Asana mit Blöcken und einem Sitzkissen unterlagert. Sie bieten Sicherheit und eine gute Ausgangsposition, um sich auf die Atmung zu konzentrieren. Der Blick sollte dabei zu den Füßen gerichtet sein, um eine Elastizität im Bereich des Nackens zu ermöglichen. [M1171]

Subjektive Wirkung des Eigentrainings

Herr Z. berichtet darüber, dass ihm die Yoga-Einheiten und das Übungsprogramm für zuhause ein neues Gefühl von Leichtigkeit gegeben haben. Nach Abschluss einer Yoga-Einheit zeigt sich der Tremor der rechten Hand deutlich weniger. Auch am nächsten Morgen fühlte er sich mobiler und dynamischer.

Veränderungen in den Assessments nach 4 Woche (➤ Tab. 7.10)

Tab. 7.10 Veränderung der Assessments nach 4 Wochen

Testbereiche	Assessments und Befunde
a) Inspektion und Palpation	Wie zuvor
b) Hirnnerventestung	o. B.
c) Reflexe	Wie zuvor
d) Motorik	**Muskeltestung:** Thomas-Handgriff bds. negativ; ansonsten wie zuvor **Finger-Boden-Abstand:** 7 cm **Kraft:** wie zuvor
e) Koordination und Gang	**Gang:** verkürzte Schrittlänge, verminderte Hüftextension am Ende der Standbeinphase **Mini-BEST** 28/28 **FGA** 28/30 **M-PAS** Stuhltransfer (8/8), Akinese beim Gehen (24/24) Richtungswechsel usw. ohne Freezing-Symptome, Transfer eigenständig möglich
f) Neuropsychologie	Lebensqualität **PDQ-39** Summensore: 2,25

FGA: Functional Gait Assessment (Beurteilung der Balancefähigkeiten bei unterschiedlichen Aufgaben im Gehen); Mini-BEST (Mini Balance Evaluation Systems Test); M-PAS: Modified Parkinson Activity Scale; o. B.: ohne Befund; PDQ-39: Parkinson's Disease Questionnaire (Fragebogen mit 39 Items zur Beurteilung der Lebensqualität).

Kurze Zusammenfassung

Herr Z. empfindet hohe Motivation beim Üben der Asanas. Besonders das dynamische Üben der einzelnen Asanas fördert die posturale Kontrolle bei Patientinnen und Patienten mit Morbus Parkinson. Große Bewegungsamplituden, klare Bewegungseinleitungen mit externem Bewegungsfokus sollten in die Asana-Praxis bei Patientinnen und Patienten mit Morbus Parkinson eingebaut werden.

LITERATUR

Ban M, Yue X, Dou P, Zhang P. The Effects of Yoga on Patients with Parkinson's Disease: A Meta-Analysis of Randomized Controlled Trials. Behav Neurol 2021; 2021: 5582488. https://doi.org/10.1155/2021/5582488.

Bartels AL, Leenders KL. Parkinson's disease: The syndrome, the pathogenesis and pathophysiology. Cortex 2009; 45(8): 915–921. https://doi.org/10.1016/j.cortex.2008.11.010.

Deuel LM, Seeberger LC. Complementary Therapies in Parkinson Disease: A Review of Acupuncture, Tai Chi, Qi Gong, Yoga, and Cannabis. Neurotherapeutics 2020; 17(4): 1434–1455. https://doi.org/10.1007/s13311-020-00900-y.

Hinnell C, Hurt CS, Landau S, Brown RG, Samuel M, on behalf of the PROMS-PD Study Group. Nonmotor versus motor symptoms: How much do they matter to health status in Parkinson's disease? Mov Disord 2012; 27(2): 236–241. https://doi.org/10.1002/mds.23961.

Hoehn MM, Yahr MD. Parkinsonism: onset, progression and mortality. Neurology 1967; 17(5): 427–442. https://doi.org/10.1212/wnl.17.5.427.

Horst R. NAP: Physiotherapie bei neuroorthopädischen Symptomen. In: Horst R. (Hrsg.): N.A.P. – Neuroorthopädische Therapie. Untersuchen, Üben, Eigentraining. Georg Thieme Verlag; 2022.

Jankovic J. Parkinson's disease: Clinical features and diagnosis. J Neurol Neurosurg Psychiatry 2008; 79(4): 368–376. https://doi.org/10.1136/jnnp.2007.131045.

Keus S, Munneke M, Graziano M et al. Europäische Physiotherapie-Leitlinie beim idiopathischen Parkinson-Syndrom; 2014. https://www.parkinsonnet.nl/app/uploads/sites/3/2019/11/Parkinson_Leitlinie_Physiotherapeuten_2015.pdf (letzter Zugriff 06.01.2024).

Kwok JYY, Auyeung M, Chan HYL. Examining Factors Related to Health-Related Quality of Life in People With Parkinson's Disease. Rehabil Nurs 2020; 45(3):122–130.

Lazaro RT, Forster AA. Clients with Degnerative Diseases. In: Umphred DA, Lazaro RT (eds.): Neurorehabilitation for the Physical Therapist Assistant. SLACK Incorporated; 2014.

Myers PS, Harrison EC, Rawson KS et al. Yoga Improves Balance and Low-Back Pain, but Not Anxiety, in People with Parkinson's Disease. Int J Yoga Therap 2019; 30(1): 41–48. https://doi.org/10.17761/2020-D-18-00028.
Neurologienetz (Das Informationsportal für Ärzte). EDSS (Expanded Disability Status Scale). https://www.neurologienetz.de/fachliches/skalen-scores/edss (letzter Zugriff 05.01.2024).
Pickut BA, Van Hecke W, Kerckhofs E et al. Mindfulness based intervention in Parkinson's disease leads to structural brain changes on MRI: A randomized controlled longitudinal trial. Clin Neurol Neurosurg 2013; 115(12): 2419–2425. https://doi.org/10.1016/j.clineuro.2013.10.002.
Radder DLM, Lígia Silva de Lima A, Domingos J et al. Physiotherapy in Parkinson's Disease: A Meta-Analysis of Present Treatment Modalities. Neurorehabil Neural Repair 2020; 34(10): 871–880. https://doi.org/10.1177/1545968320952799.
Sagna A, Gallo JJ, Pontone GM. Systematic review of factors associated with depression and anxiety disorders among older adults with Parkinson's disease. Parkinsonism Relat Disord 2014; 20(7): 708–715. https://doi.org/10.1016/j.parkreldis.2014.03.020.
Streeter CC, Whitfield TH, Owen L et al. Effects of Yoga Versus Walking on Mood, Anxiety, and Brain GABA Levels: A Randomized Controlled MRS Study. J Altern Complement Med 2010; 16(11): 1145–1152. https://doi.org/10.1089/acm.2010.0007
Trepel M. Neuroanatomie. Struktur und Funktion. 6. Auflage. Elsevier Health Sciences; 2015.

7.1.3 Schlaganfall

Daniel Völker

DEFINITION

Schlaganfall (ICD-10: I60-I69, zerebrovaskuläre Erkrankung)
Definition: Als Schlaganfall bezeichnet man eine gefäßbedingte Erkrankung des Gehirns, bei der es durch eine Blutung (hämorrhagisch) oder einen Gefäßverschluss (ischämisch) zu einer plötzlichen Schädigung von Hirngewebe kommt (Hankey 2017).
Epidemiologie: Am häufigsten treten ischämische Schlaganfälle (80 %) auf, gefolgt von hämorrhagischen (10–12 %) und Subarachnoidalblutungen (3 %) (Kolominsky-Rabas et al. 2015). Jährlich treten in Deutschland ca. 200.000 erstmalige und 70.000 wiederholte Schlaganfälle auf (Kohler et al. 2014), von denen ca. 40 % bedeutende Ausfälle nach sich ziehen (Hankey 2017). Der Schlaganfall ist in Deutschland und weltweit auf Platz 2 der Todesursachen (GBD 2015 Mortality and Causes of Death Collaborators 2016). In der Gesamtprävalenz tritt bei Frauen (1,7 %) der Schlaganfall häufiger auf als bei Männern (1,5 %) (Robert Koch-Institut 2017).
Ursachen und Risikofaktoren: Hierzu zählen u. a. arterielle Embolien, venöse Thrombosen, Gefäßstenosen aufgrund von Plaques, Gefäßrisse wegen hohem Blutdruck, Spontanblutung bei Blutgerinnungsstörungen, sub- oder epidurale Hämatome. Das Risiko eines Schlaganfalls kann durch mehrere Faktoren erhöht werden. Darunter: Übergewicht, Rauchen, wenig Bewegung, fettreiche und übermäßig tierische Ernährung, Alkoholabusus, Stress, Diabetes, Vorhofflimmern und Herzrhythmusstörungen (Diener 2016).
Symptome: Die Symptome nach einem Schlaganfall sind abhängig von den betroffenen Hirnarealen. Symptome können sein: Bewusstseinsstörungen, Sensibilitätsausfälle, motorische Ausfälle, schlaffe und spastische Paresen, Sprachstörungen, Schwindel, Gleichgewichtsstörungen, Ataxie und Koordinationsstörungen, starke Kopfschmerzen, Orientierungsprobleme, Wahrnehmungsprobleme und weitere.
Diagnostik: Computertomografie (CT), Magnetresonanztomografie (MRT), CT-Angiografie, Serologie (u. a. Gerinnungsstatus, Kreatinin, Blutzucker), Blutdruckmessung, etc.

Welche Behandlungsstrategien werden derzeit angewendet?

Nach Absetzen des Notrufs, die Einlieferung in die Klinik und ersten internistischen Untersuchungsmaßnahmen werden die Patientinnen und Patienten versorgt. Nach der Leitlinie wird bei ischämischen Schlaganfällen die systemische Lysetherapie angewendet. Das Zeitfenster wird hier bis 4,5 Stunden nach dem Schlaganfallereignis angegeben, wobei neuere Untersuchungen positive Effekte der Lysetherapie auch bis zu 9 Stunden danach belegen konnten (Grunert 2019). Eine weitere Behandlungsmöglichkeit im Akutstadium bietet hier die Neurothrombektomie, bei der der Thrombus mithilfe eines Katheters entfernt wird (Ringleb and Möhlenbruch 2015). Nach der Akutbehandlung und der Frührehabilitation werden im Bereich der Neurorehabilitation je nach Fall wichtige Alltagsfunktionen wie die Lokomotion trainiert. Besonders die ersten Wochen und Monate nach dem Insult zeichnen sich durch eine erhöhte Neuroplastizität aus und sollten therapeutisch gut genutzt werden. Nach dieser Zeit, im Bereich von 6–12 Monaten nach Insult, sind die Funktionszugewinne häufig nur marginal, aber dennoch sehr abhängig von dem einzelnen Fall (Tscherpel and Grefkes 2020). Im Behandlungsprozess sind viele Professionen beteiligt: Neben der ärztlichen Versorgung steht die Versorgung mit Physiotherapie, Ergotherapie, Logopädie, Neuropsychologie, Fachpflege, durch soziale Dienste und weiteren im Vordergrund. Ziel ist das Erreichen einer größtmöglichen Selbstständigkeit, die Verbesserung der Lebensqualität und die Verhinderung von Sekundärschäden.

Vorstellung des Fallbeispiels Frau K.

Beschreibung des Therapieprozesses

Frau K. erlitt im Mai 2021 einen Hirninfarkt links. Nach einer schnellen klinischen Aufnahme, der Frührehabilitation und drei Wochen intensiver Rehabilitation in einer neurologischen Fachklinik wurde sie in die Anschlussheilbehandlung entlassen. Sie befindet sich seit Ende September 2021 in unserer physiotherapeutischen Behandlung und erhält 2-mal wöchentlich für 60 Minuten Physiotherapie in Form einer Einzelbehandlung.

Nach der Anamnese (➤ Tab. 7.11; ➤ Tab. 7.12) und dem ersten Eindruck ging es um die Frage der Zielstellung. „Wobei kann ich Sie als Physiotherapeut unterstützen? Was sind Ihre Zielstellungen hinsichtlich der Therapie?"

7

Tab. 7.11 Vorstellung der Patientin – **Allgemeine Anamnese**

Erhebung	Daten
Name	Frau K.
Alter	79 Jahre
Diagnose	Mediainfarkt links im Mai 2021, Hemiparese rechts
Verlauf	Stroke Unit → Frührehabilitation → Neurologische Rehabilitation → Anschlussheilbehandlung Phase D (September 2021)
Relevante Nebendiagnosen	Bluthochdruck (130/85 mmHg)
Medikation	Blutverdünner (ASS), Blutdrucksenker
Ärztliche Verordnung	KG-ZNS-Doppelbehandlung, 2-mal pro Woche

ASS: Acetylsalicylsäure; KG-ZNS: Physiotherapiebehandlung für Patienten mit Erkrankungen des zentralen Nervensystems (ZNS).

Tab. 7.12 Vorstellung der Patientin – **Sozialanamnese und Umweltfaktoren**

Erhebung	Daten
Sozialer Status	Frau K. ist sozial gut integriert und lebt gemeinsam mit ihrem Mann in einer Wohnung. Sie haben eine Tochter.
Häusliche Situation	Die Wohnung befindet sich im 3. Stock mit Aufzug, 5 Stufen am Geländer zur Haustür müssen überwunden werden. Im häuslichen Umfeld und beim Verlassen der Wohnung wird ein Gehstock benutzt.
Schmerzanamnese und Beschwerdeanamnese	Schmerzhafte Schulter auf der paretischen Seite (VAS = 4–5), vor allem in der Nacht (→ wird über den Tag und Bewegung besser!). Frau K. gab folgende Beschwerden an: • Beim Gehen: im Standbein rechts (fehlende Kniestabilität und reduzierte Hüftstreckung) und im Schwungbein (mit Zirkumduktion und reduzierter Fußhebung) • Beim Strecken des rechten Arms; das Greifen und Festhalten von Gegenständen (z. B. der Bürste beim Haare kämmen, Jacke anziehen) ist nur langsam, reduziert und mit Kompensationen möglich • Beim Sitz-Stand- und Stand-Sitz-Übergang wegen fehlender Stabilität und Kontrolle in den Beinen • Beim Bücken und Aufheben von Gegenständen vom Boden
Allgemeinzustand Ernährungszustand	Sportliche Konstitution mit einem guten Allgemeinzustand und Ernährungszustand. Compliance sehr hoch. Frau K. hat einige Hobbys, darunter Tischtennis spielen und spazieren gehen.

VAS: visuelle Analogskala.

Zielstellungen

- „Wieder schneller und länger gehen können, um beim Spazieren mit meinem Mann mithalten zu können"
- „Sicherer und stabiler gehen können, vor allem über Unebenheiten"
- „Aufgaben im Alltag wieder selbstständig bewältigen können, z. B. Tasse Kaffee halten, Haare bürsten, Schuhe zubinden"
- „Mit meiner Enkelin wieder Tischtennis spielen können"

Daraufhin wurden diverse Tests und Assessments durchgeführt, um den Status quo festzustellen (➤ Tab. 7.13). Schwerpunkte der Untersuchung ergeben sich auch aus den genannten Zielen und Wünschen der Patientin. So wurde Augenmerk auf die quantitativen Gangparameter (Geschwindigkeit, Strecke, Dauer), die Funktionalität und Motorik der oberen Extremität (Handkraft, Überkopfbewegung, Reichen/Greifen/Stabilisieren/Manipulieren) und die Untersuchung der posturalen Kontrolle und der Sturzgefährdung gelegt.

Erstellung der Arbeitshypothese

Aus den oben durchgeführten Tests ließ sich die erste Arbeitshypothese generieren. Aufgrund des Schlaganfallereignisses kam es zu sensomotorischen Ausfällen in der oberen Extremität (OEX) und der unteren Extremität (UEX), was sowohl die Bewegungsabläufe als auch das Körperschema an sich verändert. Wegen der paretischen rechten Seite wird die posturale Kontrolle beeinflusst, da die weniger betroffene linken Seite deutlichen Haltetonus aufbaut, um fallverhindernd zu wirken. Durch den erhöhten Tonus und die verminderte Exzentrik des Rückenstreckers und des M. iliopsoas fällt der Patientin sowohl das Bücken und langsame Hinsetzen als auch die selektive Bewegung des Beckens in den posterioren Tilt in der Terminal-Stance-Phase schwer, welches bedeutsam für ein ökonomisches und schnelles Gehen ist. Das rechte Standbein schnellt beim langsamen Setzen schneller vor, aufgrund der fehlenden Muskelkontrolle und exzentrischen Aktivität des M. quadriceps. Die verminderte Handkraft reduziert die Fähigkeit, Gegenstände zu stabilisieren und zu manipulieren. Die verminderte Außenrotation im Schultergelenk sowie Finger-Hand-Extension und dorsale Extension provozieren kompensatorische Schulterbewegungen beim Anheben des Arms.

Tab. 7.13 Durchgeführte Tests und Assessments mit Befunden (September 2021)

Testbereiche	Assessments und Befunde
a) Inspektion und Palpation	**Inspektion Rumpf:** rechte Seite ist passiver, laterale Flexion und Rotation rechts, flexorische Haltung, Becken in *anterior tilt*, sowohl im Sitz als auch im Stand, rechte Schulter in Depression/Protraktion **Inspektion Extremitäten:** Schultergelenk rechts nach innen rotiert, Ellenbogen rechts in 20° Flexion und rechte Hand in Ruhe leicht gefaustet, Hyperextension im Knie rechts, leichte Supinationsstellung des rechten Fußes Inspektion der Bewegungen: hand behind back (HBB) und hand behind neck (BHN) rechts mit Schultergürtelkompensation, beim Bücken viel Ausweichbewegung auf das linke Bein **Palpation:** schmerzfrei möglich, leichte Subluxation rechts tastbar
b) Hirnnerventestung	o. B.
c) Reflexe	**Eigenreflexe:** Hyperreflexie (PSR, BSR) rechts, TSR + ASR schlecht auslösbar **Fremdreflexe:** Bauchhautreflex vorhanden **Pathologische Reflexe:** Babinski rechts
d) Motorik	**Tonus: Hypertonus** (M. erector spinae re. + li., M. trapezius (Pars descendens) re. + li., M. biceps brachii re., Finger-Hand-Flexoren re., M. latissimus dorsi (li. > re.); M. iliopsoas li. < re., Mm. adductores re., M. triceps surae li. > re.) → OEX rechts ist spastisch paretisch. **Hypotonus** (Unterarmextensoren re., Bauchmuskulatur, Mm. glutei re., M. quadriceps femoris re., Mm. ischiocrurales re., Mm. peronei re., M. flexor hallucis longus re.) **Finger-Boden-Abstand:** 22 cm **Kraft:** Handkraftmessung (re.: 8,4 kg, li.: 14,6 kg); Sit-to-Stand-Test: 16 Wdh./1 Minute **Feinmotorik:** Schreiben, diffizile Bewegungen der Finger, Knöpfe schließen und Reißverschluss schließen fallen schwer
e) Koordination und Gang	**Arm-/Beinhalteversuch:** rechts auffällig **Finger-Nase-Versuch:** kein ataktisches Muster, paretischer Arm rechts auffällig **Diadochokinese:** wegen der Parese rechts verlangsamt und unrhythmisch **Knie-Hacke-Versuch:** kein ataktisches Muster, rechts Probleme beim Anheben und Halten des paretischen Beins **Romberg-Stehversuch:** mit und ohne optische Kontrolle möglich **Unterberger-Tretversuch:** ohne optische Kontrolle nicht möglich, da Standbein rechts zu instabil und Sturzpotenzial zu hoch **Posturale Kontrolle:** Berg Balance Scale (52/56 Punkten → Probleme beim Aufheben eines Gegenstands und Einbeinstand li. < re.), Functional-Reach-Test: 26 cm **Gang Ebene:** Dynamic-Gait-Index (15/24 Punkten → Treppe mit Geländer, Kopfdrehungen beim Gehen schwierig, Tempowechsel zur höheren Geschwindigkeit schwierig) **Gang Laufband:** Durchschnittsgeschwindigkeit 1,8 km/h, 10 Minuten, 177 m, Borg-Skala: 16/20, 02-Messung o. B., verbale Unterstützung (Zählen der Schritte im Takt) ist unterstützend **Einbeinstand:** links möglich, rechts nur mit Unterstützung durch Stock möglich **Tandemstand:** nur mit Unterstützung durch Stock oder Bank möglich **Falls Efficacy Scale:** in fast allen Bereichen mäßige bis deutliche Bedenken und Sturzangst, die mit ADL-Vermeidung einhergeht
f) Sensibilität	**Oberflächensensibilität:** auf der linken Seite ohne Befund; die rechte OEX und UEX sind jeweils hyposensibel, die Sensibilität im Gesicht ist o. B. **Tiefensensibilität:** Zahlenschreiben rechts auffällig, Holding-Placing-Mirroring mit der OEX rechts nicht möglich
g) Neuropsychologie	Mini-Mental-Status o. B.

ASR: Achillessehnenreflex; BSR: Bizepssehnenreflex; o. B.: ohne Befund; OEX: obere Extremität; PSR: Patellarsehnenreflex; TSR: Trizepssehnenreflex; UEX: untere Extremität; Wdh.: Wiederholungen.

Erstellung der konkreten Zielstellungen

Auf dieser Grundlage wurden folgende Zielstellungen mit der Patientin festgelegt:

a) Erarbeitung eines ökonomisch günstigen Gangbilds mit Hilfe eines Gehstocks, um gemeinsam mit dem Mann spazieren gehen zu können und die Mobilität außer Haus zu verbessern. Hierfür wird in den nächsten zehn Therapiesitzungen an den quantitativen Gangparametern (Gehgeschwindigkeit, Gehstrecke, Gehdauer) trainiert. Die anatomischen und funktionellen Strukturen, die für Schwungbein und Standbein notwendig sind bzw. diese beeinflussen, werden in der Therapie behandelt.

b) Erarbeitung eines symmetrischen und sicheren Sitz-Stand- und Stand-Sitz-Übergangs. Besonders betont wurde dabei die rechte Seite, eine stabile Beinachse, die selektive Bewegung des Beckens und die exzentrische Muskelaktivierung. Innerhalb von zehn Sitzungen sollte der Transfer selbstständig, in guter Qualität und symmetrisch erfolgen.

c) Erarbeitung des Reichens und des Greifens nach einer Bürste im Sitz und Stand, um sich damit die Haare kämmen zu können. Hierfür wird in den nächsten zehn Sitzungen die nötige Armstreckung und Beugung sowie Finger- und Handkraft erarbeitet, das Bewegungsmuster der Überkopfbewegung trainiert, die proximale Stabilität im Schultergelenk über die Rotatorenmanschette gefördert und die posturale Kontrolle im Rumpf erarbeitet.

Erstellung des Heimübungsprogramms

Folgend sind drei yogische Übungen aus dem Heimübungsprogramm von Frau K. vorgestellt, welche in den Therapiesitzungen nach und nach erarbeitet wurden (➤ Abb. 7.12; ➤ Abb. 7.13; ➤ Abb. 7.14). Neben der Laufbandtherapie und der Bobath-Therapie wurden weiter kreative Elemente wie ein Yoga-Block, Tischtennisschläger oder eine Haarbürste im Kontext verwendet.

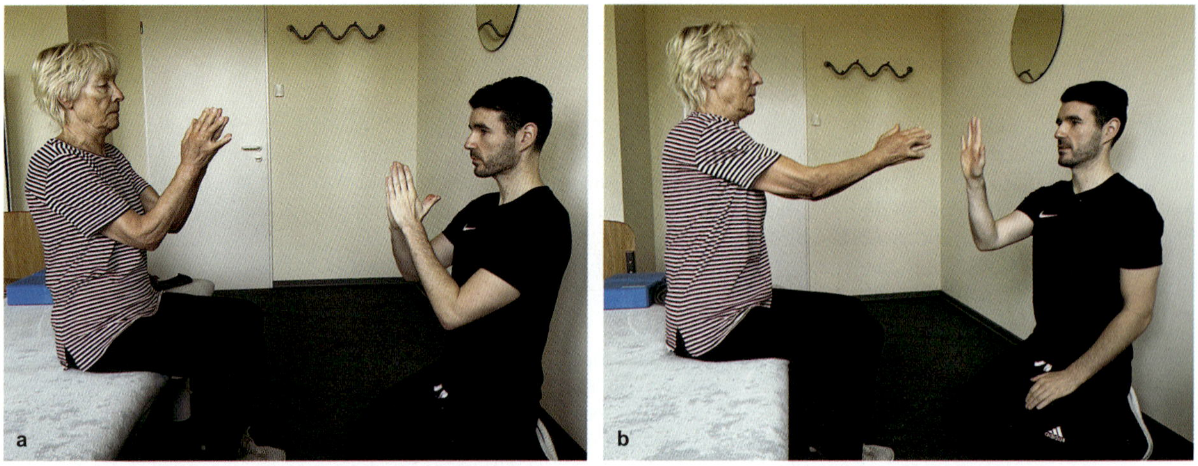

Abb. 7.12 Namaskar Mudra (Namasté-Haltung); ca. 5 Minuten.
Diese Haltung wird als Einstimmung und als Achtsamkeitsgeste für die Praxis genutzt. Dabei werden die Handflächen aufeinandergelegt. Durch den leichten Druck der Handflächen zueinander wird die Handöffnung und Finger-Extension der mehrbetroffenen Seite gefördert. Durch rhythmische, kreisförmige Bewegungen im Atemrhythmus vor dem Brustbein, vom Körper weg und zurück oder über den Kopf und zurück werden der Tonus im Arm reguliert und die funktionelle Armeinheit auf die Praxis vorbereitet, die Rumpfaktivität gefördert, die Aufmerksamkeit und Konzentration geschult und der Parasympathikus gefördert. [M1250]

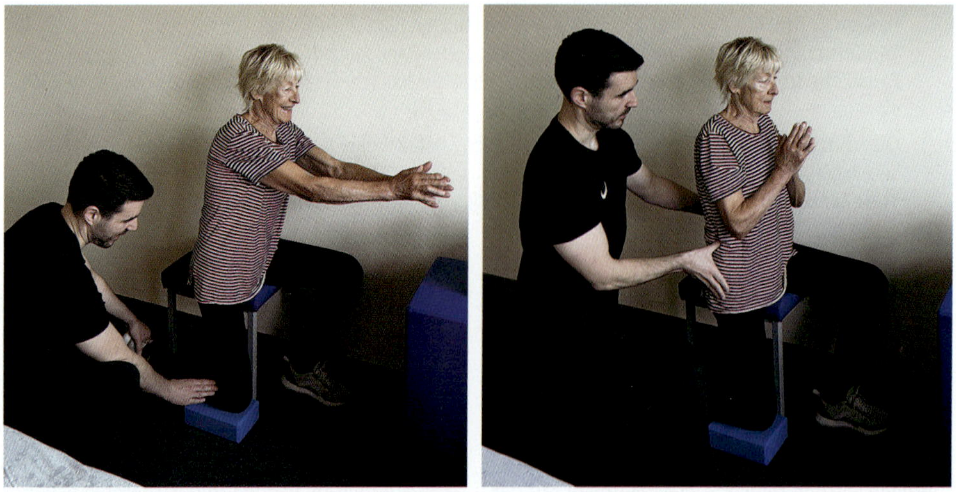

Abb. 7.13 Virabhadrasana (Krieger-Position), modifiziert im Sitz; ca. 5 Minuten.
Dabei seitlicher Sitz auf dem Stuhl mit dem rechten Bein frei angewinkelt (ggf. mit Block unterlagert) und dem rechten Fuß aufgestellt auf dem Boden. Statisches Halten, Hochdrücken mit Unterstützung oder dynamischer Schwungaktivität mit dem rechten Arm und der Bürste möglich. Durch die Betonung auf der rechten Seite können sowohl die Exzentrik des M. iliopsoas (Förderung Gangphase) und die Exzentrik des M. latissimus dorsi (zur Förderung Armhebung) als auch die kortikale Repräsentanz und das Körperschema gefördert werden. Die Position wird weiter genutzt, um den Einbein-Kniestand zu fördern und diesen so später in den Boden-Stand-Transfer einzubinden. [M1250]

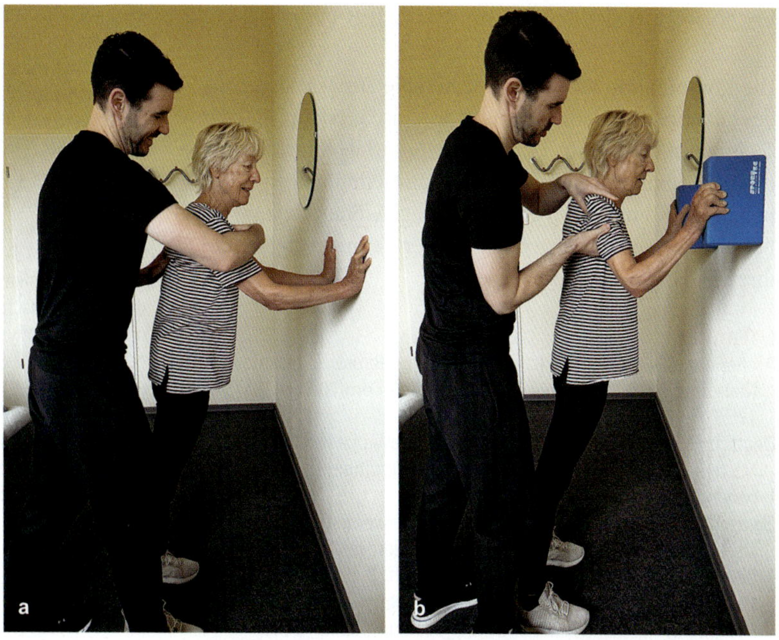

Abb. 7.14 Phalakasana (modifizierter Liegestütz an der Wand oder Bank); ca. 5 Minuten. Im leicht schrägen Stand gibt die Patientin Druck mit den Händen, die auch in gleicher Höhe stehen sollen, gegen die Wand und bekommt den Auftrag, zu halten und im nächsten Durchgang dynamische „Liegestütze" in dieser geschlossenen Kette durchzuführen. Dies fördert die Schultergürtelstabilität, die Finger-Hand-Öffnung und Exzentrik des M. biceps brachii, ebenso die Exzentrik des M. triceps surae, da die Fersen fest auf dem Boden stehen sollen. Bedeutsam in der Ausführung ist die stabile Beinachse, der feste Fuß-Boden-Kontakt und der stabile Vorfuß in Pronationsstellung. Die posturale Kontrolle im Rumpf wird gefördert und über die Konzentrik der (schrägen) Bauchmuskeln soll der posteriore Tilt im Becken eingestellt werden. [M1250]

Subjektive Wirkung des Eigentrainings

Frau K. gibt an, durch die Praxis der Yoga-Übungen Selbstwirksamkeit zu erfahren, da sie so ihren eigenen Therapieprozess aktiv gestalten kann. Besonders das Regulieren des Tonus über die rhythmischen Bewegungen scheint sich positiv auf die Funktionalität der OEX, die Bewegungsübergänge und das Gangbild, welches als stabiler empfunden wurde, auszuwirken. Die nächtlichen Schulterschmerzen rechts wurden als weniger stark und seltener auftretend beschrieben (➤ Tab. 7.14).

Tab. 7.14 Durchgeführte Tests und Assessments mit Befunden: Veränderungen (November 2021)

Testbereiche	Assessments und Befunde
a) Inspektion und Palpation	**Inspektion Rumpf:** der Rumpf ist deutlich aufrechter und die rechte Schulter steht im besseren Alignment **Inspektion Extremitäten:** der rechte Arm ist in 10° Flexion gebeugt, die Supinationsstellung im Fuß ist weiter vorhanden **Inspektion der Bewegungen:** hand behind back (HBB) und hand behind neck (BHN) rechts mit weniger Schultergürtelkompensation, beim Bücken weniger Ausweichbewegung über das linke Bein **Palpation:** schmerzfrei möglich, leichte Subluxation rechts tastbar
b) Hirnnerventestung	Wie im September 2021
c) Reflexe	Wie im September 2021
d) Motorik	**Tonus: Hypertonus** (im Schultergürtel reduzierter, deutliche Reduktion des Tonus des M. iliopsoas rechts); **Hypotonus** (kleine Veränderungen im Bereich der Peronei **Finger-Boden-Abstand:** 18 cm **Kraft:** Handkraftmessung (re.: 12,4 kg, li.: 18,6 kg); Sit-to-Stand-Test: 20 Wdh./1 Minute **Feinmotorik:** Verbesserung beim Knöpfe schließen und Stift halten
e) Koordination und Gang	**Posturale Kontrolle:** Berg Balance Scale (53/56 Punkten → Probleme beim Aufheben eines Gegenstands und Einbeinstand li. < re.), Functional-Reach-Test: 28 cm **Gang Ebene:** Dynamic-Gait-Index (15/24 Punkten → Treppe mit Geländer, Kopfdrehungen beim Gehen schwierig, Tempowechsel zur höheren Geschwindigkeit schwierig); **Gang Laufband:** (Durchschnittsgeschwindigkeit 2,3 km/h, 10 Minuten, 277 m, Borg-Skala: 13/20, 02-Messung o. B. **Einbeinstand:** links möglich, rechts weiter nur mit Unterstützung durch Stock möglich **Tandemstand:** weiter nur mit Unterstützung durch Stock oder Bank möglich **Falls Efficacy Scale:** geringere Bedenken beim Item „Gegenstände vom Boden aufheben", „Treppensteigen" und „vom Stuhl aufstehen und hinsetzen".
f) Sensibilität	Wie im September 2021
g) Neuropsychologie	o. B.

o. B.: ohne Befund; Wdh.: Wiederholungen.

7

Veränderung des Assessments nach 8 Wochen

Die Kombination aus Laufbandtherapie zur Verbesserung des quantitativen Gangbildes und der Ausdauerfähigkeit, das Training an der Bobath-Liege für die posturale Kontrolle und die Yoga-Übungen zur Erarbeitung von Heimübungen scheinen in der Kombination gut anzuschlagen. Frau K. ist weiter fleißig dabei und kann verbal gut über Veränderungen und ihren Bedarf kommunizieren.

LITERATUR

Ascherio A. Environmental factors in multiple sclerosis. Expert Rev Neurother 2013; 13(12 Suppl): 3–9. https://doi.org/10.1586/14737175.2013.865866.

Deutsche Multiple Sklerose Gesellschaft Bundesverband (DMSG) e.V. MS behandeln; 2024. https://www.dmsg.de/multiple-sklerose/ms-behandeln (letzter Zugriff 06.01.2024).

Deutsche Multiple Sklerose Gesellschaft Bundesverband (DMSG) e.V. Genderspezifische Aspekte der Multiplen Sklerose. Positionspapier der Deutschen Multiple Sklerose Gesellschaft, Bundesverband e.V. 18.01.2023; 2023. https://www.dmsg.de/fileadmin/public/DMSG/Dokumente/Positionspapiere/180123_Positionspapier_Gender-aspekte-der-MS.pdf (letzter Zugriff 06.01.2024).

Diener H-C. Schlaganfälle: 10 beeinflussbare Faktoren machen 90 % des Risikos aus – weltweit. Dtsch Med Wochenschr 2016; 141(22): 1606. https://doi.org/10.1055/s-0042-119021.

Flachenecker P. Multiple Sklerose 2019 – Update zu Diagnostik und Therapie. neuroreha 2019; 11(04): 149–154. https://doi.org/10.1055/a-1022-4917.

GBD 2015 Mortality and Causes of Death Collaborators. Global, regional, and national life expectancy, all-cause mortality, and cause-specific mortality for 249 causes of death, 1980–2015: a systematic analysis for the Global Burden of Disease Study 2015. Lancet 2016; 388(10053): 1459–1544. https://doi.org/10.1016/S0140-6736(16)31012-1.

Grunert D. Schlaganfall: Lyse auch nach Zeitfenster von 4,5 Stunden möglich. Deutsches Ärzteblatt Online; 2019. https://doi.org/10.3238/PersNeuro.2019.09.13.10.

Hankey GJ. Stroke. Lancet 2017; 389(10069): 641–654. https://pubmed.ncbi.nlm.nih.gov/27637676/. https://doi.org/10.1016/S0140-6736(16)30962-X.

Hemmer B et al. Diagnose und Therapie der Multiplen Sklerose, Neuromyelitis-optica-Spektrum-Erkrankungen und MOG-IgG-assoziierte Erkrankungen. S2k-Leitlinie; 2021. In: Deutsche Gesellschaft für Neurologie (DGN) (Hrsg.): Leitlinien für die Diagnostik und Therapie in der Neurologie. AWMF Register-Nr. 030/050. https://register.awmf.org/assets/guidelines/030-050l_S2e_Diagnose-Therapie-Multiplen-Sklerose-Neuromyelitis-Optica-Spektrum-MOG-IgG-assoziierte_Erkrankungen_2021-05_1-verlaengert.pdf (letzter Zugriff 05.01.2024).

Kohler M, Deutschbein J, Peschke D, Schenk L. Schlaganfallgeschehen in Deutschland – Zur Vergleichbarkeit von Krankenkassen-, Register- und DRG-Daten. Fortschr Neurol Psychiatr 2014; 82(11): 627–633. https://doi.org/10.1055/s-0034-1385231.

Kolominsky-Rabas PL, Wiedmann S, Weingärtner M et al. Time trends in incidence of pathological and etiological stroke subtypes during 16 years: the Erlangen Stroke Project. Neuroepidemiology 2015; 44(1): 24–29. https://doi.org/10.1159/000371353.

Ringleb P, Möhlenbruch M. Neurothrombektomie – eine neue Ära der Schlaganfallbehandlung. Intensivmed.up2date 2015; 11(04): 333–340. https://doi.org/10.1055/s-0041-106674.

Robert Koch-Institut. 12-Monats-Prävalenz von Schlaganfall oder chronischen Beschwerden infolge eines Schlaganfalls in Deutschland – Fact sheet – JoHM 01/2017; 2017. https://www.rki.de/DE/Content/Gesundheitsmonitoring/Gesundheitsberichterstattung/GBEDownloadsJ/FactSheets/JoHM_2017_01_gesundheitliche_lage5.html (letzter Zugriff 06.01.2024).

Sander L, Kugler J, Elsner B. Der Einfluss von MS-spezifischen Symptomen auf die gesundheitsbezogene Lebensqualität. Fortschr Neurol Psychiatr 2020; 88(11): 704–712. https://doi.org/10.1055/a-1113-7702.

Tscherpel C, Grefkes C. Funktionserholung nach Schlaganfall und die therapeutische Rolle der nicht-invasiven Hirnstimulation. Klinische Neurophysiologie 2020; 51(04): 214–223. https://doi.org/10.1055/a-1272-9435.

Weih M, Roßnagel F, Dikow H, Wehrle K, Braune S, Bergmann A. Daten zur Multiplen Sklerose in Deutschland und ihre Abbildung im Register des ambulanten Netzwerkes NeuroTransData (NTD). Fortschr Neurol Psychiatr 2020; 88(6): 379–385. https://doi.org/10.1055/a-1130-6222.

7.1.4 Zerebralparese GMFCS Level II

Lena Braun

DEFINITION

Zerebralparese (ICD-10: G80 infantile Zerebralparese)

Definition: Zerebralparese (ZP) beschreibt eine Gruppe von Störungen der Bewegungs- und Haltungsentwicklung, die zu Aktivitätseinschränkungen führen und auf nicht-progressive Störungen in der Entwicklung des fötalen oder kindlichen Gehirns zurückgeführt werden (Rosenbaum et al. 2007).

Epidemiologie: Zerebralparese ist eine der häufigsten körperlichen Behinderungen bei Kindern (Novak et al. 2020).

Symptome: Kinder mit Zerebralparese haben neben Entwicklungsstörungen der Bewegung und Körperhaltung auch Defizite in der Sinneswahrnehmung, der Kognition und im Verhalten, was zu Aktivitätseinschränkungen führt (Rosenbaum et al. 2007). Bereits 2013 untersuchte eine Forschergruppe aus Norwegen mentale Beeinträchtigungen bei Kindern mit Zerebralparese. Verglichen mit gesunden Kindern stellten sie bei 57 % der Kinder mit ZP eine psychische Begleiterkrankung fest (Bjorgaas et al. 2013). Mithilfe von Daten des CP-Registers in West-Schweden wurden 200 Kinder auf psychische Erkrankungen hin untersucht. 45 % der Kinder mit Zerebralparese hatten Komorbiditäten wie Autismus, eine Aufmerksamkeitsdefizit-/Hyperaktivitätsstörung (ADHS) oder beides (Påhlman et al. 2021). Die Hälfte der Kinder hatte eine intellektuelle Beeinträchtigung oder geistige Behinderung. ADHS und Autismus sind häufig assoziierte Beeinträchtigungen bei Kindern mit ZP, jedoch unabhängig vom Schweregrad der motorischen Beeinträchtigung (Påhlman et al. 2021). Darüber hinaus ist die Muskelschwäche das Hauptproblem bei den betroffenen Kindern (Brunner & Romkes 2008). Intrinsische Muskelveränderungen bei Kindern mit ZP sorgen zusätzlich für eine Steifigkeit der Gelenkbewegungen (Konno et al. 2022).

Diagnostik: Krankheitsanamnese (z. B. Frühgeburt), entwicklungsneurologische Untersuchung, MRT-Befund

Behandlung: Enge inter- und transdisziplinäre Zusammenarbeit mit Kinderorthopädinnen, Therapeuten, Pädagoginnen und anderen Disziplinen.

ÜBRIGENS ...

Evidenz für Yoga bei Zerebralparese

Durch die hohe Modifizierbarkeit der einzelnen Yoga-Positionen und der moderaten Belastung kann Yoga auch für Menschen mit Bewegungseinschränkungen empfohlen werden (Gothe et al. 2019). Das MiYoga-Programm von Mak et al. (2018) konnte bei Kindern mit Zerebralparese Verbesserungen im Bereich der Aufmerksamkeit erzielen, jedoch keine signifikanten Veränderungen der motorischen Leistung. Die Intervention fand als Heimübungsprogramm im Kreis der Familie statt. Rivest-Gadbois und Boudrias (2019) stellten fest, dass die Yoga-Praxis motorisches Lernen erleichtert und das Körpergefühl verbessert. Die Ergebnisse von Telles et al. (2019) deuten darauf hin, dass die Yoga-Atmung eine kurze und nützliche Übung in der Schule sein könnte, um die Aufmerksamkeit zu verbessern und Ängste zu reduzieren.

Welche Behandlungsstrategien werden derzeit angewendet?

Jonas besucht eine Förderschule mit konduktivem Förderzentrum, in diesem Rahmen finden auch die physiotherapeutischen Behandlungseinheiten statt. Die Studie *State of Evidence* von Novak et al. (2020) bietet eine Grundlage für evidenzbasierte Therapieempfehlungen für Kinder mit Zerebralparese. Als gesundheitsfördernde Maßnahme geben die Autoren unter anderem Fitnesstraining, zielgerichtete Therapie, Mobilisation und Krafttraining an. Passive Mobilisation wurde dagegen als nicht wirksam eingestuft (Eldridge und Lavin, 2016). Therapiemaßnahmen für Kinder mit Zerebralparese sollten demnach eine aktive Mobilisation und Krafttraining verbinden und die Aktivität der Kinder fördern.

Weshalb Yoga bei Kindern mit Zerebralparese?

Ein Bewegungsprogramm für Kinder mit Zerebralparese sollte die Aspekte der Elastizitätsförderung und Kraftentwicklung beinhalten und einen Schwerpunkt auf die Aufmerksamkeitssteuerung setzen, um das motorische Lernen positiv zu beeinflussen. Mak et al. (2017) stellten die Hypothese auf, dass ein achtsames Bewegungsprogramm bei Kindern mit ZP das Potenzial hat, die Fähigkeit zu generieren, sich auf den Moment zu fokussieren und sich damit auch auf die Aktivitäten des täglichen Lebens besser konzentrieren zu können. Die Kinder werden so unterstützt, sich vor negativen Stressfaktoren in ihrem Umweltkontexten zu schützen. Yoga wird in der Studie von Noval et al. (2020) zur Förderung der Motorik nicht empfohlen. Hierbei ist zu beachten, dass nur eine Studie (*MiYoga*-Programm) zugrunde liegt, die Yoga als Heimübungsprogramm durchgeführt hat. Mak et al. (2018) konnten mit dem *MiYoga*-Programm bereits Verbesserungen im Bereich der Aufmerksamkeit erreichen, jedoch keine motorischen Verbesserungen. Deshalb empfiehlt sich ein genauer Blick auf aktuelle Prinzipien des motorischen Lernens und ein kritischer Vergleich mit bestehenden Yoga-Konzepten. Der externe Bewegungsfokus wird bereits in verschiedenen Studien zur Unterstützung des motorischen Lernens empfohlen (Wulf und Lewthwaite, 2016). Es gibt derzeit keine bestehenden Yoga-Programme für Menschen mit Behinderungen. Es ist daher notwendig, traditionelle Yoga-Einheiten in ein therapeutisches Setting zu bringen. Deshalb wird dieser Aspekt des externen Fokus mit den Methoden des Therapieprozesses der *Neuroorthopädischen aktivitätsabhängigen Plastizität* (N.A.P.) nach Horst (2022) in einem Yoga-Programm kombiniert. Zelazo und Lyons (2012) beschreiben, dass eine Achtsamkeitspraxis sowohl Prozesse wie die Aufmerksamkeitssteuerung und kognitive Flexibilität fördert als auch Störungsquellen, wie voreilige emotionale Reaktionen, abschwächen kann. Möglicherweise lässt sich hiermit das motorische Lernen unterstützen, denn Aufmerksamkeit und Motivation können Lern- und Leistungseffekte hervorrufen (Wulf und Lewthwaite 2016).

Adaptierung von Yoga-Asanas in die Therapie

- Verwendung des externen Fokus
- Kombination mit manuellen Techniken aus dem N.A.P.-Therapieprozess
- Verwendung von rhythmisch intendierender Sprache aus der konduktiven Förderung
- Strukturierter Ablauf für Kinder mit Konzentrationsschwäche

Vorstellung Fallbeispiel Jonas K. (> Tab. 7.15; > Tab. 7.16)

Zielstellungen, von Jonas formuliert

Zum Schuljahresbeginn werden zusammen mit Jonas Ziele festgelegt.

1. „Längere Gehstrecke meistern, ohne so schnell keine Kraft mehr zu haben"
2. „Während dem Gehen auch mal etwas tragen zu können"

Assessments zu Beginn (> Tab. 7.17)

Der d2-Konzentrationstest wird jeweils vor und nach jeder Yoga-Einheit durchgeführt, um den Verlauf der Konzentrationsleistung innerhalb einer Stunde abzubilden. Zur vereinfachten Ansicht wird hier nur der Wert der letzten Stunde aufgeführt.

Erstellung der Arbeitshypothese

Zentrale motorische Läsionen führen zur spastischen Parese (Dietz 2013). Diese Veränderungen führen zu Paresen und Fehlanpassungen des Bewegungsmusters (Dietz und Sinkjaer 2007). Die Autoren beschreiben, dass diese sekundären

7

Tab. 7.15 Vorstellung des Patienten – **Allgemeine Anamnese**

Erhebung	Daten
Name	Jonas K.
Alter	13 Jahre
Diagnose	Infantile Zerebralparese
Verlauf	Jonas kam als Frühgeburt in der 29. SSW+6 zur Welt. Diagnostiziert wurde eine spastische bilaterale Zerebralparese.
Relevante Nebendiagnosen	keine
Medikation	keine
Ärztliche Verordnung	2–3x pro Woche KG-ZNS

KG-ZNS: Physiotherapiebehandlung für Patienten mit Erkrankungen des zentralen Nervensystems (ZNS).

Tab. 7.16 Vorstellung des Patienten – **Sozialanamnese und Umweltfaktoren**

Erhebung	Daten
Sozialer Status	Lebt mit seinen Eltern zusammen, hat keine Geschwister
Häusliche Situation	Lebt in einem Haus mit Garten
Schmerzanamnese und Beschwerdeanamnese	Jonas hat keine Schmerzen, er zeigt Einschränkungen der Kraft- und Ausdauerfähigkeit während längeren Gehstrecken.
Allgemeinzustand Ernährungszustand	Jonas ist sehr motiviert, sich zu bewegen. Am liebsten spielt er Fußball. Insgesamt ist er ein ruhiger Junge. *Gross Motor Function Classification System (GMFCS)* Stufe 2: Jonas geht mit leichten Einschränkungen, er zeigt Beeinträchtigungen in Geschwindigkeit, Koordination und Balance. *Manual Ability Classification System (MACS)* Stufe 1: Jonas kann mit den meisten Objekten seines Alltags alleine umgehen. Zeitweise ist er etwas verlangsamt oder ungeschickt, wenn es sich um größere Gegenstände handelt. *Communication Function Classification System (CFCS)* Stufe 2: Jonas ist ein wirksamer Sender und Empfänger. Seine Sprachmelodie ist sehr leise und abhängig vom Empfänger.

Tab. 7.17 Durchgeführte Tests und Assessments mit Befunden (September 2022)

Testbereiche	Assessments und Befunde
a) Motorik	**Balance:** FGA: 15 **Kraft:** Sit-and-stand-Test: 8x, Lateral-Step-up-Test: 1x, Half-Knee-to-Stand-Test: 0x **Mobilität:** Sit-and-Reach-Test: 3 cm
b) Kognition	**Konzentration/Aufmerksamkeit:** d2-Test 92 (Konzentrationsleistung)

FGA: Functional Gait Assessment (Beurteilung der Balancefähigkeiten bei unterschiedlichen Aufgaben im Gehen).

Veränderungen der mechanischen Eigenschaften von Muskelfasern, Kollagengewebe und Sehnen (z. B. Verlust von Sarkomeren) zu einem spastischen Muskeltonus führen. Dieser wird teilweise genutzt, um die Parese zu kompensieren und funktionelle Bewegung zu ermöglichen. Aus diesem Grund kommt es bei Kindern mit zentralen motorischen Läsionen häufig nur zu einer tonischen Muskelaktivierung (Dietz 2013). Bei Kindern mit Zerebralparese kontrahierten der Agonist und Antagonist oftmals gleichzeitig. Dies wird als Co-Kontraktion bezeichnet (Gage 1993). Dabei geht ein hohes Maß Muskelkraft verloren, weshalb die Beschleunigung insgesamt weniger wird (Gage 1993). Kinder mit Zerebralparese haben im Vergleich zu gesunden Kindern einen erhöhten Energiebedarf beim Gehen (Gage 1993). Eine Verminderung der Co-Kontraktion und eine Verbesserung der Standbeinstabilität, mit dem Fokus auf eine Stabilisierung der Knie- und Hüftgelenke gegen Bodenreaktionskräfte, können dazu beitragen, den erhöhten Energieverbrauch zu senken (Gage 1993).

Die Muskulatur bei Kindern mit ZP ist im Volumen verringert und insgesamt kleiner, schwächer und steifer im Gegensatz zur Muskulatur von nicht betroffenen Kindern (Handsfield et al. 2022). Durch die mangelnde Elastizität kann die Dehnung nicht genutzt werden, um eine Beschleunigung zu generieren (Horst 2022, S. 49). Diese Beschleunigung ist essenziell für ein dynamisches Gangbild und eine adäquate Kraftentwicklung. Kinder mit ZP könnten es nach diesen Annahmen deutlich schwerer haben, Muskelkraft aufzubauen. Sindou et al. (2020) bestätigen, dass die Hypertonie und mangelnde Mobilisierung einen Teufelskreis bilden, der zu schweren Behinderungen des Bewegungsapparats führen kann.

Neben der Muskelkräftigung ist daher auch die aktive Mobilisation und Elastizitätsförderung wichtig. Die Yoga-Praxis bietet diese Kombination und daher eine optimale Grundlage als therapeutisches Mittel.

PRAXISTIPP

Externer Fokus im Yoga

Im klassischen Hatha Yoga richten alle Bewegungsanweisungen (z. B. „Bringe deinen Fuß an die Außenkante deiner rechten Hand") die Aufmerksamkeit auf den eigenen Körper. Nach Wulf und Lewthwaite (2016) fördern Sätze, die den Fokus auf Körperteile lenken, einen negativen Lerneffekt. Aus diesem Grund werden die Anleitungen und Bewegungen in den einzelnen Yoga-Positionen und die Übergänge zwischen den Asanas mit einem externen Fokus verbunden. Als externer Fokus dienen Bodenmarkierungen für Hände und Füße sowie Bälle oder Stäbe (siehe ➤ Abb. 7.15). Wulf und Lewthwaite (2016) beschreiben, dass das Nutzen von Analogien, z. B. einem Bild, ebenfalls dazu dient, den Fokus zu externalisieren, um eine bestimmte Handlung zu erzeugen. Daher werden für das Yoga-Programm zusätzlich Bildkarten von Binder (2017) verwendet. Diese Bildkarten zeigen jeweils eine Asana und ein Tier oder Symbol, das die Kinder mit der Asana in Verbindung bringen können (➤ Abb. 7.15).

7

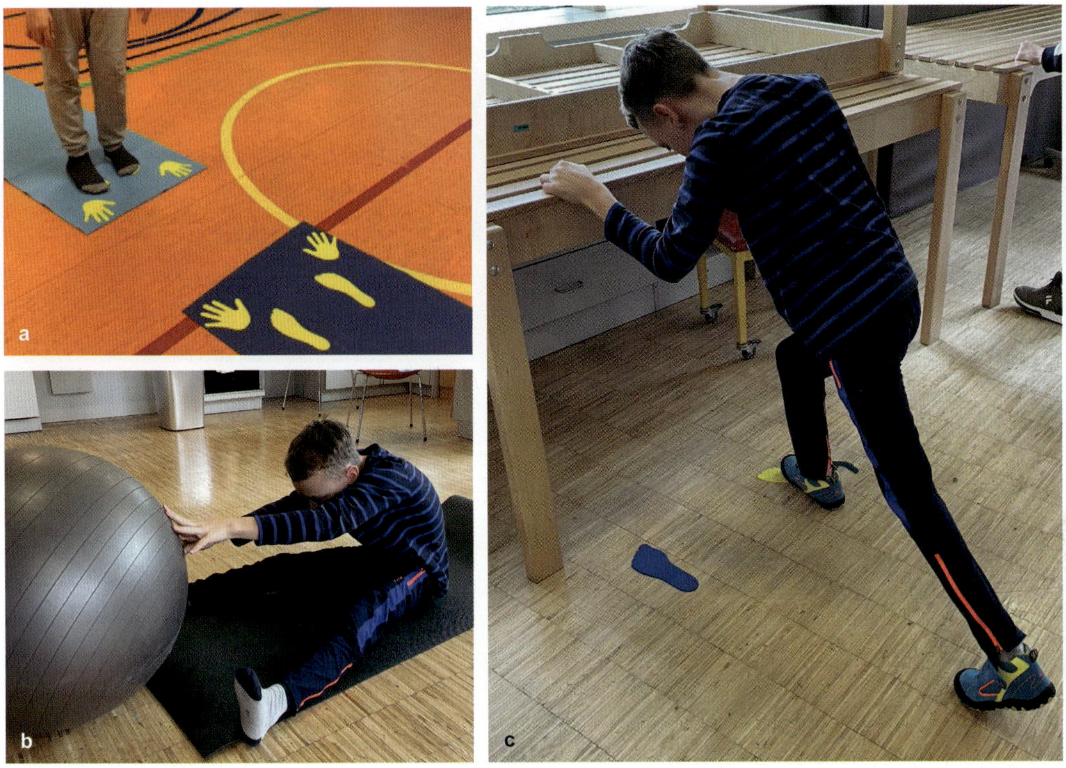

Abb. 7.15 Externer Fokus. [M1250]

Konkrete Zielsetzung

- Stabilisierung der Standbeinphase: motorische Kontrolle der hüftstabilisierenden Muskeln, der Plantarflexoren und der Peronealmuskulatur
- Elastizitätsförderung der Hüft- und Knieflexoren
- Erarbeitung dynamische intermuskuläre Ansteuerung
- Regulation Sympatikotonus, v. a. im Bereich des Brustkorbs mit Verbesserung der Ventilation

Erstellung Übungsprogramm

Eine Yoga-Einheit dauert 45 Minuten und findet zweimal wöchentlich über einen Zeitraum von sechs Wochen statt. Um die einzelnen Asanas zugänglich zu machen, werden zusätzlich Sprossenstühle und Pritschentische aus dem Bereich der konduktiven Förderung hinzugezogen (siehe ➤ Abb. 7.15). Die Sprache während der Yoga-Einheit ist rhythmisch intendierend, um Bewegungsabläufe zu automatisieren (Becker 2016, S. 145). Diese Art der verbalen Fazilitation kennt Jonas bereits aus der konduktiven Förderung und seinem Schulalltag.

Ziel ist es, die Selbstwirksamkeit von Jonas zu stärken und ihm zu vermitteln, dass Yoga mehr ist als eine reine Bewegungspraxis. Nach der kleinen Gesprächsrunde folgt ein sensorischer Input, z. B. durch einen Duft, um die Aufmerksamkeit von Jonas zu steigern. Als Duft wird ein z. B. Zitronenöl verwendet. Den Duft soll Jonas anschließend mit positiven Emotionen oder Erzählungen verknüpfen. Im Anschluss folgen die Mobilisation und aktive Atemübungen. Jonas lernt, Atmung und Bewegung miteinander zu verbinden. Ziel jeder Einheit ist es, Jonas ein Bewusstsein für das Zusammenspiel von Atmung und Bewegung zu vermitteln.

Die Knieextension in der geschlossenen Kette wird durch eine N.A.P.-Technik unterstützt (siehe ➤ Abb. 7.16a). Für der Technik wird ein Längszug im Bereich des Ansatzes des M. biceps femoris (z. B. Caput breve) während der aktiven Knieextension des Patienten im Sinne einer Aktionsmassage gegeben (Horst 2022, S. 361).

Als Variation kann diese Asana auch genutzt werden, um die Schwungbeinphase zu initiieren (siehe ➤ Abb. 7.16b, c). Das Kind geht hierfür auf die Zehenspitzen. Der Therapeut gibt pronatorischen Input entlang der Lisfranc'schen Gelenklinie, um die Großzehenbelastung zu unterstützen und eine pronatorische Verschraubung des Vorfußes zu erreichen. Nach der Standbeinstabilisation kann das andere Bein nun als Spielbein agieren, indem es über einen kleinen Gegenstand (externer Fokus) steigt. Diese Bewegung wird auch aus einer Vordehnung heraus geübt, indem das Kind vor der Schrittauslösung mit den Fersen Richtung Boden geht und sich anschließend nach vorne abdrückt.

Der Schulterstand (Kerze) wird zur Förderung der Exzentrik des Rückenstreckers und zur exzentrischen Aktivierung der Beinmuskulatur genutzt (siehe ➤ Abb. 7.17). Die N.A.P.-Technik kann hierbei genutzt werden, um eine reziproke Beinmuskelaktivität zu erreichen. Durch Zug der Therapeutin am Fußrücken werden die Beugesynergien aktivieren. Über die

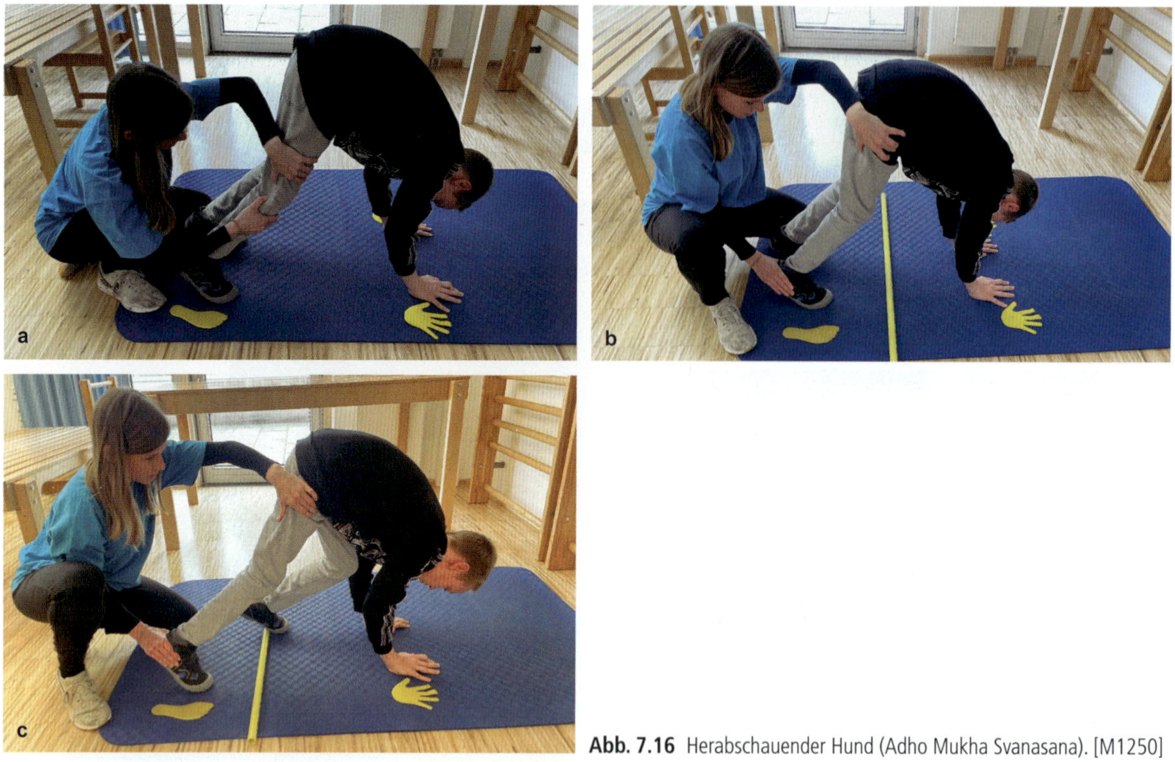

Abb. 7.16 Herabschauender Hund (Adho Mukha Svanasana). [M1250]

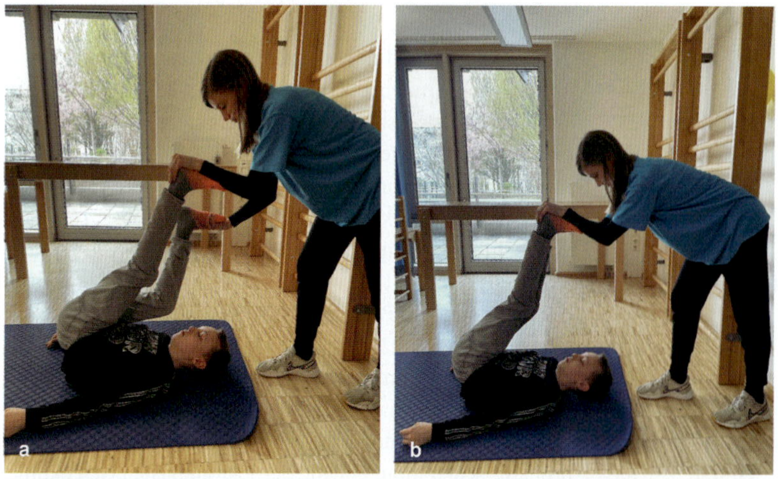

Abb. 7.17 Schulterstand (Sarvangasana). [M1250]

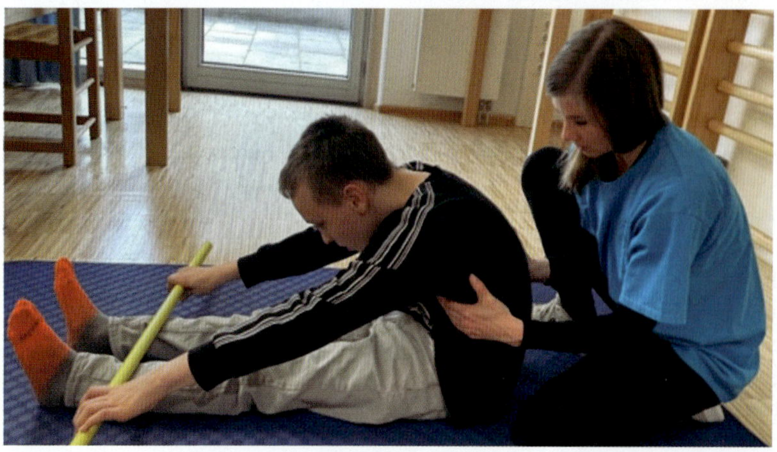

Abb. 7.18 Vorbeuge. [M1250]

gesamte Fußsohle wird mit dem anderen Unterarm ein Druck ausgeübt. Das Kind soll nun sein in Streckung aktiviertes Bein langsam nach unten drücken lassen und wieder in die Streckung zurückkehren (Horst 2022, S. 360).

Die Vorbeuge wird hier als Beispiel einer detonisierenden Haltung im Yoga verwendet. Hier wird der Fokus auf die Förderung der Entspannungsfähigkeit und die Elastizitätsförderung gelegt. Mit der N. A. P-Technik wird die tiefe kostale Atmung über den M. serratus anterior gefördert (siehe ➤ Abb. 7.18). Zusätzlich wird eine exzentrische Mobilisation des Rückenstreckers erreicht. Die Therapeutin hat ihre rechte Hand am hinteren Rippenbogen und führt während der Einatmung die Bewegungsrichtung der unteren Rippen nach unten außen. Während der Ausatmung wird die Bewegung nach oben außen und vorne mit zusätzlichen intermittierenden Druckreizen unterstützt. Die andere Hand stabilisiert den linken Thorax von ventral. Das Kind rollt während der Mobilisation aktiv mit dem Stab in Richtung der Füße (Horst 2022, S. 300).

PRAXISTIPP

Visualisierung des Ablaufs einer Yoga-Einheit

Für die Yoga-Einheit wurde mit Hilfe von MetaSearch 9 eine Klettmappe gestaltet, in der die einzelnen Sequenzen der Yoga-Einheit von Jonas nacheinander aufgeklappt werden können (➤ Abb. 7.19). Um Jonas eine Struktur der Yoga-Einheit zugeben, wurde mit Unterstützer Kommunikation (UK) mit Hilfe von METACOM-Symbolen gearbeitet (Kitzinger 2022).

Subjektive Wirkung des Eigentrainings

Jonas hat das Gefühl, nach jeder Yoga-Einheit lockerer zu sein, Richtungswechsel, Aufstehen und Hinsetzen fallen ihm leichter. Jeweils nach den Yoga-Einheiten fällt es Jonas leichter, den d2-Test auszufüllen (➤ Tab. 7.18).

Tab. 7.18 Durchgeführte Tests und Assessments mit Befunden (November 2022)

Testbereiche	Assessments und Befunde
a) Motorik	**Balance:** FGA 21 **Kraft:** Sit-and-stand: 12x, Lateral-step-up: 5x, Half-knee-to-stand 0x **Mobilität:** Sit-and-reach: 0 cm
b) Kognition	**Konzentration/Aufmerksamkeit:** d2-Test 164 (Konzentrationsleistung)

Veränderungen in den Assessments nach 6 Wochen

Kurze Zusammenfassung

Das Yoga-Programm wurde mit einer Kombination aus manuellen N.A.P.-Techniken und Erkenntnissen des motorischen

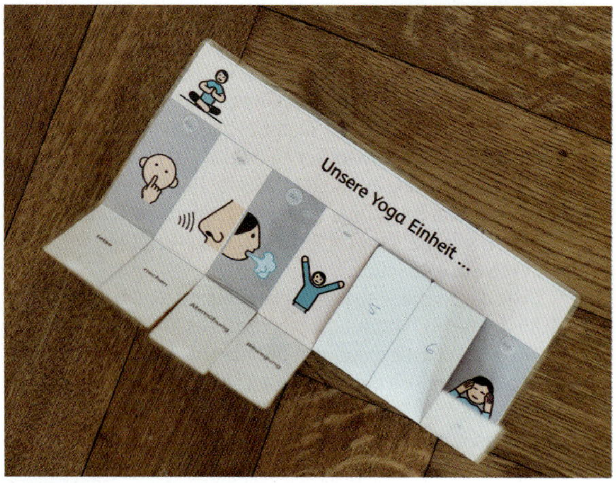

Abb. 7.19 Klettmappe. [K545]

Lernens gestaltet. Durch regelmäßige Yoga-Praxis mit externem Fokus konnte bei Jonas eine Verbesserung der Konzentrationsfähigkeit und der motorischen Parameter erzielt werden. Ein auf Achtsamkeit basierendes Yoga-Programm mit externem Fokus kann dazu beitragen, dass Kinder ein höheres Level an Aufmerksamkeit erreichen. Diese Steigerung kann wiederum therapeutisch genutzt werden, indem zum Beispiel eine kleinere Yoga-Praxis am Beginn einer Therapieeinheit oder Schulstunde steht. Schon leichte Hirnschädigungen können zu einer Beeinträchtigung der Aufmerksamkeit führen, Störungen der Aufmerksamkeit sollten deshalb in der Neurorehabilitation eine zentrale Rolle einnehmen (Niemann und Gauggel 2010, S. 146). Jonas hat innerhalb dieser Studie einen Ablauf erlernt, welchen er leicht in den Alltag integrieren kann. Zum Beispiel die Augen schließen, zur Ruhe kommen einen Duft wahrnehmen und eine Atemübung ausführen. Er hat damit einzelne „Werkzeuge" zur Förderung der Entspannungsfähigkeit erlernt, welche auch in anderen Lebenslagen nützlich sein können. Kinder lernen dadurch ihren Körper kennen und erfahren so ein neues Selbstbewusstsein.

Verbesserungen im motorischen Bereich können mit N.A.P.-Techniken unterstützt werden und bieten spezifischen Input für Kinder mit Zerebralparese, um neue Bewegungen zu etablieren, die Muskelkraft und Elastizität zu verbessern und so dem von Handsfield et al. (2022) beschriebenen Teufelskreis entgegenzuwirken.

Novak et al. (2020) empfehlen bei der Behandlung von Kindern mehrere Interventionen zu kombinieren, um ein Behandlungsziel zu erreichen. Eine Yoga-Einheit mit externem Fokus kann damit ein ergänzender Baustein in der Therapie von Kindern mit Zerebralparese sein. Die hohe Prävalenz von geistiger Behinderung, ADHS und Autismus bei Kinder mit ZP unterstreicht die Notwendigkeit, das Therapiesetting daran anzupassen (Påhlman et al. 2021). In der Behandlung sollte auf Struktur und Routine geachtet werden. Eine klare Sprache, Bilder und ein externer Fokus können die Therapie unterstützen.

LITERATUR

Brunner R, Romkes J. Abnormal EMG muscle activity during gait in patients without neurological disorders. Gait Posture 2008; 27: 399–407. https://doi.org/10.1016/j.gaitpost.2007.05.009.

Binder I. Die Kinder-Yoga-Box: 20 Yoga-Geschichten mit Bildkarten, 2. Auflage. Freiburg, Basel, Wien: Verlag Herder, 2017.

Bjorgaas HM, Elgen I, Boe T, Hysing M. Mental Health in Children with Cerebral Palsy: Does Screening Capture the Complexity? ScientificWorldJournal 2013; 2013: 468402. https://doi.org/10.1155/2013/468402.

Dietz V. Klinik der Spastik – spastische Bewegungsstörung. Nervenarzt 2013; 84: 1508–1511. https://doi.org/10.1007/s00115-013-3933-2.

Dietz V, Sinkjaer T. Spastic movement disorder: impaired reflex function and altered muscle mechanics. Lancet Neurol 2007; 6: 725–733. https://doi.org/10.1016/S1474-4422(07)70193-X.

Eldridge F, Lavin N. How effective is stretching in maintaining range of movement for children with cerebral palsy? A critical review. Int J Ther Rehabil 2016; 23: 386–395. https://doi.org/10.12968/ijtr.2016.23.8.386.

Gage JR. Gait Analsis. An Essential Tool in the Treatment of Cerebral Palsy. Clin Orthop Relat Res 1993; 288: 126–134.

Gothe NP, Khan I, Hayes J, Erlenbach E, Damoiseaux JS. Yoga Effects on Brain Health: A Systematic Review of the Current Literature. Brain Plast 2019; 5: 105–122. https://doi.org/10.3233/BPL-190084.

Handsfield GG, Williams S, Khuu S, Lichtwark G, Stott NS. Muscle architecture, growth, and biological Remodelling in cerebral palsy: a narrative review. BMC Musculoskelet Disord 2022; 23 (1): 233. https://doi.org/10.1186/s12891-022-05110-5.

Horst R. NAP – Physiotherapie bei neuroorthopädischen Symptomen. Georg Thieme Verlag; 2022.

Kitzinger A. METACOM 9 Desktop; 2022. https://www.metacom-symbole.de/ (letzter Zugriff 06.01.2024).

Konno RN, Nigam N, Wakeling JM, Ross SA. The Contributions of Extracellular Matrix and Sarcomere Properties to Passive Muscle Stiffness in Cerebral Palsy. Front Physiol 2022; 12: 804188. https://doi.org/10.3389/fphys.2021.804188.

Mak C, Whittingham K, Cunnington R, Boyd RN. MiYoga: a randomised controlled trial of a mindfulness movement programme based on hatha yoga principles for children with cerebral palsy: a study protocol. BMJ Open 2017; 7: e015191. https://doi.org/10.1136/bmjopen-2016-015191.

Mak C, Whittingham K, Cunnington R, Boyd RN. Effect of mindfulness yoga programme MiYoga on attention, behaviour, and physical outcomes in cerebral palsy: a randomized controlled trial. Dev Med Child Neurol 2018; 60: 922–932. https://doi.org/10.1111/dmcn.13923.

Niemann H, Gauggel S. Störungen der Aufmerksamkeit. In: Frommelt P, Lösslein H (Hrsg.): NeuroRehabilitation: Ein Praxisbuch für interdisziplinäre Teams. Berlin Heidelberg: Springer 2010; 164–176.

Novak I, Morgan C, Fahey M et al. State of the Evidence Traffic Lights 2019: Systematic Review of Interventions for Preventing and Treating Children with Cerebral Palsy. Curr Neurol Neurosci Rep 2020; 20(2): 3. https://doi.org/10.1007/s11910-020-1022-z.

Palisano R, Rosenbaum P, Walter S, Russell D, Wood E, Galuppi B. Development and reliability of a system to classify gross motor function in children with cerebral palsy. Dev Med Child Neurol 1997; 39: 214–223. https://doi.org/10.1111/j.1469-8749.1997.tb07414.x.

Påhlman M, Gillberg C, Himmelmann K. Autism and attention-deficit/hyperactivity disorder in children with cerebral palsy: high prevalence rates in a population-based study. Dev Med Child Neurol 2021; 63: 320–327. https://doi.org/10.1111/dmcn.14736.

Rosenbaum P, Paneth N, Leviton A et al. A report: the definition and classification of cerebral palsy April 2006. Dev Med Child Neurol Suppl 2007; 109: 8–14. https://doi.org/10.1111/j.1469-8749.2007.tb12610.x.

Rivest-Gadbois E, Boudrias M-H. What are the known effects of yoga on the brain in relation to motor performances, body awareness and pain? A narrative review. Complement Ther Med 2019; 44: 129–142. https://doi.org/10.1016/j.ctim.2019.03.021.

Sindou M, Joud A, Georgoulis G. Neurophysiological mechanisms of hypertonia and hypotonia in children with spastic cerebral palsy: surgical implications. Childs Nerv Syst 2020; 36: 1919–1924. https://doi.org/10.1007/s00381-020-04732-1.

Telles S, Gupta RK, Gandharva K, Vishwakarma B, Kala N, Balkrishna A. Immediate Effect of a Yoga Breathing Practice on Attention and Anxiety in Pre-Teen Children. Children 2019; 6: 84. https://doi.org/10.3390/children6070084.

Wulf G, Lewthwaite R. Optimizing performance through intrinsic motivation and attention for learning: The OPTIMAL theory of motor learning. Psychon Bull Rev 2016; 23: 1382–1414. https://doi.org/10.3758/s13423-015-0999-9.

Zelazo PD, Lyons KE. The Potential Benefits of Mindfulness Training in Early Childhood: A Developmental Social Cognitive Neuroscience Perspective. Child Dev Perspect 2012; 6: 154–160. https://doi.org/10.1111/j.1750-8606.2012.00241.x.

7.2 Muskuloskelettale Praxisbeispiele

7.2.1 Thorakalsyndrom

Daniel Völker

DEFINITION

Thorakalsyndrom (ICD-10: M54.14 Radikulopathie: Thorakalbereich)

Definition: Ein lokales Lumbal-, Thorakal- oder Halswirbelsäulensyndrom bezieht sich auf alle klinischen Manifestationen, die auf degenerative und funktionelle Störungen der lumbalen, thorakalen oder zervikalen Bewegungssegmente zurückzuführen sind und hauptsächlich in der Lumbal-, Thorakal- oder Zervikalregion auftreten. In der Regel dominieren im klinischen Bild schmerzhafte Bewegungseinschränkungen und muskuläre Verspannungen ohne radikuläre Reizungen. Im Falle des Thorakalsyndroms mit radikulärer Beteiligung kann es zu interkostalen Schmerzen und Nervenwurzelkompressionen und Reizungen kommen (Greitemann und Schmidt 2021).

Epidemiologie: Durch Bandscheibendegenerationen hervorgerufene Beschwerden sind in epidemiologischen Praxisstudien im Bereich der HWS (36 %), der LWS (62 %) und der BWS (2 %) ermittelt worden (Baudracco et al. 2017).

Ursachen: Beim Auftreten von Fissuren am Anulus fibrosus aufgrund degenerativer Prozesse kann es zu einem Bandscheibenvorfall kommen. Bei einem Facettensyndrom kann es über degenerative Folgeveränderungen zu schmerzhaften Spondylarthrosen kommen. Radikuläre Reizungen sind im Bereich der BWS selten, führen aber zu interkostalen Schmerzen.

Symptome und Folgen: Lokale Schmerzen in Ruhe und/oder beim Bewegen, Schmerzen beim Atmen, Bewegungseinschränkungen, Schonhaltungen und Kompensationen, Muskelverspannungen, Stressreaktionen.

Diagnostik: Anamnese und klinische Untersuchung (u. a. Abklärung von Vorerkrankungen wie z. B. Osteoporose oder Rheuma, Ausschlussdiagnostik, strukturelle Veränderungen, Bewegungsgrade), neurologische Untersuchung (u. a. Schmerzen, Sensibilitätsprüfung). Bildgebende Verfahren nach ca. 2–4 Wochen (u. a. CT, MRT).

7

Welche Behandlungsoptionen werden derzeit angewendet?

Die Behandlung des Thorakalsyndroms richtet sich nach den Ursachen und der Symptomatik. Zu Beginn werden laut S2k-Leitlinie Analgetika und Kortikoide empfohlen, um den Schmerzkreislauf zu durchbrechen und das Chronifizierungsrisiko zu minimieren. Diese dürfen aber nur gezielt und mit Bedacht auf mögliche Nebenwirkungen und Vorerkrankungen (z. B. Leberschäden, Nierenschäden) eingesetzt werden. Myotrope Medikamente wie Muskelrelaxanzien können hierzu begleitend eingesetzt werden. Einen großen Stellenwert nimmt die nicht-medikamentöse Therapie ein. Bei Schmerzpatientinnen und -patienten werden häufig Entspannungstechniken wie die progressive Muskelrelaxation (PMR) verwendet und nach Leitlinie empfohlen (Greitemann und Schmidt 2021). Bedeutsam ist besonders die Patientenedukation – also das Aufklären und Informieren der Patientinnen und Patienten über die Bedeutung der aktiven Mitarbeit und einer aktiven und achtsamen Lebensweise, die Ursachen, Schmerz und seine Bedeutung, Stress- und Beschwerdemanagement, Ziele und Maßnahmen und eine (positive!) Darstellung der Wirbelsäule mit ihren Funktionen und Strukturen.

Neben der konservativen Therapie gibt es auch operative Eingriffe, die zur Behandlung eingesetzt werden und in der Leitlinie beschrieben werden. Diese richten sich aber immer nach dem Befund und sollten gezielt und gut begründet eingesetzt werden. Im Bereich der Brustwirbelsäule werden die operativen Eingriffe aufgrund des Rückenmarks allerdings deutlich seltener vorgenommen als an der Lendenwirbelsäule.

ÜBRIGENS…

Yoga kann zur Behandlung von Schmerzen im Bereich der Wirbelsäule gut eingesetzt werden. Hierfür werden meist mobilisierende („dehnende") Asanas wie Katze-Kuh genutzt. Mit Asanas für die Balance, wie die Baum-Pose, wird die segmentale Stabilität der Wirbelsäule gekräftigt und Pranayama fördert die Entspannungsfähigkeit und Stressreduktion (Yildirim and Gultekin 2022). Hinweise gibt es zudem auf die aktivierende Wirkung von Yoga auf die lumbalen Mm. multifidi, die bei vielen Patientinnen und Patienten geschwächt sind und mit Hilfe von Yoga auftrainiert werden können (Venkatesan et al. 2022). Ebenso scheint Yoga sich günstig auf das Chronifizierungsrisiko auszuwirken, indem es die Ängste und den Stress reduziert und den Parasympathikus fördert (Tekur et al. 2012).

MERKE

Die Förderung von Bewegung und Bewegungsstrategien im Allgemeinen sind besonders bedeutsam, da sie…
- die Belastbarkeit und Leistungsfähigkeit wiederherstellen können
- als eine Bewältigungsstrategie in Schmerzepisoden genutzt werden können
- einen aktiven Lebensstil aufbauen, sowie Aktivitäten und Partizipation im Alltag fördern und so die Lebensqualität deutlich beeinflussen können
- das Selbstvertrauen und die Selbstwirksamkeit unterstützen
- mit Hilfe eines Yoga-Programms gut angenommen und in den Alltag und als Langzeitintervention eingesetzt werden kann

Tab. 7.19 Vorstellung des Fallbeispiels – **Eigenvorstellung (Autor)**

Erhebung	Daten
Name	Daniel Völker
Alter	28 Jahre
Diagnose	Mediolateraler Prolaps auf Th7/Th8 rechts, Protrusionen auf Th9–Th11 rechts (April 2020)
Verlauf	akute plötzliche Schmerzsymptomatik (VAS 7–8, ausstrahlend Richtung ventral) mit bewegungsabhängiger Symptomverschlechterung (Linderung durch Wärme, Bewegung, Ruhe und nach 2 Wochen Pause), Vorstellung beim Arzt, nach 4 Wochen MRT dann gesicherte Diagnose
Relevante Nebendiagnosen und Hintergründe	Starke Wirbelsäulenstauchung in der Kindheit (6 Jahre)
Medikation	Ibuprofen (400–600 mg) nach Bedarf
Ärztliche Verordnung/Hinweise	Schmerzmedikation nach Bedarf und Wiedervorstellung nach 3 Monaten, ärztliche Hinweise zur aktiven Lebensweise (Sportempfehlung mit angepasster Belastbarkeit)

VAS: visuelle Analogskala.

Vorstellung des Fallbeispiels: Eigenbehandlung

Beschreibung des Therapieprozesses

Dies ist eine Beschreibung meines eigenen Therapieprozesses (➤ Tab. 7.19; ➤ Tab. 7.20). Aufgrund des vorliegenden Befunds und des Hintergrundwissens und des Mindsets eines Physiotherapeuten habe ich die Behandlungsstrategie selbst gestaltet. Da Yoga bereits seit einigen Jahren Teil meines Alltags und meiner persönlichen Bewegungsgeschichte ist, wurde die bereits ausgeübte Yoga-Praxis verändert und gezielt therapeutisch orientiert angewendet. Hierfür wurden folgende Schwerpunkte formuliert:
- „Stress reduzieren und negative Bewegungsvorstellungen bzw. Schmerzerwartungen zugunsten positiver Vorstellungen und Gedanken verändern"
- „Ökonomisierung der Atmung"
- „Aktivierung und struktureller Aufbau der Rumpfmuskulatur"
- „Stabilität und Mobilität der Wirbelsäule in Aktivitäten aufbauen"

Nachdem die Schwerpunkte formuliert waren, war es einfacher, die nötige Erhebungsstrategie der Ausgangsdaten zu bestimmen und geeignete Tests und Assessments auszuwählen. Da es sich hier um eine Eigenbehandlung handelt, war es wichtig, sich die Fehleranfälligkeit *(risk of bias)* aufgrund der direkten

Tab. 7.20 Vorstellung des Fallbeispiels – **Sozialanamnese und Umweltfaktoren**

Erhebung	Daten
Schmerz- und Beschwerdeanamnese	Intermittierende Rückenschmerzen gleicher Qualität und Intensität (VAS 3–6) 1x pro Monat für 2–3 Tage seit 2019 (Linderung durch Bewegung und Stressreduktion), 2020 dann Symptomverschlechterung und Häufung mit plötzlich auftretenden starken Schmerzen VAS 7–8 (Linderung durch Schmerzmedikation, Wärme, leichte Bewegung, Ruhe und nach zwei Wochen Pause), Atembeschwerden und Schmerzen (VAS 3–4) während der Inspiration in der Akutphase Bücken und vom Boden aufstehen sowie das aufrechte Stehen und Halten einer aufrechten Körperhaltung waren zwei Wochen beschwerlich und schmerzhaft, danach Besserung auf strukturell-funktioneller Ebene, aber bleibende Bedenken und Schmerzerwartung auf mentaler Ebene Rotationsbewegungen der Wirbelsäule (besonders Drehung nach rechts schmerzhaft VAS 5–6) Atembeschwerden haben bis zu sechs Wochen angehalten – durch Schmerz gab es Kompensationen und strukturelle Veränderungen (Tonuserhöhung und Verspannung der Rumpfmuskulatur) sowie veränderte Atmung (flacher und schneller)
Allgemeinzustand Ernährungszustand	AZ entsprechend (aktive Einstellung zur Behandlung und Etablierung von Bewältigungsstrategien, leicht depressive Verstimmung aufgrund der Schmerzen und des „Erkennens der körperlichen Versehrtheit"), EZ ohne Befund

VAS: visuelle Analogskala.

Beteiligung und subjektiven Wahrnehmung vor Augen zu halten und zu bedenken. Objektive Selbsttests wie das STarT-Back-Tool, die numerische Rating-Skala (NRS) und die Selbsteinschätzung Stress wurden eingesetzt (➤ Tab. 7.21).

ÜBRIGENS ...

Zusätzlich zu den obigen Tests wäre es interessant, die Beweglichkeit der Segmente der HWS und die einzelnen Segmente der BWS manuell zu testen. Besondere Bedeutung haben hier der zervikothorakale und der thorakolumbale Übergang (CTÜ und TLÜ). Weiter kann auch der Muskeltonus der Mm. intercostales oder der Mm. multifidi getestet (palpiert) werden. Dies war bei der Selbstbehandlung allerdings nicht möglich.

Erstellung der Arbeitshypothese

Aus diesen Befunden ergaben sich erste Hypothesen und Überlegungen. Aufgrund des Bandscheibenprolaps auf der Höhe Th7/8 und den Protrusionen Th9-T11 kam es zu einem akut schmerzhaften Ereignis, welches zwei Wochen andauerte und sich dann über einige Wochen nach und nach in der Symptomatik und Intensität zurückgebildet hatte. Die Reaktionen auf das Ereignis und den Schmerz waren:

- Kompensationsstrategien wie Bewegungsvermeidung, besonders Wirbelsäulenrotation nach rechts sowie Flexion und Extension
- Reduktion der Atemtiefe und Erhöhung der Atemfrequenz, um den intrathorakalen Druck in der Inspiration zu reduzieren, aber gleichzeitig für eine ausreichende Sauerstoffversorgung zu sorgen
- Erhöhung des Gewebetonus, um Bewegungen weiter zu reduzieren, zu immobilisieren und kurzzeitig den Schmerz zu reduzieren
- Ein erhöhtes Stressempfinden und Ängste sorgten für Kortisol- und Adrenalinausschüttung, welche das Schmerzempfinden und den Gewebetonus zusätzlich verstärkten

Neben einer segmentalen Stabilisation, besonders der betroffenen Segmente der Wirbelsäule, ist es bedeutsam im Sinne der Prävention, die Rumpfmuskulatur aufzubauen und in Aktivitäten und Bewegungen zu integrieren. Die Erhöhung des Gewebetonus ist eine natürliche Reaktion, sofern diese nur über die Dauer des akuten Ereignisses besteht. Deshalb wird vermehrt an den neurophysiologischen Prozessen des Schmerzes gearbeitet – dies bedeutet mobilisierende und aktivierende Bewegungen im schmerzfreien Rahmen durchzuführen, um dem Körper zu signalisieren „Bewegung ist nicht gleich Schmerz". Weiter achtsames, tiefes und langsames Atmen, um das vegetative Nervensystem zu regulieren und den Parasympathikus zu aktivieren, welcher die Entspannungsfähigkeit fördert.

Erstellung der konkreten Zielstellung(en)

Daraus ableitend ließen sich folgende SMART-orientierte Zielstellungen formulieren (SMART: Specific, Measurable, Achievable, Reasonable, Time-bound), die sich auf acht Wochen beziehen und die jeweils nach vier und nach acht Wochen überprüft und gegebenenfalls angepasst werden:

- Erarbeitung eines spezifischen Übungsprogramms für die tägliche Anwendung im häuslichen Umfeld. Dieses beinhaltet Asanas zur Kräftigung und Stabilisation der Rumpfmuskulatur und zur Mobilisation der Wirbelsäule, zur Körperaufrichtung sowie zur Regulation des Vegetativums über Förderung des Parasympathikus.
- Reduktion des Stress-Levels von 20 Punkten PSS auf unter 10 Punkte. Dafür werden bewusste Achtsamkeitsmomente (z. B. sechs tiefe Atemzüge nehmen oder bewusste 5 Minuten Stille genießen) im Alltag integriert und regelmäßig die PSS zur Selbsteinschätzung durchgeführt.
- Förderung eines physiologischen und ökonomischen Atemvorgangs. Pranayama (z. B. volle Yoga-Atmung, Ujayii-Atem, Wechselatmung) werden dabei in die Yoga-Praxis oder in die Achtsamkeitsübungen integriert.

7

Tab. 7.21 Durchgeführte Tests und Assessments mit Befunden (Mai 2021)

Testbereiche	Assessments und Befunde
Motorik und Beweglichkeit	**Wirbelsäulenbewegungen:** Rotationsbewegungen (besonders in der mittleren BWS) leicht eingeschränkt (re. > li.) und nach rechts schmerzhaft, Lateral-Flexion links geringer als rechts (Hand-Knie-Abstand re. 0 cm, Hand-Knie-Abstand li. 3 cm) **Finger-Boden-Abstand (FBA):** bis 0 möglich, aber langsame Bewegungsausführung und mit leichten Schmerzen ab 7 cm FBA **Sitz-Stand-** und **Stand-Sitz-Transfer:** o. B. **Boden-Stand-** und **Stand-Boden Transfer:** langsamer und unsicherer, da Schmerzerwartung beim Bewegen (Reaktion Aufbau von höherem Muskeltonus), leichte Schmerzen beim Stand-Boden, Boden-Stand einfacher und qualitativ besser als Stand-Boden
Koordination	**Einbeinstand: mit optischer Kontrolle** auf beiden Seiten möglich, Stand rechts etwas unsicherer (mit mehr Korrekturen und Ausschlägen) als rechts, **ohne optischer Kontrolle** auf beiden Seiten möglich, aber unsicher, jedoch Stand links deutlich unsicherer (mehr Korrekturen und Ausschläge)
Sensibilität und Schmerz	**Numerische Rating-Skala (NRS):** • In Ruhe: VAS = 0 • Wirbelsäulenrotation rechts: VAS = 3–4 (Qualität tief, ziehend, stechend) • Wirbelsäulen-Flexion: ab 7 cm FBA VAS = 3–4 (Qualität tief, ziehend nach lateral, unilateral rechts Höhe der Protrusionen) • Stand-Boden-Transfer VAS = 2–3 (Qualität tief, ziehend nach unilateral recht Höhe der Protrusionen) • Tiefe Einatmung: VAS = 3 (Qualität tief, stechend und ziehend nach unilateral auf Höhe der Protrusionen, „einschnürendes Gefühl, wie ein fester Gürtel um den Brustkorb")
Sonstige	**STarT-Back-Tool:** 3 Punkte (geringeres Chronifizierungsrisiko) **Selbsteinschätzung Stress (PSS):** 20/40 Punkte (moderates Stress-Level) **Atembefund (in Ruhe):** • Keine Atemgeräusche • Frequenz 12 Atemzüge/Minute • Verstärkte (flache) Bauchatmung, wenig Atembewegung im Brustkorb • Inspiration etwas schneller als Exspiration • Atemmaße/Differenz max. Inspiration/max. Exspiration = oberer Thorax (2 cm), mittlerer Thorax (4 cm), unterer Thorax (2 cm)

o. B.: ohne Befund; PSS: Perceived Stress Scale; VAS: visuelle Analogskala.

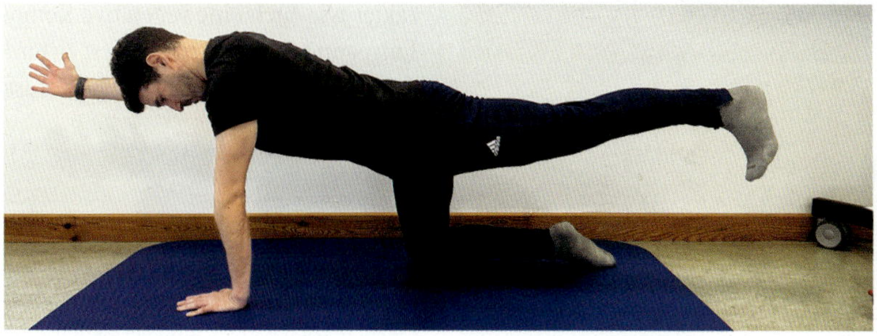

Abb. 7.20 „Zweifüßlerstand" mit Katze-Kuh-Flow; Dauer: ca. 3 Minuten.
Zweifüßlerstand mit Katze-Kuh-Flow: Aus dem Vierfüßlerstand (Kopf und Wirbelsäule in Verlängerung, Hände unter Schultergelenken, Knie unter Hüftgelenken, Füße aufgestellt) wird zuerst die Rumpfmuskulatur aktiviert. Mit der Inspiration werden diagonal der rechte Arm und das linke Bein auf Körperhöhe angehoben – dabei sollte der gehobene Arm möglichst weit nach vorn und das Bein möglichst weit nach hinten gestreckt werden, um die proximalen und segmentalen Tiefenstabilisatoren zu aktivieren. Mit der Exspiration wird die Bauchmuskulatur aktiviert und Arm und Bein werden zum Körper geführt, sodass sich Ellenbogen und Knie treffen. Mit der Inspiration wieder strecken. Dies 10-mal langsam und achtsam wiederholen, die Bewegungsamplitude ständig im schmerzfreien Rahmen anpassen, dann die Seiten tauschen. **Zielstellung:** Aktivierung der Tiefenmuskulatur, segmentale Stabilisation, Rhythmisierung der Atmung, Mobilisation der Wirbelsäule und Förderung der Trophik der Bandscheiben, Mobilisation der neuralen Strukturen, Kräftigung der Rumpfmuskulatur. [M1250]

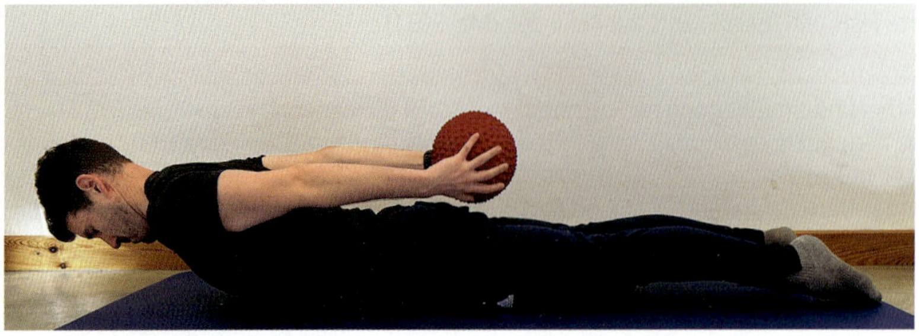

Abb. 7.21 Shalabhasana (Heuschrecke); Dauer: ca. 3 Minuten.
Shalabasana: Aus der Bauchlage wird zunächst der Oberkörper in der Inspiration angehoben. Dabei wird das Schambein aktiv in den Boden gedrückt und die Schulterblätter werden aktiv zur Wirbelsäule gezogen. Die Arme werden angehoben, die Hände drücken einen Ball (externer Fokus) zusammen und „ziehen nach hinten" Richtung Fersen. Der Kopf bleibt in Verlängerung der Wirbelsäule, der Blick ist nach unten vorne gerichtet. Die Beine können zusätzlich in der Achse gestreckt angehoben werden. Die Bewegung sollte bewusst aus der Brustwirbelsäule und des Oberkörpers kommen und nicht aus der Lendenwirbelsäule. Um dies zu gewährleisten, wird der abdominelle Kanister mit der Inspiration und dem Anheben des Oberkörpers aktiviert. Mit der Exspiration wird der Oberkörper wieder gesenkt. Auf eine langsame Ausführung achten. Nach zehn Wiederholungen eine kurze Pause mit Lockerung einlegen, dann zwei weitere Male wiederholen. **Zielstellung:** Kräftigung der Rumpfextensoren, Hüftextensoren und Schulterblattstabilisatoren, Förderung der Elastizität der ventralen Kette, Rhythmisierung der Atmung. [M1250]

7

Erstellung des Übungsprogramms

Folgend werden die Asanas aus dem Hauptteil des Übungsprogramms vorgestellt (➤ Abb. 7.20; ➤ Abb. 7.21; ➤ Abb. 7.22; ➤ Abb. 7.23; ➤ Abb. 7.24). Zur Einleitung wurde immer jeweils eine fünfminütige Gymnastik (Mobilisation einzelner kleiner, mittlerer und großer Gelenke sowie der Wirbelsäule) durchgeführt. Bei der Ausführung der Asanas wurden fünf Flows eingesetzt, die bewusst Atmung und die Atembewegungen integrieren und sowohl einen mobilisierenden Charakter wie auch eine vegetative Komponente haben. Um die Entspannungsfähigkeit bewusst zu fördern, wurde am Schluss dann jeweils eine fünfminütige bewusste Savasana genutzt.

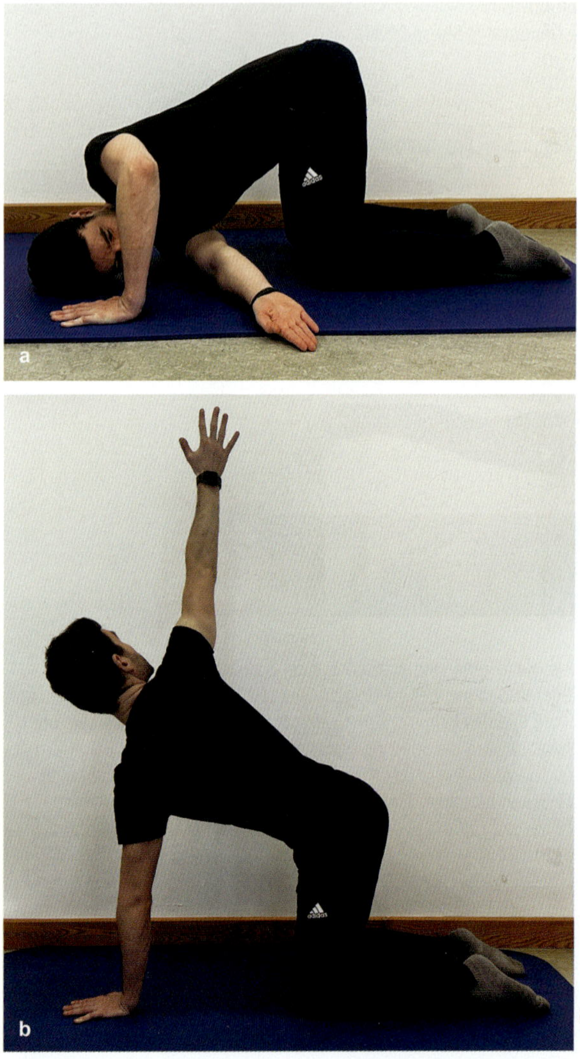

Abb. 7.22 „Elefant-durch-Nadelöhr"-Flow; Dauer: ca. 3 Minuten.
Elefant durch Nadelöhr: Aus dem Vierfüßlerstand wird mit der Inspiration ein Arm über die Seite angehoben. Dabei folgen der Kopf und der Blick der Hand, der Oberkörper öffnet sich mit zur Seite. Der abdominelle Kanister wird dabei aktiviert. Mit der Exspiration wird der Arm wieder gesenkt und „fädelt" unter dem anderen Arm hindurch. Ein gelegtes Theraband am Boden unterstützt die Orientierung, das Halten des Alignments und gibt gleichzeitig ein Feedback zur Bewegungsamplitude. Dies für 10-mal langsam wiederholen und die Bewegungsamplitude der jeweiligen Ausgangslage anpassen, eine Pause in der Kind-Position einnehmen und dann bis zu 3-mal wiederholen. Dann Seitenwechsel. Die Wirbelsäule sollte dabei stets in einer neutralen Position stehen und während der Rotationsbewegung nicht zu sehr in Flexion oder Extension bewegen. **Zielstellung:** Mobilisation der Wirbelsäule und des Brustkorbs in Richtung Rotation, Förderung der Elastizität der lateralen Ketten, Mobilisation des Zwerchfells, Atemrhythmisierung, Massage der inneren Organe, Regulation des Vegetativums und Förderung der Entspannungsfähigkeit. [M1250]

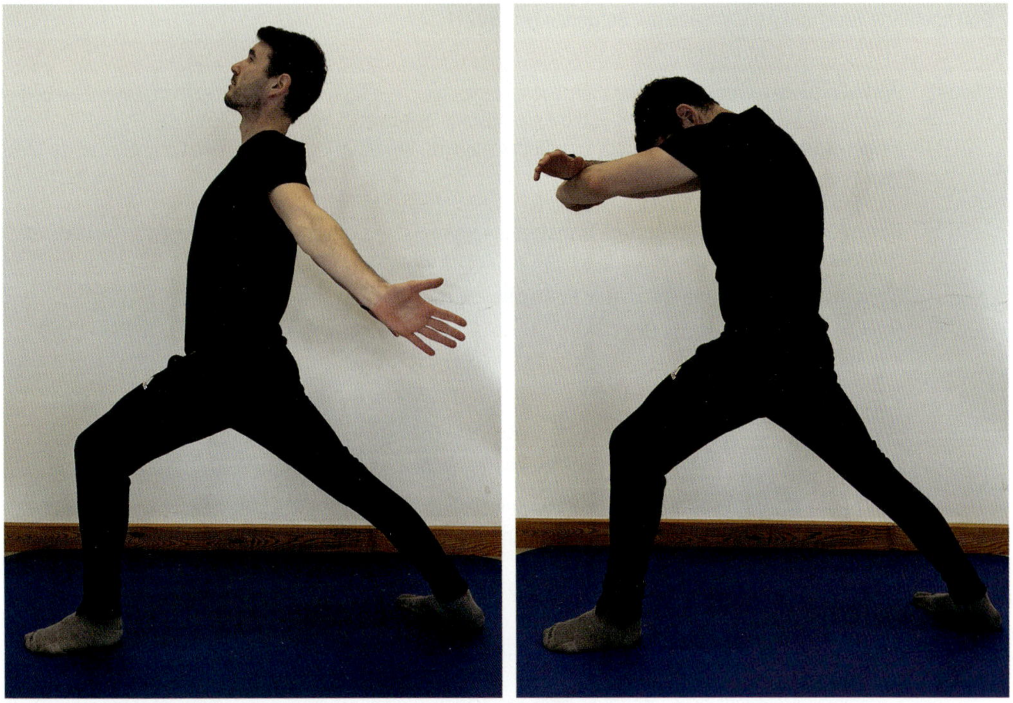

Abb. 7.23 Virabhadrasana-I-(Krieger-I-)Flow mit „Kaktus-Armen"; Dauer: ca. 5 Minuten.
Virabhadrasana-I-Flow: Aus dem Stand wird die Krieger-I-Position (mit gehobener Ferse) eingenommen. Mit der Inspiration werden die Arme gebeugt und in Außenrotation-Abduktion („Kaktushaltung") zu den Seiten geöffnet. Dabei werden die Schulterblätter bewusst nach hinten gezogen. Um das Bewegen ins Hohlkreuz zu verhindern, sollte der abdominelle Kanister aktiviert werden. Die Rückbeuge sollte über die Extension der Brustwirbelsäule erfolgen. Mit der Exspiration werden die Arme langsam nach vorn gebracht und vor dem Körper (wie wenn man sich selbst umarmt) verschränkt. Dabei darf der Oberkörper auch leicht flektiert werden. Diesen Vorgang 15-mal wiederholen und dann das Bein wechseln. **Zielstellung:** Kräftigung der Rumpfextensoren, der Schulterblattstabilisatoren und der Becken-Bein-Einheit, Förderung der Elastizität der ventralen Kette, Atemrhythmisierung, Regulation des Vegetativums. [M1250]

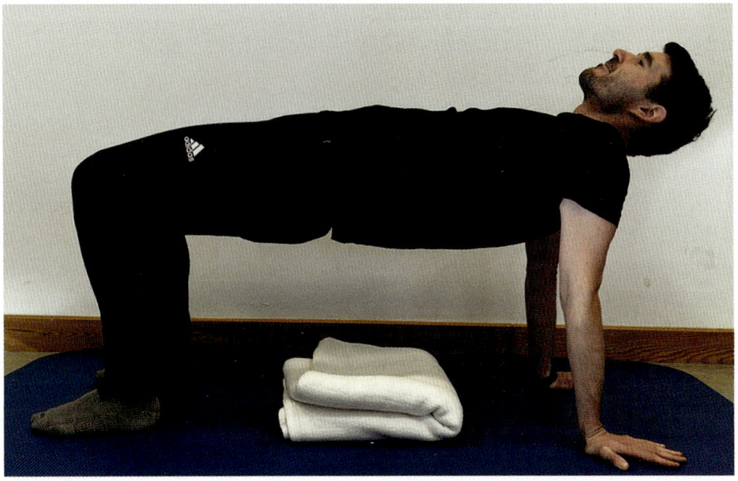

Abb. 7.24 Purvottanasana (Tisch-Position) mit Bein-Streckung; Dauer: ca. 4 Minuten.
Aus einer (auf einer Decke) sitzenden Position am Boden werden sowohl die Füße und die Hände aufgestellt. Mit der Inspiration wird das Becken angehoben, sodass der Oberkörper auf einer Linie steht. Der Kopf kann in Null-Position gehalten werden oder gebeugt werden („Kinn zur Brust"). Mit der Exspiration wird das Becken wieder zur Decke gesenkt. Auf eine langsame Bewegungsausführung achten und die Atmung auf dem gesamten Bewegungsweg verteilen. Der Rumpf sollte dabei stets aktiv sein. Nach 10 Wiederholungen kann eine kurze Pause in der Happy-Baby-Position zum Ausgleich durchgeführt werden. Davon drei Sätze. **Variation:** Um die Tiefenstabilität noch weiter zu fördern, kann jeweils ein Bein leicht angehoben und gehalten werden – dann auf die Symmetrie des Beckens achten! **Zielstellung:** Kräftigung der Rumpfmuskulatur (besonders der dorsalen Kette), Förderung der Elastizität der ventralen Kette, Regulation des Vegetativums, Rhythmisierung der Atmung. [M1250]

Tab. 7.22 Durchgeführte Tests und Assessments mit Befunden (Juli 2021)

Testbereiche	Assessments und Befunde
Motorik und Beweglichkeit	**Wirbelsäulenbewegungen:** Rotationsbewegungen gleichmäßig und nicht schmerzhaft, Lateral-Flexion ausgeglichen (Hand-Knie-Abstand re. 0 cm, Hand-Knie-Abstand li. 0 cm) **Finger-Boden-Abstand (FBA):** bis zum Boden möglich, Bewegungsgeschwindigkeit schneller als zu Messungsbeginn **Sitz-Stand-** und **Stand-Sitz-Transfer:** o. B. **Boden-Stand-** und **Stand-Boden-Transfer:** langsamer, aber sicherer und ohne Schmerzen möglich, Stand-Boden in der Bewegungsgeschwindigkeit besser als zu Messungsbeginn
Koordination	**Einbeinstand: mit/ohne optischer Kontrolle** auf beiden Seiten etwa gleich
Sensibilität und Schmerz	**Numerische Rating-Skala (NRS):** • In Ruhe: VAS = 0 • Wirbelsäulenrotation rechts: VAS = 0 • Wirbelsäulen-Flexion: VAS = 0 • Stand-Boden-Transfer VAS = 0 Tiefe Einatmung: VAS = 1 (leichtes „einschnürendes Gefühl" im Brustkorb bei tiefer Inspiration weiter vorhanden)
Sonstige	**STarT-Back-Tool:** 0 Punkte (kein Chronifizierungsrisiko) **Selbsteinschätzung Stress (PSS):** 10/40 Punkte (leichtes Stress-Level) **Atembefund (in Ruhe):** • Keine Atemgeräusche • Frequenz 10 Atemzüge/Minute • Betonung weiterhin auf Bauchatmung, weiterhin weniger Atembewegung im Brustkorb • Inspiration etwas schneller als Exspiration • Atemmaße/Differenz max. Inspiration/max. Exspiration = oberer Thorax (3 cm), mittlerer Thorax (4 cm), unterer Thorax (2 cm)

Subjektive Wirkung des Eigenprogramms

Die genannten Asanas sind in der Umsetzung für erfahrene Yogini und Yogis sehr einfach, haben aber einen hohen therapeutischen Charakter. Ich merkte, dass es mir auch Freude bereitete, jede Asana sehr bewusst und detailreich anzuwenden und auf viele Feinheiten einzugehen. Nach dem Übungsprogramm (meist morgens vor dem Frühstück angewendet) fühlte sich der Rumpf deutlich aktiver und stabiler an. Die Atmung war freier und tiefer, besonders nach den Rotationsbewegungen. Das Trainieren im schmerzfreien Rahmen und das bewusste achtsame Arbeiten mit nur wenigen Asanas in einem 25-minütigen Programm waren wohltuend und stressreduzierend. Das Gefühl des „verletzlichen Körpers", welches ich in den Wochen des akuten Schmerzes hatte, wurde durch Yoga verändert, hin zu einem „Annehmen der momentanen Situation" und einem „bewussten, achtsamen Umgang und Entdecken" des Körpers und des Mindsets (➤ Tab. 7.22). Gerade das Thema der Selbstwirksamkeit und das Schaffen des Vertrauens in die eigenen Fähigkeiten und des eigenen Körpers war für mich besonders bedeutsam.

ÜBRIGENS ...

Viele Patientinnen und Patienten mit chronischen Erkrankungen (wie z. B. chronischen Rückenschmerzen) fühlen sich meist zwar gut über ihre Erkrankung informiert, zweifeln aber an Einflussmöglichkeiten, auf diese positiv einzuwirken. Besonders immer wieder auftretende Rückschläge haben einen hohen Impact (Stiftung Gesundheitswissen 2022). Das Schaffen des Vertrauens in die eigenen Fähigkeiten und das Stärken der Selbstwirksamkeit sind hier besonders wichtig, um eine gute Basis für therapeutische Erfolge herzustellen. Yoga kann hier als ein wirksames Instrument genutzt werden.

Veränderung in den Assessments nach 8 Wochen

Das Übungsprogramm hatte sehr gut angeschlagen, weshalb ich die Übungen beibehalten habe und längere isometrische Haltemomente und Atempausen (Khumbakha) integriert habe. Zudem wurden nach acht Wochen die mobilisierenden Bewegungen in der Einleitung durch Sonnengrüße ersetzt (zur Förderung der Bewegungsübergänge) und weitere Asanas ins Hauptprogramm mit aufgenommen, um unter anderem die Lateralflexion der Wirbelsäule zu fördern und mehr kombinierte alltagsnahe Bewegungen (z. B. Flexion + Rotation) anzuwenden, wie z. B. in der gedrehten Stuhl-Position. Zudem wurden weitere Asanas mit Balance-Schwerpunkt, wie z. B. die Baum-Position hinzugefügt, um die Tiefenstabilität weiter zu fördern. Da die Atmung bei der tiefen Inspiration weiterhin beschwerlich war, wurden weitere fördernde Pranayama-Techniken (u. a. Kapalabhati) eingesetzt.

7.2.2 Koxarthrose – Arthrose des Hüftgelenks

Daniel Völker

DEFINITION

Koxarthrose (ICD-10: M16.0-M16.9)
Definition: Koxarthrose (Hüftarthrose) ist eine degenerative Gelenkerkrankung, bei der der Knorpel im Hüftgelenk im Laufe der Zeit abgebaut wird. Dies führt zu Schmerzen, Steifheit und einer Beeinträchtigung der Beweglichkeit im Hüftgelenk. Im fortgeschrittenen Stadium kann Koxarthrose zu Veränderungen in der Gelenkstruktur und zu eingeschränkter Lebensqualität führen.
Epidemiologie: Die Prävalenz von Koxarthrose ab dem 40. Lebensjahr beträgt bei Frauen 6,18 % und bei Männern 6,02 %. Ab dem Alter von 75 Jahren zeigen sich signifikante Geschlechtsunterschiede. Das Maximum der Koxarthrose-Erstdiagnosen liegt bei den 80- bis 84-Jährigen (Frauen: 1,31 %, Männer: 1,16 %) (Endres et al. 2018).
Ursachen: Degeneration des Gelenks (durch physiologische Alterungsprozesse, meist ab > 50 Jahren), genetische Disposition, Übergewicht, Lebensstil (Ernährung, Rauchen, mangelnde Bewegung, Alkohol), Übermäßige Beanspruchung des Hüftgelenks (durch Job oder bestimmte Sportarten), vorausgegangene Traumata (dann sekundäre Arthrose), Fehlstellungen (angeboren oder erworben) oder hormonelle Einflüsse (Lespasio et al. 2018)
Symptome: Schmerzen im Hüftgelenk (in höheren Stadien auch in Ruhe und bei Nacht), Morgensteifigkeit bzw. Steifigkeit nach längerem Sitzen oder Liegen, Bewegungseinschränkungen (besonders in der Innenrotation und Extension), Mobilitätseinschränkungen, Schwäche der (pelvitrochantären, glutealen) Muskulatur und Gelenkschwellungen. Die Balancefähigkeit und die Gehfähigkeit können durch Kompensationen (wie Schonhaltung) reduziert sein (Lespasio et al. 2018)
Diagnostik: An erster Stelle stehen eine ausführliche Beschwerdeanamnese und eine Analyse der Risikofaktoren. Dazu gehören Fragen nach der Dauer und dem Ort der Schmerzen (Gelenkschmerzen, schmerzhafte Innenrotation im Hüftgelenk bereits < 15°), Bewegungseinschränkungen (länger als 30 min, aber kürzer als 60 min andauernde Morgensteifigkeit), Nebenerkrankungen, vorausgegangene Erkrankungen und Verletzungen oder das Alter (> 50 Jahre). Nach weiteren speziellen Untersuchungen wie Palpation der Leistengegend, Ganganalyse, Messung der Bewegungsausmaße beider Hüftgelenke im Vergleich, etc. schließen sich ggf. die bildgebende Diagnostik (Röntgen, MRT) an. Am Ende steht die Diagnose mit der Einteilung in einen Schweregrad (Kolasinski et al. 2020).

ÜBRIGENS ...

Die radiologischen Zeichen der (Kox-)Arthrose sind:
- Gelenkspaltverschmälerung
- Geröllzysten
- subchondrale Sklerosierung
- Osteophyten

Welche Behandlungsstrategien werden derzeit angewendet?

Die Behandlungsstrategien bei Koxarthrose zielen darauf ab, Schmerzen zu lindern, die Beweglichkeit zu verbessern und die Lebensqualität der Betroffenen zu erhöhen. In den frühen Arthrosestadien kommen die Betroffenen noch gut mit den hin und wieder auftretenden Beschwerden zurecht, weshalb zuerst eine konservative Therapie angestrebt wird. In den späteren Stadien bis zum Auftreten des Ruheschmerzes und hohen Einschränkungen der Lebensqualität wird je nach Fall ein chirurgischer Eingriff angeraten.

Konservative Therapie

- Schmerzmedikation: Entzündungshemmende Medikamente (nicht-steroidiale Antirheumatika, NSARs) oder Schmerzmittel können zur Linderung von Schmerzen und Entzündungen eingesetzt werden
- Physiotherapie: Gezielte Übungen zur Stärkung der Muskulatur um das Hüftgelenk können die Stabilität und Beweglichkeit verbessern. Auch Bewegungstherapie im Wasser, Krafttraining am Gerät, Ausdauertraining, Yoga und weitere Bewegungsformen können beim Schmerzmanagement unterstützen. Auch edukative Komponenten (Aufklärung über die Bedeutung von Bewegung, Schmerz, etc.) sind sinnvoll
- Gewichtsmanagement: Gewichtsreduktion kann die Belastung des Hüftgelenks verringern und somit Schmerzen lindern

Injektionen

- Kortikosteroid-Injektionen: Diese werden direkt in das Hüftgelenk gespritzt, um Entzündungen und Schmerzen zu reduzieren
- Hyaluronsäure-Injektionen: Diese können die Gelenkschmierung verbessern und so die Beweglichkeit erleichtern

Orthopädische Hilfsmittel

- Gehhilfen: Gehstöcke oder Stützen können die Belastung des Hüftgelenks reduzieren.
- Orthopädische Schuheinlagen: Diese können die Gelenkbelastung gleichmäßiger verteilen und den Komfort verbessern.

Operative Eingriffe

- Hüftgelenksarthroplastik (Hüft-Totalendoprothese, TEP): Bei schweren Fällen, wenn konservative Maßnahmen nicht ausreichen, kann eine Operation in Erwägung gezogen werden, bei der das geschädigte Gelenk durch ein künstliches Implantat ersetzt wird.

Die Wahl der Behandlungsstrategie hängt von Faktoren wie dem Schweregrad der Koxarthrose, dem Alter der Patientin/des Patienten, der allgemeinen Gesundheit und den individuellen Bedürfnissen ab und sollte stets mit den behandelnden Ärztinnen und Ärzten sowie Therapeutinnen und Thearpeuten besprochen werden.

Vorstellung des Fallbeispiels Herr W.

Beschreibung des Therapieprozesses

Herr W. befindet sich seit 2018 bei mir in physiotherapeutischer Behandlung. Ausgangslage war die Behandlung des idiopathischen Parkinson-Syndroms. Im Laufe der Zeit kamen zudem kardiovaskuläre Beschwerden und weitere neuroorthopädische Beschwerden wie eine Spinalkanalstenose (L3/L4), intermittierende Rückenschmerzen und arthrotische Beschwerden (Hüftgelenk links und Kniegelenk links) hinzu. Zum Zeitpunkt dieser Behandlungsserie stehen die arthrotischen Beschwerden im Vordergrund und werden deshalb primär in der physiotherapeutischen Behandlung behandelt (➤ Tab. 7.23; ➤ Tab. 7.24). Von der Behandlung wünscht sich Herr W.:

- „Besseres Verständnis, warum kommt es zu den Schmerzen und was kann ich dagegen tun?"
- „Wieder sicherer und weiter gehen zu können, ohne Schmerzen zu haben"

Da bereits für die Parkinson-Behandlung eine ausreichende Anamnese gemacht wurde, wurde der Schwerpunkt auf die Beschwerden gelegt. Anschließend wurden einige Tests und Assessments gemacht, um die Schmerzen und die Beweglichkeit besser einschätzen zu können (➤ Tab. 7.25). Wichtig war hier besonders die Transparenz. Da ich Herrn W. bereits gut kannte, wusste ich um seine Ängstlichkeit und Unsicherheit bezüglich körperlicher Beschwerden. Deshalb ist es besonders bedeutsam, den Therapieprozess transparent und gut verständlich zu erläutern und die Tests und die Erkenntnisse, die gewonnen wurden, mit Herrn W. zu besprechen und ihm klare Perspektiven und Aussagen zu geben. Dieser Punkt scheint bei Herrn W. entscheidender zu sein als die Techniken und die Behandlung mit therapeutischen Techniken selbst.

Tab. 7.23 Vorstellung des Patienten – **Allgemeine Anamnese**

Erhebung	Daten
Name	Herr W.
Alter	74 Jahre
Diagnose	Hüftgelenksarthrose (Grad IIb) links mit Osteophytenbildung (2022)
Verlauf	Beginn der Hüftschmerzen (2021) mit leichter Algesie, ab 2022 intermittierende Hüftbeschwerden mit Morgensteifigkeit und Bewegungseinschränkungen
Relevante Nebendiagnosen	Spinalkanalstenose L3/L4 (2016) rechts, Rückenschmerzen (viele Jahre, akut seit 2016), arterielle Hypertonie (2016), idiopathisches Parkinson-Syndrom (IPS) H&Y 2 (2018), Herzrhythmusstörungen (2021)
Ärztliche Verordnung	10x KG-Doppelbehandlung

H&Y: Stadium nach Hoehn & Yahr; L: lumbal.

Tab. 7.24 Vorstellung des Patienten – **Soziale Anamnese und Umweltfaktoren**

Erhebung	Daten
Sozialer Status	Mit Ehefrau zusammenlebend, Kinder sind außer Haus, sozial gut eingebunden, wenig Bewegungserfahrung
Häusliche Situation	In einem Haus lebend, drei Treppen (à 8 Stufen)
Schmerzanamnese und Beschwerdeanamnese	Morgensteifigkeit und Steifigkeit nach längerem Sitzen wird als schmerzhaft (VAS: 2–5), belastend und einschränkend bezeichnet. Nach etwa 30–40 Minuten bessern sich die Symptome mithilfe von Bewegung. Längeres Gehen (> 20 Minuten) ist konditionell anstrengend und erzeugt ein „Druckgefühl" in der linken Leiste. Längeres Stehen löst Rückenschmerzen (VAS 5–6) von der Qualität stechend und tief aus. Bücken und wieder aufstehen sind schmerzhaft im Bereich der LWS und des Hüftgelenks (VAS 3–4), stechend und tief. Bestimmte Aktivitäten wie Schuhe zubinden, ins Auto einsteigen oder Treppe abwärts steigen fallen zunehmend mühsamer.
Allgemeinzustand Ernährungszustand	Motivation, an der Situation etwas zu ändern, ist groß. Unsicherheit bezüglich der Therapieoptionen. Ernährungszustand adipös.

Erstellung der Arbeitshypothese

Durch die Untersuchung und Durchführung der Assessments waren vor allem das erhöhte Chronifizierungsrisiko, die Gangveränderungen und der WOMAC auffällig. Problematisch scheint, dass die Erkrankung IPS bzw. die Schmerzen aufgrund der Arthrose das physiologische Gangbild wie auch Komponenten, die dafür benötigt werden (aufrechte Körperhaltung, Beckenextension in der Standbeinpase, physiologischer Armschwung, etc.) negativ beeinflussen. Ebenso wirkt sich das idiopathische Parkinson-Krankheitsbild auf den Gang aus und kann als „Schleicher-Typus" bezeichnet werden. Durch die Schmerzen scheint die posturale Kontrolle herabgesetzt und eine Ursache für die veränderte Standbeinphase links zu sein. Die Schmerzen sind bzw. haben ein hohes Chronifizierungspotenzial, weshalb es notwendig ist, hier mit Aufklärung und geeigneten Bewältigungsstrategien gegenzusteuern. Vorteilhaft scheint ein gezieltes Training der Körperaufrichtung (sprich Kräftigung der Rumpfmuskulatur und Elastizitätsförderung der Schultergürtelmuskulatur und des Hüftbeugers), der Kraftausdauer der Becken-Bein-Muskulatur und der Kondition beim Gehen. Ebenso beachtet werden sollte das Trainieren konkreter Aktivitäten (wie Treppensteigen, Bücken und Gegenstände aufheben, Schuhe zubinden, etc.) in einem schmerzfreien Rahmen bzw. therapeutisch günstigen Setting.

Tab. 7.25 Durchgeführte Tests und Assessments mit Befunden (März 2023)

Testbereiche	Assessments und Befunde
Inspektion/Palpation	**Inspektion im Stand:** Becken-Shift nach rechts (funktionell), leichte Skoliose links konvex, BWS-Hyperkyphose, HWS-Hyperlordose **Palpation im Sitz:** Schultergürtelmuskulatur hyperton, Hüftbeuger und Fußheber hyperton, Rückenstrecker hyperton
Motorik	**Reflexe:** PSR rechts leicht vermindert **Kraft:** Nach Janda-Muskelfunktionsprüfung für die Muskeln der Becken-Bein-Einheit (alterstypisch) Grad 4+ (re. + li.), Problematik liegt eher in der Kraftausdauer und Elastizität der Muskulatur **Bewegungsamplituden** (passiv): Hüftgelenksbewegungen links (besonders die IR und Extension) schmerzhaft (VAS = 3–4) in Qualität stechend und tief **Bewegungsamplituden** (aktiv in RL): geringere Bewegungsamplituden, geringe Schmerzen beim Ablegen des Beins links (VAS = 2)
Koordination	**Tandemstand:** mit optischer Kontrolle o. B., ohne optische Kontrolle Gleichgewichtsverlust **Romberg-Stehversuch:** ohne optische Kontrolle unsicher/wankend **Retropulsion:** positiv, > 3 Schritte benötigt, um auszugleichen **Einbeinstand:** mit/ohne optische Kontrolle nicht länger als 2 Sekunden möglich; rechts besser als links (ohne Schmerz durchführbar!)
Sensibilität und Schmerzen	**Sensibilität** o. B. Siehe *Schmerzanamnese* **STarT Back Tool:** 6 Punkte (hohes Chronifizierungsniveau)
Ganganalyse	Typische Merkmale des Parkinson'schen Gangs. Seine Schritte sind verkürzt und sein Tempo verlangsamt. Die Arme schwingen kaum, während der Oberkörper leicht nach vorne geneigt und flektiert ist. Seine Schritte sind klein und trippelnd, was zu Unsicherheit beim Gehen führt (Frequenz: 90 bpm). Die linke Standbeinphase ist kürzer als die rechte, dadurch wird der Gang leicht asymmetrisch. Keine Anzeichen für Freezing of Gait. **Dynamic-Gait-Index:** 14/20, Unsicherheiten beim Gehen mit Blick nach oben, Rhythmisierungsproblematik beim Gehen über ein Hindernis, Unsicherheiten beim Umkehren über die linke Seite
Sonstige Assessments und Untersuchungen	**Western Ontario and McMaster Universities Osteoarthritis Index (WOMAC):** Steifigkeit am Morgen (7/11), Steifigkeit nach langem Sitzen/Liegen (6/11), aufrecht stehen (5/11), Gehen auf ebenem Boden (3/11), Treppen hinuntersteigen (3/11), sich zum Boden bücken (4/11), einkaufen gehen (5/11) **6-Minuten-Gehtest:** 460 Meter (*Borg-Skala):* 15/20) **Pulsoxymetrie in Ruhe:** 85 bpm, 98 %O_2 **Pulsoxymetrie nach 6-Minuten-Gehtest:** 130 bpm, 98 %O_2

bpm: Schläge pro Minute (beats per minute); BWS: Brustwirbelsäule; IR: Innenrotation; LWS: Lendenwirbelsäule; o. B.: ohne Befund; RL: Rückenlage; VAS: visuelle Analogskala.

Erstellung der konkreten Zielstellungen

Gemeinsam mit Herrn W. wurden für die nächsten acht Wochen zwei therapeutisch relevante Ziele ausgemacht, die wöchentlich in den therapeutischen Sitzungen geübt bzw. evaluiert werden. Neben dem üblichen Training (Muskelkräftigung, Gangtraining und Koordinationsübungen), war Herr W. sehr offen, neue Techniken im Sinne eines „yogischen Übungsprogrammes" zu erlernen. Dies beinhaltet ein kleines Ritual zu Beginn jeder Therapiestunde (Atemtechnik mit Bewegung, welche an Tai Chi erinnert) und vier Übungen im Hauptteil, die folgende Zielstellung haben:

- Erweiterung der Gehstrecke mit einer Bewältigung in geringerer subjektiver Anstrengung, von Borg 15/20 auf Borg 12/20. Hierfür werden die Kraftausdauer der Becken-Bein-Muskulatur und die Körperaufrichtung trainiert, mit einer Erweiterung und Angleichung der Schrittlänge. Als Methode wird hier der Krieger-Flow aus dem Yoga genutzt.
- Förderung der Körperaufrichtung und der symmetrischen Gewichtsverlagerung im Stand, um länger und unterhalb der Schmerzgrenze frei stehen zu können. Dafür werden Gewichtsverlagerungen geübt und besonders die Rumpfkraft und die Standbeinaktivität gefördert.
- Erarbeitung von konkreten Alltagsaktivitäten (Schuhe zubinden und Bücken-Aufrichten) in einem ökonomischen und therapeutisch sinnvollen Bewegungsablauf unterhalb der Schmerzgrenze. Hierfür werden die periartikulären Strukturen des Hüftgelenks (li.) mobilisiert und elastischer gefördert.

Darstellung der Übungen

Folgend sind die yogischen Übungen aus der Therapieeinheit von Herrn W. dargestellt (➤ Abb. 7.25; ➤ Abb. 7.26; ➤ Abb. 7.27; ➤ Abb. 7.28; ➤ Abb. 7.29). Vornweg wurde eine mobilisierende Atemtechnik durchgeführt, anschließend folgten die Übungen. Nach diesen führte Herr W. sein bekanntes Programm durch. Ziel war es, vier effektive Übungen für Herrn W. zu finden, die er sowohl in der Therapie (sodass der Therapeut Feedback geben kann bzw. die Übungen anpassen

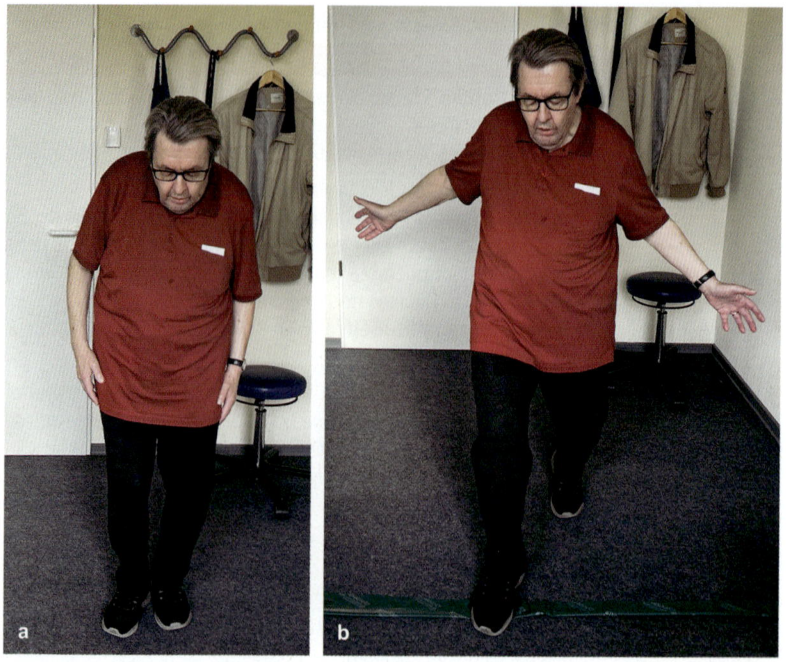

Abb. 7.25 Krieger-I-Flow mit Ausfallschritt. Zunächst einen stabilen Punkt mit den Augen suchen (z. B. eine Pflanze auf dem Fensterbrett). Aus dem hüftbreiten Stand wird dann ein großer Schritt nach vorne gesetzt. Dabei die Arme weit zu den Seiten öffnen, Core aktivieren, Brustbein strebt zur Decke. Einen kurzen Moment halten, dann Schritt zurück – dabei klatschen die Arme als taktiler Stimulus an den Bereich der Abduktoren. Bein wechseln und das ganze 1 Minute am Stück üben. Davon (mit einer kleinen Pause jeweils an der Wand mit Beinen in leichter Grätschposition angelehnt) 3–5 Sätze. Variation: längere Haltemomente und längere Haltemomente mit Kopfdrehung zur Seite oder nach oben. **Zielstellung:** Vergrößerung der Schrittlänge, Förderung der posturalen Kontrolle und der Balancereaktionen im Stand, Förderung des festen Fuß-Boden-Kontakts, Förderung der Elastizität der ventralen Kette, Aktivierung der Standbeinphase, Kraftausdauertraining und Konditionstraining. **Dauer:** ca. 5 Minuten. [M1250]

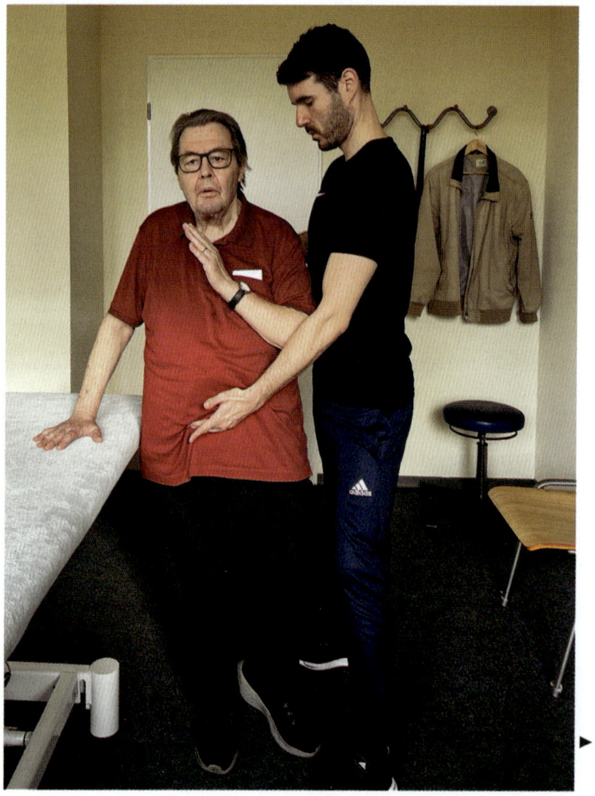

Abb. 7.26 Baum-Flow.
Die Hände werden vor das Herz in Namaskar Mudra gelegt. Mit den Augen wird ein stabiler Punkt fixiert. Mit der nächsten Inspiration wird das Gewicht auf ein Bein verlagert, sodass das andere Bein angehoben und mit dem Fuß neben dem Unterschenkel oder neben dem anderen Fuß abgestellt wird. Im Atemwechsel „öffnet und schließt" sich das Bein (Außenrotation + Innenrotation im Hüftgelenk). Dabei bleibt der Körper stabil und aufrecht. Das Becken sollte dabei nicht in *anterior tilt* fallen, da sonst eine Hyperlordose begünstigt wird und weiterführend das Knie verriegelt bzw. hyperextendiert werden könnte. Falls zu viel Haltetonus benötigt wird, kann ein Light-Touch über eine Bank am Standbein gegeben werden. Dies mit 3x20 Wiederholungen durchführen, dann Seiten wechseln. **Zielstellung:** Förderung der Körperaufrichtung sowie der posturalen Kontrolle und der Balancereaktionen im Stand, Förderung der Standbeinaktivität, Mobilisation der Hüftgelenke. **Dauer:** ca. 3–4 Minuten. [M1250]

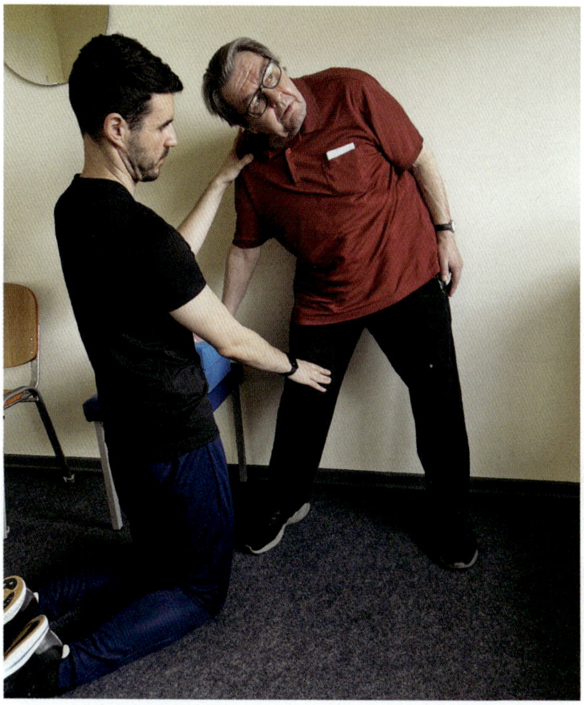

Abb. 7.27 Dreiecks-Flow.
Der Patient steht in sicherer Grätschposition zwischen zwei Hockern/zwei aufgestellten Yoga-Blöcken. Der Blick ist auf einen stabilen Punkt gerichtet. Mit der Exspiration neigt sich der Patient zu einer Seite und berührt mit der unteren Hand den Hocker/Yoga-Block. Der Kopf bleibt nach vorne ausgerichtet oder folgt der unteren Hand. Die obere Hand/der obere Arm strecken dabei zur Decke bzw. zur Seite (alternativ ans Becken der gleichen Seite aufgestützt). Mit der Inspiration kommt er langsam aus der Position zur Mitte zurück. Mit der nächsten Exspiration wechselt er die Seite. Davon 3x12 Wiederholungen. Dabei sollte die Grätschposition der Beine gehalten werden und das Becken möglichst nach vorn ausgerichtet bleiben. Bei Balanceproblemen kann der Patient sich 2–3 cm mit dem Rücken Richtung Wand stellen. **Zielstellung:** Förderung der posturalen Kontrolle und der Balancereaktionen im Stand unter Implementierung des propriozeptiven/optischen/vestibulären Systems, Förderung der Standbeinfähigkeit, Elastizitätsförderung der Muskulatur der Flanken und der Adduktoren, Förderung der Atmung und der Brustkorbbeweglichkeit, Mobilisation der Wirbelsäule und Mobilisation („Öffnung") der Facettengelenke, Kraftausdauertraining. **Dauer:** ca. 3 Minuten. [M1250]

kann) als auch zu Hause zur Überwindung der Morgensteifigkeit nutzen kann. Zudem müssen die Übungen konform und sinnvoll sein, um ebenso die Folgen der Parkinson-Erkrankung anzugehen.

ÜBRIGENS …

Auf Vorbeugen-Asanas wurde hier verzichtet, da Herr W. bereits in flektierter Haltung ist und Vorbeugen bei Bluthochdruck und kardiovaskulären Beschwerden eher gemieden werden sollten!

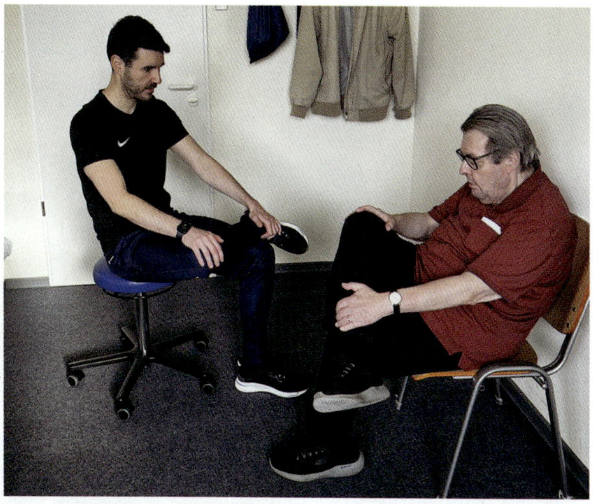

Abb. 7.28 Sitzende Taube.
Im Sitz wird ein Bein angewinkelt und der Fuß auf das Knie des anderen (abgestellten) Beines gelegt. Zunächst einige mobilisierende Bewegungen durchführen („Knie auf und ab bewegen"), dann halten. Mit der Exspiration den Oberkörper so weit nach vorn neigen, wie es der schmerzfreie Rahmen zulässt. Die Hände können dabei auf dem liegenden Unterschenkel abgelegt werden. Nach ca. 1 Minute die Seite wechseln und zwischendurch Beine lockern. **Zielstellung:** Anbahnung der Aktivität „Schuhe zubinden", Mobilisation der Hüftgelenke. **Dauer:** ca. 3 Minuten. [M1250]

Subjektive Wirkung des Eigentrainings

Gerade die Übung der sitzenden Taube fiel zu Beginn schwierig, hatte aber im Laufe der Zeit eine sehr positive Wirkung in Bezug zur (empfundenen) Steifheit. *„Die Hüfte fühlt sich wieder lockerer an"*, so Herr W. Ebenso wurde die Aktivität Schuhe anziehen als *„leichter und schneller durchführbar"* wahrgenommen. Der Krieger-Flow dagegen wurde als herausfordernd empfunden, da dieser sehr komplex ist und sämtliche Ebenen (sensomotorisch, koordinativ, mental) anspricht. Die Übungen konnten während den wöchentlichen Therapiesitzungen wiederholt und evaluiert werden. Die Wiederholungszahl und die Dauer wurden im Laufe der Wochen nach oben hin angepasst und die Komplexität beibehalten oder in den Übungen als Variante verändert. Ebenso die Stimmung und das Wissen, einen *„Fahrplan"* (Therapieplan mit genauen Zielen) zu haben, wurde als sehr positiv und förderlich aufgefasst (> Tab. 7.26).

Veränderungen in den Assessments nach 8 Wochen (> Tab. 7.26)

7

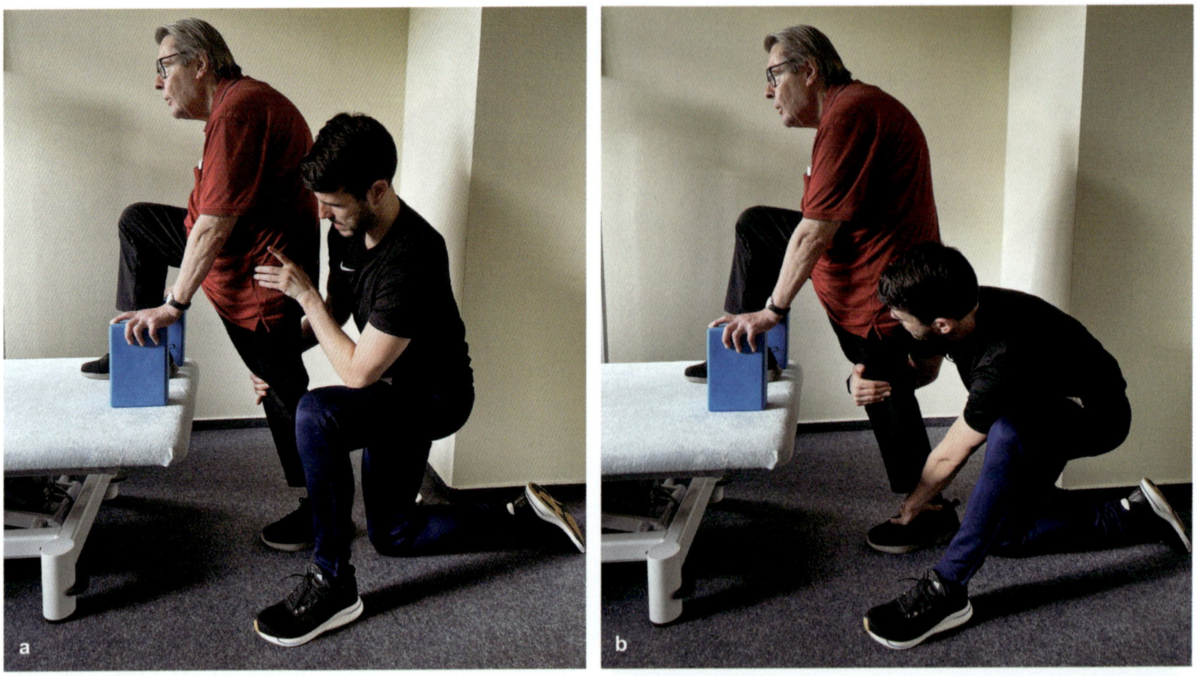

Abb. 7.29 Sprinter.
Der Patient stellt ein Bein auf eine erhöhte Position (z. B. Bank, Stepper, Hocker), während das andere Bein gestreckt auf dem Boden stehen bleibt. Mit den Händen stützt sich der Patient auf Blöcken ab. Durch Beugen und Strecken im Kniegelenk des abgestellten Beines kommt es zur Verlagerung des gesamten Körpers nach vorn und zurück. Die Therapeutin/der Therapeut kann hier mit seinen Händen während der Bewegungsausführung am Standbein den Talus zentrieren, den M. soleus konzentrisch fördern, den M. quadriceps femoris unterstützen oder die pelvitrochantäre Muskulatur an der Fossa trochanterica aktivieren. Haltemomente können eingebaut werden. Das Becken sollte zu jeder Zeit in der neutralen Stellung oder in *posterior tilt* stehen, um den M. iliopsoas exzentrisch zu fördern. **Zielstellung:** Förderung der Standbeinphase, Förderung des Dehnungsverkürzungszyklus und damit eines schnelleren und ökonomischeren Ganges, Förderung der Stützaktivität der Arme, Körperaufrichtung und Mobilisation der Gelenke der Becken-Bein-Einheit. **Dauer:** ca. 2 Minuten pro Seite. [M1250]

Tab. 7.26 Durchgeführte Tests und Assessments mit Befunden (Mai 2023)

Testbereiche	Assessments und Befunde
Inspektion/ Palpation	**Inspektion im Stand:** Becken-Shift nach rechts (funktionell), leichte Skoliose links konvex, BWS-Hyperkyphose (geringer als im März!), HWS-Hyperlordose (geringer als im März!) **Palpation im Sitz:** Schultergürtelmuskulatur hyperton, Hüftbeuger und Fußheber hyperton, Rückenstrecker hyperton
Motorik	**Reflexe:** PSR rechts leicht vermindert **Kraft:** Nach Janda-Muskelfunktionsprüfung für die Muskeln der Becken-Bein-Einheit (alterstypisch) Grad 5 (re. + li.) = deutlicher Kraftzuwachs im Bereich der Muskulatur des Beckens und der Beine **Bewegungsamplituden** (passiv): Hüftgelenksbewegungen links (besonders die IR und Extension) weniger schmerzhaft (VAS = 1–2) in Qualität stechend und tief **Bewegungsamplituden** (aktiv in RL): geringere Bewegungsamplituden, keine Schmerzen mehr beim Ablegen des Beins.
Koordination	**Tandemstand:** mit optischer Kontrolle o. B., ohne optische Kontrolle Gleichgewichtsverlust **Romberg-Stehversuch:** ohne optische Kontrolle sicherer als im März! **Retropulsion:** positiv, > 3 Schritte benötigt, um auszugleichen **Einbeinstand:** mit/ohne optische Kontrolle nicht länger als 2–3 Sekunden möglich; rechts besser als links (ohne Schmerz durchführbar!)
Sensibilität und Schmerzen	**Sensibilität** o. B. Siehe *Schmerzanamnese* **STarT Back Tool:** 4 Punkte (hohes Chronifizierungsniveau), deutliche Reduktion im Bereich der Katastrophisierungsgedanken

Tab. 7.26 Durchgeführte Tests und Assessments mit Befunden (Mai 2023) *(Forts.)*

Testbereiche	Assessments und Befunde
Ganganalyse	Ähnlich wie im März. Verbesserung aber in der Ganggeschwindigkeit, eine niedrigere Frequenz (80 bpm) und eine sichtbar längere Schrittlänge. Leichte Asymmetrie weiter vorhanden. **Dynamic-Gait-Index:** 11/20, Unsicherheiten beim Gehen mit Blick nach oben besser als im März, Rhythmisierungsproblematik beim Gehen über ein Hindernis, Unsicherheiten beim Umkehren über die linke Seite deutlich besser als im März!
Sonstige Assessments und Untersuchungen	**Western Ontario and McMaster Universities Osteoarthritis Index (WOMAC):** Steifigkeit am Morgen (6/11), Steifigkeit nach langem Sitzen/Liegen (4/11), aufrecht stehen (5/11), Gehen auf ebenem Boden (3/11), Treppen hinuntersteigen (3/11), sich zum Boden bücken (3/11), einkaufen gehen (3/11) **6-Minuten-Gehtest:** 490 Meter (**Borg-Skala:** 13/20) = Verbesserung der Kondition und der subjektiven Anstrengung **Pulsoxymetrie in Ruhe:** 81 bpm, 98 $\%O_2$ **Pulsoxymetrie nach 6-Minuten-Gehtest:** 122 bpm, 99 $\%O_2$

bpm: Schläge pro Minute (beats per minute); BWS: Brustwirbelsäule; HWS: Halswirbelsäule; IR: Innenrotation; o. B.: ohne Befund; RL: Rückenlage; VAS: visuelle Analogskala.

7.2.3 Halswirbelsäulen-Syndrom (HWS-Syndrom)

Gesine Ufkes und Daniel Völker

DEFINITION

HWS-Syndrom (ICD-Code: M.54.2 Zervikalneuralgie)
Definition: Das „HWS-Syndrom" bezieht sich auf eine Sammlung von Symptomen, die mit orthopädischen/neurologischen Beschwerden im Bereich der HWS einhergehen. Eine genaue Definition ist schwierig, da die Symptome und Ursachen teilweise sehr unterschiedlich sind.
Epidemiologie: Es wird geschätzt, dass etwa 25 % der Bevölkerung zumindest zeitweise an einem HWS-Syndrom im Leben erkranken werden (IQWIG 2020).
Ursachen: Oftmals unklar. In Verbindung werden häufig schlechte Haltung, übermäßige Belastung der Nackenmuskulatur, altersbedingte Verschleißerscheinungen der Wirbelsäule sowie Verletzungen wie Schleudertrauma (Distorsion) nach Unfällen gebracht. Häufig sind Muskelverspannungen, Gelenkblockaden oder Bandscheibenvorfälle in der Halswirbelsäule Auslöser oder Nebenerscheinungen der Beschwerden. Weitere Ursachen können eine Tumorerkrankung, Osteochondrosis oder osteoporotische Veränderungen sein.
Symptome: Es können Symptome wie Nackenschmerzen, Kopfschmerzen, Schulterverspannungen, Kieferschmerzen, eingeschränkte Beweglichkeit der HWS und des Schultergürtels und gelegentlich auch Schmerzausstrahlung in Arme oder Rücken auftreten. Zusätzlich können Taubheitsgefühle oder Kribbeln in den Händen auftreten, wenn Nervenwurzeln durch entzündliche Prozesse oder Verspannungen betroffen sind. Auch Ohrgeräusche, Sehstörungen und in schwereren Fällen Paresen sind möglich.
Diagnostik: Zunächst wird eine Anamnese durchgeführt, um Informationen über Vorerkrankungen, Verletzungen oder Belastungen zu sammeln. Anschließend erfolgt eine funktionelle Testung und Untersuchung, bei der Bewegungseinschränkungen, Muskelverspannungen und Schmerzpunkte in der Halswirbelsäule erfasst werden. Zusätzlich bei Unklarheit und neurologischer Beteiligung können bildgebende Verfahren wie Röntgen, MRT oder CT eingesetzt werden, um strukturelle Veränderungen, Bandscheibenvorfälle oder mögliche Nervenkompressionen zu visualisieren und die Diagnose zu bestätigen

ÜBRIGENS ...

Die Einteilung des HWS-Syndroms ist auf verschiedenen Ebenen möglich. Darunter: nach Schmerzausstrahlung (lokal oder (pseudo-) radikulär), nach Verlauf (akut oder chronisch), nach der Lokalisation (obere/mittlere/untere HWS) oder nach den Ursachen (degenerativ, traumatisch, funktionell).

Welche Behandlungsstrategien werden derzeit angewendet?

Die therapeutischen Ansätze für das HWS-Syndrom umfassen eine ganzheitliche und multimodale Herangehensweise. Physiotherapie wird genutzt, um die Beweglichkeit der Halswirbelsäule wiederherzustellen und die umgebende Muskulatur zu stärken. Besonders die Tiefenstabilisierung (segmentale Stabilität) und das Mobilisieren möglicher blockierender Komponenten (z. B. Blockade durch die 1. Rippe, Scalenus-Lücke, Hypertonus des M. trapezius, etc.). In akuten Fällen können nicht-steroidale entzündungshemmende Medikamente (NSARs) wie Ibuprofen Schmerzen und Entzündungen reduzieren. Bei akuter Schmerzsymptomatik können gezielte Infiltrationen von Kortikosteroiden in die betroffenen Bereiche zur kurzfristigen Schmerzlinderung dienen. Unterstützende Therapien wie manuelle Mobilisation, chiropraktische Therapie, Akupunktur oder Osteopathie können in Erwägung gezogen werden, um die Schmerzen zu lindern und die Funktion zu verbessern. In schwereren Fällen mit anhaltenden Schmerzen oder neurologischen Symptomen könnte eine operative Intervention wie eine Dekompression der Wirbel in Betracht gezogen werden. Die Wahl der Behandlungsstrategie sollte unter Berücksichtigung der individuellen Situation der Patientinnen und Patienten erfolgen.

7

Yoga kann hier eine bedeutsame Rolle spielen. In einem im Jahr 2020 veröffentlichen systematischen Review wurde auf die positive Wirkung von Yoga auf die Dauer, Intensität und Häufigkeit von Kopfschmerzen hingewiesen (Anheyer et al. 2020). Zudem gibt es in mehreren Publikationen Hinweise darauf, dass gezielte und regelmäßig ausgeführte Yoga-Übungen bei Patientinnen und Patienten mit (chronischen) Nackenschmerzen positiv wirken. Unter anderem haben sie das Potenzial, Nackenschmerzen zu lindern, Nackenmuskulatur zu kräftigen, die Funktion zu verbessern und als Bewältigungsstrategie eingesetzt zu werden (Cohen und Hooten 2017; Mohan et al. 2022; Uluğ et al. 2018).

Vorstellung der Betriebs-Yoga-Gruppe

Das Betriebs-Yoga wurde 2017 ursprünglich für das Team eines Pflegedienstes konzipiert. Das Pflegepersonal arbeitet im Schichtdienst und ist teilweise für den mobilen Pflegedienst in bestimmten Teilen der Stadt Berlin oder für Wohngemeinschaften für Menschen mit Demenz oder mit Handicap zuständig. Das Ziel des Betriebs-Yogas: Prävention gegen die starke Belastung von Armen, Rücken und Nackenproblematiken beim Pflegepersonal, aber auch für alle Mitarbeitenden des Betriebs.

Es bestand die Möglichkeit, das Betriebs-Yoga über den Paragraphen § 20 und § 20 b SGB V (primäre Prävention und Gesundheitsförderung am Arbeitsplatz) oder über die eigene Krankenkasse der Teilnehmenden zu finanzieren (im Rahmen der Zentralen Prüfstelle Prävention, ZPP).

Der Arbeitgeber hat sich für die erste Variante entschieden.

7

Kursrahmendaten

Dauer: einmal wöchentlich für 60 Minuten für insgesamt 10 Teilnehmerinnen und Teilnehmer
Ort: Konferenzraum des Betriebes
Material: Matten, Gurte und Blöcke (wurden vom Arbeitgeber gestellt)

Das Betriebs-Yoga wurde intern über den E-Mail-Verteiler und durch Mundpropaganda beworben.

Der Kurs startete 2017 mit 10 Teilnehmerinnen und Teilnehmern aus allen Arbeitsbereichen. Zunächst wurde der Kurs gut angenommen und war stark besucht. Nach einigen Wochen stellte sich heraus, dass der Schichtdienst für das Pflegepersonal mehr und mehr zum Hindernis wurde, um zeitlich am Yoga teilzunehmen.

Seit einigen Jahren besteht die Gruppe der Teilnehmenden überwiegend aus dem Bereich der Administration des Betriebes. So wurden auch der Inhalt und das Programm des Yogas entsprechend an die Bedürfnisse der Gruppe angepasst. Diese sind verstärkt Verspannung im Handgelenk, Kiefer- und Schulterbereich, HWS-Syndrom, Hüftprobleme und Knieschmerzen. Zeitweise war das Yoga so intensiv in Anspruch genommen, dass zwei Kurse pro Woche angeboten wurden.

Aktuelle Situation

Die Gruppengröße hat sich auf 3–6 Teilnehmende eingependelt, die seit ca. zwei Jahren beständig kommen. Das Betriebs-Yoga findet einmal pro Woche für 60 Minuten statt. Die Teilnehmenden sind von 30–60 Jahre alt. Die meisten Beschwerden sind Nacken- und Schulterproblematiken, Knieschmerzen oder Hüftprobleme.

Beschreibung des Therapieprozesses

Wie oben beschrieben, wurde der Fokus der Yoga-Einheiten an die Bedürfnisse der Teilnehmerinnen und Teilnehmer angepasst. Von einem ursprünglich sehr dynamischen Stil zu einem ruhigen Yoga-Flow mit einigen Einheiten auf dem Stuhl.

Der Fokus ging vom Ziel der Beweglichkeit hin zu mehr Beweglichkeit der HWS und BWS und teilweise Hüftmobilisation.

Mithilfe von einfachen Bewegungen wird die Beweglichkeit vor und nach dem Yoga getestet. Auch das Gespräch dient zur Klarheit und Wahrnehmung der Veränderung.

Auf dieser Entwicklung basiert die folgende Arbeitshypothese.

Erstellung der Arbeitshypothese

Da überwiegend Mitarbeiterinnen und Mitarbeiter aus „sitzenden" Tätigkeiten am Betriebs-Yoga teilnahmen, ergab sich folgende Arbeitshypothese.

Nackenschmerzen können durch Fehlhaltungen am Schreibtisch entstehen, z. B. wenn der Kopf beim Sitzen am Bildschirm zu weit nach vorne unten geneigt ist. Hier werden gezielt Asanas eingeübt, die eine Dehnung der oberen Muskulatur zur Folge haben.

Schulterschmerzen können durch die durch einseitige Belastung des Armes und der Hand, die die Computermaus hält, entstehen. Hier wirken gezielte Handmobilisationsübungen und Twists aus dem Yoga entgegen.

Neben einer segmentalen Stabilisation, besonders der Wirbelsäule, ist es bedeutsam, im Sinne der Prävention die Rumpfmuskulatur aufzubauen und in Aktivitäten und Bewegungen zu integrieren.

Dauerhaftes Sitzen verändert die Haltung und die Beckenaufrichtung. Diese wird durch gezielte Haltungsarbeit im Sitzen und Stehen erarbeitet. Durch die Kippung des Beckens nach vorne (ventral) ergibt sich eine Veränderung in der BWS.

Der Schultergürtel, der häufig nach vorne abgesunken ist, soll in eine aufrechte Position gebracht werden. Durch eine Ausrichtung des Beckens werden alle Wirbelsäulenabschnitte mobilisiert. Die Wirbelsäule erhält durch entsprechende Asanas eine Unterstützung in der Aufrichtung zusätzlich auch durch weitere Asanas aus den Bereichen Gleichgewichtshaltungen und Einbeinstand.

Erstellung der konkreten Zielstellungen

Es wird ein spezifisches Übungsprogramm für die tägliche Anwendung im beruflichen Umfeld erarbeitet. Dieses beinhaltet Asanas zur Kräftigung und Stabilisation der HWS und zur Mobilisation der gesamten Wirbelsäule, z. B. Rotationen (Ardha Matsyendrasana), Adler (Garudasana), Pawanmuktasana (Gelenkmobilisation) (➤ Abb. 7.30; ➤ Abb. 7.31; ➤ Abb. 7.32; ➤ Abb. 7.33; ➤ Abb. 7.34).

- Reduktion des Stress-Levels durch gezielte Atemübungen. Hier werden einige klassische Atemübungen (Pranayama) in der Gruppe gezielt eingeübt. Diese Atemübungen werden separat oder in die Übungen (Asanas) integriert.
- Training des Zwerchfells durch vertiefte Atmung und gezielte Übungen aus dem Yoga (Rotationen), mit Fokus auf Kräftigung und Dehnung der Muskeln Psoas und Quadratus lumborum.
- Förderung der Beweglichkeit des ganzen Körpers, um der sitzenden Tätigkeit entgegenzuwirken, durch Erarbeitung des Sonnengrußes (Yoga-Flow).
- Kräftigung der tiefen Rumpf- und Rückenmuskulatur mit Hilfe von stärkenden Übungen aus dem Yoga, z. B. das Boot (Navasana), die Planke (Phalakansana), der Krieger (Virabhadrasana).
- Mobilisation und Kräftigung der Haltemuskulatur durch Gleichgewichtshaltungen, z. B. Baum (Vrkshasana), Tänzer (Natarajasana).

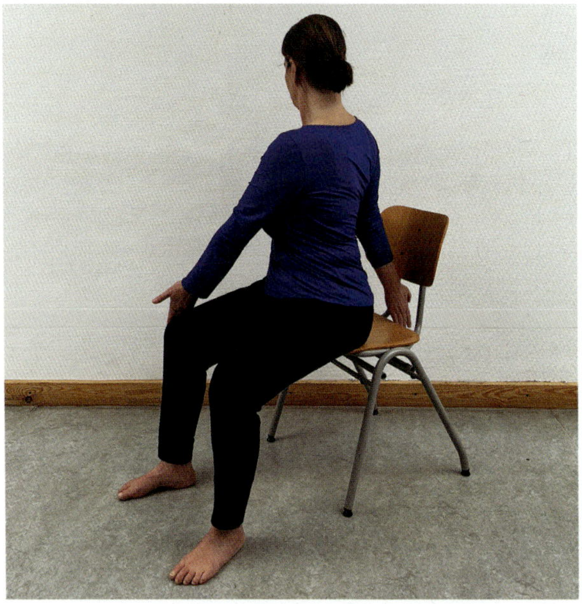

Abb. 7.30 Drehsitz auf dem Stuhl (Ardha Matsyendrasana). Beschreibung der Übung: Die Patientin/der Patient sitzt auf dem Stuhl, die Füße hüftbreit aufgestellt, die Fußsohlen berühren komplett den Boden. Ist dies nicht der Fall, können Klötze unter die Füße gelegt werden. Der Rücken hat bestenfalls keinen Kontakt zur Rückenlehne, was eine bessere Aufrichtung der Wirbelsäule zur Folge hat. Die Hände liegen auf den Oberschenkeln, der Fokus liegt zunächst auf der tiefen Bauchatmung. So kann die Wirbelsäule aufgerichtet gehalten und die Aufmerksamkeit auf das Becken gerichtet werden. Dieses feste „Fundament" durch Ausrichtung der Füße und des Beckens wird wahrgenommen und während der Übung beibehalten. Mit einer erneuten Einatmung werden die Arme gehoben, mit der Ausatmung dreht sich der Oberkörper (oberhalb vom Bauchnabel) nach rechts, der rechte Arm legt sich auf die Stuhllehne (oder drumherum), die linken Fingerspitzen liegen auf der linken Schulter. Mit der nächsten Einatmung zieht die linke Hand die Schulter in Richtung Decke, die Aufmerksamkeit wird auf die gesamte linke Flanke gerichtet. Diese ganze Flanke dreht sich mit der Ausatmung nach vorne, die linke Hand geht vor den rechten Oberschenkel, bestenfalls mit der Handfläche nach außen (oder auf den rechten Oberschenkel). Bei Balanceproblemen kann sich die Patientin/der Patient auch anlehnen. Ein paar Atemzüge so verweilen. Aufmerksamkeit auf Atmung, Länge und Beweglichkeit der BWS legen.
Einatmung: Beide Arme wieder strecken; Ausatmung: beide Hände auf den Oberschenkeln, zum Ausgleich Katze-Kuh im Sitzen. Dann die Seite wechseln.
Zielstellung: Die BWS wird mobilisiert. Länge in der Wirbelsäule mit Unterstützung der gelenkten Atmung. Linke Flankendehnung. Kräftigung der Atemhilfsmuskulatur. Riemenmuskeln von Kopf und Hals werden gestärkt und gedehnt, Dehnung der Hüftmuskulatur. Bauch- und Rückenmuskeln werden gedehnt, Verdauung wird angeregt.
Dauer: ca. 5 Minuten. [M1346]

Darstellung der Übungen

Subjektive Wirkung der wöchentlichen Yoga-Einheit

Die Wirkungen der Übungen sind sehr unterschiedlich. Insgesamt kann eine bessere Beweglichkeit bei allen Teilnehmerinnen und Teilnehmern festgestellt werden. Erreicht wurden eine größere Stabilität des gesamten Körpers, ein verbessertes Atemvolumen und insgesamt ein klares Körpergefühl.

Da die Empfindungen der am Betriebs-Yoga teilnehmenden Mitarbeiterinnen und Mitarbeiter am besten subjektiv dargestellt werden können, sind hier einige Stimmen wiedergegeben:

- „Bei mir waren Rücken- und Hüftschmerzen sowie Verspannungen in Schultern und Nacken der Einstieg ins Yoga vor gut 2 Jahren."
- „Besonders die Twists sowie die Dehnübungen und das bewusste Atmen tun mir unglaublich gut."
- „Die Schmerzen und Verspannungen treten seit Beginn der Teilnahme am Betriebs-Yoga nur noch sehr selten auf."
- „Ich fühle mich danach beweglicher und gut entspannt."

7

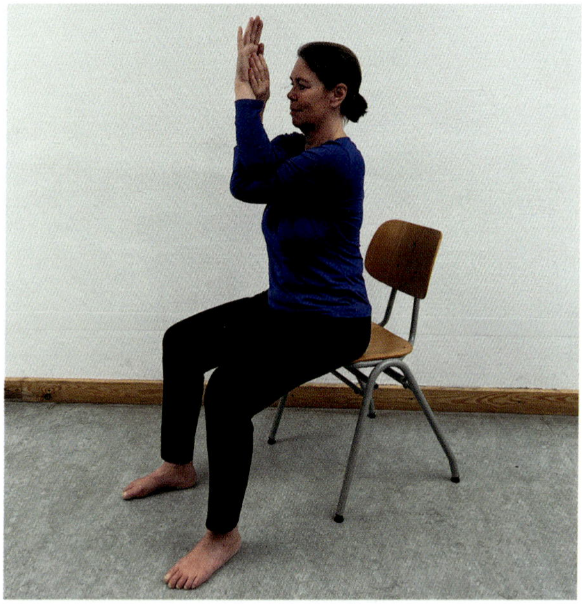

Abb. 7.31 Adler auf dem Stuhl (Gomukhasana).
Die Patientin/der Patient sitzt auf dem Stuhl: Ausgangsposition wie bei vorheriger Übung.
Mithilfe der nächsten Einatmung wird die Wirbelsäule aufgerichtet, für die Ausatmung bleiben die Hände auf den Oberschenkeln liegen, ein leichter Druck der Hände auf die Oberschenkel unterstützt die „Erdung" der Füße und des Beckens.
Mit einer weiteren Einatmung beide Arme heben, ausatmend beide Arme über Kreuz eng um den Brustkorb legen. Mit jeder weiteren Ein- und Ausatmung die Wahrnehmung auf den Thorax legen. Nach ein paar Atemzügen mithilfe einer weiteren Einatmung die Unterarme aus der vorherigen Position lösen und die Ellenbogen aufeinanderdrücken. Die Handflächen können sich berühren, wahlweise einen Gurt zu Hilfe nehmen oder nur den Daumen der anderen Hand greifen. Mit jeder weiteren Ausatmung beide Ellenbogen fest gegeneinander drücken, die Ellenbogen nach oben, die Schultern nach unten schieben. Die Einatmung sorgt für eine Entspannung der Arme. Dieses Atemmuster ein paar Mal wiederholen.
Auflösung: mit einer weiteren Einatmung die Arme festigen und dann langsam die Armhaltung auflösen. Hände legen sich wieder auf die Oberschenkel. Nach ein paar Atemzügen die Seite wechseln. [M1346]
Zielstellung: Verspannungen zwischen den Schulterblättern lösen. Kräftigung der Handgelenksmuskulatur, Aufrichtung der Wirbelsäule, Training des Atemvolumens, Kräftigung der Schultermuskulatur.
Dauer: ca. 5 Minuten. [M1346]

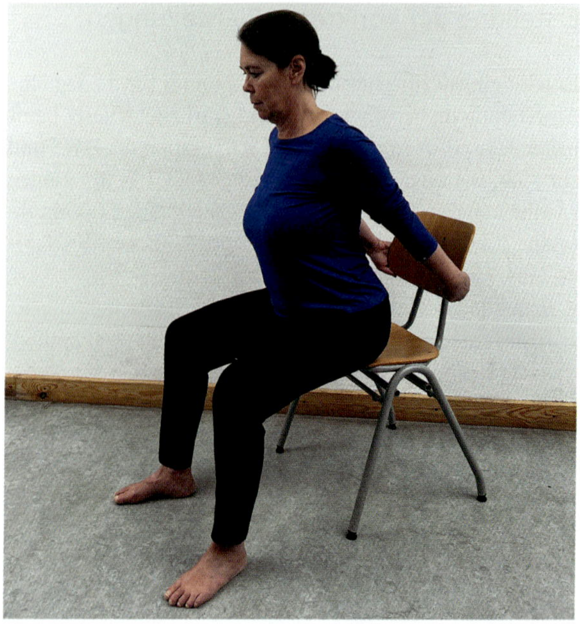

Abb. 7.32 Kobra auf dem Stuhl (Bhujangasana).
Ausgangsposition auf dem Stuhl (siehe auch vorherige Positionen).
Die Patientin/der Patient bringt die Hände vor das Herz (Namaskar Mudra), schiebt sie fest gegeneinander und bringt sie so mit der nächsten Einatmung über den Kopf, mit der Ausatmung kommt er in eine tiefe Vorbeuge (der Oberkörper legt sich über die Oberschenkel, die Hände können den Boden berühren).
Nach ein paar wenigen Atemzügen in dieser Haltung werden mit der nächsten Einatmung die Arme nach hinten geführt, mit den Händen die Stuhlbeine gegriffen, um mit der nächsten Einatmung den Oberkörper aufzurichten. Die Arme sollten während der gesamten Übung unter Spannung gehalten werden. Der Fokus liegt dabei aber auf einer Anspannung der Schulterblätter (Zugrichtung der Schulterblätter zueinander).
Für den Fall, dass eine tiefe Vorbeuge nicht möglich ist, kann diese Haltung auch im aufrechten Sitz ausgeführt werden. Dann greifen die Hände nach hinten an die Stuhllehne.
Ein paar Atemzüge verweilen. Mit einer weiteren Einatmung die Füße fest in den Boden drücken, zurück in die tiefe Vorbeuge, ausatmend kurz verweilen, um sich mit einer nächsten Einatmung mit den Füßen fest auf dem Boden wieder aufzurichten.
Zielstellung: Präventive Übung gegen Kopfschmerzen, Kräftigung der Schultermuskulatur, Dehnung der ventralen Seite, Dehnung der Brustmuskulatur, Kräftigung der Bauchmuskulatur, Dehnung der BWS, Vertiefung der Atmung, Stärkung der Rückenmuskulatur.
Dauer: ca. 5 Minuten. [M1346]

- „Seit zwei Jahren nehme ich einmal in der Woche am Betriebs-Yoga teil. Dabei wurde mir die Sorge genommen, dass Yoga spirituell oder lebensverändernd sein muss. Auch wenn ich nur 50 % meiner Arbeitszeit am PC verbringe, tun mir die bewussten Übungen und Aktivierungen sehr gut. Wie anstrengend atmen sein kann…"
- „Nach dem Yoga (und einem Arbeitstag) bin ich meistens sehr müde und komme nicht mehr richtig in die Gänge. Dafür gibt es am nächsten Tag häufig einen kleinen Muskelkater, der mir zeigt, wo und wie Yoga wirkt."
- „Ich habe keine Lieblingsübung, fühle mich mit dem regelmäßigen Yoga deutlich fitter und beweglicher."

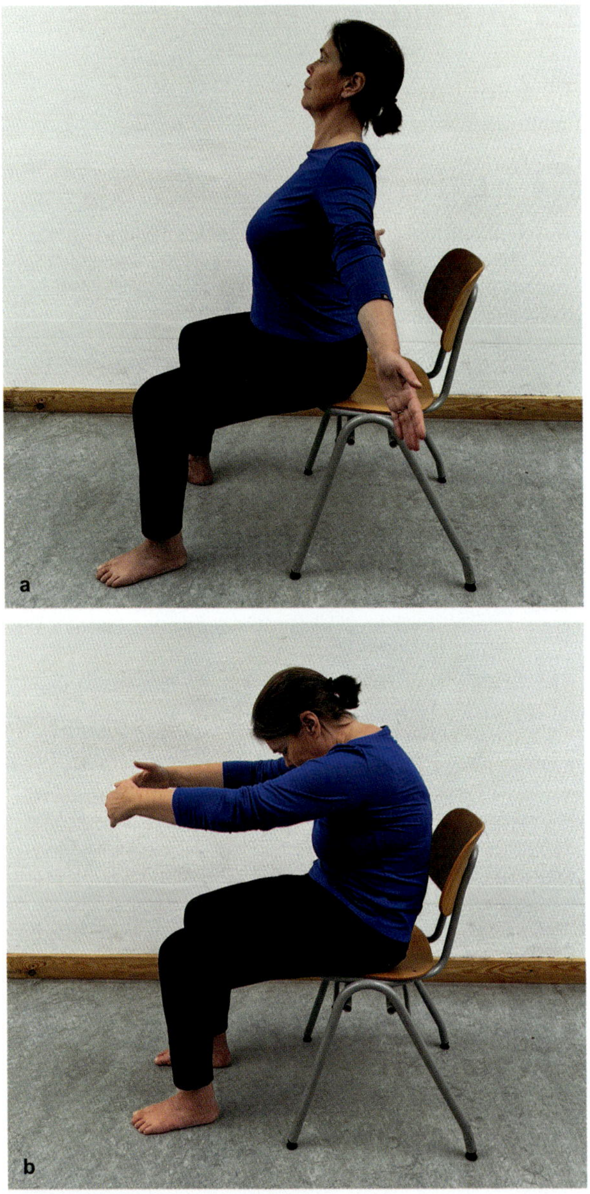

Abb. 7.33 Rückbeugen-Vorbeugen-Flow für Schultergürtel-HWS/Katze-Kuh (Marjariasana).
Ausgangsposition siehe oben. Die Hände liegen auf den Oberschenkeln mit den Handflächen auf den Oberschenkeln. Mit einer Einatmung werden die Arme seitlich angehoben (halbe Höhe zum Boden, etwa schulterhoch) Mit jeder Ausatmung werden die Hände nach vorne bewegt, die Fingerspitzen berühren sich, die obere Wirbelsäule (HWS) rundet sich. Mit der nächsten Einatmung werden die Arme wieder geöffnet, die BWS wölbt sich nach vorne. Diese Übung im Rhythmus des Atmens ein paarmal wiederholen. Variante: die Hände bleiben auf den Oberschenkeln liegen.
Zielstellung: Verspannungen im Oberkörper werden gelöst, Mobilisation der WS, Dehnung der BWS und der HWS.
Dauer: ca. 5 Minuten. [M1346]

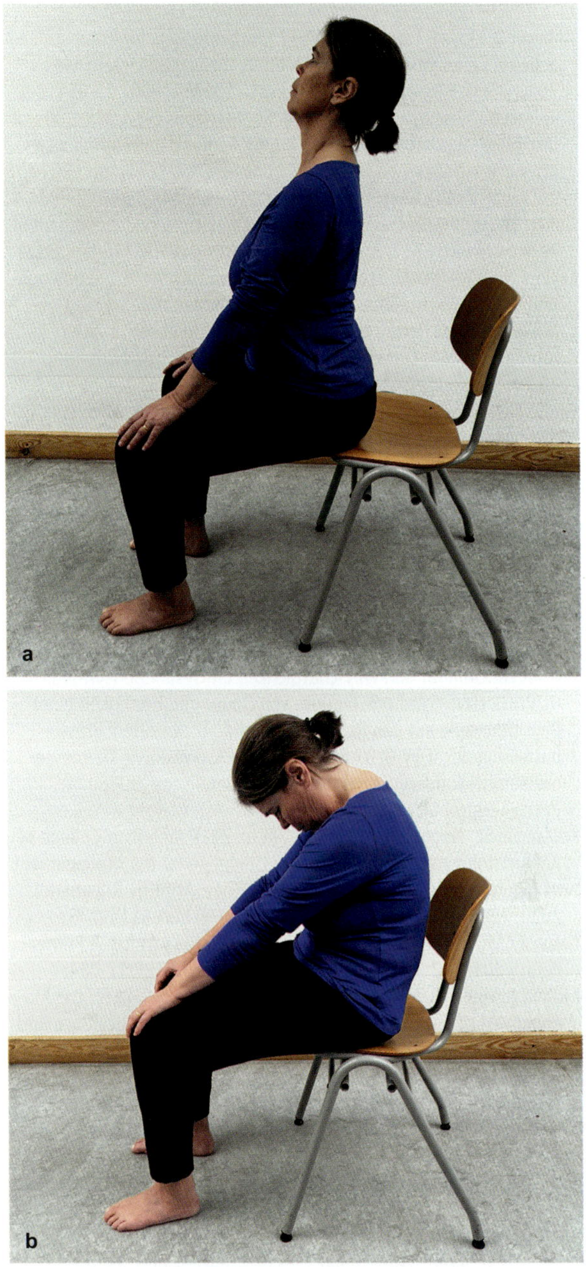

Abb. 7.34 Rückbeugen-Vorbeugen-Flow mit Betonung Kopf/Katze-Kuh (Marjariasana).
Ausgangsposition siehe oben. Die Hände liegen auf den Oberschenkeln mit den Handflächen auf den Oberschenkeln. Mit einer Einatmung wird das Kinn ein wenig nach vorne geschoben und mit einer Ausatmung in Richtung Brustbein gesenkt. Hier kann der Atem für einen Moment gehalten werden. Mit einer weiteren Atmung wird der Kopf wieder gehoben.
Zielstellung: Aktiviert den Vagus-Nerv, lindert Kopfschmerzen, die HWS wird gedehnt. Durch ein Atemanhalten innerhalb der Übung mit einer sanften Anspannung des Beckenbodens wird die Kräftigung des Beckenbodens unterstützt. Blutdruck- und Herzfrequenzsenkung.
Dauer: ca. 5 Minuten. [M1346]

7

LITERATUR

Anheyer D, Klose P, Lauche R, Saha FJ, Cramer H. Yoga for Treating Headaches: a Systematic Review and Meta-analysis. J Gen Intern Med 2020; 35(3): 846–854. https://doi.org/10.1007/s11606-019-05413-9.

Baudracco I, Grahovac G, Russo VM. Spontaneous cervical intradural disc herniation presenting with Brown-Séquard and Horner's syndrome: lesson learned from a very unique case. Eur Spine J 2017; 26(Suppl 1): 218–221. https://doi.org/10.1007/s00586-017-5044-4.

Cohen SP, Hooten WM. Advances in the diagnosis and management of neck pain. BMJ 2017; 358: j3221. https://doi.org/10.1136/bmj.j3221.

Endres H, Schneider O, Scharf H-P et al. Koxarthrose – Epidemiologie und Versorgungsrealität – Versorgungsdatenanalyse von 2,4 Millionen Versicherten der AOK Baden-Württemberg ab 40 Jahren. Z Orthop Unfall 2018; 156(6): 672–684. https://doi.org/10.1055/a-0648-4945.

Greitemann B, Schmidt R. Leitlinie zur konservativen, operativen und rehabilitativen Versorgung bei Bandscheibenvorfällen mit radikulärer Symptomatik. S2k-Leitlinie der Deutschen Gesellschaft für Orthopädie und Orthopädische Chirurgie (DGOOC), der Sektion Wirbelsäule der Deutschen Gesellschaft für Orthopädie und Unfallchirurgie (DGOU), der Deutschen Gesellschaft für Neurochirurgie (DGNC) und der Deutschen Wirbelsäulengesellschaft (DWG); 2021. AWMF Register-Nr. 033-048. https://register.awmf.org/assets/guidelines/033-048l_S2k_Konservative-operative_rehabilitative-Versorgung-Bandscheibenvorfall-radikulae_2021-06_01.pdf (letzter Zugriff 06.01.2024).

Institut für Qualität und Wirtschaftlichkeit im Gesundheitswesen (IQWiG). HWS-Syndrom: Einfluss von Dauer und Häufigkeit einer Physiotherapie auf den Behandlungserfolg bleibt offen: Pressemitteilung des IQWiG; 07.01.2020. https://www.iqwig.de/presse/pressemitteilungen/pressemitteilungen-detailseite_9988.html (letzter Zugriff 06.01.2024).

Kolasinski SL, Neogi T, Hochberg MC et al. 2019 American College of Rheumatology/Arthritis Foundation Guideline for the Management of Osteoarthritis of the Hand, Hip, and Knee. Arthritis Rheumatol 2020; 72(2): 220–233. https://doi.org/10.1002/art.41142.

Lespasio MJ, Sultan AA, Piuzzi NS et al. Hip Osteoarthritis: A Primer. Perm J 2018; 22: 17–84. https://doi.org/10.7812/TPP/17-084.

Mohan A, Tijmes S, Mehta A, Cohen JG. Therapeutic Yoga for the Management of Chronic Nonspecific Neck Pain: Current Evidence and Mechanisms. Int J Yoga Therap 2022; 32(2022): Article 5. https://doi.org/10.17761/2022-D-21-00007.

Stiftung Gesundheitswissen. Chronisch Kranke: Je stärker die Einschränkungen, desto geringer der Glauben an die Selbstwirksamkeit; 2022. https://www.stiftung-gesundheitswissen.de/projekte/chronisch-kranke-je-staerker-die-einschraenkungen-desto-geringer-glauben-an-selbstwirksamkeit (letzter Zugriff 06.01.2024).

Tekur P, Nagarathna R, Chametcha S, Hankey A, Nagendra HR. A comprehensive yoga programs improves pain, anxiety and depression in chronic low back pain patients more than exercise: an RCT. Complement Ther Med 2012; 20(3): 107–118. https://doi.org/10.1016/j.ctim.2011.12.009.

Uluğ N, Yılmaz ÖT, Kara M, Özçakar L. Effects of Pilates and yoga in patients with chronic neck pain: A sonographic study. J Rehabil Med 2018; 50(1) :80–85. https://doi.org/10.2340/16501977-2288.

Venkatesan P, Soundararajan K, Kishen TJ, Janardhan S, Kumar Cr S. Comparison of yoga and dynamic neuromuscular stabilization exercise in chronic low back pain on magnetic resonance imaging of lumbar multifidus- protocol for a randomized controlled trial. Contemp Clin Trials Commun 2022; 28: 100937. https://doi.org/10.1016/j.conctc.2022.100937.

Yildirim P, Gultekin A. The Effect of a Stretch and Strength-Based Yoga Exercise Program on Patients with Neuropathic Pain due to Lumbar Disc Herniation. Spine 2022; 47(10): 711–719. https://doi.org/10.1097/BRS.0000000000004316.

7

7.3 Internistische Praxisbeispiele

7.3.1 Inkontinenz

Dorothea Hauswald

DEFINITION

Mischinkontinenz (ICD-10: Belastungsinkontinenz (N39.1) und OAB (N32.8)) (S2k Leitlinie Harninkontinenz der Frau, Stand Dezember 2021, AWMF Register-Nr. 015-091)

Definition (vgl. Leitlinie S. 52)

„Harninkontinenz [ist] jeglicher unfreiwilliger Harnabgang." (International Continence Society)

Belastungsinkontinenz: unwillkürlicher Urinverlust bei körperlicher Anstrengung (z. B. Husten, Niesen, Sport) ohne Harndrang

Dranginkontinenz: unwillkürlicher Urinverlust, der von imperativem Harndrang begleitet ist

OAB (überaktive Blase, overactive bladder): imperativer Harndrang einhergehend mit Pollakisurie, Nykturie und drangbedingter Inkontinenz

Epidemiologie:

„Harninkontinenz ist ein häufiges Krankheitsbild, das ca. 30 % aller Frauen betrifft (s. Leitline S. 25). Internationale Studien s. Leitline S. 52).

Diagnostik (Leitlinie S. 55 ff.):

- Anamnese und klinische Untersuchung
- Patientenfragebögen
- Blasentagebuch/Miktionsprotokoll
- Vorlagenwiegetest
- Urinanalyse und Harnwegsinfektion
- Restharn
- Urodynamik, Urethrozytoskopie, Sonografie

Konservative Therapie (Leitlinie S. 85 ff.) (➤ Abb. 7.35)

- Behandlung der Grunderkrankung, Anpassung anderer (Nicht-Inkontinenz-)Medikamente
- Hilfsmittel
- Lebensstilbezogene Interventionen, wie Koffein-Reduktion, körperliche Aktivität, Flüssigkeitszufuhr, Adipositas und Gewichtsverlust
- Verhaltens- und Physiotherapie

Ärztliche Therapie (Leitlinie S. 100 ff.) (➤ Abb. 7.35)

- Lasertherapie bei Belastungsinkontinenz
- Pessartherapie
- Östrogenisierung
- Medikamentöse Therapie
- Operative Therapie

Welche Behandlungsstrategien werden derzeit angewendet?

Belastungsinkontinenz, OAB/Dranginkontinenz: keine.

Vorstellung des Fallbeispiels Frau B.

Beschreibung des Therapieprozesses

Frau B. wird von mir in den nächsten Monaten in lockerer Folge privat (90 min.) behandelt (➤ Tab. 7.27; ➤ Tab. 7.28; ➤ Tab. 7.29).

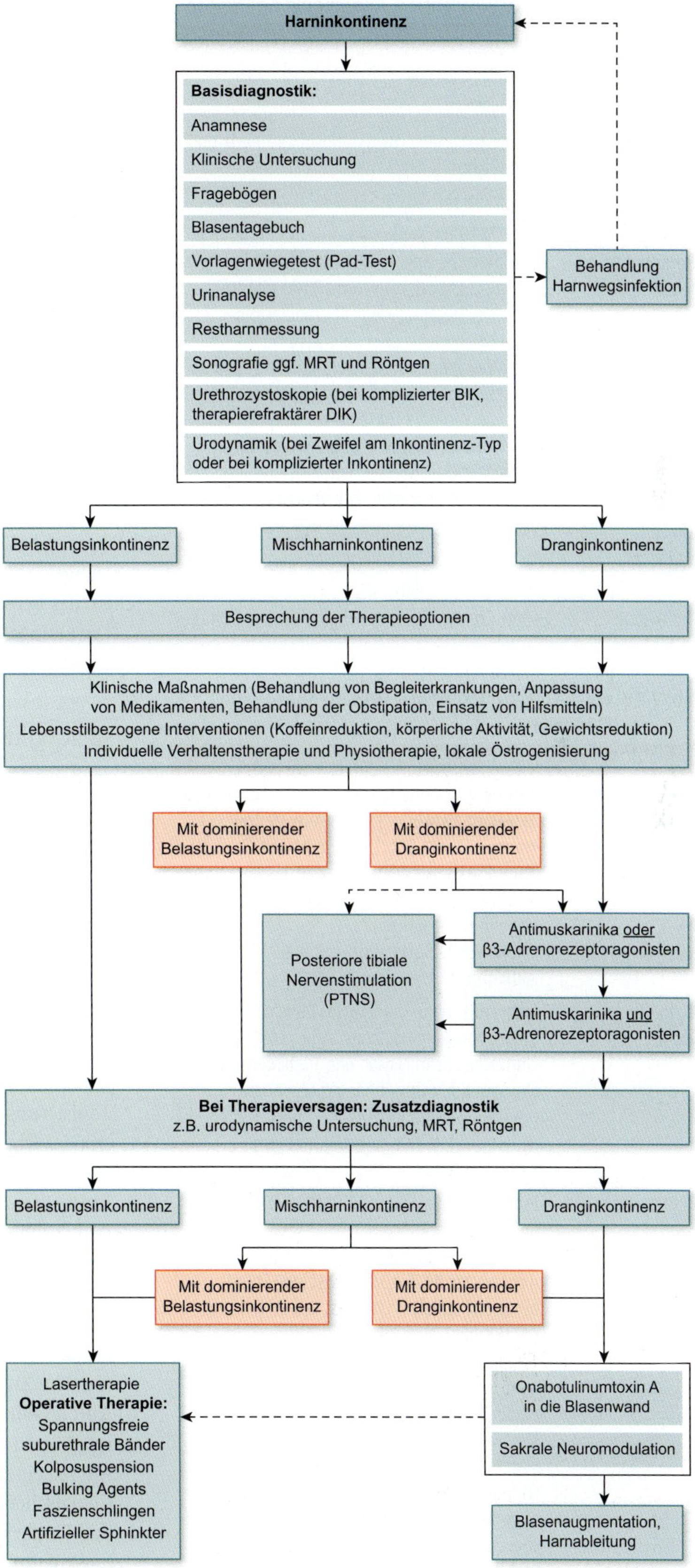

Abb. 7.35 Flowchart zur Diagnostik und Therapie der Harninkontinenz der Frau. [L231/W1305]

Tab. 7.27 Vorstellung der Patientin – **Allgemeine Anamnese**

Erhebung	Daten
Name	Frau B.
Alter	59 Jahre
Diagnose	Mischinkontinenz (Belastungsinkontinenz und Dranginkontinenz)
Verlauf	Symptome seit 2015
Bisherige physiotherapeutische Behandlungen	2015/2016 Beckenbodenzentrum: Behandlung mit Elektrotherapie – kein Therapieerfolg 2017 Beckenbodenzentrum: Physiotherapie – Manuelle Therapie – kein Therapieerfolg 2018/2019 Spezialpraxis Beckenboden: Physiotherapeutische Einzeltherapie und Gruppentherapie: Osteopathie, Elektrostimulation, manuelle vaginale Therapie zur Lösung von Verspannung, Vibrafit – angenehm, Aufbau von Verständnis für Pathologie; Therapieerfolg: weniger unwillkürlicher Urinverlust im Schlaf
Relevante Nebendiagnosen	Colitis ulcerosa in Remission, Polyneuropathie, trockene Augen, vielfältige Nahrungsmittelunverträglichkeiten
Medikation	Estriol Creme, Gynoflor (Vaginaltherapeutika)

Tab. 7.28 Vorstellung der Patientin – **Personenbezogene Faktoren**

Erhebung	Daten
Personenbezogene Faktoren	Verheiratet, keine Kinder Systemanalytikerin, jetzt in Altersteilzeit Hobbys: Lesen, Sport, Kultur, Reisen Yoga-Praxis seit 40 Jahren: erst Unisport, seit 2017 in einem Fitnessstudio (2x/Wo; Hatha Yoga und Yoga Flow) 4–5x/Woche Sportstudio mit wechselnden Aktivitäten
Jetzige Beschwerden	Urinverlust ohne Drang beim Transfer Sitz zum Stand, vor allem bei langer Arbeitszeit am PC, Urinverlust beim Niesen und Trampolinspringen Dranggefühl tagesabhängig (eventuell nahrungsmittelabhängig, z. B. nach Kaffee, Hafermüsli), teilweise mit Urinabgang Keine Nykturie
Allgemeinzustand	Ernährungszustand o. B., BMI 19,9 Sportlich, tatkräftig Frau B. fühlt sich nach 7 Stunden Nachtschlaf nicht ausgeruht: Sie wacht fast jede Stunde auf (Durchschlafstörung), hat seit Jahren sehr schmerzhafte Wadenkrämpfe (Behandlung mit Gabapentin abgebrochen wegen Nebenwirkungen). Eine schlafmedizinische Behandlung konnte den Schlaf nicht verbessern. Tagsüber fällt Frau B. in Ruhe schnell in kleine Schlafepisoden. Frau B. ist sehr motiviert, ihre Probleme in den Griff zu bekommen und überaus engagiert, Eigenübungen durchzuführen. Sie ist ausgesprochen belesen in Bezug auf den Beckenboden und Pathologien der Blase, ohne jedoch ihr Wissen auf sich selbst übertragen zu können.

Ihre eigenen Ziele sind u. a.

- „Nicht so oft und nicht so dringend rennen zu müssen"
- „Meinen hängenden Bauch zu formen und meine Rektusdiastase zu verändern"
- „Im unsicheren Stand, z. B. auf dem Stand-Up Paddle, mich besser halten zu können"

Erstellung der Arbeitshypothese

Frau B. zeigt ein deutliches Ungleichgewicht im abdominellen Kanister, welches sich nicht nur in einer unphysiologischen Körperhaltung und in Muskelinsuffizienzen äußert, sondern auch in der Unfähigkeit, intraabdomineller Druckerhöhungen zu widerlagern (hier speziell bei Husten, Niesen, Lachen = Belastungsinkontinenz 1°).

Trotz vorangegangenen physiotherapeutischen Behandlungen und hoher Eigenmotivation ist Frau B. nicht in der Lage, ihren Beckenboden anzusteuern und im Sinne der kaudalen Sicherung bei Belastung und Drang einzusetzen.

Die gelegentliche Östrogenisierung scheint nicht auszureichen, das Beckengewebe reaktionsfähig zu halten.

Die geringere Einzeltrinkmenge und das Nicht-Verzögern-Können des Harndranges begünstigen die OAB.

Erstellung der konkreten Zielstellungen

Im Sinne des *shared decision-making* wurden folgende Ziele mit der Patientin vereinbart:

a) **Ausgleich der Kräfte im abdominellen Kanister:**
Erarbeitung der physiologischen Beckenmittelstellung, der Thoraxhebung mit BWS-Extension, der Nackenstreckung
Mobilisation der LWS in die FLEX (und in die Hüftgelenksextension), der BWS in die EXT, der Rippen in den Rippenwirbelgelenken in Richtung Ausatemstellung
Förderung der Exzentrik der Hüftgelenksflexoren, LWS-Extensoren, des oberhalb des Bauchnabels gelegenen M. rectus abdominis, der BWS-Flexoren
Tonisierung des Unterbauches bei Förderung der Exzentrik des Oberbauches, Kräftigung der BWS-Extensoren
Detonisierung der Hüftgelenksextensoren und LWS-Extensoren
Reduktion der Rektusdiastase und Kräftigung der Mm. obliquui externi und interni abdominis. Bei gleichzeitiger Thoraxhebung/BWS-Längung
Entwicklung der physiologischen Bauchdecken- und Beckenbodenbewegungen im funktionellen Antagonismus mit dem Zwerchfell

b) **Aufbau der Funktionsfähigkeit des Beckenbodens**
Integration des Beckenbodens in das Körperbild inkl. Aufbau eines wahrgenommenen anatomischen und physiologischen Verständnisses des eigenen Beckenbodens und Förderung der Ansteuerbarkeit der Beckenbodenmuskulatur

Tab. 7.29 Assessments und Untersuchung mit Cues (Februar, März 2023)

Testbereiche	Cues – Schlüsselinformationen
Frau B. brachte zur ersten Yoga-Behandlung den ausgefüllten Deutschen Beckenboden-Fragebogen mit. Bewertung: Manchmal: weniger als 1x/Woche Häufig: einmal und mehr pro Woche	Miktionsfrequenz: 8–10/die Manchmal Enuresis nocturna Häufiger imperativer Harndrang („Ist der Harndrang so stark, dass Sie sofort auf die Toilette eilen müssen?") Häufige Dranginkontinenz („Verlieren Sie Urin, bevor Sie die Toilette erreichen?") Häufige Belastungsinkontinenz („Verlieren Sie Urin beim Husten, Niesen, Lachen?") Manchmal schwacher Harnstrahl Manchmal inkomplette Entleerung Manchmal Vorlagengebrauch Einschränken der Trinkmenge vor dem Aus-dem-Haus-Gehen Der Urinverlust beeinträchtigt das alltägliche Leben sehr und das Blasenproblem stört ziemlich.
Miktionsprotokoll Durchführung besprochen in erster Behandlung, zur zweiten Behandlung bringt sie das Protokoll von 3 Tagen mit.	Gesamte Tagestrinkmenge: 1,8–2,2 l (physiologisch) Ausfuhr: 1,3–1,6 l (reduziert) Getränk: überwiegend stilles Wasser (Geschmack durch frische Zitronenscheibe), morgens 1 Tasse grüner Tee, nachmittags 1 Tasse schwarzer Tee; selten Kefir, Kombucha Einfuhr in ml: 100 ml–250 ml, 9–11-mal täglich, überwiegend initiiert durch starkem Drang; Einfuhr, Drang und Toilettengang sind häufig zeitlich gekoppelt.
a. Inspektion ➤ Abb. 7.36	Haltung im Stand sagittal: OSG-Plantarflexion bei Hyperextension der Kniegelenke; der Oberschenkel steht in Extension im Hüftgelenk bei *anterior tilt* des Beckens (Beckenkippung) und ++ LWS-Extension = das Hüftgelenk steht schräg im Raum in leichter FLEX vom Becken aus; Thorax nach hinten unten eingesunken bei ++ BWS-Flexion; Kopf bei ++ HWS-Extension nach ventral translatiert. Haltung im Stand frontal/transversal: Der Thorax ist nach rechts translatiert und nach rechts hinten rotiert. Beweglichkeit der Wirbelsäule (ASTE: Vierfüßlerstand): • LWS: --- FLEX, + EXT, LATFlex li. Konkav --, LATFlex re. konkav o. B. • BWS: + FLEX, -- EXT; - ROT • HWS: - FLEX, ++ EXT RL, Thomas-Handgriff: beide Oberschenkel heben sich ab = die Nullstellung wird im Hüftgelenk nicht erreicht. Stumpfer epigastrischer Winkel, die Rippen stehen in Einatemstellung, keine Atembewegungen in Ruhe oder unter Belastung RL, Atembewegung in Ruhe: Keine thorakalen Atembewegungen, ausschließlich leichte handtellergroße Bewegung im Atemrhythmus rings um den Bauchnabel Beim Lachen (Ausatem) wölbt sich die Bauchdecke nach ventral (paradoxe Bauchdeckenbewegung)
b. Muskelanalyse	Verlängerung Unterbauch bei Verkürzung/Stauchung Oberbauch Zwerchfell in Einatemstellung fixiert, wegen Verkürzung Oberbauch eingeschränkt nach kaudal beweglich. Die Bauchwand wölbt sich nach ventral vor, vor allem im Unterbauch (exzentrisch aktiviert). Konzentrisch aktiviert: Hüftgelenksflexoren, LWS-Extensoren, ventrale Oberbauchmuskulatur/BWS-Flexoren, HWS-Extensoren. Die Hüftgelenksextensoren und die LWS-Extensoren sind hyperton geschaltet, weil sie das nach vorne geneigte Becken fallverhindernd halten. Die Oberbauchmuskeln (Mm. rectus abdominis oberer Anteil, Mm. obliquus externus abdominis) sichern fallverhindernd gemeinsam mit den Mm. scaleni den nach hinten unten abrutschenden Thorax und sind hyperton geschaltet.
c. Palpation	Rektusdiastase (Test in RL): • Xiphoid: 2 QF • Mitte zwischen Xipoid – Nabel: 3 QF • Oberhalb Nabel: 3 QF
d. Befragung	Beckenbodenanalyse: • Aus ihrer Literaturrecherche hat Frau B. detaillierte Kenntnisse über die Anatomie und Physiologie des Beckenbodens und kennt sich ausgesprochen gut in der Krankheitslehre aus. Allerdings kann sie dieses differenzierte Wissen kaum auf sich selbst beziehen und hat keine eigene anatomische Vorstellung der Beckenbodenkomplexität entwickelt. • 2019 wurde bei ihr bei einer vorsichtigen vaginalen Palpation im Sinne des PERFECT-Scheme die PT-Diagnose „schwach und verspannt" gestellt. • Schon lange hat Frau B. keinen vaginalen Geschlechtsverkehr wegen Dyspareunie. Der Versuch, durch Vaginaldilatatoren die Scheide zu weiten wurde wegen Schmerzen und Unvermögen, die Scheide zu öffnen, abgebrochen. • Sie kennt nicht die Unterscheidung in Boden- und Schnürstruktur. In ihren Yoga-Kursen wird davon gesprochen, die Sitzbeinhöcker zusammenzuziehen, was ihr nicht gelingt. • Frau B. kann bei der Aufforderung, den Beckenboden zu heben, keine Bewegung spüren und erlebt ausschließlich ein Spannungsgefühl rings um den Anus. Das Gefühl, das „da unten irgendwas reagiert" erlebt sie nur in Entlastung (Seitlage). Im Sitz kann sie weder eine Muskelanspannung noch eine Muskelentspannung noch eine Muskelbewegung wahrnehmen.

ASTE: Ausgangsstellung; BWS: Brustwirbelsäule; EXT: Extension; FLEX: Flexion; HWS: Halswirbelsäule; LATFlex: Lateralflexion; LWS: Lendenwirbelsäule; o. B.: ohne Befund; OSG: oberes Sprunggelenk; PT: Physiotherapie; QF: Querfinger; RL: Rückenlage; ROT: Rotation.

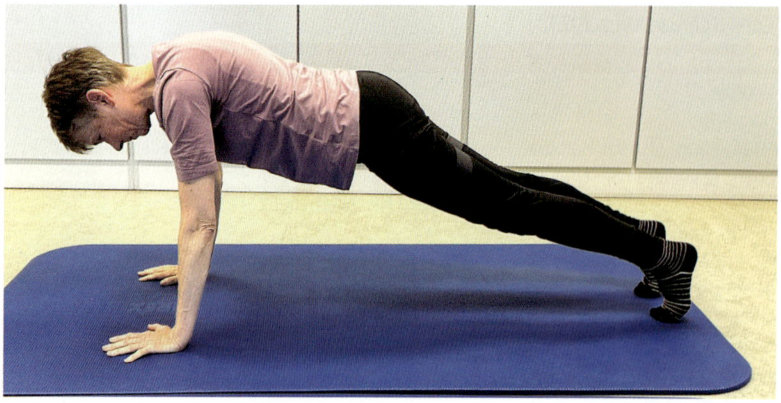

Abb. 7.36 Die unphysiologische Haltung, sichtbar in Phalakasana. [M1250]

Tonisierung des Beckenbodens (M. levator ani) zur Sicherung der Kontinenz („Heben")
Erarbeitung der Widerlagerung von intraabdominellen Drücken und Harnblasenmeldeimpulsen durch aktive und reaktive Beckenbodenkontraktionen

c) **Pflege der Beckenorgane und -strukturen im Alltag**
Erarbeitung einer ausreichenden Östrogenisierung
Veränderung des Trink- und des Toilettenverhaltens
Integration der angepassten, aufgebauten Yoga-Praxis in den Yoga-Alltag

Auswahl der Yoga-Praxis/Asanas

- Mula Bandha
- Volle Yogaatmung
- Adho Mukha Svanasana (herabschauender Hund)
- Vasisthasana (Seitstütz)
- Tadasana (Berg)
- Matsyasana (Fisch)

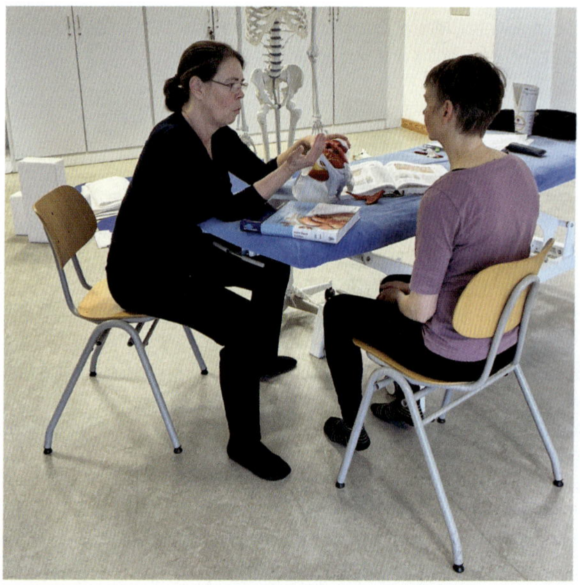

Abb. 7.37 Informationsgespräch Beckenboden. [M1250]

Da Frau B. Krankheitszeichen und deutliche Funktionseinschränkungen (s. o.) in den einzelnen Yoga-Aktivitäten/Asanas hat, folgt nun das detaillierte Protokoll der Behandlungseinheiten, in dem gezeigt wird, wie durch Anpassung und Reduktion der Anforderung in den Übungen die Funktionsdefizite weniger und die Yoga-Praxis förderlicher geworden ist, weil sie individuell an Frau B.s Bedürfnisse und Ressourcen angepasst, regelmäßig kontrolliert und evaluiert werden.

Protokoll der Therapieeinheiten (Abstand ca. 4 Wochen)

1. Einheit

Praxis	Patientenreflektion in der 2. Therapieeinheit

Mula Bandha

Information über Anatomie/ Physiologie des Beckenbodens und der Beckenorgane anhand von Abbildungen/Modellen ➤ Abb. 7.37	„Ich habe mehr bildhaftes Verständnis und die Lage der Organe zueinander ist klarer geworden."
Beckenbodenwahrnehmung: Sitz auf Kontaktmaterial: keine Wahrnehmung SL mit Eigenhandkontakt Steißbein/Beckenboden: anheben → kaum Wahrnehmung Hausaufgabe: Eigenhandkontakt am Damm + Anheben Beckenboden	„Der Beckenboden senkt sich in der Anspannung und kommt dem Finger entgegen". Interpretation: dies genau die falsche Richtung, Frau B. provoziert durch ihre Übungsversuche die Pathologie.
Information über regelmäßige Östrogenisierung	Frequenzsteigerung auf 3x/Wo: „Fühlt sich gut an, der seltene Ausfluss stört nicht."

Adho Mukha Svanasana (herabschauender Hund)

Ausführung der Asana mit gebeugten Knien (= Ausrichtung des Beckens in physiologischer Mittelstellung) und deutlicherem Schub durch die Arme (= Integration Thorax), was die Rückverlagerung des Beckens und damit eine LWS-Extension zur Folge hat. Mehr Schub Hand rechts gleicht den Rippenbuckel rechts aus.	Korrigierte Asana wird ohne Nachdenken umgesetzt: im ausgeglichenen Handschub ist der Thorax integriert und symmetrisch ausgerichtet. Die Asana kann so in die Yoga-Praxis integriert werden.

Vasisthasana (Seitstütz)

Der Seitstütz ist nicht auszuführen. Vor allem verkürzt sich die obenliegende Flanke, der Rumpf hängt durch, Instabilität, der Atem wird angehalten. Reduktion: Ausgerichtete Seitlage mit angebeugten Knien: Lateralflexion und Verkürzung der unten liegenden Seite.	Mehr Wiederholungen möglich, die obere Seite wird gelängt und kann in der Länge gehalten werden.

2. Einheit

Feedback nach 4 Wochen:
„Ich bin ganz zufrieden." Weniger Episoden der Belastungsinkontinenz, die Unterwäsche muss nicht mehr gewechselt werden.

Praxis	Patientenreflektion in der 3. Therapieeinheit

Mula Bandha

Besprechung des Miktionsprotokolls Aufgaben: Reduktion der Trinkfrequenz bei Erhöhung der Trinkmenge Umgang mit Drang (Ablenkung, „Speichergespräch")	Es wird weniger schluckweise und in größeren Mengen getrunken. „Das Drangthema ist zurückgetreten" = Drangproblematik ist für Frau B. kein therapierelevantes Problem mehr.
Da sich der Beckenboden bei der Anspannung Richtung Finger am Damm senkt, Anpassung der Aufgabe: Beckenboden anspannen (heben) und dabei den Beckenboden am Finger lassen bzw. versuchen, ihn minimal abzuheben	Wegen einer heftigen dreiwöchigen Erkältung hat Frau B. die Übung lange nicht versucht. Sie war sich nicht sicher, was passiert und konnte wenig spüren.

Tadasana

Stand an der Wand (als Wahrnehmungshilfe): Mobilisation der WS durch Abrollen unter Betonung der Bewegung des Beckens in der LWS; Halten in physiologischer Beckenmittelstellung lässt die Patientin ihren Unterbauch deutlich und wohltuend spüren.	Physiologisch mobile BWS-Flex – die Yoga-Position Tadasana kann im Stand an der Wand physiologisch mit Halt des Beckens in Mittelstellung und BWS-Hebung bei Nackenstreckung eingenommen werden.

Matsyasana

Dehnung der ventralen Rumpfkette und Mobilisation der BWS in die Extension: Lagerung der BWS mit Unterstützung durch ein Handtuch	Anfangs konnte der angepasste Fisch nur ca. 5 min. gehalten werden. Steigerung auf 10 min.: Dann zieht der M. pectoralis major so stark und beginnen die Finger zu kribbeln, dass die ASTE gewechselt wird. Frau B. ist mit dem Fortschritt sehr zufrieden.

Volle Yogaatmung

RL (= Entlastung der Bauchdecke), Hände auf dem Unterbauch: Im Einatem wölbt sich der Unterbauch bewusst in die Hände, im Ausatem schwingt der Unterbauch zurück in die Ausgangsstellung	Von außen ist eine deutliche physiologische Bewegung sichtbar, die Frau B. allerdings nicht selbst wahrnehmen kann.

Vasisthasana (Seitstütz)

Steigerung Seitunterarmstütz: Druck des Unterarmes in die Unterlage, Anheben des Thorax, Längung der unteren Seite mit obenliegendem Arm in 90° ABD	Konnte wegen Schmerzen im Bereich der linken Hüfte nicht durchgeführt werden.

3. Einheit

Feedback nach 6 Wochen:
„Das Drangthema ist zurückgetreten" = Drangproblematik ist für Frau B. kein therapierelevantes Problem mehr. Beim morgendlichen Transfersitz an der Bettkante zum Stand erfolgte mehrmals ein schwallweiser, sehr peinlich empfundener Urinverlust.

Praxis	Patientenreflektion in der 4. Therapieeinheit

Mula Bandha

Die Aufgabe, in Seitlage mit Handkontakt den Beckenboden zu heben zu versuchen, bleibt bestehen.	Weiterhin unklar – neue Hausaufgabe: Arbeit mit Spiegel. Frau B. bekommt von mir den Artikel „Hilfe ich spür mich nicht!" zur kognitiven Unterstützung (Stelzhammer 2018).

Tadasana

Da Tadasana im Stand an der Wand physiologisch eingenommen werden kann, Steigerung: freier Stand.	Wegen aktuelle Diagnose Osteoporose wird die Mobilitätsaufgabe zugunsten der Stabilität verschoben: Stand an der Wand: statische Aktivierung der dorsalen Kette mit Fokus auf Halt der Beckenmittelstellung und Aufrichtung der BWS

7

Mula Bandha und Tadasana im Transfer Sitz an der Bettkante – Stand

Der Transfer wird mit betonter Aufrichtung (s. Tadasana) im Ausatem (s. volle Yoga-Atmung) mit Friktionslauten (s. u.) und mit Beckenbodengegenhalt ausgeführt.	Bessere Kontrolle möglich, weniger Inkontinenzepisoden.

Matsyasana

Weitere Praxis	Wohltuend

Volle Yoga-Atmung

RL mit Händen auf dem Unterbauch: Atembewegung der Bauchdecke wahrnehmen. Dabei Fokus auf den sich verändernden Kontakt der Finger zueinander. Nach Instruktion des Friktionslautes „CH": RL – Spüren der Bauchdeckenbewegung bei „CH" SL – Spüren der Beckenbodenanspannung im Ausatem mit „CH": von außen ist eine deutliche physiologische Bewegung sichtbar, die Frau B. allerdings nicht selbst wahrnehmen kann.	Die Bauchdecke schwingt physiologisch im Atemrhythmus, Frau B. spürt dies an der Abstandsveränderung ihrer Hände. Die Intensivierung der Bewegung mittels „CH" ist physiologisch kurzzeitig möglich und gelingt in SL (hubreich) besser als in RL.

Hypothese: Schmerz linke Hüfte wegen verkürzter Hüftbeuger und Hüftstrecker – Instruktion von Dehnungen.

4. Einheit

Feedback nach 6 Wochen:
Die ➤ Tab. 7.30 stellt die Reflektion der Therapie anhand des Deutschen Beckenboden-Fragebogens dar.

Tab. 7.30 Assessments und Untersuchung mit Cues (Juni 2023)

Testbereiche	Cues – Schlüsselinformationen
Im im Februar ausgefüllten Deutschen Beckenboden-Fragebogen kreuzt Frau B. den derzeitigen Stand an.	Miktionsfrequenz: 8–10/die Manchmal Enuresis nocturna → keine Enuresis nocturna mehr Häufige Dranginkontinenz („Verlieren Sie Urin, bevor Sie die Toilette erreichen?") → manchmal Urinverlust, bevor die Toilette erreicht wird Der Urinverlust beeinträchtigt das alltägliche Leben sehr und das Blasenproblem stört ziemlich → Der Urinverlust beeinträchtigt das tägliche Leben ein wenig und das Blasenproblem stört ein bisschen.

Ihre eigenen Ziele vom Februar 2023 haben sich nach vier Therapieeinheiten folgendermaßen verändert (Juni 2023):

- „Nicht so oft und nicht so dringend rennen zu müssen" → „Ich hatte längere Zeit keine größeren Inkontinenz-Episoden mehr. Die Dringlichkeit hat spürbar abgenommen."
- „Meinen hängenden Bauch zu formen und meine Rektusdiastase zu verändern" → „Mit meinem Hängebauch bin ich leider nach wie vor nicht zufrieden."
- „Im unsicheren Stand, z. B. auf dem SUP, mich besser halten zu können" → „Mein Gleichgewicht verbessert sich auch nicht."

Gerade im Schwerpunkt Inkontinenz hat sich durch die angepasste Yoga-Therapie eine Verbesserung gezeigt.

Für den Herbst 2023 verabreden wir eine neue Therapieserie, die das Thema Inkontinenz weiter im Blick hat, den Fokus aber auf einen anderen Teil des abdominellen Kanisters legt.

7.3.2 Herzinsuffizienz

Daniel Völker

DEFINITION

Bei einer Herzinsuffizienz ist das Herz nicht mehr in der Lage, den Körper ausreichend mit Blut und Sauerstoff zu versorgen, um unter Ruhe- oder Belastungsbedingungen einen stabilen Stoffwechsel aufrechtzuerhalten. Die bisher reine Definition der Hämodynamik (insuffizientes Herzzeitvolumen) wurde nun um metabolische und neurohumorale Komponenten ergänzt. Aufgrund von Änderungen (z. B. Sympathikus-Stimulation) versucht der Körper, Funktionsstörungen des Herzens, der Skelettmuskulatur und der Nieren auszugleichen.
Eine Herzinsuffizienz äußert sich klinisch durch typische Symptome wie: z. B. Kurzatmigkeit, Müdigkeit (reduzierte Leistungsfähigkeit) und/oder Flüssigkeitsansammlung aufgrund von Herzfunktionsstörungen. Die asymptomatische linksventrikuläre Dysfunktion ist eine objektive Funktionsstörung des Herzens ohne begleitende Symptome (Bundesärztekammer (BÄK), Kassenärztliche Bundesvereinigung (KBV), Arbeitsgemeinschaft der Wissenschaftlichen Medizinischen Fachgesellschaften (AWMF) 2023).

Die Prävalenz der Herzinsuffizienz beträgt in der westlichen Welt etwa 1–2 % und steigt mit zunehmendem Alter von weniger als 1 % bei Menschen unter 55 Jahren auf etwa 10 % bei Menschen über 80 Jahren (Berliner et al. 2020). Obwohl die Gesamtprävalenz der chronischen Herzinsuffizienz bei Männern und Frauen ähnlich ist, gibt es geschlechtsspezifische Unterschiede in den betroffenen Altersgruppen: Die höchste Inzidenz, bezogen auf die erwachsene Gesamtbevölkerung, zeigen Männer im Alter von 75–79 Jahren (20,2 %, mittleres Alter 73,8 Jahre) und Frauen im Alter von 80–84 Jahren (22,4 %, mittleres Alter 80,1 Jahre). Im Jahr 2010 waren 38,6 % aller wegen Herzinsuffizienz behandelten Patienten Männer und 61,4 % Frauen, möglicherweise aufgrund der längeren Lebenserwartung von Frauen (Bundesärztekammer (BÄK), Kassen-

Tab. 7.31 NYHA-Klassifikation der Herzinsuffizienz (Bundesärztekammer (BÄK), Kassenärztliche Bundesvereinigung (KBV), Arbeitsgemeinschaft der Wissenschaftlichen Medizinischen Fachgesellschaften (AWMF) 2023)

NYHA-Stadium	Nähere Beschreibung
NYHA I (asymptomatisch)	Herzerkrankung ohne körperliche Einschränkungen. Alltägliche körperliche Belastungen verursachen keine inadäquate Erschöpfung, Rhythmusstörungen, Luftnot oder Angina pectoris
NYHA II (leicht)	Herzerkrankung mit leichter Einschränkung bei der körperlichen Leistungsfähigkeit. Keine Limitationen in Ruhe und bei geringer Anstrengung. Stärkere körperliche Belastung (z. B. schnelleres Gehen oder Treppensteigen) verursacht Erschöpfung, Rhythmusstörungen, Luftnot oder Angina pectoris
NYHA III (mittelschwer)	Herzerkrankung mit stärkerer Einschränkung der körperlichen Leistungsfähigkeit bei gewohnten Tätigkeiten. Keine Beschwerden in Ruhe. Geringe körperliche Belastung (z. B. normales Gehen in der Ebene) verursacht Erschöpfung, Rhythmusstörungen, Luftnot oder Angina pectoris
NYHA IV (schwer)	Herzerkrankung mit Beschwerden bei allen körperlichen Aktivitäten und in Ruhe, Bettlägerigkeit

ärztliche Bundesvereinigung (KBV), Arbeitsgemeinschaft der Wissenschaftlichen Medizinischen Fachgesellschaften (AWMF) 2023).

Die Herzinsuffizienz kann nach verschiedenen Kriterien unterteilt werden in akute/chronische Herzinsuffizienz oder Rechtsherz-/Linksherz-/globale Herzinsuffizienz. Als Ursachen werden häufig die koronare Herzkrankheit, arterielle Hypertonie und die Kombination aus beiden genannt, die etwa zu 70–90 % auf das Entstehen einer Herzinsuffizienz zurückzuführen sind (Bundesärztekammer (BÄK), Kassenärztliche Bundesvereinigung (KBV), Arbeitsgemeinschaft der Wissenschaftlichen Medizinischen Fachgesellschaften (AWMF) 2023). Klassifiziert wird die Herzinsuffizienz mittels NYHA-Stadien (➤ Tab. 7.31).

Welche Behandlungsstrategien werden derzeit angewendet?

Änderungen des Lebensstils sind ein wichtiger Teil der Behandlung von Herzinsuffizienz. Die Patienten sollten sich bemühen, Gewicht zu verlieren, regelmäßig Sport zu treiben und sich gesund zu ernähren. Spezielle Herzsportgruppen, Rehabilitationssport und spezialisierte Therapeutinnen und Therapeuten können hierbei eine gute Anlaufstelle sein. Rauchen sollte vermieden werden, da es das Risiko für Herz-Kreislauf-Erkrankungen weiter erhöht. Alkohol sollte in Maßen konsumiert werden, da er das Herz schädigen kann. Zusätzlich zu diesen Maßnahmen gibt es auch medizinische Behandlungen, die helfen können, die Symptome einer Herzinsuffizienz zu lindern und ihr Fortschreiten zu verlangsamen. Dazu gehören ACE-Hemmer, Betablocker und Diuretika. In einigen Fällen kann auch eine Behandlung mit einem Herzschrittmacher oder implantierbaren Defibrillator erforderlich sein. Es ist wichtig, die Ärztin/den Arzt regelmäßig aufzusuchen, um den Krankheitsverlauf zu überwachen und die Therapie gegebenenfalls anzupassen (Deutsche Herzstiftung 2023).

PRAXISTIPP

Auch die American Heart Association empfiehlt Yoga, um das Herz gesund zu halten und zu trainieren (American Heart Association (AHA) News 2019). Yoga scheint dabei einen positiven Einfluss auf Risikofaktoren wie Übergewicht, Blutzucker und Stress zu haben. Dabei gibt es allerdings einige Punkte zu beachten:

- **Konsultation bei einer Ärztin/einem Arzt:** Bevor mit Yoga begonnen wird, sollte man sich von einer Ärztin/einem Arzt beraten lassen, um festzustellen, ob Yoga sicher ist und durchgeführt werden darf
- **Die geeignete Yoga-Praxis durchführen:** Nicht alle Yoga-Übungen sind für Menschen mit Herzschwäche geeignet. Vermieden werden sollten Übungen, die zu belastend sind oder zu viel Druck auf das Herz ausüben können. Darunter zählen: zu lange Halteübungen, zu viele Überkopfbewegungen, Umkehrhaltungen und intensive Vorbeugen oder intensive Atempraxis. Gut geeignet sind Rückbeugen, langsame dynamische Bewegungen innerhalb der Belastungsrate, Mobilisationsübungen des Thorax und des Schultergürtels
- **Die Praxis den Bedürfnissen und dem aktuellen Leistungsstand anpassen:** Wenn während der Yoga-Praxis Müdigkeit, Schwindel oder Schmerzen in der Brust verspürt wird, sollte die Übung sofort beendet werden. Bei Müdigkeit oder Atembeschwerden sollten Pausen gemacht werden
- **Auf die Atmung achten:** Die richtige Atmung ist beim Yoga von großer Bedeutung. Gleichmäßiges, langsames und nicht forciertes Atmen durch die Nase sollte bevorzugt werden. Tiefe forcierte Atemzüge oder längeres Luftanhalten (was gerne bei isometrischen Halteübungen passiert) sollen vermieden werden, da diese das Herz zu stark belasten könnten.

Vorstellung Fallbeispiel Frau K.

Beschreibung Therapieprozess

Frau K. kommt seit 2017 mit Unterbrechungen ein bis zwei Mal pro Woche für eine Stunde in die physiotherapeutische Behandlung. Grund hierfür war ursprünglich der Zustand nach Schädel-Hirn-Traumata und der höheren Sturzgefährdung. Nach einem ersten Anamnesegespräch und einer genaueren Befundung hinsichtlich der Sturzgefährdung unter dem Aspekt der kardialen Symptomatik wurde deutlich, dass auch orthopädische und neurologische Aspekte, die u. a. die posturale Kontrolle beeinflussen, eine Rolle spielen (➤ Tab. 7.32; ➤ Tab. 7.33):

Tab. 7.32 Vorstellung der Patientin – **Allgemeine Anamnese**

Erhebung	Daten
Name	Frau K.
Alter	87 Jahre
Diagnose	Kompensierte Linksherzinsuffizienz mit Lungenödem (seit 2010), NYHA II
Relevante Nebendiagnosen	Weber-B-Fraktur rechts (2013), arterielle Hypotonie (seit 2016), orthostatischer Schwindel (seit 2016), Schädel-Hirn-Traumata nach Sturz (2017), Wirbelkörperfraktur Th10 (2020), Osteoporose (seit 2020)
Medikation	1x/Tag ACE-Hemmer, 1x/Tag Diuretika, Vitamin D
Ärztliche Verordnung	Krankengymnastik, Kraft- und Ausdauertraining, Erstellung eines Eigenübungsprograms

ACE: Acetylcholinesterase; NYHA: New York Heart Association.

Tab. 7.33 Vorstellung der Patientin – **Sozialanamnese und Umweltfaktoren**

Erhebung	Daten
Sozialer Status	Sportlich aktive Rentnerin, war beruflich viel als Organisatorin von Messen unterwegs, liest gerne und besucht Ausstellungen, ist ehrenamtlich in einem Verein tätig
Häusliche Situation	Lebt mit ihrem Mann selbstständig in einer Erdgeschosswohnung, 4–5 Treppenstufen zu gehen, hat im Umkreis von drei Kilometern Ärzte, Einkaufsläden und Freundeskreis
Schmerzanamnese und Beschwerdeanamnese	• Beschwerden sind unterschiedlich je nach Stimmung, Wetter und Tagesverfassung • Morgens Schmerzen im LWS- und BWS-Bereich (VAS = 5/10), Schmerzgel, Wärme und Bewegung reduzieren die Schmerzen • Flektierte Körperhaltung, die Wirbelsäule ist wenig beweglich • Morgens häufig Atembeschwerden, die sich im Verlauf des Tages bei Bewegung reduzieren • Beschwerden beim Gehen, da die „Puste fehlt" – bei längerem rhythmischem Gehen reduzieren sich diese Beschwerden • Gleichgewichtsprobleme – bekommt leichten Schwindel bei Kopfbewegungen oder schnellen Drehungen und Lagewechsel • Ist unsicher beim Treppe abwärts Gehen, beim Greifen nach Gegenständen über Kopf, beim Bücken und Wiederaufrichten, beim Gehen von längeren Strecken (> 500 m) → hier gibt sie im FES-I „mäßige bis hohe" Bedenken hinsichtlich der subjektiven Sturzgefährdung an
Allgemeinzustand Ernährungszustand	Hohe Motivation, die Situation therapeutisch aktiv mitzugestalten und der Physiotherapie und alternativen Methoden (wie Tai Chi und Yoga) gegenüber sehr aufgeschlossen. Muskulärer Zustand dem Alter entsprechend. Ernährungszustand gut.

FES-I: Falls Efficacy Scale I (Selbsteinschätzungsbogen der Sturzangst).

- Einer höhere subjektive Sturzangst (aufgrund einer Sturzhistorie (siehe ➤ Kapitel 4.4.3)
- Schmerzen (v. a. Anlaufschmerz nach längerem Sitzen) in der LWS (siehe ➤ Kapitel 4.4.3)
- Orthostatischer Schwindel bei Lagewechsel (nach längerem Sitzen und Liegen)
- Bewegungseinschränkungen (in der Wirbelsäule [v. a. Extension und Rotation] und im Sprunggelenk rechts, was die Sprunggelenksstrategie/posturale Synergie reduziert siehe ➤ Kapitel 4.4.2)
- Störungen der Koordination (v. a. der Balancefähigkeit im Einbeinstand und dem Gewichtsverlagern
- Reduzierte Kraft und Trophik (v. a. in den Rumpfextensoren und der Becken-Bein-Einheit)
- Erhöhter Tonus (v. a. M. triceps surae, Mm. adductores, M. iliopsoas, M. erector spinae lumbalis, M. trapezius descendens, M. pectoralis major et minor + HWS-Extensoren)

Im Laufe der Monate veränderten sich die Methoden der Therapie immer wieder, da z. B. eine Fraktur im BWS-Bereich dazu kam. Die begleitende, anleitende, aufklärende Funktion hinsichtlich der kardiopulmonalen Problematik durch die Therapeutinnen und Therapeuten blieb bestehen. Neben der regelmäßigen Physiotherapie wurden auch alternative Methoden wie Tai Chi, Nordic Walking, Gerätetraining oder Tanztherapie ausprobiert. Besonders zu Yoga hatte Frau K. aber eine Affinität – die Betonung der Atmung, die Förderung der Ausdauer, die Namen der Übungen und auch die Selbstwirksamkeit, die sie durch die Yoga-Praxis erfuhr, machten diese für sie bedeutsam. So wurde daraufhin ein Heimübungsprogramm mit yogischen Techniken erstellt, die in den Einzeltherapien gelernt und angewendet wurden.

Frau K.: „Yoga macht mir richtig Spaß! Ich kann danach immer gut atmen und fühle mich fitter und kann meinen Freundinnen stolz davon berichten, dass ich Yoga mache."

Erstellung Arbeitshypothese

Durch die kompensierte Linksherzinsuffizienz kommt es bei Frau K. zu einem Lungenöden, welches sich durch orthostatischen Schwindel bei Lagewechsel nach längerem Sitzen und Liegen, Atemnot in Ruhe und unter Belastung, Schmerzen im Bereich der Brustwirbelsäule und Leistungseinbußen bei der Gehfähigkeit zeigt. Durch die Schmerzen im Bereich der Brust- und Lendenwirbelsäule, verminderter körperlicher Kraft, Koordinationsbeschwerden und einer erhöhten Sturzangst ist die posturale Kontrolle reduziert. Die flektierte Haltung wird sowohl über einen erhöhten Tonus der ventralen Rumpfmuskulatur, des M. pectoralis major et minor, des M. iliopsoas oder des M. triceps surae sowie über ein Kraftdefizit der Rumpfextensoren begünstigt. Durch die Osteoporose könnten die Stabilität und der Knochenmetabolismus, insbesondere der Wirbelsäule, negativ beeinflusst sein. Die Stabilität des Standbeins rechts ist durch die Weber-B-Fraktur aufgrund der fehlenden Mobilität im Sprunggelenk eingeschränkt, was gleichzeitig zu einem erhöhten Tonus im Unterschenkel und zu einer Fehlbelastung des Beines oder einer Mehraktivität des anderen Beins führen kann. Durch rhythmische, moderate Bewegung (wie bei einer lockeren Gymnastik oder beim schnelleren Gehen) reduzieren sich nach etwa zehn Minuten sowohl die Atembeschwerden als auch die Rückenschmerzen. Durch Wärmeanwendungen, elastizitätsfördernde Übungen und atemtherapeutische Interventionen reguliert sich der Tonus, der Parasympathikus wird aktiviert und somit werden auch die Atembeschwerden und Stressreaktionen reduziert. Durch die Förderung der posturalen Kontrolle wird über die bessere aktive Aufrichtung eine günstigere Ausgangslage für die Muskulatur geschaffen. So benötigt das Zwerchfell die Lendenwirbelsäule als stabilen Punkt. Weiter reduziert sich die Aktivität der Atemhilfsmuskeln über einen besser aufgerichteten Rumpf und regulierte vegetative Aktivität.

Erstellung konkrete Zielstellung

Frau K. erarbeitet in den nächsten zehn Therapieeinheiten ein 25-minütiges Heimübungsprogramm, welches sie täglich am Vormittag anwendet. Durch die regelmäßige aktive Praxis sollen sowohl die Beschwerden der Herzinsuffizienz als auch die Beschwerden der Osteoporose und die Sturzgefährdung reduziert werden und die posturale Kontrolle sowie die Ausdauerleistung verbessert werden. Inhalt dieses Programms sind:

- Übungen zur Förderung der Elastizität von M. iliopsoas, M. triceps surae, M. pectoralis major et minor, HWS-Extensoren
- Übungen zur Förderung der Grundlagenausdauer, insbesondere in Form einer längeren Gehstrecke und einer Reduktion der Belastung bei Aktivität
- Übungen zur Mobilisierung und Tonusregulation, insbeondere der Strukturen der Wirbelsäule, des Schultergürtels, des Beckens und des rechten Sprunggelenks
- Übungen zur Kräftigung, insbesondere der Rumpf-Extensoren und der Becken-Bein-Einheit (M. gluteus maximus, M. gluteus medius et minimus, Mm. ischiocrurales)
- Übungen zur Förderung der Koordination, insbesondere der Balancefähigkeit besonders unter Bedingungen einer reduzierten Unterstützungsfläche
- Edukativer Inhalt: günstige Ausgangsstellungen, Verhaltensweisen beim Auftreten von Schwindel, Erläuterung von gesundheitlichen Aspekten und der Bedeutung der aktiven Therapie

Erstellung des Heimübungsprogramms

Das Heimübungsprogramm ist auf 25 Minuten angelegt und wird als eine tägliche Routine empfohlen, kann aber auch mit therapeutischer Fazilitation unterstützt werden (➤ Abb. 7.38; ➤ Abb. 7.39; ➤ Abb. 7.40; ➤ Abb. 7.41; ➤ Abb. 7.42).

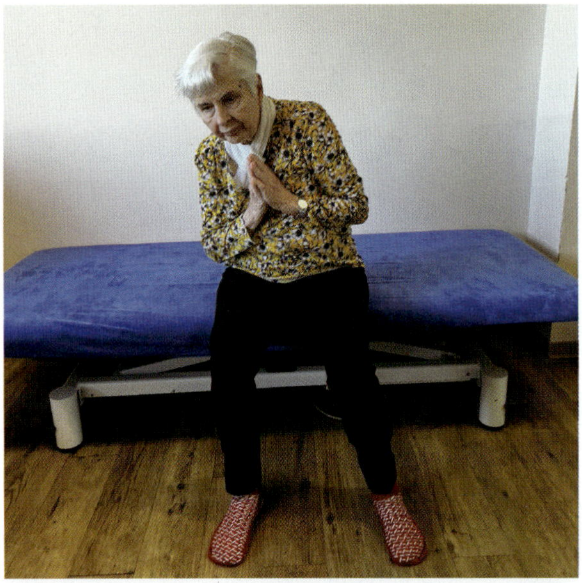

Abb. 7.38 Sufi-Kreise.
Die Patientin sitzt auf einem Stuhl, die Hände auf die Kniegelenke gelegt. Den Oberkörper langsam und entspannt kreisen lassen. Dabei kann der Atemrhythmus eingesetzt werden:
- Inspiration → vorderer Halbkreis (fördert die Rumpfextension und die Aufrichtung)
- Exspiration → hinterer Halbkreis (fördert neurale Mobilisation und den Parasympathikus)

Gerade die Bewegung des Beckens (Kippung bei der Exspiration, Aufrichtung in der Inspiration) und die Bewegung des Kopfes (Flexion in der Exspiration, Extension bis Null-Stellung in der Inspiration) sollten betont werden. Wechselseitig mit bzw. gegen den Uhrzeigersinn kreisen. Eine Variation zur Förderung der Balancefähigkeit wäre es, die Beine adduziert zu stellen, um die Unterstützungsfläche zu reduzieren. **Zielstellung:** Bei den Sufi-Kreisen geht es um eine Mobilisation der Wirbelsäule, des Beckens und des Schultergürtels. Durch die kreisenden Bewegungen werden zudem neurale Strukturen (wie Dura mater) mobilisiert, wie auch die inneren Organe massiert und der lymphatische Fluss gefördert. **Dauer:** ca. 5 Minuten. [M1250]

Bevor die gelernten Übungen praktiziert werden, die gezielt Strukturen ansprechen, wurde Frau K. empfohlen, vornweg eine allgemeine Gymnastik zur Lockerung und Erwärmung durchzuführen, im Sinne einer fünfminütigen Atemstoffwechselgymnastik. Ebenso wurde Frau K. angehalten, die Borg-Skala zu nutzen und auf ihrer Belastungsskala nicht mehr als 14/20 zu erreichen, was einer moderaten bis höheren Belastung entspricht. Ebenso sollte sie bei Wechsel der Ausgangsstellung (Stand zum Boden) bewusst atmen und auf möglichen auftretenden Schwindel achten. Präventiv soll daher immer eine Wand bzw. ein Hocker in der Nähe sein. Das aufgeführte Programm war für Frau K. fordernd, wurde aber als förderlich empfunden. Nach den Übungen empfand Frau K. unmittelbar eine bessere Entspannungsfähigkeit und eine „leichtere Atmung". Auch die Muskeln wurden dadurch gefördert, was sich positiv auf die Aufrichtung und Stehfähigkeit auswirkt. In den physiotherapeutischen Sitzungen wurden die Übungen wiederholt und regelmäßig evaluiert.

7

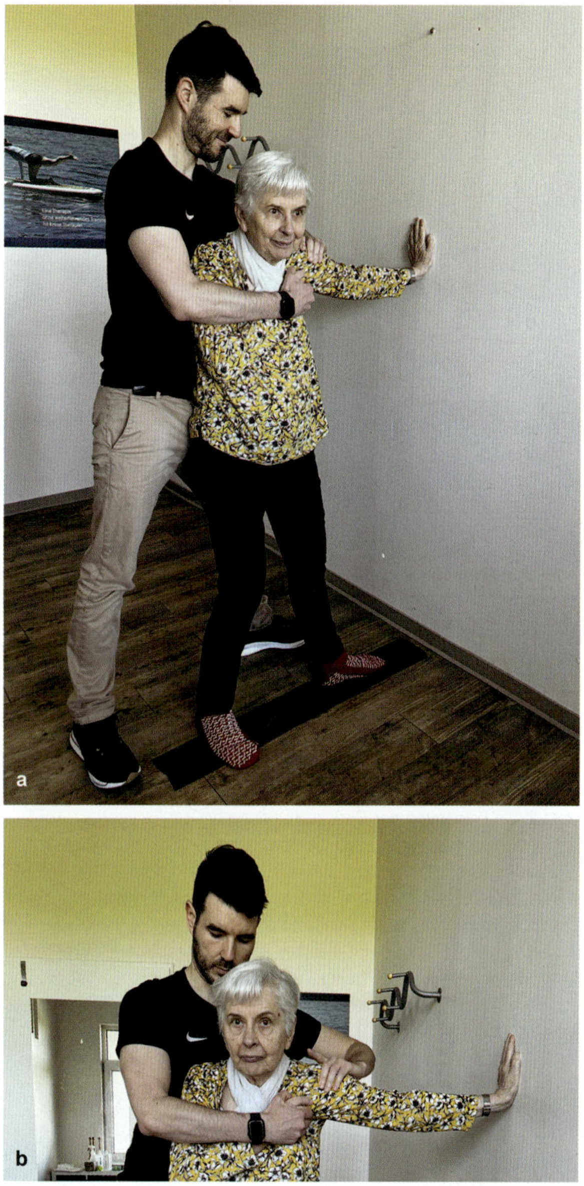

Abb. 7.39 Bogenschütze.
Die Patientin steht in Schrittstellung zur Wand und hält zu dieser mit einer Hand Kontakt – das Schultergelenk ist dabei stabilisiert in die Außenrotation. Der Schritt sollte möglichst groß sein und die Spurbreite ausreichend breit, sodass eine ausreichende Unterstützungsfläche besteht – andernfalls wird viel Haltetonus im Rumpf aufgebaut. Der Körper sollte dabei aufrecht sein, die Rumpfmuskulatur aktiv. Mit der Exspiration „hakt" sich die Patientin mit der freien Hand an den Pectoralis ein und gibt einen Längszug auf den Muskel in Richtung Mitte und diagonal unten. Der Therapeut steht hinter der Patientin und fazilitiert hier den Zug und achtet darauf, dass das Schultergelenk und der Schultergürtel stabil bleiben und nicht in die Protraktion oder Innenrotation ausweichen. Nach fünf bis sieben Atemzügen wird die Seite gewechselt. **Zielstellung:** Elastizitätsförderung des M. pectoralis major et minor, Atemlenkung, Förderung der Körperaufrichtung und posturalen Kontrolle im Stand, Entspannungsförderung. **Dauer:** ca. 5. Minuten. [M1250]

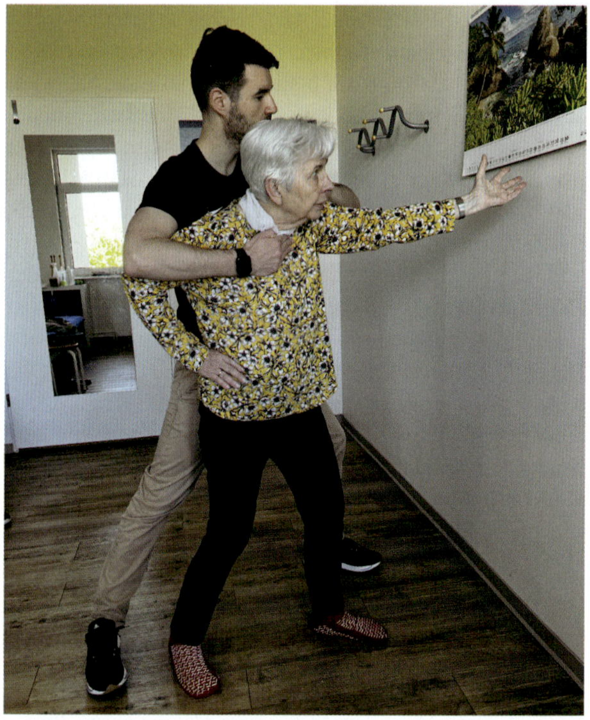

Abb. 7.40 Krieger-Flow (bewegter Krieger).
Im Stand wird eine Schrittstellung eingenommen, der Kopf und der Blick gehen dabei Richtung Wand, die etwa einen Meter entfernt ist. Die Beine sind gestreckt. Die Arme werden unterhalb der Schulterhöhe (ca. 80° Abduktion) angehoben. Der Bewegungsauftrag lautet, das vordere Bein anzubeugen und mit der vorderen Hand die Wand zu berühren. Dabei unterstützt der Therapeut den vorderen Fuß (bei Frau K. besonders rechts), durch eine Zentrierung des Talus in der Bewegung und einen Fixationsimpuls an der Ferse. Diese Bewegung wird in drei Sätzen zehn Mal wiederholt, danach Seitenwechsel. **Zielstellung:** Förderung der Elastizität des M. triceps surae, Zentrierung des Talus, Stabilisation des Sprunggelenks, Förderung des Fuß-Boden-Kontakts, Förderung der Balancefähigkeit und posturalen Kontrolle, Förderung der Kraftausdauer der Arm- und Beinmuskulatur, Anbahnung von Reich- und Greifaktivitäten. **Dauer:** ca. 5 Minuten. [M1250]

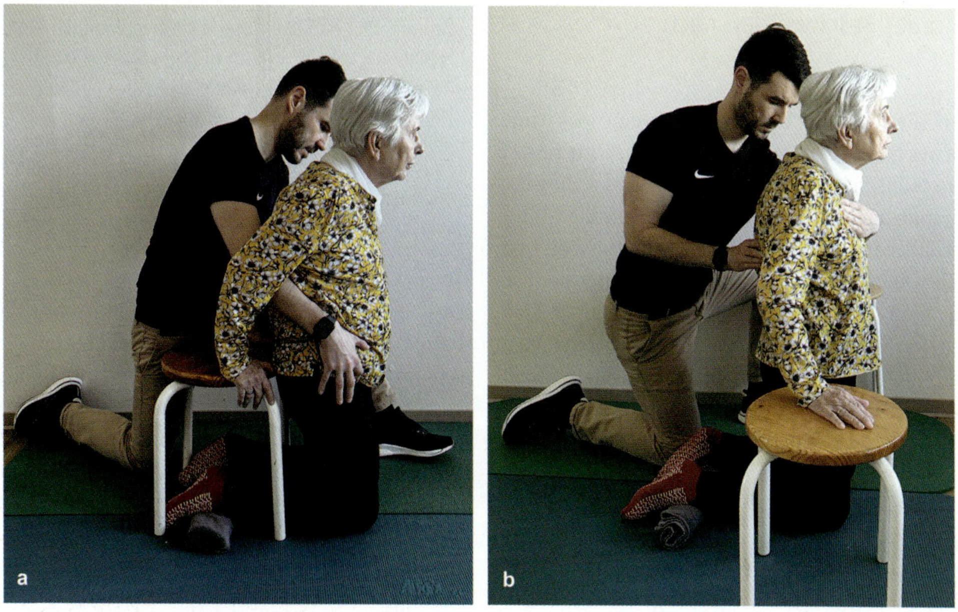

Abb. 7.41 Kamel.
Im Kniestand wird ein Hocker von dorsal an den Bereich des Kreuzbeins gestellt (siehe a). Alternativ können auch zwei Hocker seitlich gestellt werden (siehe b). Die Unterschenkel erhalten durch die Hockerbeine Stabilität, die Füße sind aufgestellt oder flach. Die Hände sind hinter dem Hocker aufgestellt und fördern die Streckung der Wirbelsäule. Mit der Inspiration soll das Brustbein Richtung Decke gehoben werden. Der Kopf sollte dabei in Verlängerung bleiben, das Kinn Richtung Brust. Die Bewegung soll aus dem Brustkorb kommen und nicht über eine Hyperextension der Lendenwirbelsäule. Die Streckung soll mit der Inspiration verstärkt werden. Kurze Ruhepausen zwischendurch einlegen und die Asana 3x7 Atemzüge lang durchführen. Der Therapeut gibt dabei im Atemrhythmus einen Aufrichtungsimpuls bzw. „Öffnungsimpuls" im Bereich des Brustbeins von ventral und einen leichten Schub nach kranial/zur Decke von dorsal. **Zielstellung:** Regulierung des Vegetativums, Förderung der Elastizität der ventralen Rumpfmuskulatur, Förderung der Körperaufrichtung und posturalen Kontrolle, Atemlenkung und verbesserte Ventilation der Lunge. **Dauer:** ca. 5 Minuten. [M1250]

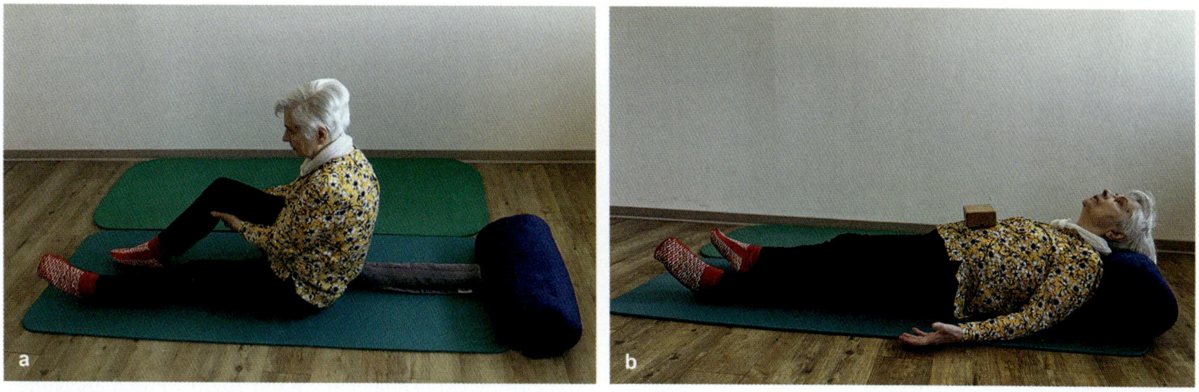

Abb. 7.42 Fisch.
In Rückenlage liegend. Der Kopf wird dabei unterlagert, sodass die HWS nicht rekliniert, sondern gestreckt ist. Der Mund sollte dabei leicht geöffnet sein, um die Muskulatur des Mundbodens bzw. die suprahyoidale Muskulatur zu entspannen. Unter die Brustwirbelsäule wird ein gerolltes großes Handtuch oder eine Decke gelegt, um den Oberkörper leicht zu erhöhen, die Streckung der Wirbelsäule zu fördern und einen Dehnreiz auf die ventrale Rumpfmuskulatur zu geben. Die Arme liegen dicht neben dem Körper, die Hände unter dem Kreuzbein. Die Beine sind adduziert und gestreckt. In dieser Position liegen bleiben und rhythmisch, langsam und bewusst atmen. Ein Block auf dem Bauch unterstützt zusätzlich die Bauchatmung. **Zielstellung:** Regulierung des Vegetativums, Förderung der Entspannungsfähigkeit, Atemlenkung und Ventilation der Lunge, Förderung Körperaufrichtung. **Dauer:** ca. 3–5 Minuten. [M1250]

Veränderung der Beschwerden nach 8 Wochen

Frau K. gibt an, die yogischen Übungen sowie eine lockernde Gymnastik vorweg gerne gemacht zu haben. Diese führte sie fast täglich vor dem Frühstück aus. Unterstützend war der Hinweis, dass das Programm auch variiert werden kann, wir die Übungen in der Einzelbehandlung regelmäßig evaluiert haben und durch die gleiche Übungsabfolge eine Routine einkehren konnte. Hierbei konnte man schön die Lernphasen erkennen, da Frau K. bereits nach drei Wochen wusste, was es bei den Techniken zu beachten gibt und ihr potenzielle „Fehler" aufgefallen sind sowie die Bewegungsqualität verbessert wurde. Laut der FES-I (Fall Efficacy Scale I) sind die Sturzbedenken durchweg geringer geworden, was sich möglicherweise auch darauf zurückführen lässt, dass die Übungen teilweise auf dem Boden durchgeführt wurden und dies die Angst vor dem Boden und den Transfers reduziert hat. Die Schmerzen in der Lendenwirbelsäule und Brustwirbelsäule am Morgen sind schwächer geworden (VAS = 2/10). Beim Gehen fühlt sich Frau K. aufrechter und aktiver und klagt weniger über Luftnot bei Belastung. Frau K. fühlt sich, auch aufgrund der Möglichkeit, selbst aktiv sein zu können, selbstwirksam und verbindet die yogischen Techniken mit positiven Gefühlen, weshalb weiter an ihnen gearbeitet wird. In den kommenden Sitzungen werden dann verstärkt Flows angewendet, die vor allem Thorax-mobilisierenden und kardio-pulmonal fördernden Charakter haben, wie eine Variation des Sonnengrußes, ohne zu viel bzw. lange in den Vorbeugen zu verweilen.

PRAXISTIPP

Flows sind Sequenzen und bestehen aus der dynamischen Gestaltung von Asanas oder Kombinationen von verschiedenen Asanas und Bewegungsfolgen. Bekannte Flows sind z. B. Katze-Kuh, der Sonnengruß oder der bewegte Krieger. Durch Flows lassen sich Bewegungsfolgen besser einprägen und bestimmte Zielstellungen sinnvoll miteinander verknüpfen, z. B.:

Katze-Kuh: Mobilisation der Wirbelsäule in die Flexion und Extension, Förderung der Beckenkippung und Aufrichtung, Rhythmisierung und Mobilisation des Atemrhythmus und des Zwerchfells, Massage der inneren Organe, Förderung der Elastizität der dorsalen und ventralen Faszien sowie der Dura mater.

7.3.3 Post-COVID-Syndrom

Daniel Völker

DEFINITION

Post-COVID-Syndrom (gemäß WHO)

Post-COVID-19 tritt bei Personen mit einer wahrscheinlichen oder bestätigten SARS-CoV-2-Infektion auf, in der Regel drei Monate nach Beginn der COVID-19-Symptome und für eine Dauer von mindestens zwei Monaten. Die Beschwerden können nicht durch eine alternative Diagnose erklärt werden. Häufige Symptome sind: Fatigue, Kurzatmigkeit und kognitive Dysfunktion sowie weitere Symptome, welche sich im Allgemeinen auf die Alltagsfunktionen auswirken. Die Symptome können nach der anfänglichen Genesung von einer akuten COVID-19-Episode neu auftreten oder nach der anfänglichen Krankheit bestehen bleiben. Die Symptome können im Zeitverlauf schwanken und es kann zu Rückfällen kommen. Für die Erkrankung bei Kindern könnte eine weitere Definition erforderlich sein (Koczulla et al. 2022; World Health Organization (WHO) 2021).

Das Auftreten des Post-COVID-Syndroms variiert je nach Patientenpopulation, wird aber gesamt auf etwa 15 % geschätzt (Sudre et al. 2021) und scheint unabhängig von vorbestehenden Erkrankungen zu sein (Deutsche Gesellschaft für Pneumologie und Beatmungsmedizin (DGP) e. V. 2023; Wong et al. 2020). Nach schweren Verläufen ist die Prävalenz höher. Forscher der Charité gehen davon aus, dass 1–2 % der COVID-Erkrankten einen schweren Verlauf von Long-COVID entwickeln (Scheibenbogen 2021) Bei Studienteilnehmern im Niedrigprävalenzbereich zeigen sich noch bestehende Symptome über 28 Tage (13,3 %), nach 2 Monaten (4,5 %) und nach 3 Monaten (2,3 %). Spontane Heilungsverläufe und spontane Symptomlinderungen kommen vor (Deutsche Gesellschaft für Pneumologie und Beatmungsmedizin (DGP) e. V. 2023; Lund et al. 2021). 45 % der COVID-Betroffenen sind auch nach 6 Monaten in der Verfassung, wieder voll zu arbeiten, 22 % sind arbeitsunfähig (Long COVID Deutschland, 2021). Etwa 80 % der Betroffenen, die noch nach 5 Monate Symptome hatten, haben auch noch nach 12 Monaten Beschwerden. Zu den häufigsten Symptomen gehören die postvirale Fatigue, Symptomverschlechterung nach körperlicher und geistiger Betätigung, neurokognitive Störungen und Atemnot (Lam et al. 2009; Long COVID Deutschland 2021). Frauen scheinen stärker betroffen zu sein als Männer (14,5 % Frauen, 9,5 % Männer) (ZOE Health Study 2022) Schätzungen zu Folge sind derzeit weltweit ca. 65 Millionen und in Deutschland etwa 1 Millionen Menschen von Long-COVID/Post-COVID betroffen (Davis et al. 2023).

Welche Behandlungsstrategien werden derzeit angewendet?

Da die genauen Ursachen bisher noch nicht ausreichend erforscht wurden, gibt es noch keine kausalen Therapien. In der S1-Leitlinie (Koczulla et al., Stand 2022) werden allerdings einige Handlungsempfehlungen für betroffene Patientinnen und Patienten gegeben:

- Klare (subjektive und objektive) Belastungsgrenzen bestimmen
- Strukturierte hausärztliche Betreuung und regelmäßiges Screening (z. B. Blutuntersuchung, Messung Blutdruck, etc.)
- Ruhe und Zeit bewusst einplanen
- Aufklärung des Patienten, dass bei mildem und moderatem Verlauf eine gute Prognose besteht und eine Remission der Symptome zu erwarten ist

- 4-P-Regel: Pacing, Planen, Priorisieren, Positionieren
- Pacing: langsame Steigerung der Belastung (z. B. Hausarbeit, Spazieren gehen, etc.) hinsichtlich der Intensität und Dauer
- Bei Verschlechterung der Symptome: Pausen einlegen und zurück zum vorherigen Niveau
- Evaluation weiterer Rehabilitationsmöglichkeiten: z. B. Physiotherapie, Ergotherapie, Logopädie, Rehabilitationssport

Neben diesen Maßnahmen gibt es weitere erfolgsversprechende experimentelle Verfahren. Darunter:

- Vitamin-C-Infusion
- HELP-Apherese
- BC007

Physiotherapeutisch geht es um die Begleitung der Patientinnen und Patienten sowie die Beratung und Gestaltung eines therapeutisch günstigen Alltags mittels Heimübungsprogrammen, Einzelsitzungen, Bewegungstherapie in der Gruppe und Gerätetraining. Hierfür werden u. a. Methoden aus der Krankengymnastik, der manuellen Therapie, der Atemtherapie und der Gerätetherapie kombiniert. Auch die Befundung und die Verlaufsdokumentation mit geeigneten Assessments (z. B. Fatigue-Skala, 6-Minuten-Gehtest, Borg-Skala) gehören zum therapeutischen Spektrum.

PRAXISTIPP

Auch yogische Techniken können als begleitende therapeutische Anwendung eingesetzt werden:
Pranayama: Rhythmisierung der Atmung, Atemvertiefung, Stress- und Angstreduktion, Achtsamkeitstraining, Förderung der Konzentration, Vagus-Aktivierung, Training der nasalen Atmung und Bauchatmung
Asanas: Kräftigung der Muskulatur, Förderung der Muskelelastizität, Anregung des Herz-Kreislauf-Systems, Förderung der Grundlagenausdauer, Stress- und Angstreduktion, Bewältigungsstrategie
Meditation: Förderung der Achtsamkeit und Konzentration, Bewältigungsstrategie, Training der geistigen Ausdauerfähigkeit, Stress- und Angstreduktion

Tab. 7.34 Vorstellung der Patientin – **Allgemeine Anamnese**

Erhebung	Daten
Name	Frau V.
Alter	34 Jahre
Diagnose	Post-COVID-Syndrom
Verlauf	Erste Symptome nach Corona-Infektion im Dezember 2020
Relevante Nebendiagnosen	Tachyarrhythmia absoluta mit Extrasystolen (2021), Asthma bronchiale (2021)
Medikation	2x/Tag Beclomethason, bedarfsweise Salbutamol, Betablocker (bis Mai 2023), Vitamin-C-Infusionen
Ärztliche Verordnung	

Tab. 7.35 Vorstellung der Patientin – **Sozialanamnese und Umweltfaktoren**

Erhebung	Daten
Sozialer Status	Arbeitet Vollzeit als Logopädin, hat eine kleine Tochter
Häusliche Situation	Selbständig in einer Wohnung lebend
Schmerzanamnese und Beschwerdeanamnese	Die Beschwerden begannen direkt nach der Corona-Infektion. Es folgte eine Pneumonie (2021). Die Symptome begannen mit Fatigue, Problemen bei der Konzentration und Aufmerksamkeit, Kopfschmerzen, Atemnot, erhöhter Ruhepuls, Beschwerden beim Sprechen, Sensibilitätsstörungen v. a. in den Fingern. Im Verlauf der Monate verbesserten sich die Symptome nach und nach und Frau V. begann Ende 2021 wieder mit körperlichem Training wie Yoga, Schwimmen und Gymnastik mit leichten Gewichten.
Allgemeinzustand Ernährungszustand	Frau V. bringt eine hohe Compliance hinsichtlich des therapeutischen Prozesses mit. Die Fatigue beeinträchtigt die Lebensqualität zunächst in hohem Maße. Der derzeitige Allgemeinzustand ist eher gut und ermöglicht eine Vollzeitarbeit und tägliches Bewegungstraining. Der Ernährungszustand ist gut.

Vorstellung Fallbeispiel Frau V.

Beschreibung des Therapieprozesses

Frau V. habe ich im Rahmen einer von mir dozierten therapeutischen Fortbildung im Online-Format zum Thema *„Behandlung von Long-COVID/Post-COVID"* und in der Fortbildung *„Neuroyoga nach NAP"* kennengelernt und war direkt beeindruckt von den persönlichen Schilderungen ihrer Erkrankung, dem therapeutischen Prozess und wie sie die Situation bewältigt (➤ Tab. 7.34; ➤ Tab. 7.35). Durch ihren medizinischen Hintergrund als Logopädin konnte sie dies sehr gut ausformulieren und wusste schnell um die Bedeutung der Erkrankung Post-COVID Bescheid und konnte daher geeignete Maßnahmen umsetzen. Den gelegentlich sehr hohen Ruhepuls oder die Atembeschwerden bzw. Luftnot hatte sie selbstständig mithilfe der Pulsoxymetrie gemessen. Zudem stand Frau V. unter regelmäßig ärztlicher Kontrolle. Bei den in der Fortbildung vorgestellten therapeutischen Methoden aus der Atemtherapie, N. A. P. und yogischer Techniken konnte Frau V. eine direkte Wirkung hinsichtlich einer verbesserten Atmung, Konzentrationsförderung und Förderung der Entspannungsfähigkeit feststellen. Nach Beendigung der Fortbildung nahm sie diese Techniken mit in ihr eigenes tägliches Übungsprogramm auf und erfuhr dadurch progressiv Verbesserungen und eine sinnvolle Begleitung der Therapie. Im Stil einer teletherapeutischen Behandlung trafen wir uns online nach ca. zwei Monaten erneut, um die bisherigen Erfahrungen mit den Techniken zu reflektieren und ggf. anzupassen. Unter den empfohlenen yogischen Techniken befanden sich:

- **Pranayama** (5–10 Minuten): volle Yoga-Atmung, Ujayii-Atmung, Brahmari Pranayama
- **Asanas** (10–20 Minuten): 2x12/Tag, Abwandlung des Surya Namaskara A/Sonnengruß A des Hatha Yoga, Drehsitz, Kindstellung

Zudem wurde im Stil der 4P-Regel ein Heimübungsprogramm erstellt, das sowohl Pausenzeiten als auch Übungszeiten beinhaltet. Um neuen geistigen und körperlich fördernden Input zu bekommen, begann Frau V. zudem ein ausdauerförderndes Training mit einem Hula-Hoop-Reifen und einem entspannten Schwimmtraining ein bis zweimal pro Woche.

Erstellung Arbeitshypothese

Einen großen Stellenwert hat die Behandlung der Fatigue, die Reduktion der Atem- und Sprechbeschwerden und die progressive Steigerung der körperlichen und mentalen Fähigkeiten. Durch die teletherapeutische Behandlung ließen sich eine geeignete Palpation und Inspektion der körperlichen Strukturen von Frau V. und weitere Assessments nicht umfänglich umsetzen. Assessments, die genutzt wurden:

- *Borg-Skala:* Edukation der Patientin im Sinne der 4P-Regel, Abgleich der subjektiven und objektiven Belastungsparameter von 6 = keine Anstrengung (Puls: 60 bpm) bis 20 = extreme Anstrengung (Puls: 200 bpm)
- *Pulsoxymetrie:* Messung zum Abgleich Puls und 0_2-Sättigung in Ruhe, während der Belastung und nach der Belastung
- *Atembefund:* Erhebung der Atemfrequenz pro Minute in Ruhe und Belastung, subjektive Atemtiefe und Atemqualität (u. a. freies Atemgefühl, Gefühl von Atemwiderständen)
- *Fatigue-Skala:* Bestimmung des Schweregrades der Fatigue und der Faktoren, die die Lebensqualität am stärksten beeinflussen
- *Sit-to-Stand-Test:* Testung der körperlichen Belastbarkeit und der Kraft der unteren Extremität

Erstellung konkrete Zielstellung und Planung

Steigerung der körperlichen und geistigen Ausdauerfähigkeit bei der Ausführung täglicher Aktivitäten und im Arbeitsleben in den nächsten 3–6 Monaten. Dies beinhaltet ein aerobes Ausdauertraining im Grundlagenausdauerbereich (GA 1), ein progressives Krafttraining (weniger Gewicht, viele Wiederholungen), eine Rhythmisierung der Atmung und koordinatives Training (Ausführung von Sonnengrüßen und Asanas mit Schwerpunkt Balance).

Reduktion des subjektiven Stressempfindens bei der Ausführung täglicher Aktivitäten und im Arbeitsleben. Dies beinhaltet Atemtraining zur Aktivierung des Parasympathikus, Meditationseinheiten mit Schwerpunkt Achtsamkeit und die Durchführung von langsamen, bewussten Sonnengrüßen.

Frau V. war durch Eigeninitiative ein täglich adaptiertes Training gewöhnt, weshalb die Empfehlung gegeben wurde, dies bei den empfohlenen Asanas und Pranayama-Übungen beizubehalten und bewusst auf das subjektive Empfinden bei der täglichen Dosierung zu achten.

Erstellung Heimübungsprogramm

Folgend werden die yogischen Techniken vorgestellt, die Frau V. in der teletherapeutischen Sitzung gelernt und dann selbst weiter täglich praktiziert hatte (➤ Abb. 7.43; ➤ Abb. 7.44; ➤ Abb. 7.45; ➤ Abb. 7.46; ➤ Abb. 7.47). Sie selbst hat ein Übungslimit von ca. 40 Minuten pro Tag angegeben, weshalb dieses Programm für 30–35 Minuten konzipiert wurde:

1. Volle Yoga-Atmung
2. Hatha-Sonnengruß
3. Drehsitz
4. Flankenöffnung
5. Stellung des Kindes
6. Meditation

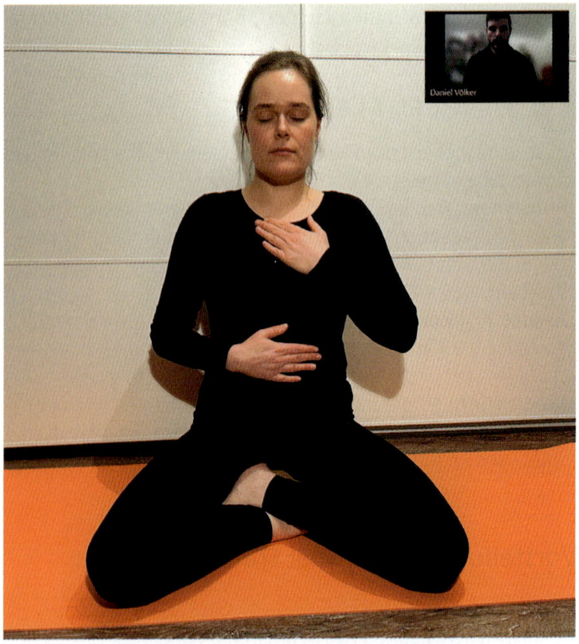

Abb. 7.43 Volle Yoga-Atmung – Einstimmung in die Praxis.
In der kreuzbeinigen Sitzhaltung: Die Hände werden für einen taktilen Input beide auf den Bauch gelegt, auf den Bauch und das Brustbein oder locker auf den Knien abgelegt. Die Atmung fließt zunächst und wird zu keiner Zeit forciert. Ruhige, langsame Atemzüge stimulieren den Parasympathikus und fördern die Konzentration und Aufmerksamkeit. Die volle Atemtechnik hat einen meditativen Charakter. Dann kann die volle Yoga-Atmung beginnen: Die Atembewegung der Inspiration beginnt im Bauch, dann weitet sich der Brustkorb und anschließend hebt sich die Brust bzw. das Brustbein. Bei der Exspiration wird ebenso zuerst das Senken der Bauchdecke, das Zurückkehren des Brustkorbs und das Senken des Brustbeins durchgeführt. Zwischen den einzelnen Atemphasen kann für ein bis zwei Sekunden die Luft gehalten werden. **Dauer:** ca. 5 Minuten. [M1250]

7

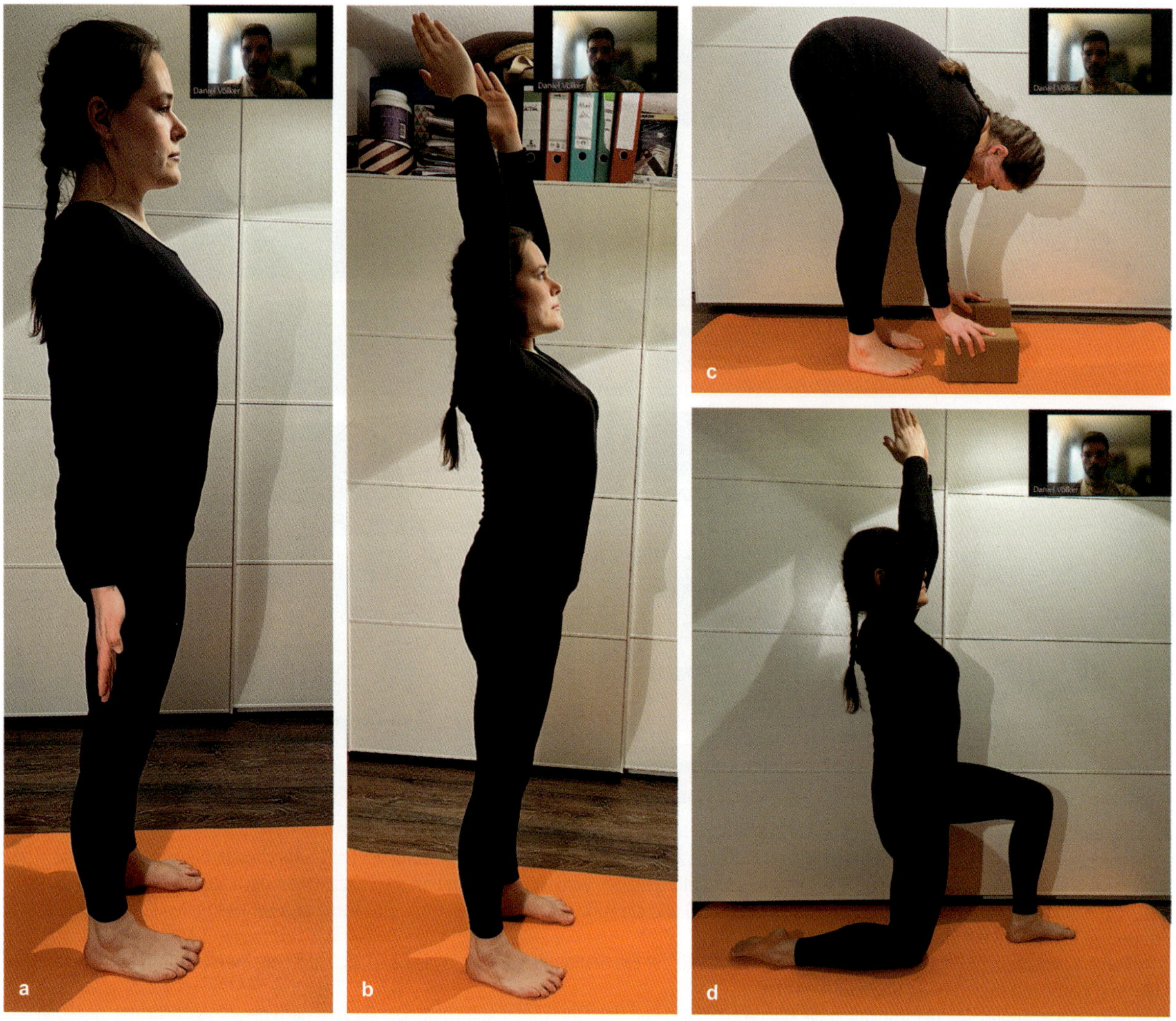

Abb. 7.44 Surya Namaskara A (Sonnengruß A).
Der klassische Sonnengruß A des Hatha Yoga besteht aus insgesamt zwölf Elementen. Mit Frau V. wurde eine abgewandelte Version einstudiert, bei der manche Asanas für einige Atemzüge (drei bis fünf) gehalten werden:
a) Tadasana (Berghaltung): Stabiler hüftbreiter Stand, beide Füße stehen fest auf dem Boden und sind gleichmäßig belastet. Rumpf aufrecht, Arme in Außenrotation und Handflächen geradeaus gerichtet. **Zielstellung:** Fester Stand und aktive Standbeine, Schaffung einer stabilen Unterstützungsfläche, Aktivierung der Rumpfmuskulatur und Förderung der posturalen Kontrolle im Stand
b) Hasta Uttanasana (stehende Rückbeuge): mit der Inspiration langsam die Arme und Hände über Kopf anheben und eine leichte Rückbeuge aus der Brustwirbelsäule ausführen. Blick geradeaus oder nach vorn gerichtet. Rumpfmuskulatur (besonders ventral) bewusst aktivieren. Ziel: Reduktion des Sympathikus über die Rückbeuge, Förderung der posturalen Kontrolle im Stand, Elastizitätsförderung der ventralen Rumpfmuskulatur, Balancetraining über die Körperschwerpunktverlagerung nach kranial und die Kopfbewegung.
c) Uttanasana (stehende Vorbeuge): Mit der Exspiration die Arme senken und die Handflächen zum Boden – dabei können die Beine gebeugt werden. Den Kopf entspannt und die Beine aktiv lassen. **Zielstellung:** orthostatisches Training, Förderung des Parasympathikus, Balancetraining über die Schwerpunktverlagerung nach kaudal-ventral.
d) Anjaneyasana (Halbmondstellung): Mit der Inspiration für den Ausfallschritt ein Bein nach hinten stellen und mit flachem Fuß und leicht gebeugtem Bein ablegen, das vordere Bein beugen. Die Arme anheben, den Blick geradeaus richten. Für einige Atemzüge halten und mit jeder Exspiration etwas tiefer Richtung vorderes Bein sinken. **Zielstellung:** Förderung der Elastizität der ventralen Kette, Förderung der Elastizität des M. iliopsoas, Überkopfaktivität der Arme und Balancetraining.

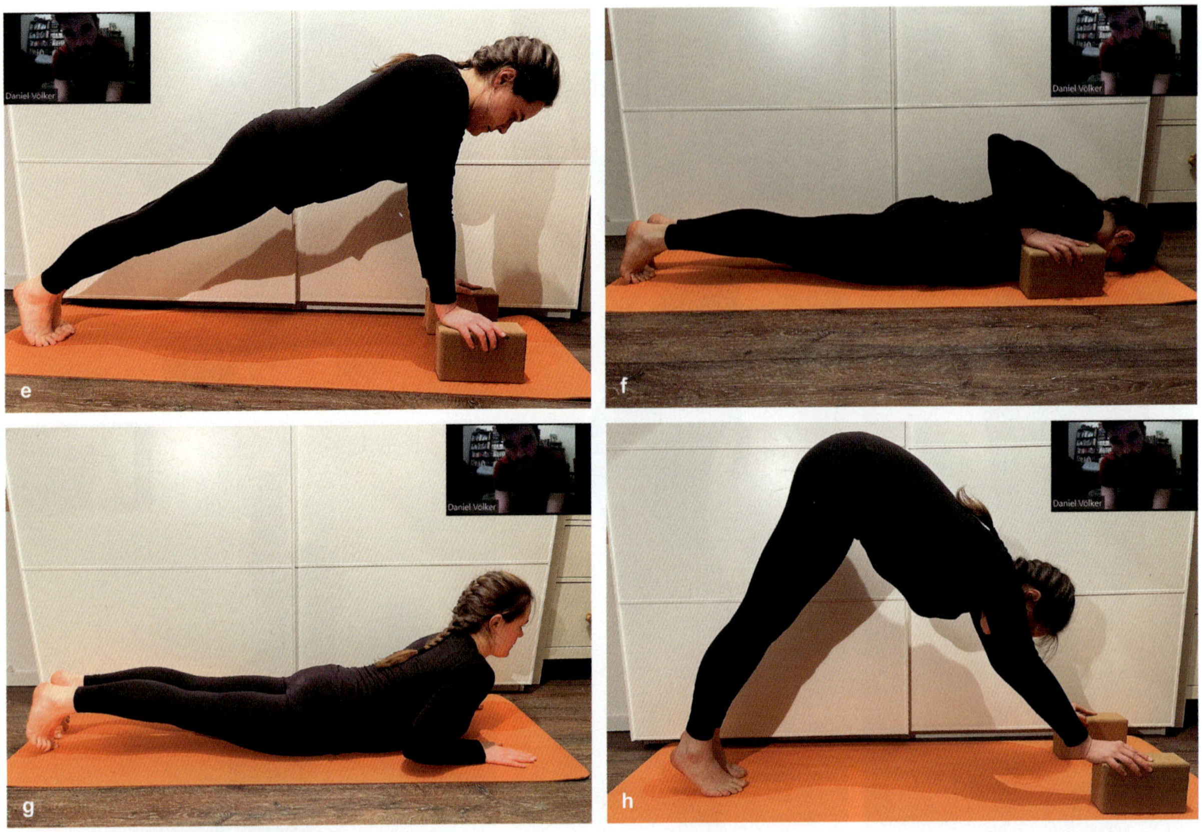

Abb. 7. 44 Surya Namaskara A (Sonnengruß A). *(Forts.)*
e) Phalakasana (Planke, Liegestütz): Mit der Exspiration Hände zum Boden führen und mit dem vorderen Bein zurücktreten. Wichtig ist, dass das Becken nach posterior gekippt ist und die Bauchmuskulatur aktiv gehalten wird. Die Arme sind für die Stützaktivität nach außen rotiert und aktiv gestreckt. Die Beine sind aktiv gestreckt (oder alternativ gebeugt) und die Füße sind stabil aufgestellt. Ziel: Förderung der posturalen Kontrolle und Aufrichtung im Rumpf und der Stützaktivität der Arme.
f) Ashtanga Namaskara (9-Punkte-Position oder Bauchlage): Mit der Exspiration den Körper in die Bauchlage ablegen. **Zielstellung:** Kurze Entspannungspause mit einer großen Unterstützungsfläche.
g) Bhujangasana (Kobra): Mit der Inspiration die Hände aufstellen und den Oberkörper aufrichten. Der Blick ist nach geradeaus gerichtet, die Füße sind flach und die Füße drücken in den Boden, sodass die Knie sich anheben. Drei bis fünf Atemzüge halten. **Zielstellung:** Förderung der Elastizität der ventralen Kette, Streckung im Hüftgelenk, Kräftigung der dorsalen Kette, Dämpfung des Sympathikus.
h) Adho Mukha Svanasana (herabschauender Hund): Mit der Exspiration Druck auf die Hände geben und sich in den herabschauenden Hund drücken. Das Gesäß wird dabei nach hinten oben geschoben. Für eine bessere Beckenstellung sollten die Beine ausreichend gebeugt sein. Drei bis fünf Atemzüge halten und als Variante den „walking dog" durchführen = wechselseitiges Beugen und Strecken der Beine. **Zielstellung:** Aktivität Transfer vom Boden, Stützaktivität der Arme, Elastizitätsförderung der dorsalen Kette, Förderung des Parasympathikus.
i) Anjaneyasana (siehe 4)
j) Uttanasana (siehe 3)
k) Hasta Uttanasana (siehe 2)
l) Tadasana (siehe 1)
Diesen Sonnengruß zwölfmal wiederholen und bei jedem Mal das zurückgestellte Bein für den Ausfallschritt bei Anjaneyasana rechts bzw. links abwechseln. **Dauer:** ca. 15–20 Minuten. [M1250]

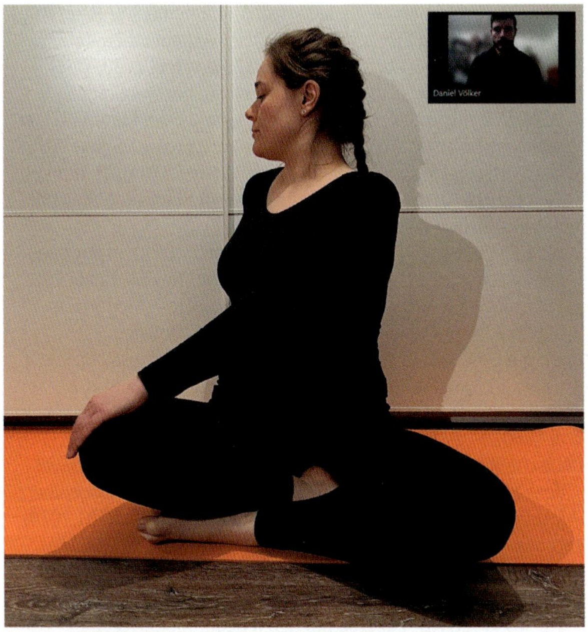

Abb. 7.45 Drehsitz.
Nach den Sonnengrüßen eine kurze meditative Atempause in einer leicht erhöhten (mit Decke oder Block) kreuzbeinigen Sitzhaltung. Dann mit der nächsten Exspiration die linke Hand ans rechte Knie, die rechte Hand hinter dem Kreuzbein aufgestellt und den Blick über die rechte Schulter richten. Mit jeder Inspiration wird die Aufrichtung der Wirbelsäule verstärkt, mit jeder Exspiration die Rotation. Nach drei bis fünf Atemzügen die Seiten wechseln und mehrfach wiederholen und bewusst Veränderungen beobachten. Auf eine gestreckte Wirbelsäule achten und ggf. die Knie mit einem Block jeweils unterlagern. **Zielstellung:** Förderung der Elastizität der interkostalen Muskulatur, Mobilisation des Zwerchfells, Mobilisation der Wirbelsäule und der Rippen, Förderung der Entspannungsfähigkeit, Atemlenkung in tiefere Lungenabschnitte. **Dauer:** ca. 5 Minuten. [M1250]

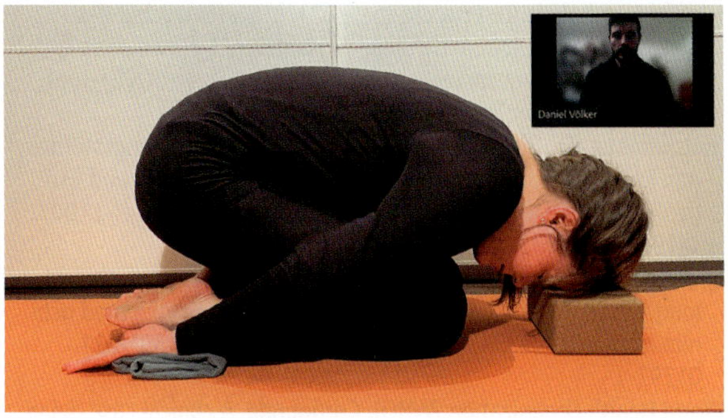

Abb. 7.46 Stellung des Kindes.
Aus dem Fersensitz den Oberkörper auf die Oberschenkel ablegen. Die Beine dürfen hierbei je nach Gefühl weiter geöffnet werden, sodass der Bauch Platz für die Atembewegung hat. Die Sprunggelenke mit einem gerollten Handtuch unterlagern, sodass diese weniger unter Stress stehen. Die Arme neben dem Körper und die Stirn auf dem Boden oder die Hände nach vorn und damit ein kleines Kissen für die Stirn formen. **Zielstellung:** Förderung des Parasympathikus und dadurch der Entspannungsfähigkeit, Stressreduktion, Förderung der dorsalen Atembewegung, Ventilation der dorsalen Lungenabschnitte, Mobilisation der dorsalen Strukturen und der Dura mater. **Dauer:** ca. 3–5 Minuten. [M1250]

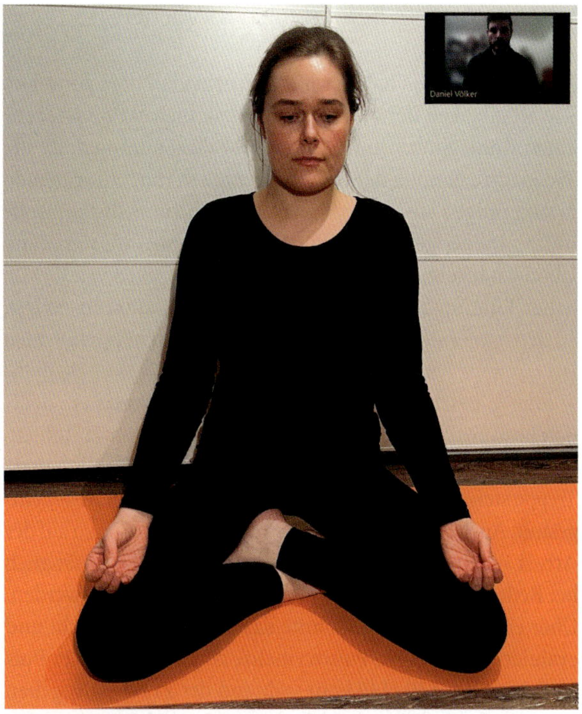

Abb. 7.47 Meditation.
Zum Abschluss der Yoga-Einheit wird eine kurze (angeleitete) Meditationseinheit durchgeführt. Auf einem Yoga-Block aufgerichtet mit geschlossenen Augen sitzend werden die Hände ineinandergelegt in den Schoß gelegt. Die Handstellung symbolisiert eine leere Schale. Den Zustand der Stille, Leere und des Aufnehmens soll durch bewusstes Konzentrieren auf die Hände ermöglicht werden. Diese Technik zählt zu den Visualisierungen. Per MP3-Datei oder Video spricht der Therapeut die Instruktionen auf:
„Setze dich aufrecht auf den Block. Die Augen sind geschlossen… Lege deine Hände ineinander in den Schoß. Beobachte deinen Atem und lass diesen kommen und gehen… In dieser Meditation geht es darum, Ruhe zu finden und den Raum der Stille in dir wahrzunehmen… konzentriere dich dabei auf deine Hände, die eine leere Schale symbolisieren. Denn erst wenn ein Gefäß leer ist, ist es wieder bereit, neues zu empfangen.... Nimm daher bewusst deine Schale war und konzentriere dich darauf… Nimm das Gefühl wahr und lasse dieses Gefühl der Stille und Leere in deinem Inneren wachsen und jede Zelle deines Körpers damit ausfüllen… (nach einiger Zeit) … finde mit deiner Aufmerksamkeit zu dir zurück. Beginne mit langsamen Bewegungen der Finger…des Kopfes… der Zehen… und öffne behutsam deine Augen, bereit, still und dankbar in den Tag zu starten".
Zielstellung: Förderung der Konzentration und Aufmerksamkeit, Stressreduktion, Förderung der Atmung und Regulation des Vegetativums. **Dauer:** ca. 5 Minuten. [M1250]

! MERKE

Die körperliche Yoga-Praxis ist dafür da, die Bedürfnisse des Körpers zu beruhigen. Die Meditation sorgt für ein zur Ruhe kommen des Geistes. Es bietet sich an, die Meditation nach der körperlichen Praxis durchzuführen, da dann die Körperstrukturen bereits Aufmerksamkeit genossen haben und auch die Meditationshaltung (z. B. Lotussitz) besser und freier eingenommen werden kann.

Veränderung im Befund nach 8 Wochen

Nach acht Wochen haben wir uns erneut via Zoom getroffen. Die Möglichkeit der zwischenzeitlichen Instruktion oder für einen Kontrolltermin wurde nicht wahrgenommen, da die Videoaufzeichnung der letzten Therapiesitzung mit genauen Erläuterungen ausreichend war und auch zur Selbstkontrolle immer wieder genutzt wurde. Frau V. konnte ihre yogischen Übungen regelmäßig durchführen und hatte auch viel Freude dabei. Eine Yoga-Einheit wurde in 30–35 Minuten absolviert.

„Ich habe endlich das Gefühl, es geht wieder bergauf! Yoga hat mir neue Perspektiven und Ideen gegeben!"

Frau V. beschrieb nach den zwei Monaten Praxis ein deutlich besseres Körpergefühl und gab an, sich fitter zu fühlen. Auch in Alltagssituationen (z. B. Dinge vom Boden aufheben, Treppe steigen) wurde die Belastung als subjektiv geringer eingestuft. Auch Stressoren oder anstrengende Situationen auf der Arbeit scheinen besser vertragen zu werden. Das anfänglich bei Bedarf genutzte Asthma-Spray konnte abgesetzt werden. Über eine Smart-Watch konnte das Training überwacht und evaluiert werden. Die Pulsoxymetrie zeigte an, dass der Puls zu Beginn bei 130–140 bpm während der Praxis angegeben wurde und sich im Laufe der Zeit auf 106–108 bpm eingespielt hat, was einen Adaptationseffekt aufzeigt.

„Mein Mindset hat sich geändert! Ich habe das Gefühl, dass mich manche Situationen viel weniger stressen und ich damit gelassener umgehen kann".

Sehr prägnant war das Schlafverhalten. Hier gab es keine Ein- und Durchschlafstörungen mehr und die Schlafqualität schien deutlich besser und der Schlaf erholsamer geworden zu sein, bei einer gleichen Schlafdauer von 7–8 Stunden.

Beim herabschauenden Hund war zu Beginn aufgrund des Blutflusses ein erhöhtes Druckgefühl im Kopf-Hals-Bereich zu spüren, was aber im Laufe der Durchführungen (ab Wiederholung 4–5 des Sonnengrußes) nachgelassen hat. Vielmehr gab Frau V. an, nach Ausführung des herabschauenden Hunds eine bewusste Entspannung zu verspüren.

Muskulär fühlt Frau V. besonders im Rumpfbereich, den Armen und Beinen einen Kraftzuwachs. Die Sonnengrüße hatte sie dahingehend angepasst, dass sie einige Atemzüge in Phalakasana (Liegestütz-Position) verbracht hat. Auch der herabschauende Hund wurde dynamisch gestaltet durch wechselseitiges Beugen-Strecken der Beine, was wiederum gemeinsam mit der Halbmondstellung zu einer subjektiv stabiler empfundenen Bein-Achse geführt hat.

Frau V. ist sehr motiviert, weiter Yoga zu praktizieren, und hat sich als Fernziel gesetzt, eine Yoga-Lehrer-Ausbildung zu absolvieren.

LITERATUR

American Heart Association (AHA) News. Is yoga heart-healthy? It's no stretch to see benefits, science suggests. 12.04.2019. https://www.heart.org/en/news/2019/04/12/is-yoga-heart-healthy-its-no-stretch-to-see-benefits-science-suggests (letzter Zugriff 06.01.2024).

Berliner D, Hänselmann A, Bauersachs J. The Treatment of Heart Failure with Reduced Ejection Fraction. Dtsch Arztebl Int 2020; 117(21): 376–386. https://doi.org/10.3238/arztebl.2020.0376.

Bundesärztekammer (BÄK), Kassenärztliche Bundesvereinigung (KBV), Arbeitsgemeinschaft der Wissenschaftlichen Medizinischen Fachgesellschaften (AWMF). Nationale VersorgungsLeitlinie Chronische Herzinsuffizienz – Langfassung. Version 4.0; 2023. https://doi.org/10.6101/AZQ/000510. https://www.leitlinien.de/themen/herzinsuffizienz (letzter Zugriff 08.01.2024).

Davis HE, McCorkell L, Vogel JM, Topol EJ. Long COVID: major findings, mechanisms and recommendations. Nat Rev Microbiol 2023; 21(3): 133–146. https://www.nature.com/articles/s41579-022-00846-2. https://doi.org/10.1038/s41579-022-00846-2.

Deutsche Gesellschaft für Pneumologie und Beatmungsmedizin e.V. (DGP). S1-Leitlinie Long/Post-COVID – Living Guideline; 2023. AWMF Register-Nr. 020-027. https://register.awmf.org/de/leitlinien/detail/020-027 (letzter Zugriff 06.01.2024).

Deutsche Herzstiftung. Herzinsuffizienz: Therapie lindert Beschwerden; 2023. https://herzstiftung.de/infos-zu-herzerkrankungen/herzinsuffizienz/behandlung-und-therapie (letzter Zugriff 06.01.2024).

Koczulla AR, Ankermann T, Behrends U et al. AWMF S1-Leitlinie Long/Post-COVID. Stand 17.08.2022. AWMF Register-Nr. 020-027. https://register.awmf.org/assets/guidelines/020-027l_S1_Post_COVID_Long_COVID_2022-08.pdf (letzter Zugriff 06.01.2024).

Lam MH-B, Wing Y-K, Yu MW-M et al. Mental morbidities and chronic fatigue in severe acute respiratory syndrome survivors: long-term follow-up. Arch Intern Med 2009; 169(22): 2142–2147. https://pubmed.ncbi.nlm.nih.gov/20008700/. https://doi.org/10.1001/archinternmed.2009.384.

Long COVID Deutschland. Faktenblatt: Long COVID in Deutschland: Fakten und Zahlen. 06.12.2021. https://longcoviddeutschland.org/wp-content/uploads/2021/12/LCD-Faktenblatt-Dez-2021.pdf (letzter Zugriff 06.01.2024).

Lund LC, Hallas J, Nielsen H et al. Post-acute effects of SARS-CoV-2 infection in individuals not requiring hospital admission: a Danish population-based cohort study. Lancet Infect Dis 2021; 21(10): 1373–1382. https://doi.org/10.1016/S1473-3099(21)00211-5.

ZOE Health Study. One in 20 people likely to suffer from 'Long COVID', but who are they?; 2022. https://covid.joinzoe.com/post/long-covid (letzter Zugriff 08.01.2024).

Scheibenbogen C. Long-COVID und ME/CFS 2021. Charité Immundefekt Ambulanz für Erwachsene; 2021. https://www.bundesgesundheitsministerium.de/fileadmin/Dateien/3_Downloads/C/Coronavirus/Fachgespraeche/Scheibenbogen_Long-COVID_und_MECFS.pdf (letzter Zugriff 08.01.2024).

Stelzhammer C. „Hilfe ich spür mich nicht!" Wahrnehmungsstörungen im Bereich des Beckenbodens. Journal für Urologie und Urogynäkologie/Österreich 2018; 25: 15–18. https://doi.org/10.1007/s41972-018-0033-3.

Sudre CH, Murray B, Varsavsky T et al. Attributes and predictors of long COVID. Nat Med 2021; 27(4): 626–631. https://pubmed.ncbi.nlm.nih.gov/33692530/. https://doi.org/10.1038/s41591-021-01292-y.

World Health Organization (WHO). Corrigenda. A clinical case definition of post COVID-19 condition by a Delphi consensus, 6 October 2021; 2021. https://www.who.int/docs/default-source/coronaviruse/corrigendum-2021.1-post-covid-19-clinical-case-definition-2021-10-06-corr-2021-10-06-en.pdf?sfvrsn=1ebb697c_5 (letzter Zugriff 08.01.2024).

Wong AW, Shah AS, Johnston JC, Carlsten C, Ryerson CJ. Patient-reported outcome measures after COVID-19: a prospective cohort study. Eur Respir J 2020; 56(5): 2003276. https://pubmed.ncbi.nlm.nih.gov/33008936/. https://doi.org/10.1183/13993003.03276-2020.

KAPITEL

8 Yogische Übungsprogramme

In diesem Kapitel werden beispielhaft Möglichkeiten zur Gestaltung von yogischen Übungsprogrammen dargestellt. Diese sind thematisch geordnet und verfolgen somit bestimmte therapeutische Zielstellungen. Die Programme sind gedacht als ein Leitfaden für die Gestaltung von Heimübungsprogrammen der Patientinnen und Klienten, können aber auch für die Einzeltherapie oder die Therapie in Bewegungsgruppen adaptiert werden. Allen gemein ist der klassische Aufbau: Einleitung, Hauptteil und Schluss.

Einleitung: In der Einleitung werden die Strukturen des Körpers auf die Praxis vorbereitet. Hierfür bieten sich sehr gut mobilisierende Bewegungen im Stil einer Gymnastik, Asanas im Stil eines Flows, Pranayama (Atemtechniken) oder muskelaktivierende Asanas an (➤ Video 2). Besonders die Strukturen, die im Hauptteil benötigt werden (z. B. Füße für das Stehen, Rumpf für Balance oder Hände für Stützaktivitäten) sollten entsprechend berücksichtigt werden. Auch die Konzentration und Aufmerksamkeit werden gefördert. Ein gleichbleibendes Ritual zu Beginn (wie z. B. das Singen des OM, das Grüßen mit „Namasté“, fünf tiefe Atemzüge in Ruhe) sorgt für einen Wiedererkennung und schafft somit Vertrauen und einen positiven Einstieg. Auch ein kleines Assessment zu Beginn (z. B. auf einem Bein stehen, Aufstehen-Hinsetzen, zehn Meter gehen, Functional-Reach-Test, Timed-Up-and-Go-Test, Bewegungsanalyse) kann zur Objektivierung genutzt werden. Die Dauer beträgt etwa 5–10 Minuten.

Video 2

Vorbereitende Gelenkmobilisation

https://else4.de/voelker_video_2

ÜBRIGENS...

Das „OM" wird als „A-U-M" gesungen und bildet das elementare Mantra, den Urklang.
Namasté bedeutet übesetzt *„Das Licht (das Göttliche) in mir, verbeugt sich vor dem Licht (dem Göttlichen) in dir"*. Dies symbolisiert die Demut und den Respekt vor- und füreinander.

Hauptteil: Im Hauptteil wird die Zielstellung der Stunde verfolgt. Im Yoga wäre es das Arbeiten mit der Intention, die man sich gesetzt hat. Im therapeutischen Yoga werden nun die Methoden angewendet, die die persönlich bedeutsame Zielstellung erarbeiten. Die üblichen Steigerungskriterien sollten dabei beachtet werden. Wichtig ist, dass nicht zu viele Asanas genutzt werden, sich Belastung und Entspannung abwechseln und die Freude beim Praktizieren und die Lust am Entdecken der eigenen Praxis betont werden. Reflexionen während der Praxis („Wie hat sich diese Asana für mich/dich angefühlt?") sind sehr wichtig und stellen die Bedeutung des „Beobachten-nicht-Bewerten" im Yoga dar. Um verschiedene Perspektiven einzunehmen, bietet es sich an, die Ausgangsstellung, wenn passend und sinnvoll, zu wechseln und verschiedene Asana-Typen (wie Standhaltungen, Sitzhaltungen, Umkehrhaltungen) zu nutzen. Die Dauer beträgt zwischen 15 und 30 Minuten.

MERKE

Die Steigerungskriterien, adaptiert für Yoga, können sein:
- Von einfach zu komplex
- Von bekannt zu unbekannt
- Von kurzer zu langer Haltedauer
- Von weniger zu mehr Wiederholungen
- Von mehr zu weniger Unterstützungsfläche

Schluss: Der Schlussteil schließt die Yoga-Einheit ab. Dies sollten am besten entspannende, ruhige Asanas und Methoden sein, um die Entspannungsfähigkeit weiter zu fördern. Es bieten sich daher Asanas mit längeren Haltemomenten, Pranayama-Übungen, eine Meditationspraxis und Savasana (Endentspannung) an (➤ Video 12, S. 235). Auch zu Beginn durchgeführte Untersuchungstechniken können für den Vorher-Nachher-Vergleich nochmal angewendet werden. Wie zu Beginn kann ein Ritual bzw. ein bestimmtes Element (z. B. OM-Singen, Meditationsmoment) für Wiedererkennung genutzt werden. Die Dauer beträgt ca. 10 Minuten, kann aber auch je nach Bedarf angepasst werden.

Die in den Übungsprogrammen enthaltenen Asanas werden mit der verfolgten Zielstellung, einer Beschreibung der Durchführung und wichtigen Hinweisen dargestellt. Da in den Programmen nicht jede Eventualität, jeder Befund und alle individuellen Aspekte berücksichtigt werden können, ist es hier an den Therapeutinnen und Experten, die Pläne entsprechend anzupassen oder zusätzliche Hinweise zu geben. Die Programme sind zudem nicht dogmatisch zu sehen, sondern dürfen weiter individuell angepasst und verändert werden, sofern die Zielstellungen und Bedürfnisse der Patienten und Klientinnen damit bedient werden können bzw. die Motivation und Lust am Praktizieren fördern.

PRAXISTIPP

Oft möchten die Patientinnen/Klienten etwas „in die Hand" bekommen, um die Übungen zu Hause besser durchführen zu können. Es bietet sich daher an, die Session per Video aufzunehmen, die Übungen aufzuschreiben bzw. aufzumalen oder bereits vorbereitete Fotoanleitungen mitzugeben. Meinen Patientinnen und Patienten hilft das Videoformat am besten, da ich auf den Videos zusätzliche individuelle therapeutische Hinweise geben kann.

8.1 Programm zur Aktivierung der oberen Extremität

Daniel Völker

Bei der Gestaltung von Übungsprogrammen der oberen Extremität (OEX) gibt es einiges zu beachten (➤ Tab. 8.1). Die Bewegung der Arme hat im Yoga eine wichtige Bedeutung, da Atembewegungen mit Armbewegungen koordiniert werden und die Arme in fast jeder Asana positioniert und aktiviert sind, u. a. die Stützaktivität im herabschauenden Hund oder der Planke, das Anheben der Arme im Krieger II oder der Stuhl-Position sowie bei der Unterstützung von Drehhaltungen wie im Drehsitz oder dem Nadelöhr.

Im therapeutischen Setting geht es häufig darum, die Funktionalität der oberen Extremität der Patientinnen und Patienten zu fördern, da von ihr ein großer Anteil der Lebensqualität der Menschen abhängen kann. So werden in sämtlichen täglichen Aktivitäten die Hände, die Arme, der obere Rumpf und die jeweils daran beteiligten Ketten genutzt.

Die Übungsprogramme sollten regelmäßig und angepasst an die jeweiligen Pathomechanismen und Befunde der Patientinnen und Patienten sein. So benötigt jemand mit einer Arthrose im Schultergelenk eher Mobilität und Traktion, während jemand mit einer Schultergelenksluxationsneigung eher Stabilität und Kompression benötigt. Ein Patient mit einer schlaffen Parese benötigt eher konzentrische Förderung der Muskulatur zum Kraftaufbau, während ein Patient mit einer spastischen Parese eher exzentrisches Training zur Elastizitätsförderung benötigt.

MERKE

Vor der Therapie sollte immer ein Befund erfolgen. Wenn der Pathomechanismus des Problems erkannt wurde, kann mit yogischen Techniken gezielt gearbeitet werden.

Wert sollte auch stets auf die richtige Ausführung gelegt werden, sodass die Biomechanik der Schulter optimal physiologisch genutzt wird (➤ Video 3). Das bedeutet, dass die Stützaktivität der Arme wesentlich von der proximalen Stabilität abhängt. Das Schultergelenk sollte daher immer in Außenrotation aktiviert sein, was weiter die Retraktion im Schultergürtel und die Extension im oberen Rumpf fördert (➤ Abb. 8.1). Zudem wird für sämtliche Bewegungen in der offenen Kette (d. h. der Arm ist frei im Raum) proximale Stabilität benötigt, da andernfalls Kompensationen und unökonomische Bewegungen entstehen können. Bei der Stützaktivität werden sowohl proximale Stabilität, Triceps-brachii-Aktivität für die Armstreckung, Pronationsaktivität im Unterarm und ein stabiler Hand-Boden-/Flächen-Kontakt benötigt. Hierbei kommt es häufiger zu Schmerzen im Bereich der Handgelenke, was über eine leichte Ulnarabduktion und aktiven Handflächenkontakt reduziert werden kann. Alternativ können die Blöcke genutzt werden, die den Druck besser auf der Handfläche verteilen (➤ Abb. 8.2). Eine eingeschränkte Bewegung der Brustwirbelsäule in die Extension kann (vor allem) die Armhebung beeinflussen. Dies würde zu Kompensationen wie einem verstärkten Hohlkreuz oder erhöhtem Stress (starke Hebelkraft am Drehpunkt Schultergelenk) auf das Schultergelenk führen. Hindernisse der Armhebung können weiter ein steifer M. pectoralis major, M. latissimus dorsi oder M. serratus posterior inferior sein, weshalb diese Muskeln ggf. auf ihre Elastizität hin überprüft werden sollten.

Video 3

Das Einstellen der Außenrotation im Schultergelenk
https://else4.de/voelker_video_3

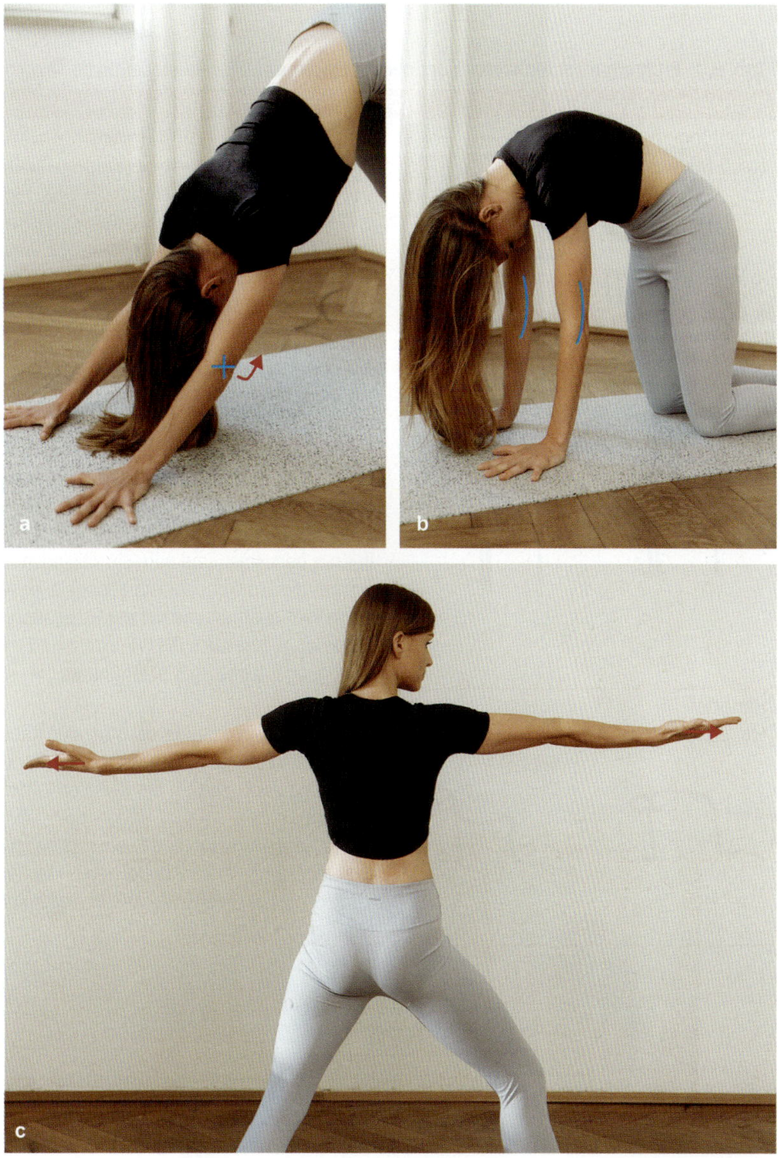

Abb. 8.1 Die Außenrotation im Schultergelenk stabilisiert proximal.
a) Herabschauender Hund: Ellenbogen zeigen nach unten
b) Katze: Ellenbogen sind minimal gebeugt und zeigen zum Körper
c) Krieger II: Daumen zeigen nach hinten. [K545]

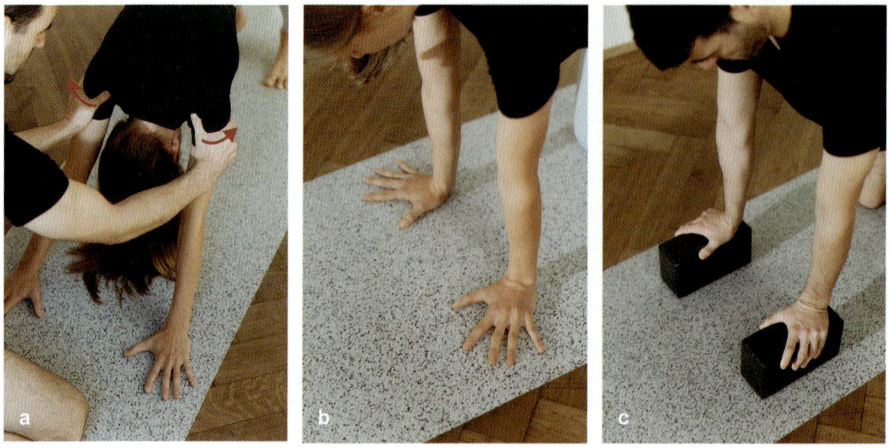

Abb. 8.2 Stützaktivität der OEX.
Durch die Aktivität der M. triceps brachii werden die Arme in der Extension gehalten. Dafür müssen diese aber minimal im Ellenbogengelenk gebeugt sein.
a) Herabschauender Hund: Hands-On vom Therapeuten für die Außenrotation
b) Ulnarabduktion und weit gespreizte Finger, falls Schmerzen oder zu starker Druck im Bereich der Handwurzeln
c) Stützen auf Blöcken für eine bessere Verteilung der Belastung. [K545]

Tab. 8.1 **Programm zur Aktivierung der oberen Extremität** (Einzeltherapeutische Sitzung, 30 Minuten) [M1346]

Programmabschnitt	Methode und Durchführung	Hinweise
Einleitung (ca. 5 Minuten) 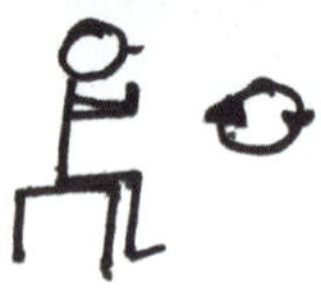	1. **Namasté-Mobilisation im Sitz** **Zielstellung:** Förderung des Körpergefühls für die OEX, Mobilisation der Gelenke der OEX, Einstimmung auf die Therapie, Regulierung des Muskeltonus, u. w. In einer bequemen und aufrechten Sitzhaltung werden die Hände vor dem Herzen in eine Namaskar Mudra gebracht. Dann sanftes Kreise in verschiedenen Variationen ausführen. Ca. 3 Minuten (➤ Abb. 8.3).	Die Bewegungen sollten achtsam und langsam durchgeführt werden. Es soll ein erster Eindruck der Bewegungen und der Beweglichkeit vermittelt werden. Der Therapeut gibt hier den Hinweis, dass das Ziel die Beobachtung, Wahrnehmung und das Hineinspüren in die Bewegung geht.
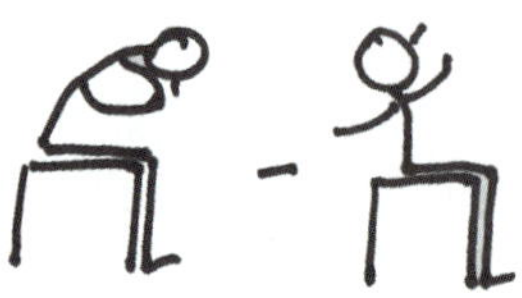	2. **Atemtechnik: öffnende und schließende Lotusblume** **Zielstellung:** Förderung des Parasympathikus, Mobilisation der OEX und der WS, Förderung des Atemrhythmus und der Lungenventilation, Schaffung von äußerer und innerer Offenheit. In einer bequemen und aufrecht sitzenden Haltung werden die Arme in der Inspiration wie für eine Umarmung weit geöffnet und mit der Exspiration wieder geschlossen. Gerne auch die WS-Extension/Flexion in die Bewegung integrieren. Ca. 2 Minuten (➤ Abb. 8.4).	Die Atmung sollte nicht forciert werden – wichtiger ist eine regelmäßige und sanfte Durchführung. Der Therapeut kann zur Unterstützung zu Beginn die Inspiration bzw. Exspiration mitzählen. Jeweils bis vier Zähleinheiten.
Hauptteil (ca. 20 Minuten) 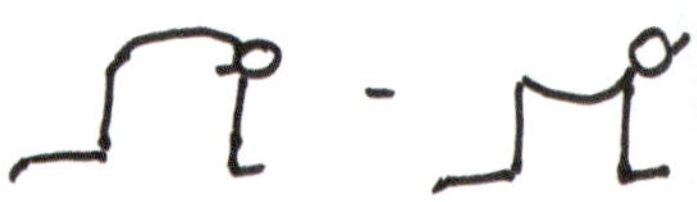	3. **Katzen-Flow** **Zielstellung:** Förderung der Stützaktivität der OEX, Mobilisation der Gelenke von OEX/WS/Becken/UEX, Förderung der Elastizität der dorsalen Kette (u. a. M. latissimus dorsi). Im Vierfüßlerstand werden Bewegungen im Atemrhythmus durchgeführt. Dabei geht es darum, sämtliche Gelenke und Muskeln vorzubereiten. Ca. 4 Minuten (➤ Abb. 8.5).	Es sollte darauf geachtet werden, dass im Vierfüßlerstand die Hände unter den Schultergelenken, die Knie unter den Hüftgelenken stehen und die Füße aufgestellt sind. Die Bewegungen langsam und achtsam in sämtlichen Ebenen und Achsen durchführen.

Tab. 8.1 Programm zur Aktivierung der oberen Extremität *(Forts.)*

Programmabschnitt	Methode und Durchführung	Hinweise
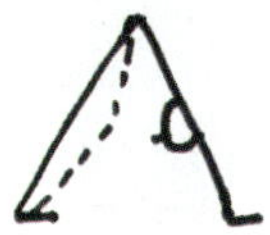	4. **Herabschauender Hund mit Blöcken oder Decke** **Zielstellung:** Förderung der Stützaktivität der OEX, Förderung der Elastizität der dorsalen Kette, Anbahnung von Überkopfbewegungen in geschlossener Kette, Förderung des Parasympathikus. Aus dem Vierfüßlerstand wird das Gesäß Richtung Decke gestreckt. Das Becken sollte dabei möglichst in neutraler Stellung bleiben, sodass meist eine leichte Kniebeugung nötig ist. Der Kopf sollte dabei in Verlängerung der WS aktiv gehalten werden. Ca. 3–4 Sätze jeweils 1–2 Minuten lang durchgeführt. Die Hände sind jeweils auf einem Yoga-Block (➤ Abb. 8.6). *Variation A:* Walking Dog (wechselseitiges Beugen-Strecken der Beine, was ein Gangmuster anbahnt; ➤ Video 4). *Variation B:* Dreibeiniger Hund (ein Bein nach hinten, oben gegen die Decke schieben wollen, oder das Knie anbeugen und Richtung Bauch ziehen wollen).	Sollten die Blöcke nicht genügen (da zu wenig Kraft in den Armen), kann die Stellung auch modifiziert werden. Dafür die Hände auf einen Hocker oder Tisch platzieren. Eine Decke unter den Fersen sorgt für eine Regulation des Haltetonus im Bereich der Becken-Bein-Muskulatur und unterstützt die Rückenstreckung. Der Therapeut kann zudem ein Hands-On im Bereich des Beckens geben, sodass weniger Druck auf die OEX wirkt. Besonders die Stützaktivität (Außenrotation Schultergelenk, stabile Scapulae, Triceps-Aktivität) sollte fazilitiert werden.
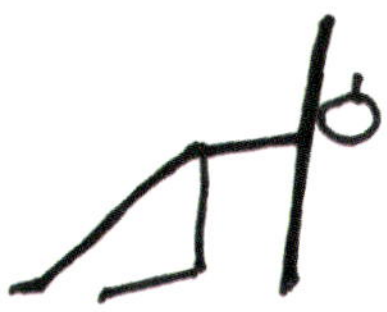	5. **Öffnender Seitstütz** **Zielstellung:** Stabilisation der OEX in offener und geschlossener Kette, Förderung der posturalen Kontrolle und Balancefähigkeit, Förderung der Elastizität der ventralen Kette. Für rechts: Aus dem Vierfüßlerstand wird das rechte Bein nach hinten gestreckt und aufgestellt. Das linke Bein bleibt angebeugt, der Unterschenkel dreht etwas nach außen für eine bessere Stabilität. Mit der Inspiration wird dann der rechte Arm vom Boden gelöst und Richtung Decke angehoben. Mit der Exspiration wird der Arm wieder gesenkt. Dynamisch und statisch mit Haltemomenten, ca. 10 Wiederholungen. Dann Wechsel auf die andere Seite (➤ Abb. 8.7).	Beide Schultergelenke sollten in Außenrotation stehen. Es sollte nicht zu viel Gewicht auf dem unteren Arm lasten – vielmehr streckt der freie Arm noch weiter zur Decke und aktiviert so stärker den Rumpf. Regelmäßig und tief weiter atmen. Der Kopf steht neutral oder zur Decke bzw. zum Boden rotiert. Der Therapeut gibt hier leichten Zug am Handgelenk des oberen Arms der Patientin – dies fördert zusätzlich die Aufrichtung im oberen Rumpf und unterstützt die Atmung.
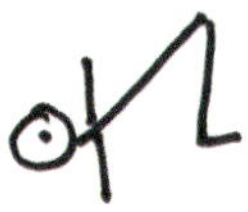	6. **Brücke mit offenen Armen** **Zielstellung:** Förderung der Elastizität der ventralen Kette, Mobilisierung der Schultergelenke in die Retroversion, Stabilisierung der Scapulae und konzentrische Aktivierung der dorsalen Rumpfmuskulatur und der Hüftgelenk-Extensoren, Regulation des Vegetativums. In Rückenlage werden die Beine nacheinander in einem angenehmen Winkel aufgestellt. Die Arme werden in Außenrotation entweder neben dem Körper oder in 45–90° Abduktion abgelegt. Mit der Inspiration wird das Becken angehoben, dort für einige Atemzüge gehalten und mit der langsamen Exspiration wieder abgesetzt. Davon ca. 10 Wiederholungen (➤ Abb. 8.8).	Anstatt des dynamischen Bewegens kann auch statisch gehalten oder auf einem Block unter dem Kreuzbein in dieser Position für einige Atemzüge verweilt werden. Mula Bandha kann hier unterstützend zur Inspiration genutzt werden, besonders wenn eine Neigung zum Hohlkreuz und damit ein Verlust der Aktivität im abdominellen Kanister während der Ausführung droht.
Schluss (ca. 5 Minuten) 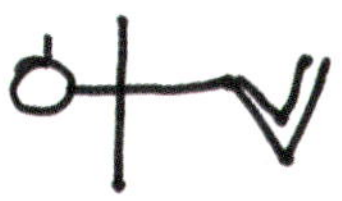	7. **Hockdrehlage** **Zielstellung:** Mobilisation der WS, Förderung der Elastizität der ventrolateralen Kette, Förderung der Entspannungsfähigkeit. In Rückenlage werden die Beine angestellt. Die Arme sind in 30–90° Abduktion am Boden abgelegt. Mit der Exspiration werden die Beine geschlossen zur Seite gekippt, mit der Inspiration (mit stabilem Rumpf) wieder zur Mitte geführt. Dies wechselseitig, ggf. mit zusätzlichen Haltemomenten, wiederholen. Ca. 2 Minuten (➤ Abb. 8.9).	Während der Drehung sollten Arme-Schultern-oberer Rumpf auf dem Boden liegen bleiben, sodass die Elastizität v. a. des M. pectoralis major gefördert wird und die Stabilität der Schulterblätter erarbeitet wird. Der Kopf kann zur Gegenseite rotiert werden, falls dies als angenehm empfunden wird.
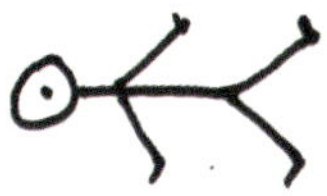	8. **Savasana** **Zielstellung:** Förderung der Entspannungsfähigkeit und Regeneration. Die Beine ausgleiten lassen und ablegen. Arme und Beine sollten ca. 30° in Abduktion liegen. Der Atem wird nicht forciert, sondern kommt und geht entspannt. Ca. 3–5 Minuten (➤ Abb. 8.10).	Sollte es zu kühl sein, kann eine Decke genutzt werden. Eine Rolle/Decke unter den Kniekehlen gleicht ein Hohlkreuz aus. Der Kopf kann zusätzlich auf einer Decke oder einem Handtuch gelagert werden.

OEX: obere Extremität; UEX: untere Extremität; u. w.: und weitere; WS: Wirbelsäule.

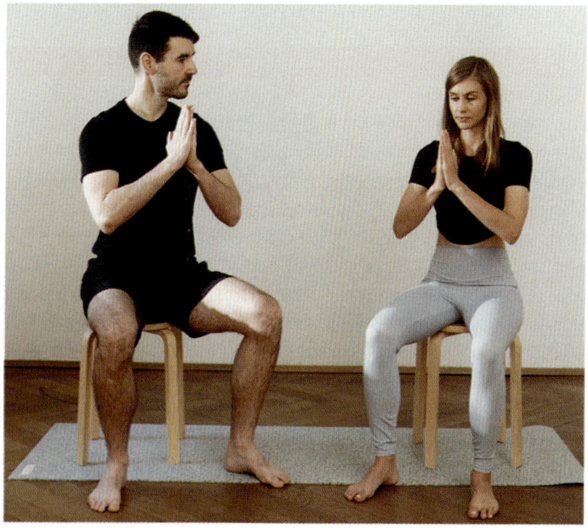

Abb. 8.3 Namasté-Mobilisation im Sitz. [K545]

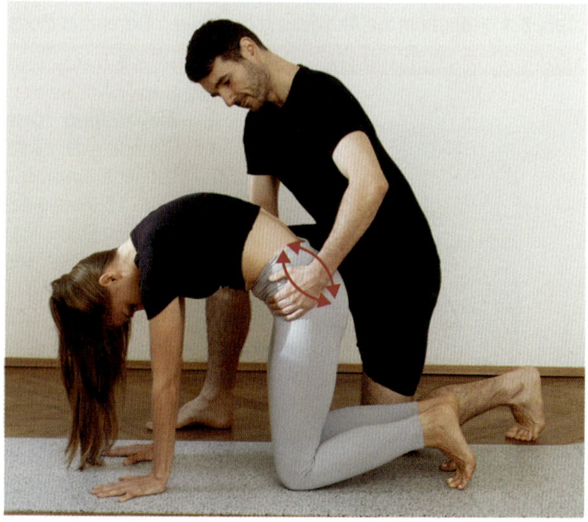

Abb. 8.5 Katze-Flow. [K545]

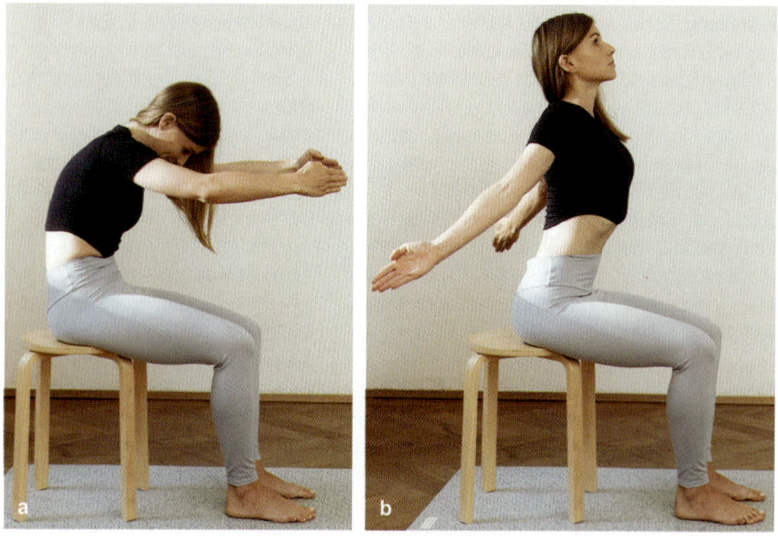

Abb. 8.4 Atemtechnik: öffnende und schließende Lotusblume. [K545]

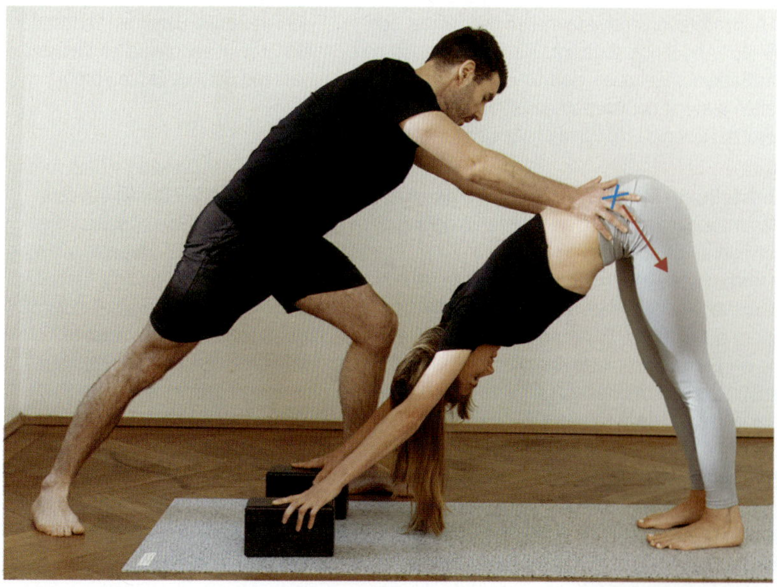

Abb. 8.6 Herabschauender Hund mit Blöcken oder Decke. [K545]

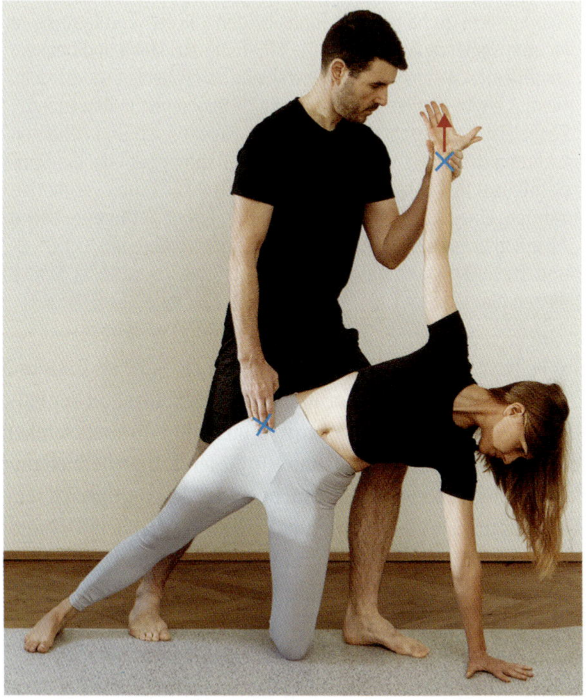

Abb. 8.7 Öffnender Seitstütz. [K545]

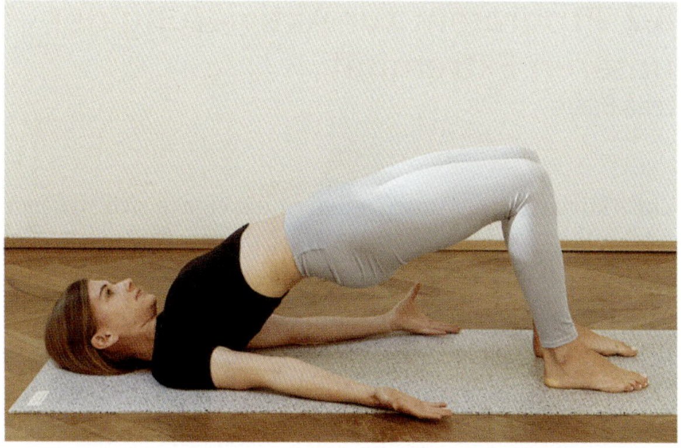

Abb. 8.8 Brücke mit offenen Armen. [K545]

Video 4

Mit dem herabschauenden Hund in den Stand

https://else4.de/voelker_video_4

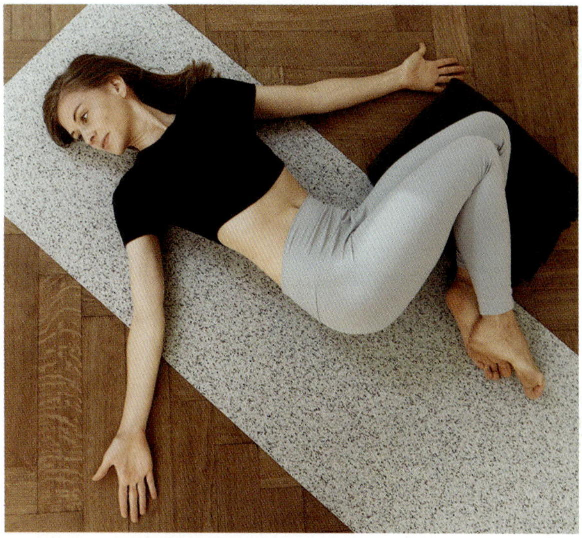

Abb. 8.9 Hockdrehlage. [K545]

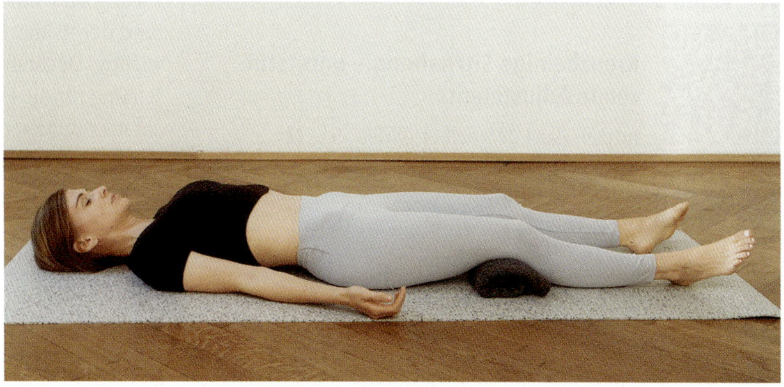

Abb. 8.10 Savasana. [K545]

8.2 Programm zur Aktivierung der unteren Extremität

Lena Braun

Zur Aktivierung der unteren Extremität eignen sich *stehende Asanas* in der Yoga-Praxis (➤ Tab. 8.2). Diese werden mit dem ersten Chakra (*Muladhara Chakra*) in Verbindung gebracht, übersetzt bedeutet dies auch Wurzel oder Fundament und lässt sich dem Element Erde zuordnen. Im positiven Sinn werden hiermit Emotionen wie Mut, Kraft und Festigkeit verbunden (Gammenthaler 2015).

ÜBRIGENS ...

Yoga-Philosophie Hintergrund

Aus dem Wurzelchakra heraus entspringen die drei Nadis: *Shushumna, Ida* und *Pingala.* Nach der yogischen Philosophie entsteht in diesem ersten Chakra eine Lebensenergie in Form einer schlafenden Schlange (*Kundalini*) die geweckt werden muss und darauf wartet, entlang der Wirbelsäule nach oben aufzusteigen. Wird dieses Wurzelchakra im Yoga aktiviert, weckt es ungeahnte kreative Kräfte in uns und fördert Mut und Willensstärke. Umgekehrt können durch Sorgen, Ängste oder ungesunde Lebensweisen diese Lebenskraft im Muladhara Chakra verkümmern. Das Üben von stehenden Asanas kann helfen, dieses Chakra zu aktivieren (Gammenthaler 2015).

Jede Asana wird im Yoga von „unten nach oben" aufgebaut. Dies bedeutet, dass jede Position ein stabiles Fundament voraussetzt, um anschließend darauf aufzubauen. Nur eine stabile Basis macht es möglich, dass eine ruhige und entspannte Atmung fließen kann. Dieses Prinzip wird von Patañjali als *Sthira Sukham Asanam* beschrieben.

Video 5

Kreuzbeinige Sitzhaltung – unterstützende Adjustments

https://else4.de/voelker_video_5

ÜBRIGENS ...

Sthira Sukham Asanam स्थिरसुखमासनम

Übersetzt aus dem Sanskrit bedeutet dies: *stabil und bequem zugleich.*

Ein stabiles Fundament gibt den Patientinnen und Patienten Sicherheit, sich auf die Asana einzulassen und die Atmung zu spüren. Ist eine Position unsicher und instabil, baut der Körper Haltetonus auf, um sich aufrecht zu halten. Der Tonus ist generalisiert und lässt keine lockere, fließende Atmung zu. Die Mischung aus stabil und bequem sollte demnach immer für die Patientinnen und Patienten spürbar sein. Hieraus ergibt sich die Dynamik und eine ökonomische Bewegung. Zusätzlich ist es wichtig, dass sich die Patientinnen und Patienten während der Praxis wohlfühlen. Darüber kann ebenfalls die Sympathikusaktivität reguliert und generalisierter Tonus vermieden werden. Dazu können Asanas an eine niedrigere therapeutische Ausgangstellung, z. B. am Boden, adapiert werden, um Sicherheit und Stabilität zu ermöglichen. Hilfsmittel wie Bolster oder Blöcke dienen hierbei als weitere Unterstützung (➤ Video 5).

Im Fall der stehenden Positionen dienen die Füße als Basis und Ankerpunkt der Asana. Vorübungen zur Mobilisation der Füße dienen einer gesteigerten Wahrnehmung und Aufmerksamkeit bei Patientinnen und Patienten für diesen Körperbereich und können deshalb vor der eigentlichen Yoga-Praxis hilfreich sein. Der Fuß muss für ein effizientes Gangbild zwischen Mobilität und Stabilität wechseln können. Er muss weich (subtalare Pronation) für die Stoßdämpfung und stabil (subtalare Supination) für den Einbeinstand und die Vorwärtsbewegung sein (Götz-Neumann 2016, S. 80). Zudem ist ein stabiler Vorfußhebel wichtig zur Unterstützung des *forefoot rocker* (Götz-Neumann 2016, S. 79). Durch eine verminderte Wahrnehmung und Ansteuerung im Bereich des unteren Sprunggelenks zeigen viele Patientinnen und Patienten Probleme beim Umschalten zwischen dieser Mobilität und Stabilität. Dies zeigt sich z. B. während des Krieger II. Die verbalen Anleitungen für das hintere Bein geben oft eine Konzentration auf die Fußaußenkante wieder, dabei verlieren viele Patientinnen und Patienten den Kontakt des Großzehenballens am Boden und damit auch die Stabilität. Die Konzentration auf die Verschraubung in die Vorfußpronation aktiviert die intrinsischen Fußmuskeln und die Muskelketten, welche auch für ein dynamisches Gangbild wichtig sind. Eine Konzentration auf diese kleinen Details während der Asana-Praxis ist für die Patientinnen und Patienten wichtig. Der stabile Vorfuß als *punctum fixum* ist eine Voraussetzung für die Hüftextension, die Rumpfaufrichtung und die daraus resultierende Kniestreckung in der mittleren Standbeinphase (Horst 2022). In der mittleren Standbeinphase muss der Vorfuß zunächst pronatorisch stabil sein, dies wird ermöglicht durch die Aktivität der intrinsischen Fußmuskeln und des M. peroneus longus (Horst 2022). Durch den stabilen Vorfuß kann der Körperschwerpunkt nach vorne verlagert werden. Dies wird durch die Hüftextensoren und die pelvitrochantären Muskeln konzentrisch stabilisiert (Horst 2022). Durch die Funktion einer geschlossenen Kette wirkt die ischiokrurale Muskulatur als Kniestrecker, indem die Tibia nach hinten

Tab. 8.2 Programm zur Aktivierung der unteren Extremität (Einzeltherapeutische Sitzung, 30 Minuten) [M1346]

Programmabschnitt	Methode und Durchführung	Hinweise
Mobilisation (ca. 5 Minuten) 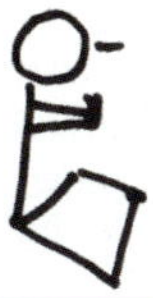	1. **Namasté – Ankommen im Sitz** **Zielstellung:** Förderung des Parasympathikus, Mobilisation der OEX und WS, Förderung des Atemrhythmus und der Lungenventilation, Gefühl von Stabilität während der AA erlangen. Im Schneidersitz Hände in Namasté. Wahrnehmung der Atmung. Einatmung bringt ein Gefühl der Leichtigkeit, Ausatmung ein Gefühl von Schwere. Visualisierung für ca. 3 Minuten (➤ Abb. 8.12).	Sitz auf einem Block, um bei mangelnder Hüftabduktionsfähigkeit eine angenehme Sitzposition zu erreichen.
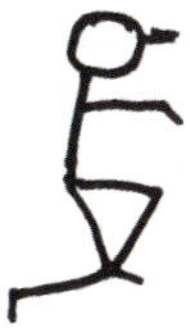	2. **Mobilisation UEX** **Zielstellung:** Einstimmung auf die Therapie, Mobilisation der Hüfte, KG und Füße, Aufrichtung Becken und Wirbelsäule, Regulierung des Muskeltonus. Beginn im Sitz mit angewinkelten Beinen, ca. schulterbreit, Hände an den Knien; EA: aufrechte Position, Brustkorb schiebt nach vorne; AA: beide Beine fallen nach rechts in Shin Box Position, OK folgt der Rotation; EA wieder zurück in die Mitte – Wechsel nach links; insgesamt ca. 2 Minuten (➤ Abb. 8.13a,b).	Als Steigerung wird die tiefe Hocke (Malasana) als Ausgangsposition eingenommen; fallen beide Beine nach rechts, kommt die rechte Hand als Unterstützung hinter dem Becken zum Boden. Dadurch wird ein zusätzlicher Fokus auf die Abduktoren, die exzentrische Funktion des M. soleus und die intrinsichen Fußmuskeln gelegt.
Hauptteil (ca. 20 Minuten) 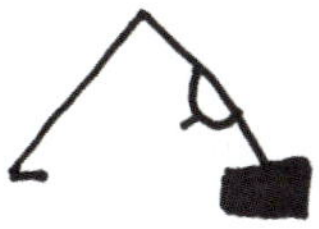	3. **Herabschauender Hund** **Zielstellung:** Förderung der Elastizität der ischiokruralen Muskulatur, Exzentrik der Plantarflexoren, Förderung der Mobilisation der Zehen in Extension, Förderung der Stützaktivität der OEX. Im herabschauenden Hund können die Beine zu Beginn abwechselnd gebeugt und gestreckt werden. Alignment der Asana nochmal für Patientinnen und Patienten erklären. EA: auf die Zehenspitzen gehen. AA: Knie Richtung Boden (➤ Abb. 8.14).	Als Unterstützung können die Hände jeweils auf einen Block gestellt werden. Zusätzlich können die Knie etwas gebeugt werden, um mehr Streckung der WS zu erlangen. Das Alignment der korrekten Stützposition und des Rückens sollte im herabschauenden Hund immer beachtet werden.
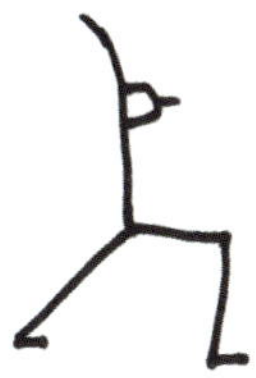	4. **Krieger I** **Zielstellung:** Kontrolle der KG-Stabilität, Exzentrik M. iliopsoas am hinteren Bein, Mobilisation OSG, intermuskuläre Koordination. Aus der Position des herabschauenden Hundes erfolgt ein tiefer Ausfallschritt in die Sprinter Position: AA: Hintere Ferse wird zum Boden gebracht, Gewicht auf beide Füße bringen. EA: Aufrichtung OK, Arme Richtung Decke – Krieger I. AA: leichtes Absinken in die Position, Gewicht auf beide Füße bringen (➤ Abb. 8.15).	Im Krieger I ist die Hüfte parallel zum kurzen Mattenrand. Beide Füße haben das Gewicht verteilt. Beachte die Vorfußpronation am hinteren Fuß, sodass der Großzehenballen Kontakt zum Boden hat. Das vordere Knie ist gebeugt, und wird nach lateral gedrückt.
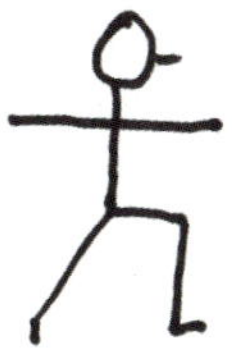	5. **Krieger II** **Zielstellung:** Förderung der posturalen Kontrolle, Stabilisierung KG, konzentrische Aktivierung der Abduktoren, Förderung der Mobilisation des OSG/USG, aktive Vorfußpronation. Aus Krieger I: AA: zur Seite Aufdrehen der Hüfte parallel zum langen Mattenrand für Krieger II, Arme seitlich auf Schulterhöhe. EA: Arme ziehen auseinander, geben Länge. AA: leichtes Absinken in die Position, Gewicht auf beide Füße bringen (➤ Abb. 8.16).	Aufrichtung Becken nach dorsal wichtig, durch Aktivierung der Bauchmuskeln und Mula Bandha. Vorderes Knie aktiv nach lateral drücken, um medialen Kollaps zu vermeiden. Vorfußfixation am hinteren Fuß beachten. Blick über die vordere Hand, Schultern tief.
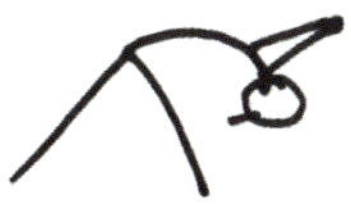	6. **Prasarita** **Zielstellung:** Förderung der Elastizität der ischiokruralen Muskeln und des Rückenstreckers, Retraktion Schultergürtel. Aus Krieger II: Füße parallel zum kurzen Mattenrand bringen. Arme hinter dem Rücken verschränken, Zug Richtung Boden; nach vorne lehnen, aktive Schulterretraktion. EA: rückenlang. AA: tiefer sinken (➤ Abb. 8.17).	Ferse ist in Supination, Vorfuß in Pronation. Der Nacken ist lang, eher Doppelkinn. Variation: Hände auf Block vorne ablegen.

Tab. 8.2 Programm zur Aktivierung der unteren Extremität *(Forts.)*

Programmabschnitt	Methode und Durchführung	Hinweise
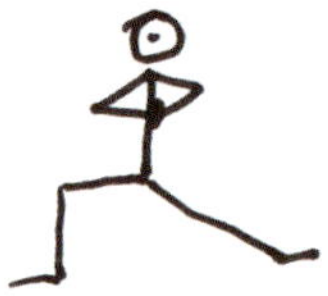	7. **Skandasana** **Zielstellung:** Mobilisation OSG/USG in Dorsalextension, Mobilisation Hüfte und Knie, Aktivierung der Abduktoren und der intrinsischen Fußmuskeln. Aus Prasarita: Beide Hände zum Boden, Schritt etwas vergrößern, hinteres Bein (z. B. rechts) wird gebeugt, vorderes linkes gestreckt, linker Fuß aktiv in Dorsalextension angezogen; Aufrichtung Oberkörper (➤ Abb. 8.18).	Position ist aktiv mit Aufrichtung des Oberkörpers und aktivem Mula Bandha. Variation: Übergang kann auch ohne Hände erfolgen, um noch mehr Aktivität der Abduktoren und intrinsischen Fußmuskeln zu erreichen. Retraktion der Schulterblätter.
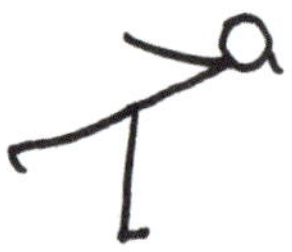	8. **Krieger III** **Zielstellung:** Posturale Kontrolle, Förderung der Standbeinaktivität, Aktivität der Bauchmuskeln, um eine Beckenkippung nach ventral zu verhindern. Aus Skandasana: Tief bleiben, vorderen Fuß (z. B. links) nach vorne aufdrehen, Gewicht auf das vordere Bein geben, Übergang zum Krieger III (➤ Abb. 8.19).	Becken waagrecht halten, hinterer Fuß in aktiver Dorsalextension. Aktivierung der Abduktoren auf Standbeinseite, um Beckenabsenkung auf Spielbeinseite zu vermeiden. Variation: Spielbein nur wenige Zentimeter vom Boden abheben, trotzdem die Stabilität halten.
Schluss (ca. 5 Minuten) 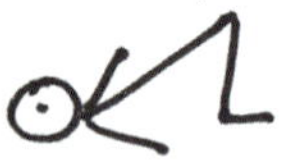	9. **Brücke** **Zielstellung:** Förderung der aktiven Hüftextension, Elastizitätsförderung der Hüftflexoren, Aktivierung der intrinsischen Fußmuskeln. EA: Becken heben. AA: Becken sinken (➤ Abb. 8.20).	Auf Vorfußkontakt während der Hüftextension achten. Mula Bandha ist aktiv, verhindert Beckenkippung nach ventral.
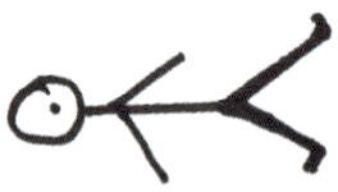	10. **Savasana** **Zielstellung:** Förderung der Entspannungsfähigkeit, Sympatikotonus-Senkung. In Rückenlage Beine ausgleiten lassen und ablegen. Arme und Beine sollten ca. 30° in Abduktion liegen. Der Atem wird nicht forciert, sondern kommt und geht entspannt. Ca. 3–5 Minuten (➤ Abb. 8.21).	

AA: Ausatmung; EA: Einatmung; KG: Kniegelenke; OK: Oberkörper.

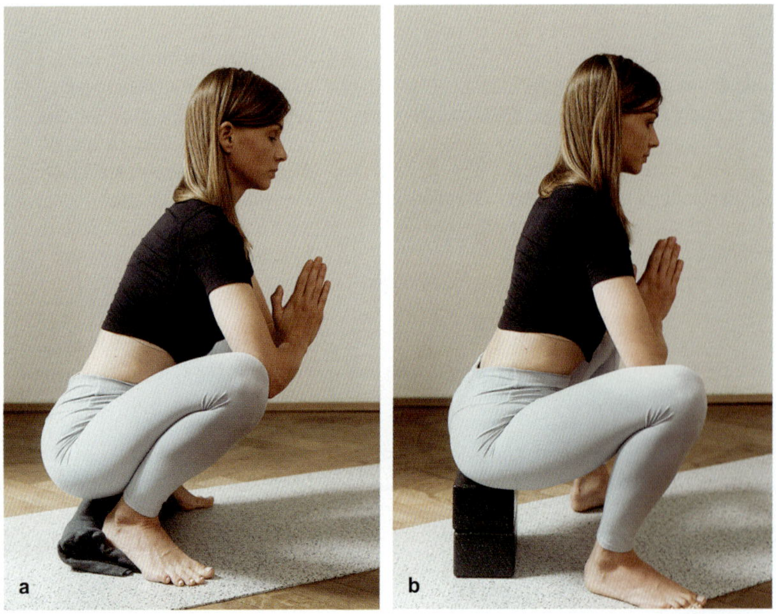

Abb. 8.11 a und b) Malasana – Variationen. [K545]

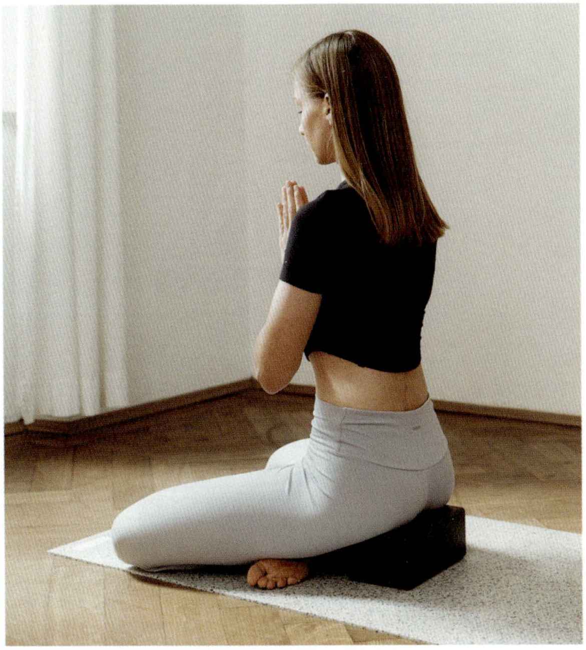

Abb. 8.12 Ankommen im Sitz. [K545]

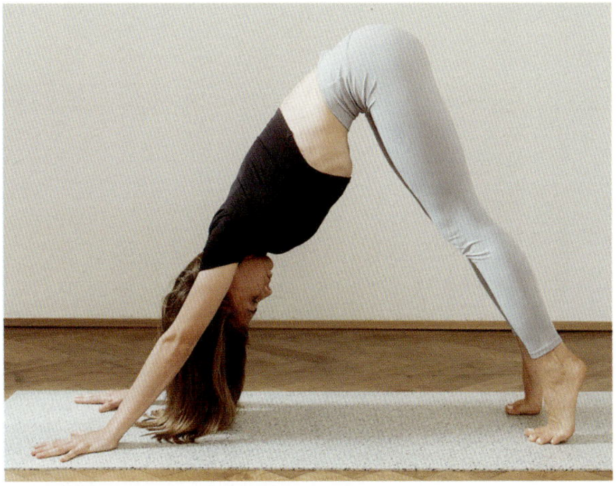

Abb. 8.14 Herabschauender Hund. [K545]

gezogen wird. Gleichzeitig arbeiten die Plantarflexoren als Knieextensoren in dieser Standbeinphase. Dieser Mechanismus wird als *„plantarflexor/knee extension couple"* bezeichnet (Brunner 2021; ➤ Video 2, S. 189).

Eine ausreichende konzentrische Hüft- und Knie-Streckung ist für ein sicheres Gangbild während der Standbeinphase essenziell. Hüft- und Knieflexoren können in den stehenden Asanas exzentrisch gekräftigt werden und damit mehr Elastizität für eine stabile Hüft- und Knieextension in der geschlossenen Kette ermöglichen. Ein stabiles Standbein dient als Vorbereitung und Stabilisation einer effektiven Schwungbeinphase mit entsprechender Schrittlänge und erneutem Einleiten der Standbeinphase.

Therapeutisch kann dieses Übungsprogramm für folgende Ziele verwendet werden:

- Stabilisierung der Standbeinphase – Aktivierung der Knie- und Hüftextension
- Mobilisierung der Hüfte in geschlossener Kette
- Mobilisation der OSG/USG
- Förderung der Exzentrik des M. triceps surae

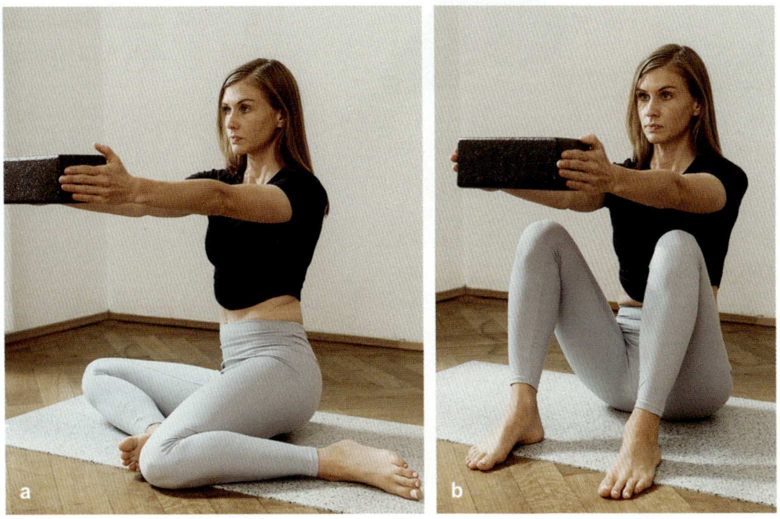

Abb. 8.13 a und b) Mobilisation der unteren Extremität. [K545]

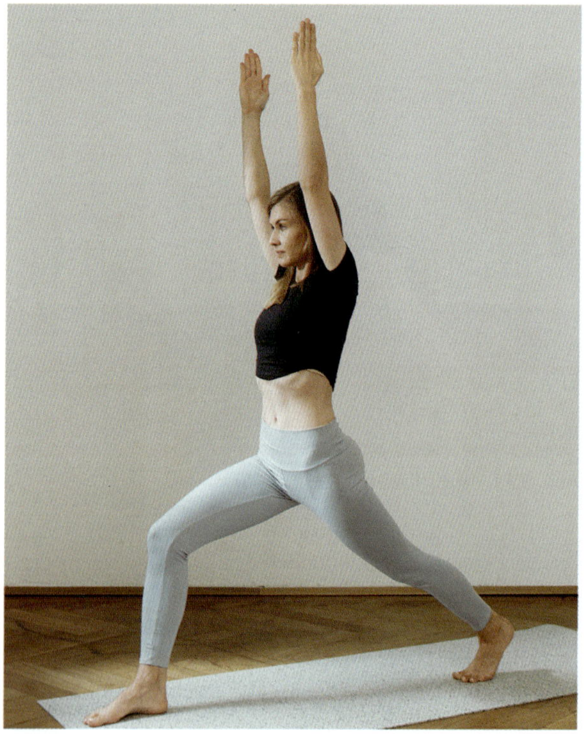

Abb. 8.15 Krieger I. [K545]

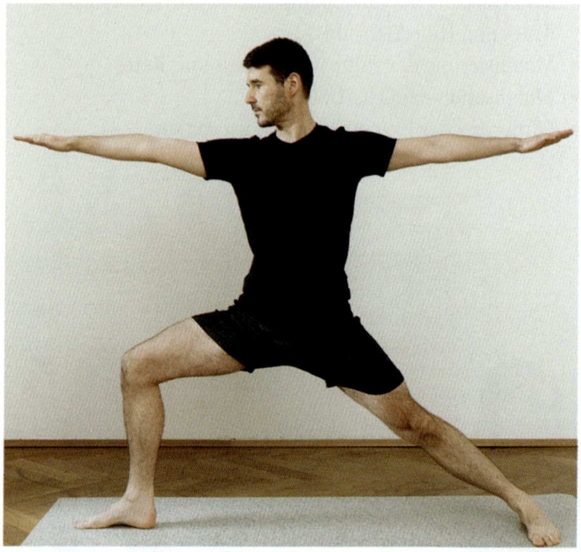

Abb. 8.16 Krieger II. [K545]

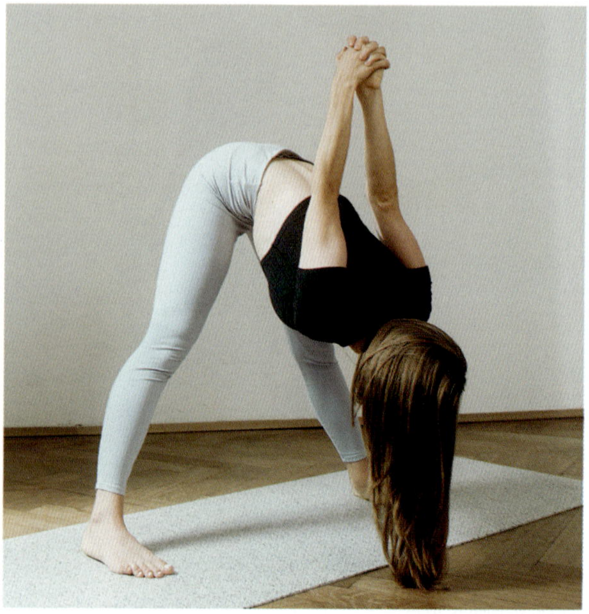

Abb. 8.17 Prasarita. [K545]

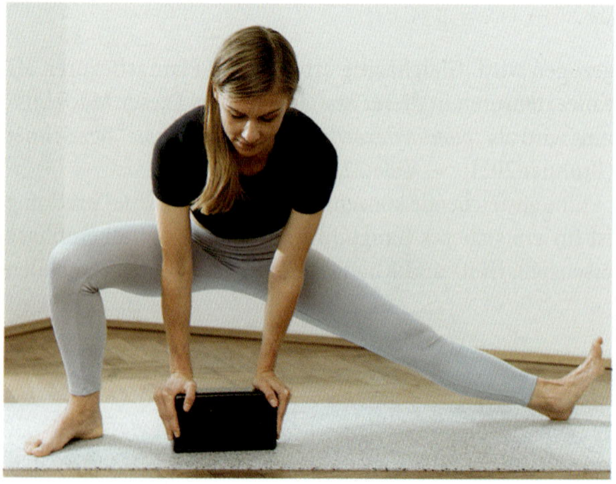

Abb. 8.18 Skandasana. [K545]

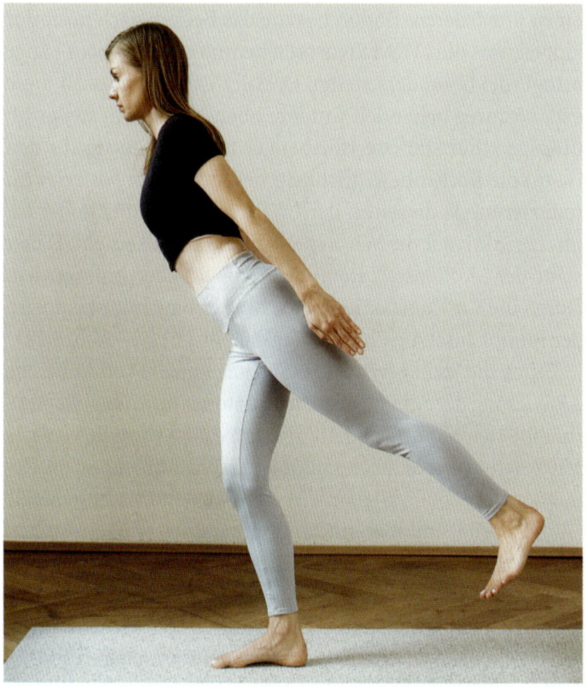

Abb. 8.19 Krieger III. [K545]

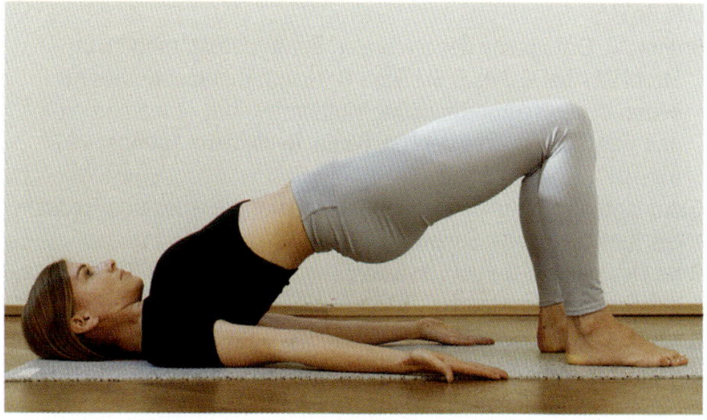

Abb. 8.20 Brücke. [K545]

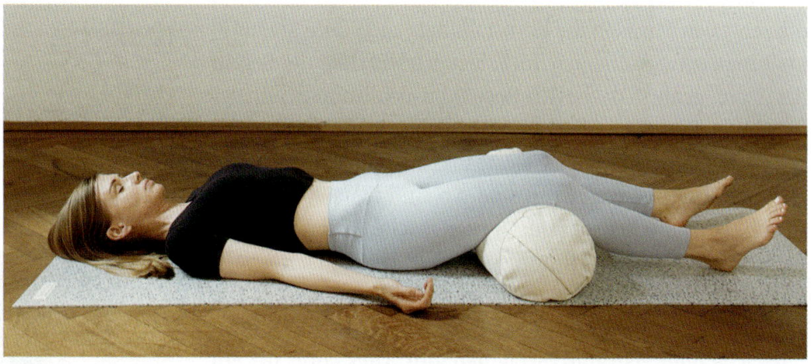

Abb. 8.21 Savasana. [K545]

! MERKE

Umgang mit Bewegungseinschränkungen

Die aktive Mobilisation der Gelenke in der geschlossenen Kette ist eine wichtige Funktion für die untere Extremität. Es soll hierbei vermieden werden, mit Druck oder Schmerz in eine Position zu gehen. Hilfsmittel wie Blöcke können unterstützend Stabilität geben und dazu beitragen, dass eine Position erreicht wird, die vorher unangenehm oder unsicher war.
Beispiel: tiefe Hocke *(Malasana)* (➤ Abb. 8.11)
Vielen Patientinnen und Patienten gelingt es nicht, die Fersen zum Boden zu bringen. Ein Grund hierfür kann eine eingeschränkte Dorsalextension sein und damit eine mangelnde Elastizität im Bereich des M. soleus. Daraus ergibt sich eine instabile Ausgangsposition, der Vorfuß ist nicht stabil genug, um als *punctum fixum* für die Dorsalextension zu dienen. Eine aktive Haltung der Hüfte in Flexion, Abduktion und Außenrotation, einer Becken- und Wirbelsäulenaufrichtung und Retraktion der Schultern kann nicht eingenommen werden. Stattdessen befinden sich Patientinnen und Patienten in einer passiven tiefen Hocke mit den Beinen eher in Adduktionsstellung, einer dorsalen Beckenkippung und einem flektierten Oberkörper. Der Bewegungsspielraum des Brustkorbs ist eingeschränkt und lässt keine dynamische Atmung zu.
Als Lösung können die Fersen unterlagert werden z. B. mit gefalteter Decke (siehe ➤ Abb. 8.11a). Durch die passiv gesteigerte Dorsalextension im oberen Sprunggelenk, kann der ganze Fuß aufgesetzt werden, ein sicheres und kontrolliertes Absinken in die tiefe Hocke wird möglich. Dies sollte im Verlauf der Yoga-Praxis abgebaut werden, bis die Fersen Kontakt zum Boden haben. Alternativ kann ein Yoga-Block auch als Unterstützung unter den Sitzbeinhöckern dienen (siehe ➤ Abb. 8.11b).

LITERATUR

Brunner R. Orthopädie der cerebralen Bewegungsstörungen. In: Strobl W, Abel C, Pitz E, Schikora N (Hrsg.): Therapeutisches Arbeiten in der Neuroorthopädie: Multiprofessionelle Teamarbeit und transdisziplinäres Denken. Berlin, Heidelberg: Springer 2021; 91–101.

Gammenthaler R. Kundalini-Yoga-Parampara: Die lebendige Tradition des Kundalini-Yoga. Simowa; 2015.

Götz-Neumann K. Gehen verstehen: Ganganalyse in der Physiotherapie. Georg Thieme Verlag; 2015.

Horst R. Fuß und Becken: Vom Stehen zum Gehen. In: Horst R. (Hrsg.): N.A.P. –Neuroorthopädische Therapie. Untersuchen, Üben, Eigentraining. 2. Auflage. Stuttgart: Thieme; 2022.

8.3 Programm zur Aktivierung der Rumpfmuskulatur

Daniel Völker

Die Rumpfmuskulatur besteht aus verschiedenen Muskelgruppen, die für wichtige Aufgaben wie die Rumpfstabilität oder die Aufrichtung und Bewegung des Oberkörpers zuständig sind. Die proximalen Rumpfmuskeln stabilisieren bei Extremitätenbewegungen u. a. Skapula und Becken, während die zentralen Muskeln die Kernstabilität (auch *Core Stability*) im Rumpf aufrechterhalten. Im Folgenden wird hier der Begriff des „Core" genutzt, da dies die Bedeutung des Rumpfes und der beteiligten Systeme unterstreicht. Im Yoga ist die Einbindung des Rumpfes essenziell, da viele Asanas auf einen stabilen und mobilen Rumpf angewiesen sind. So sind je nach Aktivität sowohl konzentrische als auch exzentrische Anforderungen an die Muskulatur des Rumpfes gestellt. Häufig ist die ventrale Kette wenig elastisch und die dorsale Kette schwach. Die Folge ist eine flektierte Haltung des Rumpfes, auch Haltungsschwäche oder Haltungsverfall genannt. Dies sorgt für ein unökonomisches Bewegen sowohl des Rumpfes als auch der Extremitäten. Die Organe und inneren Gewebe werden komprimiert, die Lunge kann sich nicht frei entfalten und hindert damit auch eine freie adäquate Atmung. Der Sympathikus wird zudem durch die flektierte Haltung angeregt, was Stressreaktionen provoziert. Zudem kann sich die äußere Haltung auf die innere Haltung und die Stimmung auswirken.

Mit Hilfe von Yoga lässt sich der Rumpf aktivieren (➤ Tab. 8.3). Rumpfaktivierung heißt in diesem Fall, ein besseres Körpergefühl und eine aufrechtere und ökonomische Haltung einzunehmen. Die unelastischen, verkürzten Strukturen werden elastischer und die abgeschwächten und hypotrophen Strukturen werden gekräftigt. Dazu zählt auch eine gewisse Grundlagenausdauerfähigkeit der Muskulatur, welche unter anderem über isometrische Aktivität ausgebaut wird.

Bedeutsam ist die oberflächliche und tiefe Bauchmuskulatur, welche über bewusstes „Ein- und Hochziehen" des Bauchnabels selektiv angesprochen wird, ohne die Wirbelsäulen-Flexion zu provozieren. Dadurch sollte das Becken nach posterior kippen, was die LWS-Extensoren hemmt und diese auf Länge bringt. Bei besonders steifen LWS-Extensoren müssen diese evtl. vornweg behandelt werden. Ebenso kann ein steifer M. iliopsoas (der stärkste Hüftbeuger und bedeutsam für den Gang) die Beckenbeweglichkeit, besonders den *posterior tilt* reduzieren, da dieser an der LWS ansetzt und bei hoher tonischer Aktivität die Wirbelsäule in die Lordose zieht. Daher sollte der M. iliopsoas stets auf Elastizität überprüft werden. Durch die Co-Kontraktion der schrägen Bauchmuskeln wird der Rumpf zusätzlich nach lateral stabilisiert (➤ Abb. 8.22).

Durch die Stabilisierung der Skapula und die konzentrische Aktivierung der Schulterblattstabilisatoren (u. a. über die Mm. rhomboidei, M. infraspinatus, M. trapezius) wird die ventrale Muskulatur (u. a. M. pectoralis major) gehemmt und so die Retraktion der Schultern gefördert, was die extensorische Synergie (Aufrichtung) im oberen Rumpf unterstützt. Zudem sollten die HWS-Extensoren exzentrisch gefördert werden („Kinn in Richtung Brust, Nacken lang!") um die extensorische Synergie weiter zu unterstützen und um die Propriozeptoren in den Mm. occipitales und im Ligamentum nuchae zu stimulieren, die bedeutsam für die posturale Kontrolle und Tiefensensibilität sind.

Video 6

Utkatasana – der Stuhl in verschiedenen Variationen

https://else4.de/voelker_video_6

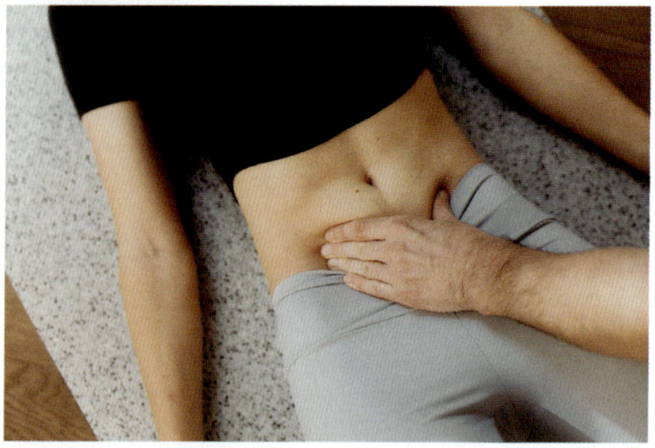

Abb. 8.22 Aktivierung der Core-Muskulatur von ventral. In Rückenlage liegend und mit angestellten Beinen wird vom Therapeuten konzentrischer Input auf die Bauchmuskulatur gegeben. Dabei werden vor allem der. M. rectus abdominis und die Mm. obliquus externus et internus angesprochen. Mit dem Lumbrikalgriff wird ein Reiz in die Tiefe (2–3 cm), nach oben und zur Mitte Richtung Bauchnabel appliziert. Der Reiz muss kräftig sein und die Patientinnen und Patienten zur aktiven Mitbewegung aufgefordert werden. Dabei wird das Becken in *posterior tilt* (Kippung nach hinten) eingestellt. Diese (aktive) Beckenstellung wird für viele Standhaltungen benötigt und reduziert das Hohlkreuz während der Ausführung. [K545]

Tab. 8.3 Programm zur Aktivierung der Rumpfmuskulatur (Einzeltherapeutische Sitzung, 30 Minuten) [M1346]

Programmabschnitt	Methode und Durchführung	Hinweise
Einleitung (ca. 5 Minuten) 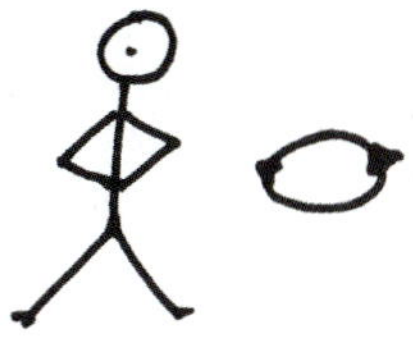	1. **Körperkreise** **Zielstellung:** Mobilisation der Gelenke und Erwärmung der Muskulatur, Aktivierung der Rumpfmuskulatur. *Variation A:* Beckenkreise In einem etwas mehr als hüftbreiten Stand wird der Körper aufgerichtet, werden die Hände ans Becken gelegt und wird der Bauch aktiviert. Dann das Becken in immer größer werdenden Kreisen mobilisieren und die Richtung wechseln. Der Oberkörper bleibt dabei aufrecht und aktiv. Ca. 1 Minute. *Variation B:* Oberkörper Im hüftbreiten Stand bleiben das Becken und die Beine stabil, während der Oberkörper locker mit Armschwung nach rechts und linss rotiert. Ca. 1 Minute (➤ Abb. 8.23).	Mögliche schmerzlose Krepitationen (Gelenkggeräusche wie „Knacken") sind möglich und harmlos.
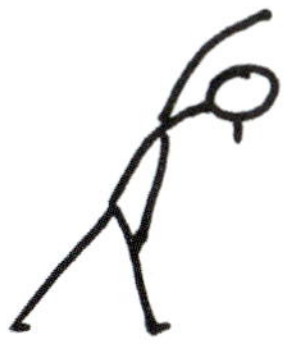	2. **Seitliche Öffnung** **Zielstellung:** Förderung der Elastizität der seitlichen Rumpfmuskeln, Aktivierung der Rumpfmuskulatur. Im mehr als hüftbreitem Stand werden die Arme in der Inspiration angehoben. Mit der Exspiration wird eine Seitneigung eingeleitet, wobei der Arm der gedehnten Seite nah am jeweiligen Ohr bleibt und der andere Arm die Hosennaht am Oberschenkel entlang nach unten gleitet. Mit der Inspiration wieder zur Mitte und mit der Exspiration zur Gegenseite. Haltemomente einbauen. Ca 2. Minuten (➤ Abb. 8.24).	Der Blick sollte dabei geradeaus gerichtet sein. Es ist häufig der Fall, dass eine Seite fester ist als die andere. Es bietet sich daher an, die festere Seite länger zu halten und die Übung mit der festeren Seite zu beenden. Um den externen Fokus besser auszunutzen, kann der Patient/die Patientin seitlich (eine knappe Armlänge entfernt) zu einer Wand stehen, die es bei der Seitneige zu erreichen gilt. Dabei unterstützt die Therapeutin/der Therapeut am Becken und sorgt so für ein *punctum fixum* für die Muskulatur der Flanken.
Hauptteil (ca. 20 Minuten) 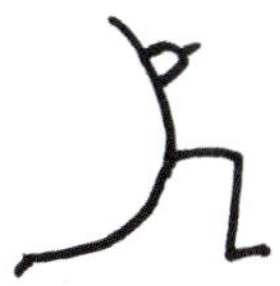	3. **Anjaneyasana** **Zielstellung:** Förderung der Elastizität der ventralen Kette (u. a. Hüftbeuger, Bauchmuskulatur, Brustmuskulatur), Förderung der posturalen Kontrolle, Aktivierung der Rumpfmuskulatur für die Körperaufrichtung. Aus dem Vierfüßlerstand wird ein Bein weit nach vorn in 90° Flexion im Kniegelenk aufgestellt. Das hintere Bein ist auf dem Boden abgestellt und sollte in mindestens 10°–20° Extension im Hüftgelenk gestreckt sein. Mit der Inspiration werden beide Arme über Kopf angehoben. Dabei ist die Bauchmuskulatur aktiv, das Becken stabil und der Blick nach vorn gerichtet. Mit der Exspiration darf eine leichte Rückbeuge in der Brustwirbelsäule erfolgen und das vordere Bein noch ein wenig mehr gebeugt werden. Fünf Atemzüge halten, dann Seitenwechsel. Ca. 4 Minuten (➤ Abb. 8.25).	Sollte es Probleme mit dem Gleichgewicht geben, sollte die Spurbreite der Beine entsprechend angepasst werden. Je weiter auseinander, desto größer die Unterstützungsfläche. Die Therapeutin/der Therapeut kann ein unterstützendes Hands-On setzen, indem er den M. trapezius ascendens konzentrisch und gleichzeitig den M. pectoralis major exzentrisch fördert und einen Schub für die Wirbelsäule in die Extension und Aufrichtung gibt.

Tab. 8.3 Programm zur Aktivierung der Rumpfmuskulatur *(Forts.)*

Programmabschnitt	Methode und Durchführung	Hinweise
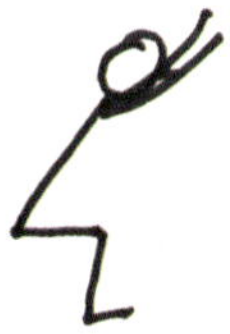	4. **Utkatasana** (➤ Video 6) **Zielstellung:** Aktivierung der Rumpfmuskulatur, Kräftigung der Becken-Bein-Muskulatur, Förderung der Kraftausdauerleistung, Förderung des stabilen Fuß-Boden-Kontakts und Unterstützung der Standbeinaktivität. *Variation A:* tiefer Stuhl Im hüftbreiten Stand lautet der Bewegungsauftrag, sich tief zu setzen, wie auf einen Stuhl. Dabei bleiben die Beine möglichst in der Achse, die Knie werden gebeugt und das Becken ist möglichst tief. Mit der Inspiration werden die Arme im Namaskar Mudra angehoben und in der Brustwirbelsäule ist eine sanfte minimale Rückbeuge. Der Nacken ist in Verlängerung der Wirbelsäule. Mit der Exspiration drücken die Füße bewusst in den Boden, die Beine strecken sich und die Arme senken sich. Im Stand angekommen kurz nachspüren und wiederholen. Ca. 2 Minuten. *Variation B:* gedrehter Stuhl Wie Variation *A*. Anstatt die Arme anzuheben, dreht sich der Oberkörper zur Seite und die Arme bzw. Hände werden zur Verstärkung des Drehreizes gestreckt an den Oberschenkel gebracht. Mit der Exspiration die Rotation verstärken. Das Becken sollte weiter neutral ausgerichtet sein. Mit der Inspiration zurück rotieren und zur Gegenseite rotieren. Mehrere Male durchführen, ggf. Pause dazwischen. Ca. 3–4 Minuten. *Alternative:* Stuhl an der Wand Wie Variation *A*. Zur Unterstützung wird aber die Wand benutzt. Entweder, um die Arme abzustützen (Wand als *punctum fixum* für die Hände) oder das Becken anzulehnen. Dauer ca. 3 Minuten (➤ Abb. 8.26).	Anstrengende Pose! Daher achtsam weiteratmen und fokussiert bleiben. Als Unterstützung kann ein Block zwischen den Oberschenkeln gehalten werden. Als externer Fokus kann ein Hocker hingestellt werden, sodass der Bezug direkt erkennbar wird. Das Gewicht des Körpers sollte bei der Ausführung auf den Fersen bzw. dem Mittelfuß liegen, sodass die Zehen nicht einkrallen
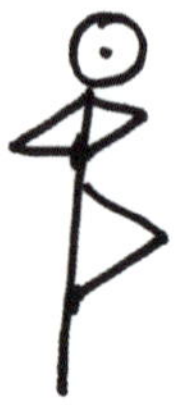	5. **Vrksasana** **Zielstellung:** Förderung der Körperaufrichtung und der posturalen Kontrolle, Training der Tiefensensibilität und Tiefenstabilität, Förderung der Balancefähigkeit, Aktivierung des Standbeins. Zu Beginn wird ein Fixpunkt gesucht, der permanent angeschaut wird. Die Hände vor dem Herzen aufeinanderlegen, das Gewicht auf eine Seite verlagern und das andere Bein abheben. Den Fuß unterhalb oder oberhalb des Kniegelenks abstellen, die Hüfte in die Außenrotation öffnen und die Wirbelsäule mit der Inspiration weiter aufrichten. Die Arme können auf Herzhöhe bleiben oder über den Kopf gestreckt werden. Ca. 5 Atemzüge halten, dann auf die andere Seite wechseln (➤ Abb. 8.27).	Sollte die Balancefähigkeit eingeschränkt sein, kann auch ein Stuhl oder die Wand zum Abstützen genutzt werden, im Sinne eines „light touch". Auch kann der angehobene Fuß weiter distal im Bereich des Malleolus medialis abgestellt werden, sodass der Vorfuß noch Kontakt zum Boden hält.

Tab. 8.3 Programm zur Aktivierung der Rumpfmuskulatur *(Forts.)*

Programmabschnitt	Methode und Durchführung	Hinweise
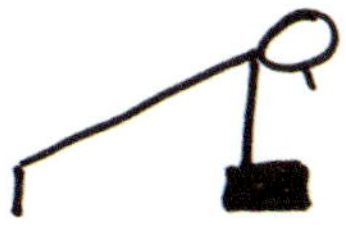	6. **Modifizierte Phalakasana** **Zielstellung:** Förderung der posturalen Kontrolle, Aktivierung der Rumpfmuskulatur, Förderung der Stützaktivität der Arme, Ausbau der Kraftausdauer, Förderung der Konzentration und Aufmerksamkeit. *Variation A:* Liegestütz erhöht Auf einem Stepper/einer Bank/Yoga-Blöcken wird der Körper in die Liegestützposition gebracht. Die Arme sind in Stützaktivität, die Wirbelsäule ist in Aufrichtung, der Kopf ist stabil und der Nacken lang. Die Bauchmuskulatur wird angespannt. Die Füße drücken in den Boden und die Beine sind hüftbreit, gestreckt und aktiv. Ca. 5 Atemzüge halten, dann die Knie abstellen und nach einer Pause in 3–5 Sätzen wiederholen. *Variation B:* dreibeiniger Liegestütz Für die fortgeschrittenen Praktizierenden können die Beine wechselseitig für 1–2 Atemzüge angehoben und gehalten werden. Hierbei muss die Bauchmuskulatur (besonders die untere und tiefe) stärker aktiviert werden. *Variation C:* diagonaler Stütz an der Wand Für eine leichtere Variante kann Phalakasana auch im Stand an der Wand durchgeführt werden. Hierbei wird auch die Exzentrik des M. gastrocnemius gefördert (➤ Abb. 8.28).	Bei Variante A können die Yoga-Blöcke auch gegriffen werden, sollten die Handgelenke stark belastet sein. Sollte der Rumpf zu sehr „durchhängen", sollte das Gesäß etwas höher angehoben werden.
Schluss (ca. 5 Minuten) 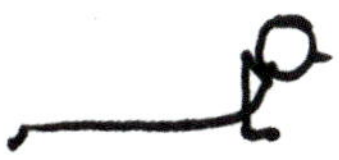	7. **Bhujangasana** **Zielstellung:** Elastizitätsförderung der ventralen Kette, Förderung der Hüftextension und Brustwirbelsäulen-Extension, Brustkorböffnung, Regulation des Vegetativums. In Bauchlage werden die Hände neben der Brust aufgestellt. Die Füße drücken in den Boden, das Becken drückt in den Boden und mit der Inspiration wird der Oberkörper leicht abgehoben. Die Schulterblätter sind aktiv und medialisiert. Die Halswirbelsäule ist stets in Verlängerung, der Nacken ist möglichst lang. Ca. 5 Atemzüge halten und 3-mal wiederholen (➤ Abb. 8.29).	Die Bewegung soll nicht über eine Hyperextension der Lendenwirbelsäule geführt werden. Auch soll der Oberkörper nicht über die Armaktivität nach oben gedrückt werden. Zu Beginn genügen einige wenige Zentimeter Anhebung. Die Therapeutin/der Therapeut kann durch ein Hands-On die Brustwirbelsäulen-Extension unterstützen.
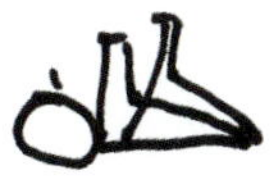	8. **Ananda Balasana** **Zielstellung:** Förderung der Entspannungsfähigkeit, Regulation des Vegetativums. In Rückenlage liegend werden die Knie zum Bauch angezogen und mit den Händen von dorsal umfasst. Durch leichte und langsame Verlagerungen von links nach rechts wird der Rücken leicht massiert (➤ Abb. 8.30).	
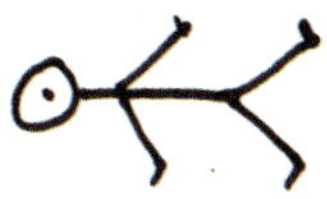	9. **Savasana mit Block** **Zielstellung:** Förderung der Entspannungsfähigkeit und Regeneration. Die Beine ausgleiten lassen und ablegen. Arme und Beine sollten ca. 30° in Abduktion liegen. Der Atem wird nicht forciert, sondern kommt und geht entspannt. Ca. 3–5 Minuten (➤ Abb. 8.31).	Um die Bauchatmung zu verstärken, was wiederum den N. vagus stimuliert, kann ein Block im Bereich des Bauchnabels platziert werden. Sollte es zu kühl sein, kann eine Decke genutzt werden. Eine Rolle/Decke unter den Kniekehlen gleicht ein Hohlkreuz aus. Der Kopf kann zusätzlich auf einer Decke oder einem Handtuch gelagert werden.

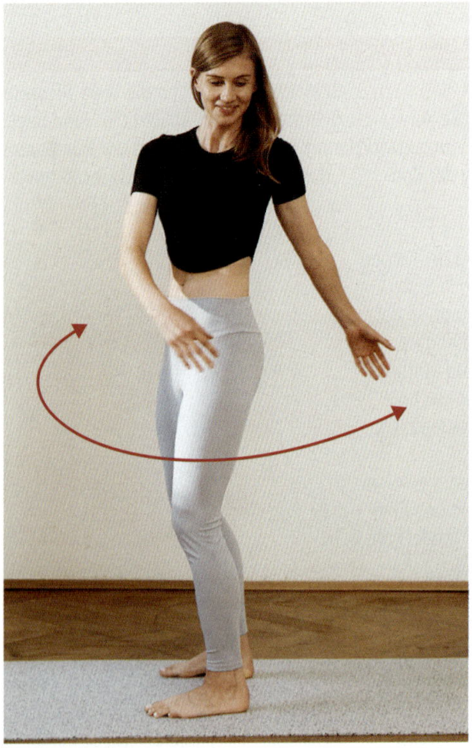

Abb. 8.23 Körperkreise. [K545]

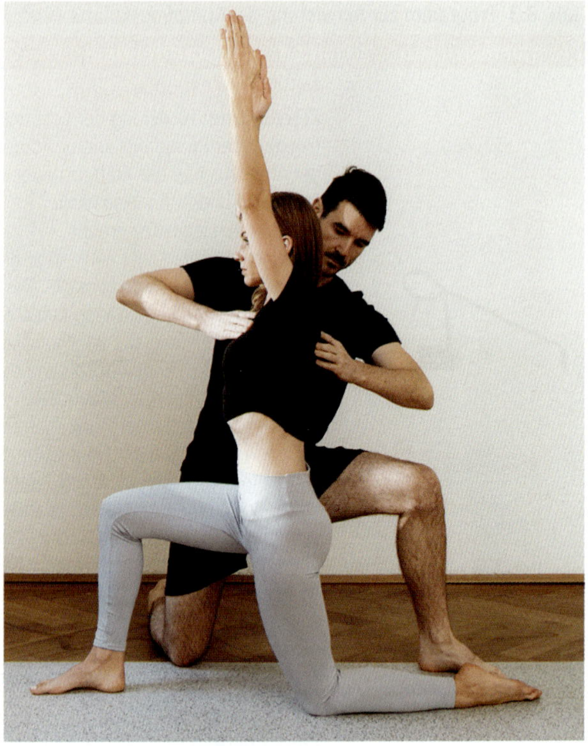

Abb. 8.25 Anjaneyasana. [K545]

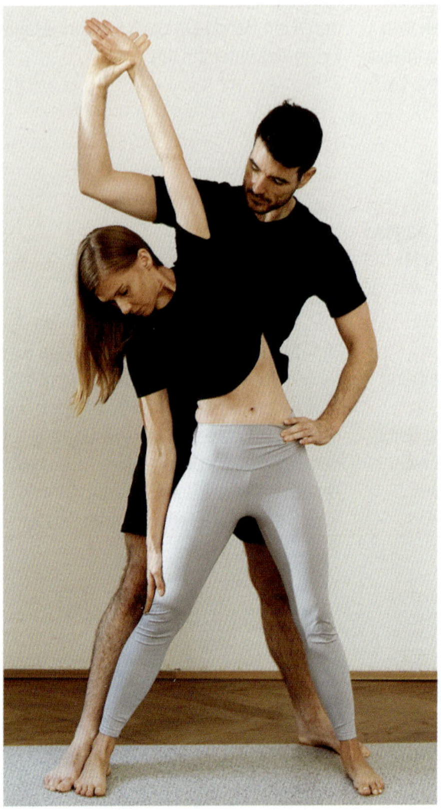

Abb. 8.24 Seitliche Öffnung. [K545]

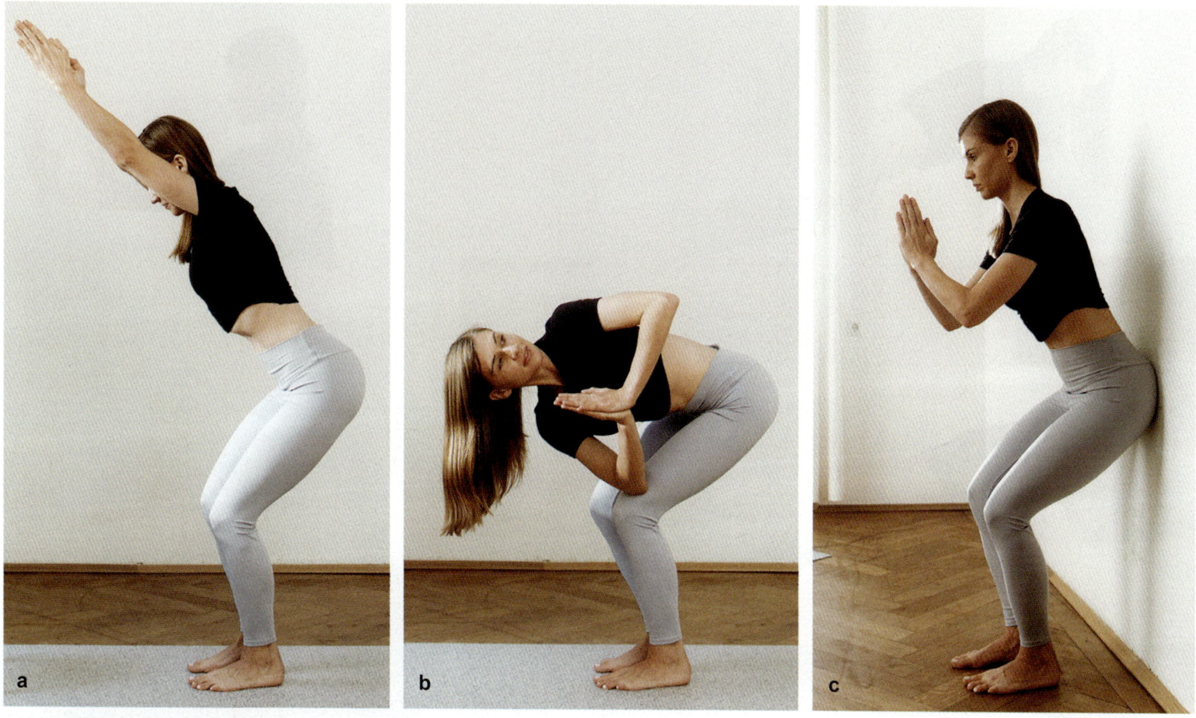

Abb. 8.26 Utkatasana. [K545]

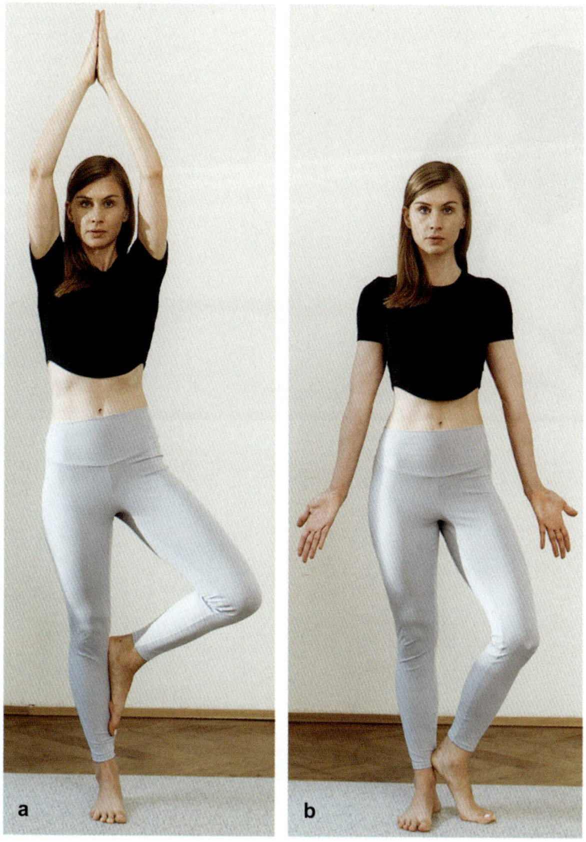

Abb. 8.27 Vrksasana. [K545]

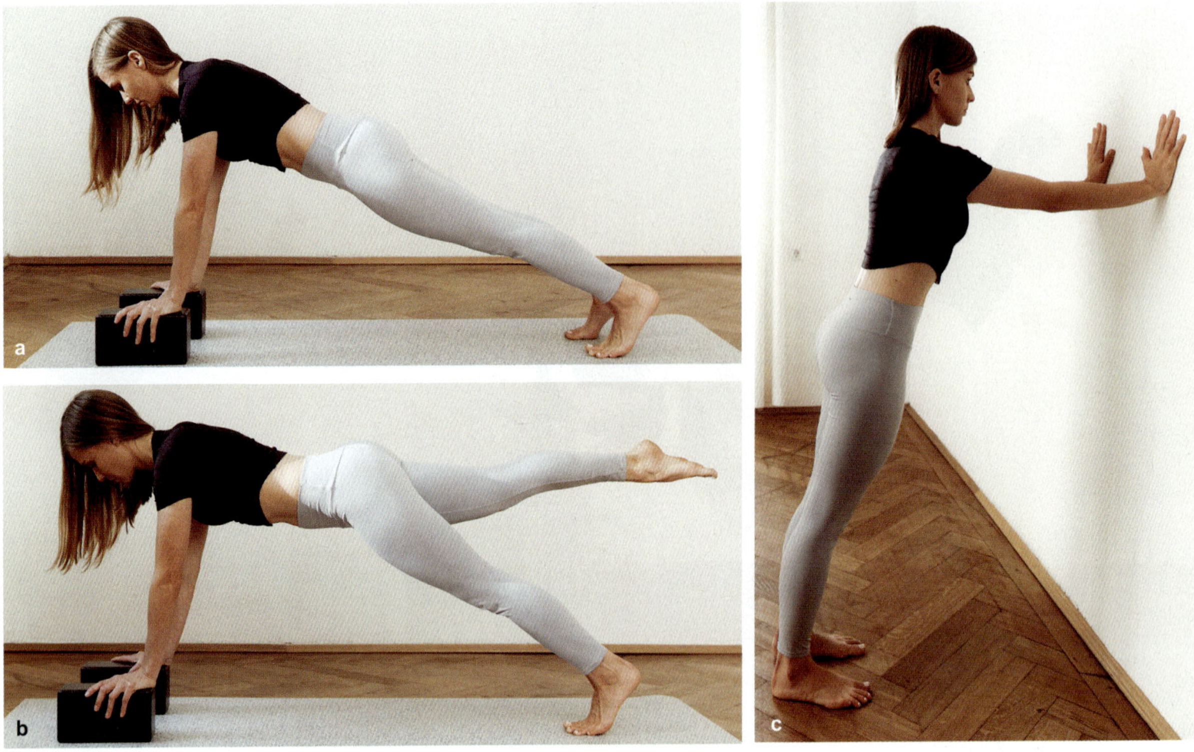

Abb. 8.28 Modifizierte Phalakasana. [K545]

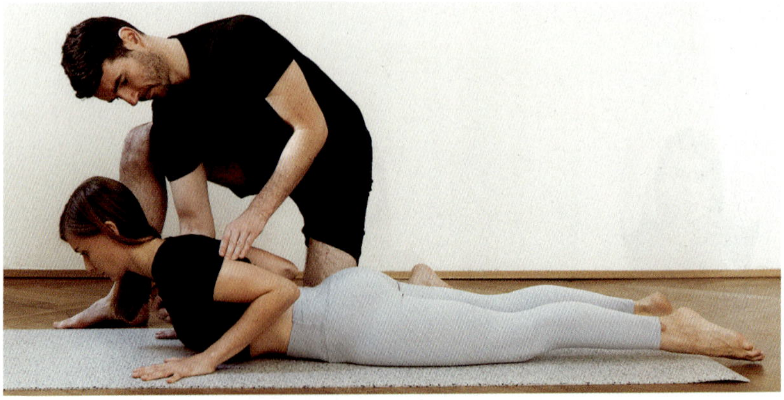

Abb. 8.29 Bhujangasana. [K545]

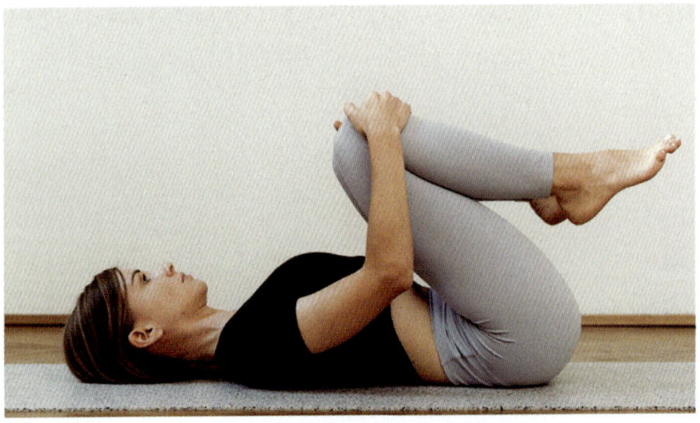

Abb. 8.30 Ananda Balasana. [K545]

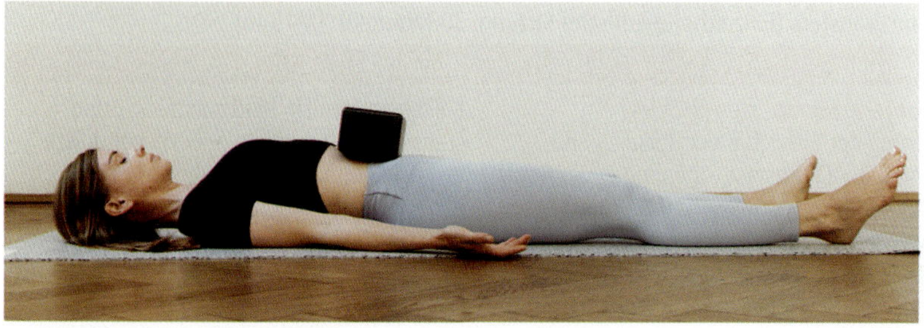

Abb. 8.31 Savasana. [K545]

8.4 Programm zur Förderung des Sitz-Stand-Transfers

Daniel Völker

Die Aktivitäten Aufstehen (Sit-to-Stand) und Hinsetzen (Stand-to-Sit) sind im hohen Maße bedeutsam für die Partizipation und Selbstständigkeit von Menschen. Sie zählen zu den Transferaktivitäten, die das Ziel haben, die Position des Körpers zu verändern (➤ Tab. 8.4). Therapeutisch werden die beiden Bewegungsabläufe auf diverse Faktoren überprüft, um mögliche Kompensationen zu erkennen und die Aktivitäten als Zielstellung definieren zu können.

Faktoren für das Aufstehen

- Es wird eine stabile Beinachse benötigt
- Das Gewicht muss auf beiden Füßen und Beinen symmetrisch verteilt sein
- Der Oberkörper muss etwas weiter nach vorn verlagert werden, so dass die Mittelfüße und Vorfüße für die Abdruckphase belastet werden („nose over toes")
- Es benötigt konzentrische Aktivität, u. a. des M. triceps surae, des M. quadriceps femoris, der Mm. glutei, des M. ischiocrurales (proximal)
- Es benötigt exzentrische Aktivität, u. a. der Mm. ischiocrurales (distal), des M. iliopsoas, der Mm. adductores
- Die Rumpfmuskulatur muss aktiviert sein
- Der Blutdruck muss sich orthostatisch anpassen

Faktoren für das Hinsetzen

- Koordination der Gewichtsverlagerung in Richtung Mittelfuß und Ferse
- Das Gesäß wird nach hinten unten (Richtung Hocker) verlagert, der Oberkörper ausgleichend nach vorn (dies verlangt Zielmotorik)
- Es wird eine stabile Beinachse und exzentrisch arbeitende Becken-Bein-Muskulatur benötigt
- Es benötigt v. a. exzentrische Aktivität des M. erector spinae, der Mm. Glutaei, des M. quadriceps femoris, des M. triceps surae.
- Die Bauchmuskulatur arbeitet in Co-Kontraktion und stabilisiert so den Rumpf

Durch zu steife Adduktoren, zu schwache Abduktoren und Pronatoren können Ausweichbewegungen der Beine entstehen. Häufig ist ein nach innen Bewegen eines oder beider Knie beim Bewegungsübergang. Eine zu schwache unelastische ischiokrurale Muskulatur und ein zu aktiver M. quadriceps femoris können zu einem „Durchschlagen" des Knies führen. Häufig ist die Kraftausdauerleistung von Patientinnen und Patienten herabgesetzt, weshalb das mehrmalige Aufstehen und Hinsetzen und eine kontrollierte langsame Bewegung ohne Kompensationsbewegungen problematisch ist. In der folgenden Yoga-Einheit geht es daher bewusst darum, eine stabile Beinachse herzustellen und in Bewegungsübergängen aufrechtzuerhalten. Muskulatur, besonders der Becken-Bein-Einheit und des Rumpfes, wird gekräftigt und die Koordination der einzelnen Komponenten (wie Agonisten-Antagonisten-Zusammenspiel, Gelenkstabilität und Mobilität) wird trainiert (➤ Video 6, S. 202).

Tab. 8.4 Programm zur Förderung des Sitz-Stand-Transfers (Einzeltherapeutische Sitzung, 30 Minuten) [M1346]

Programmabschnitt	Methode und Durchführung	Hinweise
Einleitung (ca. 6 Minuten) 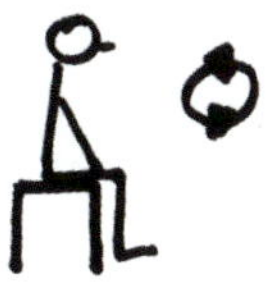	1. **Sufi-Kreise auf dem Hocker** **Zielstellung:** Mobilisierung der artikulären Strukturen, Erwärmung der Muskulatur, Förderung der posturalen Kontrolle im Rumpf, Förderung des Fuß-Boden-Kontakts und der Unterstützungsfläche. Auf einem Stuhl sitzend (Beine etwas mehr als hüftbreit), die Hände vor dem Herzen in Namaskar Mudra gelegt, wird der Oberkörper langsam und im Atemfluss gekreist. Dabei bleiben die Sitzbeinhöcker fest auf dem Hocker und die Füße fest auf dem Boden. Ca. 2 Minuten in beiden Richtungen (➤ Abb. 8.32).	Von der Therapeutin/vom Therapeuten sollte der Hinweis regelmäßig gegeben werden, entspannt weiter zu atmen. Anstatt die Hände als Namaskar Mudra zu formen (was die posturale Kontrolle im Rumpf besser fördert), können die Hände auch auf die Oberschenkel abgelegt werden.

Tab. 8.4 Programm zur Förderung des Sitz-Stand-Transfers (Einzeltherapeutische Sitzung, 30 Minuten) [M1346] *(Forts.)*

Programmabschnitt	Methode und Durchführung	Hinweise
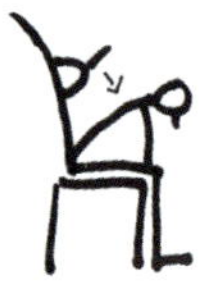	2. **Vorbeuge-Rückbeuge-Flow auf dem Hocker** **Zielstellung:** Förderung der Elastizität der dorsalen und ventralen Kette, Training der Orthostase, Anbahnung der Oberkörperverlagerung für den Transfer. Mit der Inspiration werden die Arme über den Kopf angehoben, das Brustbein strebt zur Decke und der Brustkorb wird geöffnet. Mit der Exspiration werden die Hände langsam zum Boden gebracht, die Wirbelsäule wird flektiert, der Kopf ist entspannt, sodass die komplette dorsale Seite lang wird. Mit der Inspiration werden der Körper und die Arme wieder angehoben. Ca. 10 Wiederholungen in 3 Minuten (➤ Abb. 8.33).	Sollten Schwindel, Bluthochdruck, orthostatische Dysregulation oder Wirbelsäulenverletzungen bestehen, sollte die Übung abgewandelt werden, z. B. Katze-Kuh-Flow im Sitzen.
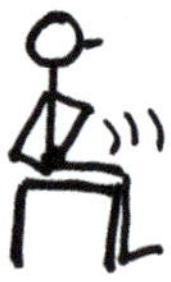	3. **Kapalabhati** **Zielstellung:** Förderung der Rumpfaktivität, konzentrische Förderung der Bauchmuskulatur und des Diaphragmas. Im Sitzen werden die Hände auf den Bauch gelegt. Mit jeder (explosiven) Exspiration werden die Bauchmuskeln bewusst schnell angespannt, wobei die Hände die Bewegung leicht unterstützen können. Die Inspiration folgt dann als Reaktion auf den aufgebauten Unterdruck in der Lunge. Zu Beginn genügen 10 Atemzüge am Stück. Bei Fortgeschrittenen Yoginis/Yogis können bis zu 100 Atemzüge am Stück folgen. Ca. 2–3 Minuten. *Alternativ:* Volle Yoga-Atmung, 10 bewusste tiefe Atemzüge (➤ Abb. 8.34).	Diese Pranayama-Übung ist sehr herausfordernd. Besonders Menschen mit Blutdruckbeschwerden, orthostatischer Dysregulation, obstruktiven Lungenbeschwerden, Beschwerden der inneren Organe sollten dies nicht durchführen. Stattdessen sollte die volle Yoga-Atmung praktiziert werden.
Hauptteil (ca. 20 Minuten) 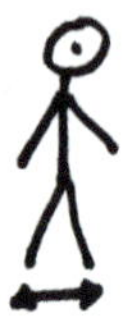	4. **Balancing-Flow im Stand** **Zielstellung:** Förderung der posturalen Kontrolle im Stand, Aktivierung der Rumpfmuskulatur, Herstellung eines stabilen Fuß-Boden-Kontakts. Zunächst wird der aktive Stand wie in Tadasana (Berghaltung) eingenommen. Das Gewicht dann langsam von einem Bein auf das andere verlagern und jeweils einen Moment verweilen. Der Rumpf sollte dabei aktiv bleiben – keine Ausweichbewegungen erwünscht. Im Atemfluss bewegen. Ca. 4 Minuten (➤ Abb. 8.35).	Um die Balance zu unterstützen, kann die Unterstützungsfläche vergrößert (Beine etwas weiter als hüftbreit) oder für ein Balancetraining verkleinert (Beine schmaler als hüftbreit) werden.
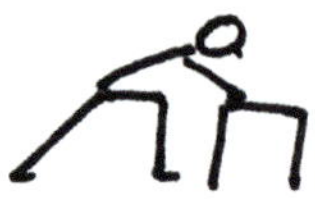	5. **Ashwa Sanchalanasana mit Hocker** **Zielstellung:** Elastizitätsförderung, besonders der Unterschenkelmuskulatur, Training der Abdruckphase, Förderung der posturalen Kontrolle im Rumpf. Beide Hände werden an den Hocker gebracht, dann wird ein Bein nach hinten gestellt. Das vordere Bein wird bis zu 90° gebeugt, das hintere Bein aktiv gestreckt. Die Hände und Arme in Stützfunktion wirken nur unterstützend, sodass das Körpergewicht hauptsächlich auf den Beinen verteilt bleibt. Der Rumpf bleibt aktiv, hängt nicht durch und ist nicht rotiert. Mit der Exspiration drückt der hintere Fuß in den Boden, sodass der Körper leicht nach vorne bewegt wird. Mit der Inspiration wird das Gewicht wieder langsam und die Beinachse wahrend nach hinten verlagert. 3 Sätze à 10x pro Seite, dann Wechsel. Ca. 5 Minuten (➤ Abb. 8.36).	Der hintere Fuß sichelt häufig in die Supination. Die Therapeutin/der Therapeut kann mit einem Hands-On die nötige Stabilität im Sprunggelenk herstellen und so die Mm. peronei (verantwortlich für die Stabilisation des Fußes in Pronation) aktivieren.

Tab. 8.4 Programm zur Förderung des Sitz-Stand-Transfers (Einzeltherapeutische Sitzung, 30 Minuten) [M1346] *(Forts.)*

Programmabschnitt	Methode und Durchführung	Hinweise
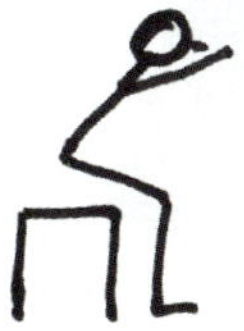	6. **Utkatasana mit Hocker** **Zielstellung:** Förderung des Sitz-Stand- und Stand-Sitz-Transfers, konzentrische und exzentrische Förderung der Rumpfmuskulatur und der Becken-Bein-Einheit, Training der Kraftausdauer, Rhythmisierung von Bewegung und Atmung. *Variation A:* statisch Auf dem Hocker sitzend werden das Gewicht und der Oberkörper nach vorn verlagert. Die Hände sind in Namaskar Mudra vor dem Herzen. Das Gesäß wird ca. 5 cm langsam angehoben. Der Rumpf bleibt stabil, die Beine bleiben in der Achse und die Atmung fließt weiter. Um die Anforderung zu erhöhen, können die Arme gestreckt werden. Ca. 3–5 Atemzüge halten, dann absetzen und nach einer kurzen Pause wiederholen. *Variation B:* dynamisch In die Ausgangsstellung (Gesäß 5 cm über Hocker) kommen. Mit der Exspiration die Beine mehr strecken (Gesäß ca. 10–15 cm über Hocker) und mit der Inspiration wieder senken (Gesäß ca. 5 cm über Hocker). Der Rumpf bleibt dabei stets aktiv und die Beinachse wird gewahrt. Das ganze bis zu 10x wiederholen, dann setzen und Pause (➤ Abb. 8.37).	Bei Variation B kann anstatt des Beugens und Streckens der Beine auch das Gewicht in der Ausgangsstellung nach rechts und links sowie vor und zurück verlagert werden.
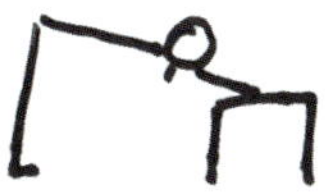	7. **Adho Mukha Svanasana mit agonistischer Umkehr und Hocker** **Zielstellung:** Förderung der Elastizität der dorsalen Kette, Training der stabilen Beinachse, konzentrische und exzentrische Förderung der Becken-Bein-Einheit. Aus dem Stand wird sich mit den Händen auf den Hocker gestützt. Die Beine treten jeweils einen ausreichend großen Schritt zurück, sodass die Arme gestreckt und der Körper nun gebeugt und parallel zum Boden steht. Mit der Exspiration werden beide Beine in der Achse bleibend gebeugt und in der Inspiration wieder langsam gestreckt. Im Atemfluss ca. 2–3 Minuten durchführen (➤ Abb. 8.38).	Falls der Rücken nicht gerade bleibt oder das Becken nicht neutral gehalten werden kann, dürfen die Beine auch leicht gebeugt bleiben. Als externer Fokus kann ein weiterer Hocker vor die Knie gestellt oder ein großes Meditationskissen auf den Boden gelegt werden. Diese gilt es in der Beugung zu erreichen. Der Nacken sollte weiter lang bleiben. Die Therapeutin/der Therapeut kann die Bewegung mit einem Hands-On begleiten.
Schluss (ca. 4 Minuten) 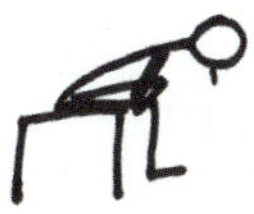	8. **Sitzende Taube** **Zielstellung:** Förderung der Elastizität der pelvitrochantären Muskulatur (u. a. M. piriformis). Im Sitzen wird ein Bein über das andere geschlagen. Dabei ist der Unterschenkel des einen Beins oberhalb des Knies des noch stehenden Beines. Die Hände werden auf das oben liegende Bein gelegt. Mit der Exspiration beugt sich der Oberkörper langsam Richtung Beine. Ca. 5–7 Atemzüge halten, dann Seiten tauschen (➤ Abb. 8.39).	Sollte zu viel Spannung in der Leistengegend sein, kann die Hüft-Flexion verringert werden, indem die/der Praktizierende erhöht sitzt, z. B. auf einem Keilkissen oder einer Decke. Die Therapeutin/der Therapeut kann ein Hands-On am Hüftgelenk setzen und die Außenrotation unterstützen und/oder die Beugung des Oberkörpers der Patientin mit seinem Unterarm am Rücken begleiten.
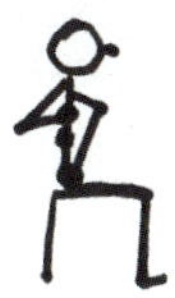	9. **Volle Yoga-Atmung** **Zielstellung:** Förderung der Entspannungsfähigkeit, Rhythmisierung der Atmung und Förderung der Atemtiefe und -länge. Im Sitzen (auch angelehnt möglich) wird eine Hand auf den Bauch und die andere Hand auf das Brustbein gelegt. Es werden nun 10 bewusste, langsame und nicht forcierte Atemzüge durch die Nase durchgeführt. Die Atembewegung des Bauches, der Rippen und der Brust sollte dabei bewusst wahrgenommen werden. Ca. 2 Minuten (➤ Abb. 8.40).	Im Sinne eines „Mini-Savasana" kann die volle Yoga-Atmung auch im Liegen durchgeführt werden.

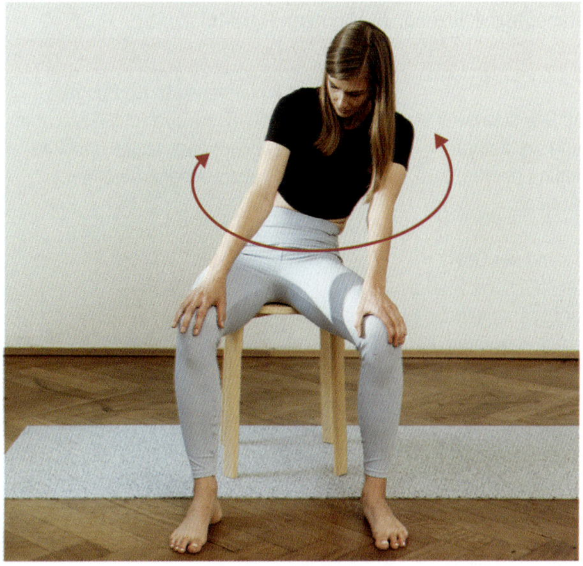

Abb. 8.32 Sufi-Kreise auf dem Hocker. [K545]

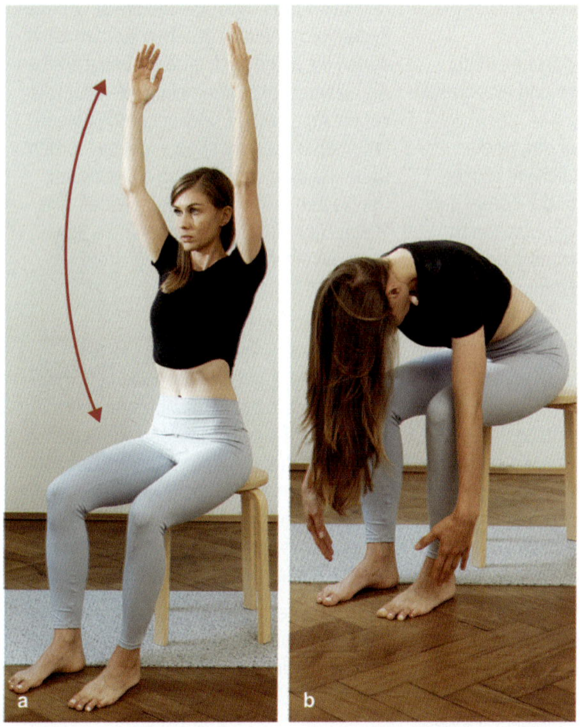

Abb. 8.33 Vorbeuge-Rückbeuge-Flow auf dem Hocker. [K545]

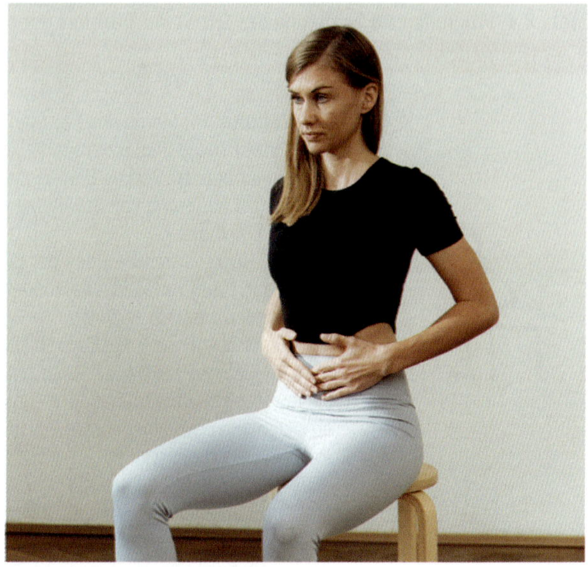

Abb. 8.34 Kapalabhati. [K545]

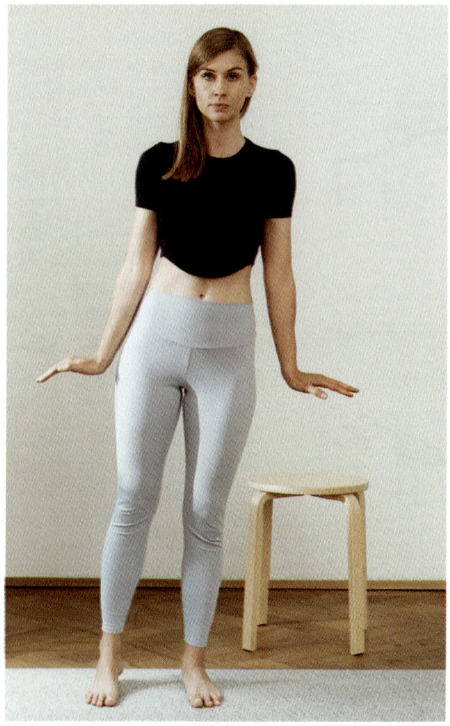

Abb. 8.35 Balancing-Flow im Stand. [K545]

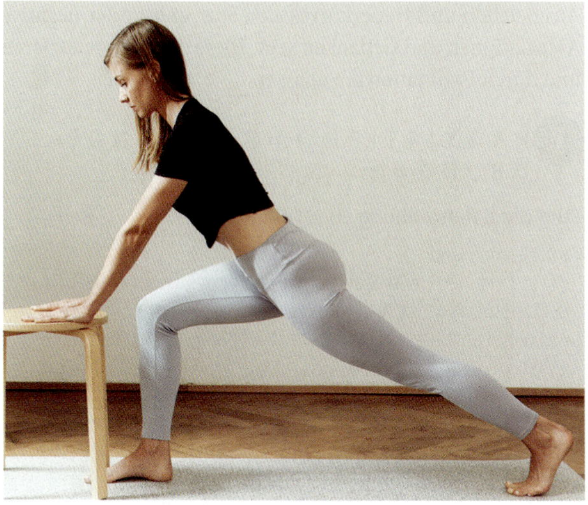

Abb. 8.36 Ashwa Sanchalanasana mit Hocker. [K545]

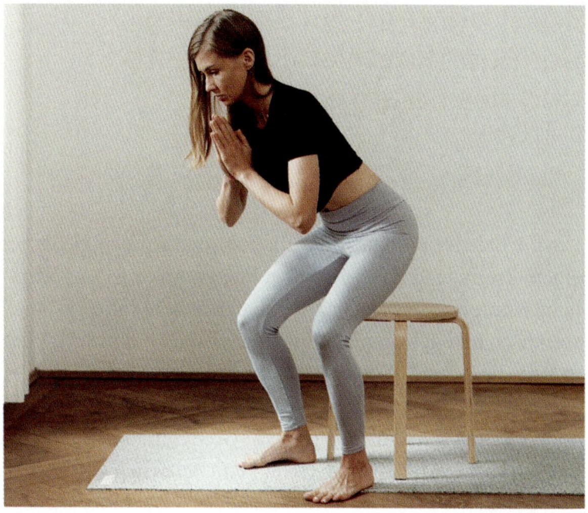

Abb. 8.37 Utkatasana mit Hocker. [K545]

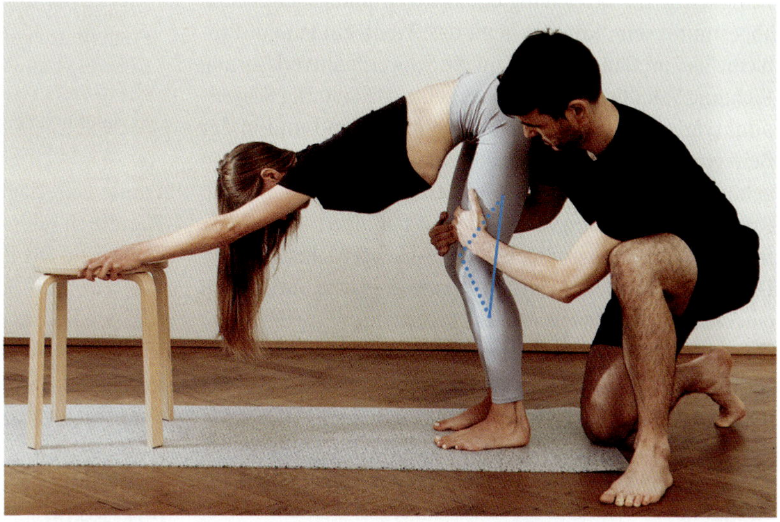

Abb. 8.38 Adho Mukha Svanasana mit agonistischer Umkehr und Hocker. [K545]

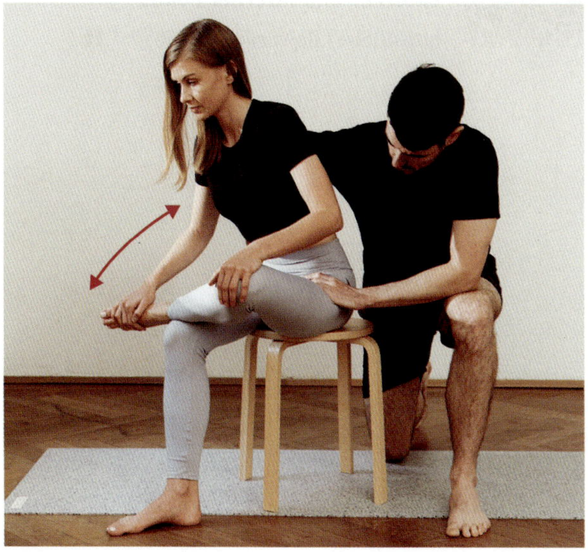

Abb. 8.39 Sitzende Taube. [K545]

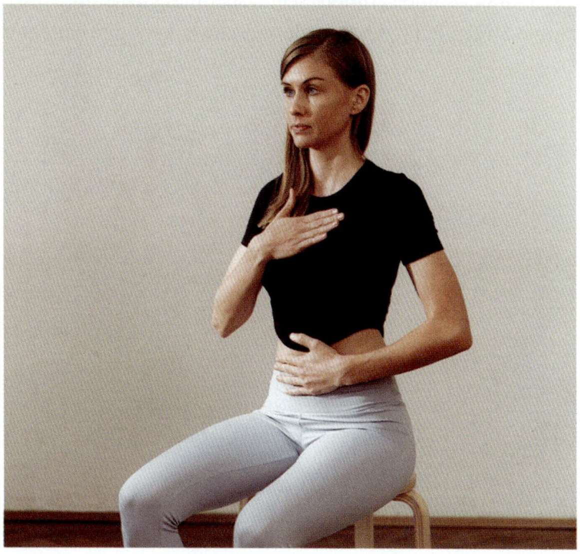

Abb. 8.40 Volle Yoga-Atmung. [K545]

8.5 Programm zur Schulung der koordinativen Fähigkeiten und der Balance

Daniel Völker

Um die Balance und die Koordination zu trainieren, bedarf es einem Training, das sehr variabel und komplex ist und sämtliche Komponenten, wie an der Balance beteiligte Systeme, spezifisch und in Kombinationen bedenkt (➤ Tab. 8.5). Viele Patientinnen und Patienten geben an, mit „dem Gleichgewicht" in bestimmten Situationen Probleme zu haben, z. B. beim Bücken und Aufstehen, beim Greifen nach einem entfernten Gegenstand, beim Gehen, beim Anziehen der Schuhe im Stand oder dem Ein- und Aussteigen vom Auto. Da jede Aktivität auch bestimmte Voraussetzungen mit sich bringt und in einem Kontext steht, sollte das Training auf die zu übenden Fähigkeiten zur Erreichung der sicheren Alltagsfähigkeiten abgestimmt sein. Konkret heißt das: Wenn ein Patient Probleme hat, im Gang adäquat auf die Schwerpunktverlagerung Richtung Standbein zu reagieren, sollte das Training Schwerpunktverlagerungen auf einem Bein im Stand und in der Bewegung beinhalten. Zu den koordinativen Basisfähigkeiten gehören: Differenzierungsfähigkeit, Orientierungsfähigkeit, Rhythmisierungsfähigkeit, Kopplungsfähigkeit, Reaktionsfähigkeit, Umstellungsfähigkeit und Gleichgewichtsfähigkeit. Diese Komponenten können durch verschiedene Variationen einer bestimmten Übung erreicht werden. Im Yoga gibt es eine einzelne Asana-Gruppe, zu der die Balancehaltungen zählen. Klassische Asanas sind: Krieger III, Baum, Tänzer, Krähe oder der Schulterstand. Bei der Umsetzung des Programms sollte das „wie" permanent bedacht werden. Was ist der Bedarf der Patientin/des Patienten? Welche Unterstützung und Fazilitation sind nötig? Wie kann die Asana angepasst werden?

Eine Reaktion der Patientinnen und Patienten auf zu wenig Fazilitation können erhöhte Schutzspannung im Rumpf, posturale Strategien („Arme rudern", schwanken, permanentes Ausgleichen und Hyperkorrektur), Sturzangst oder negative Assoziationen und Gedanken sein. Diese gilt es zu reduzieren und durch Fazilitation anzupassen.

PRAXISTIPP FÜR BALANCEÜBUNGEN

Um die Balanceübung zu vereinfachen:

- Breiterer Stand
- Fixation eines Gegenstandes mit den Augen (stabiler Blick!)
- Unterstützungsfläche vergrößern
- Minimal abstützen lassen *(light touch)* an einer Stuhllehne oder Wand
- Therapeutische Instruktionen während der Ausführung („Blick auf Stuhl richten", „Rumpf aktivieren", „entspannt weiteratmen", „bleibe fest wie ein Fels")

Um die Balanceübungen zu erschweren:

- Augen (kurzzeitig) schließen lassen
- Kopf-Drehung einbauen
- Dual-Task-Aufgaben geben (z. B. während der Ausführung zählen lassen)
- Unterstützungsfläche verringern (z. B. schmalerer Stand, auf Zehenspitzen stehen, freihändig)
- Längere Zeit stehen lassen (schult Ausdauerfähigkeit der Muskulatur und Konzentration)

Labile Unterlagen (wie Balance-Pads, zusammengerolltes Handtuch oder weiche Matten) nutze ich für die Therapie eher nicht. Die Patientinnen und Patienten sollen eine stabile Referenz (Fuß-Boden-Kontakt) haben, um darauf aufzubauen und den Körper darauf auszurichten. Zudem soll der Fuß z. B. in der 3-Punkt-Belastung gestellt werden und der Vorfuß in Pronation fixiert und aktiviert werden, da dies die Voraussetzung für ein stabiles Standbein ist.

Video 7

Externer und interner Fokus

https://else4.de/voelker_video_7

Tab. 8.5 Programm zur Schulung der koordinativen Fähigkeiten und der Balance (Einzeltherapeutische Sitzung, 30 Minuten) [M1346]

Programmabschnitt	Methode und Durchführung	Hinweise
Einleitung (ca. 5 Minuten) 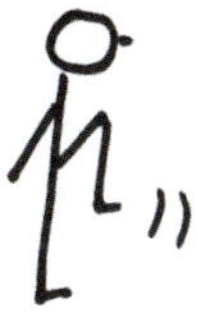	1. **Marschieren auf der Stelle** **Zielstellung:** Kreislaufanregung, Aktivierung der Muskulatur, Förderung des Fuß-Boden-Kontakts, Förderung der posturalen Kontrolle und der Balance, Förderung der Arm-Bein-Koordination. Auf der Stelle im Kreuzgang marschieren. Dabei unterschiedliche Variationen nutzen: kleine/größere Schritte, langsamere/schnellere Schritte, lautloses/lautstarkes Stampfen etc. Ca. 3 Minuten (➤ Abb. 8.41).	Um den festen Fuß-Boden-Kontakt aufzubauen, sollte das Marschieren auf dem Boden oder einer sehr dünnen Yoga-Matte stattfinden und nicht auf einer weichen Matte. Ein stabiler (visueller) Fixpunkt auf dem Boden/an der Wand unterstützt die posturale Kontrolle.
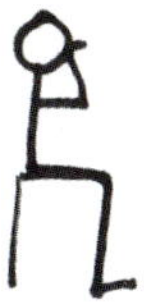	2. **Nadi Shodana** **Zielstellung:** Förderung der Konzentration und Aufmerksamkeit, Atemrhythmisierung und -vertiefung, Förderung der nasalen Atmung. In einer frei gewählten, sitzenden Position werden die Augen geschlossen. Ein Nasenloch wird dabei mit dem Zeigefinger der gleichen Seite zugehalten, sodass durch das andere Nasenloch ein- und ausgeatmet wird. Nach ca. 10 Atemzüge wieder durch beide Nasenlöcher atmen, nachspüren und die Seite dann wechseln. Ca. 2 Minuten (➤ Abb. 8.42).	Das Gesicht, der Kiefer und der Schultergürtel sollten bei der Ausführung möglichst entspannt sein.
Hauptteil (ca. 20 Minuten) 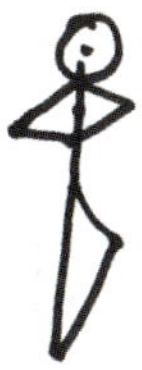	3. **Vrksasana (statisch)** **Zielstellung:** Förderung der Standbeinaktivität, Förderung der posturalen Kontrolle im Rumpf, Aktivierung der Rumpfmuskulatur, Mobilisation der Hüft- und Kniegelenke. Zunächst wird ein Fixpunkt mit den Augen gesucht. Das Gewicht wird auf die Standbeinseite verlagert, während das andere Bein abgehoben und entweder an den Knöchel unterhalb bzw. oberhalb des Knies abgestellt wird. Besonders die Hüftöffnung (Außenrotation) sollte betont werden. Die Hände können vor dem Herzen in Namaskar Mudra gelegt werden oder alternativ die Arme mit der Inspiration öffnend über Kopf anheben. Ca. 5–7 Atemzüge halten, dann langsam aus der Asana kommen und Seiten wechseln. Ca. 4 Minuten (➤ Abb. 8.43).	Durch die Bauchaktivität wird die Hyperlordosierung der Lendenwirbelsäule reduziert. Besonders die Körperaufrichtung und Hüftöffnung sollten betont werden. Als Metapher kann „ein Baum, mit festem stabilem Stamm und weiten Ästen" dienen.
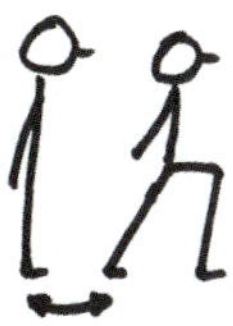	4. **Vhirabhadrasana I** (dynamisch) **Zielstellung:** Förderung der Standbeinaktivität und der Beinachsen, Förderung der posturalen Kontrolle, Vergrößerung der Schrittlänge, Training von Schutzschritten, Herstellung eines stabilen Fuß-Boden-Kontakts. Beginn ist im Stand. Mit der Inspiration wird ein lauter (externer Fokus!, ➤ Video 8) Ausfallschritt nach vorn getreten, die Arme sind weit geöffnet. Mit der Exspiration Schritt zurück in die Endposition und die Hände gegen die Abduktoren klatschen lassen. Stabiler Blick kann unterstützen. Zu Beginn kleinere Ausfallschritte machen, um die Bewegungen und den Körper in der Situation kennenzulernen. 10x pro Seite, dann Seitenwechsel. Das ganze mehrfach wiederholen und beobachten und reflektieren lassen. Ca. 5 Minuten (➤ Abb. 8.44).	Der laute Schritt ist wichtig, um genügend Stabilität und Fuß-Boden-Kontakt aufzubauen. Gerade bei postural instabilen Menschen kann zu Beginn die Spurbreite erhöht und die Schrittlänge verkleinert werden. Statische Haltemomente, Kopfdrehungen, geschlossene Augen, etc. können die Anforderungen erhöhen.
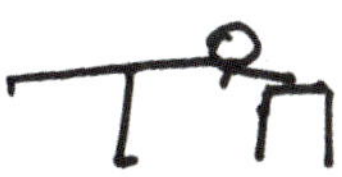	5. Vhirabhadrasana III (statisch) **Zielstellung:** Förderung der Standbeinaktivität und der Beinachsen, Förderung der posturalen Kontrolle im Rumpf, Förderung der Konzentration und der Aufmerksamkeit. Aus der Standposition stützen beide Hände zunächst auf einem Hocker. Mit der Inspiration wird ein Bein in neutraler Position nach hinten in die Luft ausgestreckt. In dieser Position versuchen, Länge im Körper zu schaffen. Der Nacken bleibt in Verlängerung, der Blick Richtung Boden/Hocker. Dann den kontralateralen Arm anheben und nach vorn am Kopf vorbei ausstrecken. Im Standbein ist eine leichte Mikrobeuge im Kniegelenk. Mit jeder Inspiration die Streckung und Länge im Körper weiter ausbauen. Nach 5–7 Atemzügen langsam abstellen und Seiten wechseln. Ca. 5 Minuten (➤ Abb. 8.45).	Sollte bereits eine sehr gute Rumpfkontrolle vorhanden sein, können auch beide Arme ausgestreckt werden, nach vorn bzw. hinten oder zur Decke zeigen. Durch das „Herausschieben" der Extremitäten (oder im Sinne des externen Fokus das Stemmen gegen die Wand oder das Erreichen eines entfernten Gegenstandes) werden die tiefen Muskeln und Gelenkstabilisatoren stärker aktiviert. Die Atmung soll trotz gehaltener Spannung weiterfließen.

Tab. 8.5 Programm zur Schulung der koordinativen Fähigkeiten und der Balance *(Forts.)*

Programmabschnitt	Methode und Durchführung	Hinweise
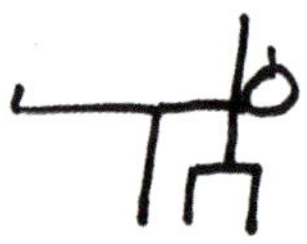	6. **Ardha Chandrasana** (dynamisch, dann statisch) **Zielstellung:** Förderung der Standbeinaktivität und der Beinachsen, Förderung der posturalen Kontrolle im Rumpf, Förderung der Konzentration und der Aufmerksamkeit, Mobilisation der Hüftgelenke. Ausgangsstellung wie in Krieger III. Beide Hände auf dem Hocker, das hintere Bein frei gestreckt. Nun wird passend zum freien Bein der Arm der gleichen Seite Richtung Decke gestreckt. Standbein und Stützarm sind aktiv. Der Kopf dreht zur Mitte oder nach unten. Die Therapeutin/der Therapeut kann hier Hilfestellung geben und hinter der Patientin/dem Patienten stehen und sowohl den freien Arm als auch das freie Bein ins Alignment bringen. Nach 5–7 Atemzügen langsam herauskommen und nach einer kurzen Pause erneut versuchen. Dann Seiten wechseln. Ca. 5. Minuten (➤ Abb. 8.46).	Sollte zu Beginn mehr Unterstützungsfläche benötigt werden, um die Asana zu erfahren, kann auch eine Wand im Rücken als mentale oder physische Stütze hilfreich sein. Durch das „Herausschieben" der Extremitäten werden die tieferen Muskelschichten angesprochen.
Schluss (ca. 5 Minuten) 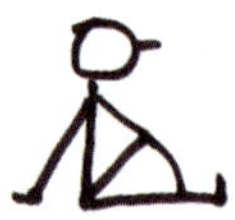	7. **Ardha Matsyendrasana** **Zielstellung:** Mobilisation der Wirbelsäule und des Zwerchfells, Atemvertiefung, Förderung der Konzentration und der Aufmerksamkeit. Aus dem Langsitz werden zunächst beide Hände hinter dem Kreuzbein aufgestellt. Dann wird das rechte Bein außen neben dem linken Bein auf Kniehöhe abgestellt. Mit der Exspiration wird der linke Ellenbogen gebeugt ans rechte Knie gebracht und der Oberkörper und der Kopf zur rechten Seite gedreht. Mit der Inspiration wird die Streckung, mit der Exspiration die Rotation im Körper verstärkt. 5–7 Atemzüge halten, dann Seiten langsam wechseln. Ca. 2 Minuten (➤ Abb. 8.47).	Sollten die Mm. ischiocrurales zu steif sein, kann eine kleine Handtuchrolle unter das Knie gelegt werden. Beide Sitzbeinhöcker haben stets stabilen Kontakt zum Boden.
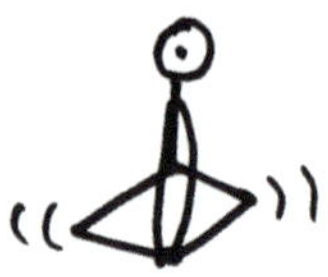	8. **Baddha Konasana** **Zielstellung:** Mobilisation der Hüftgelenke und Elastizitätsförderung der periartikulären Strukturen. Aus der aufrecht (evtl. leicht erhöht) sitzenden Position beide Fußsohlen aufeinanderlegen. Die Hände gehen dabei an die Sprunggelenke. Die Knie dürfen dann nach außen senken. Langsame „Flatterbewegungen" können die Hüftöffnung fördern. Ca. 1 Minute (➤ Abb. 8.48).	Gerade bei Leistenbeschwerden oder stark verkürzter und steifer Muskulatur kann es zu Ausweichbewegungen (Rundrücken) oder weit in der Luft schwebenden Knien kommen. Es sollte nicht über die Schmerztoleranz gegangen werden. Vielmehr entspannt und locker intermittierend bewegen oder mit der Atmung senken lassen (dürfen). Indem die Füße etwas weiter nach vorn gestellt werden, wird die Belastung auf die Hüftgelenke und die Muskulatur reduziert.
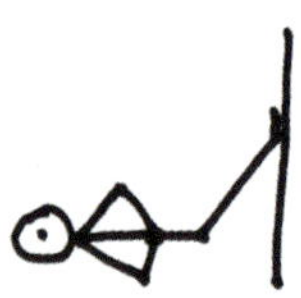	9. **Savasana an der Wand** **Zielstellung:** Förderung der Entspannungsfähigkeit und Regeneration. Die Beine werden an eine Wand gelehnt bzw. entlang der Wand zur Decke gestreckt, sodass die Füße Richtung Decke zeigen – dafür sollte das Gesäß möglichst nah an der Wand sein. Ca. 3 Minuten oder länger (➤ Abb. 8.49).	Cave bei Durchblutungsstörungen der Beine! Anstatt der Wand können die Beine erhöht auf ein Bolster gelegt werden.

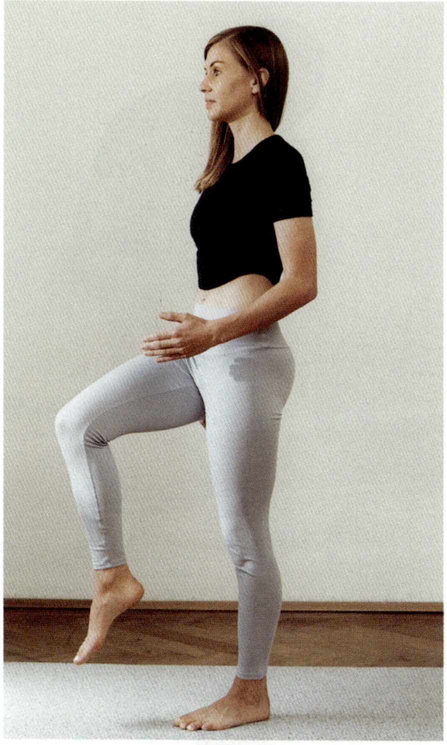

Abb. 8.41 Marschieren auf der Stelle. [K545]

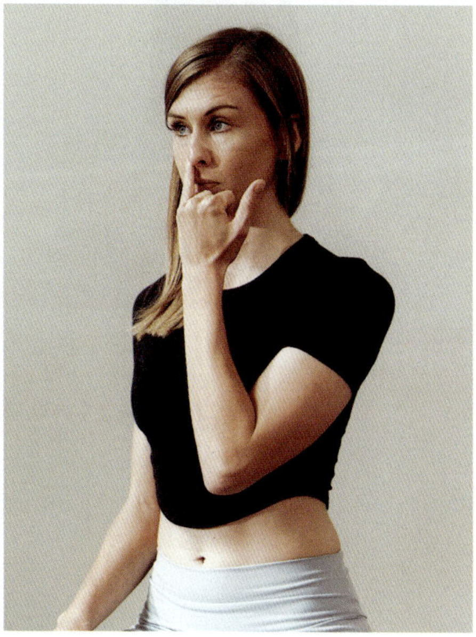

Abb. 8.42 Nadi Shodana. [K545]

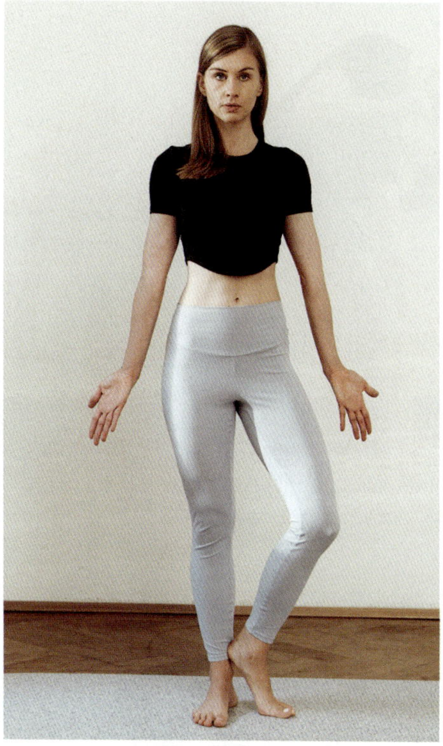

Abb. 8.43 Vrksasana (statisch). [K545]

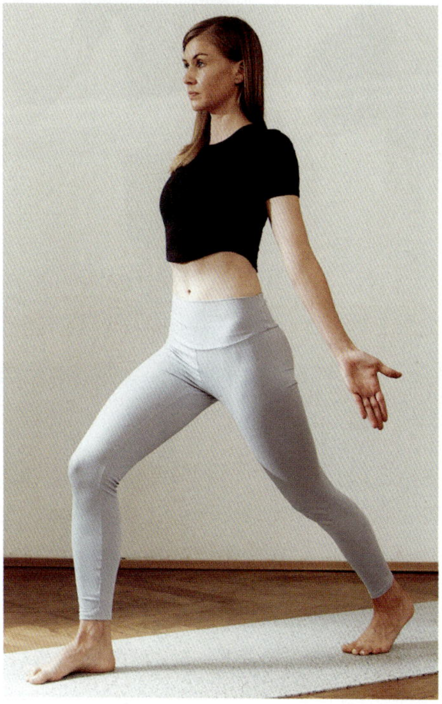

Abb. 8.44 Virabhadrasana I (dynamisch). [K545]

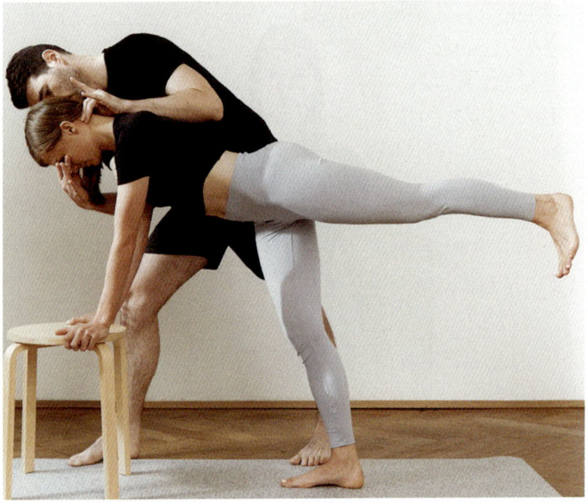

Abb. 8.45 Virabadrasana III (statisch). [K545]

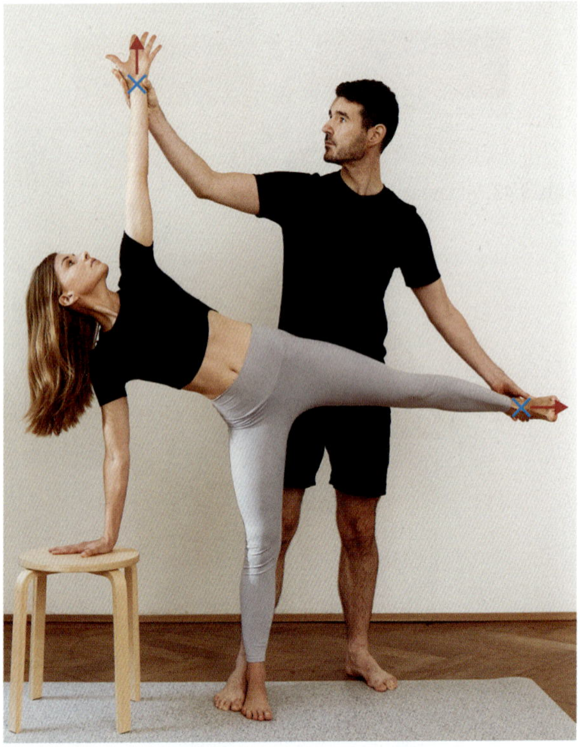

Abb. 8.46 Ardha Chandrasana (dynamisch, dann statisch). [K545]

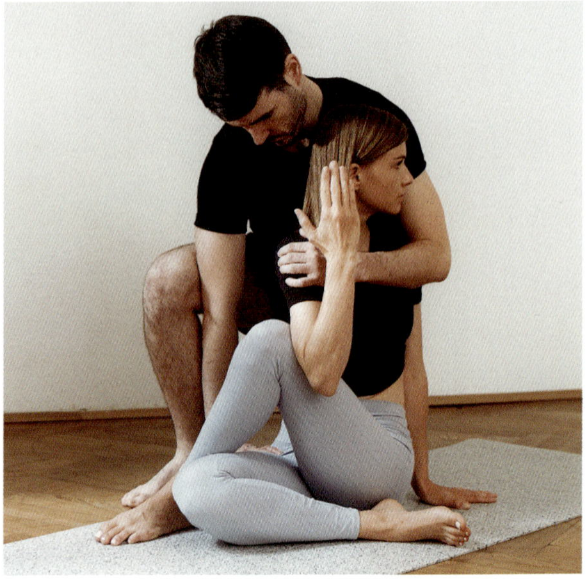

Abb. 8.47 Ardha Matsyendrasana. [K545]

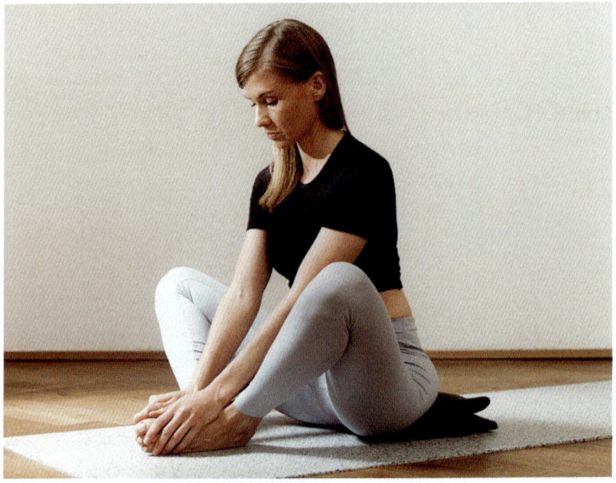

Abb. 8.48 Baddha Konasana. [K545]

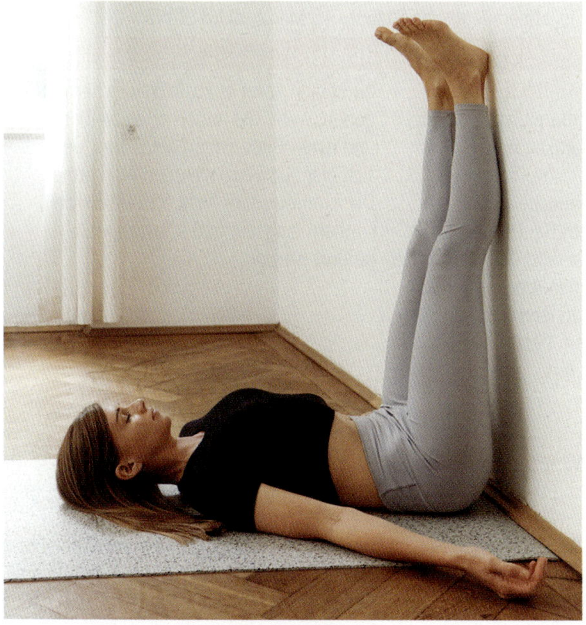

Abb. 8.49 Savasana an der Wand. [K545]

8.6 Programm zur Regulation des vegetativen Nervensystems

Daniel Völker

Mit Hilfe von Yoga lässt sich das vegetative (auch autonome) Nervensystem beeinflussen (➤ Tab. 8.6). Wenn von der Regulation des Nervensystems die Rede ist, ist das günstige Verhältnis der beiden Gegenspieler Sympathikus und Parasympathikus gemeint. Gerade bei Menschen, die unter dauerhaftem Stress und Belastung stehen, kann sich dieses Verhältnis zu Gunsten des Sympathikus hin verschieben. Die Folge: Fight-or-Flight-Reaktion, erhöhte subjektive Belastung, verstärkte Schmerzwahrnehmung, veränderte Atemmuster, veränderte Herz-Kreislauf-Situation, erhöhter Muskel- und Gewebetonus und eine reduzierte Entspannungsfähigkeit. Ziel des therapeutischen Yoga ist es daher, bestimmt Faktoren zu beeinflussen, um die Sympathikusaktivität zu reduzieren und die Parasympathikusaktivität zu erhöhen. Allerdings sollte, vor allem bei neurologischen Patientinnen und Patienten, darauf geachtet werden, ob ein höherer Sympathikotonus nicht auch als Ressource genutzt werden kann. Die erhöhte Gewebsspannung kann, vor allem bei Patientinnen und Patienten mit spastischen Paresen, für sinnvolles Aktivitätstraining mit dem Ziel der Elastizitätsförderung genutzt werden. In einem solchen Fall sollte nicht zu viel Sympathikusdämpfung erfolgen. Im ➤ Kapitel 3.4.2 wird darauf näher eingegangen.

Video 8

Den Katze-Kuh-Flow richtig fazilitieren
https://else4.de/voelker_video_8

Video 9

Savasana in verschiedenen Variationen
https://else4.de/voelker_video_9

Video 10

Entspannung in Balasana
https://else4.de/voelker_video_10

PRAXISTIPP

Nach der Praxis kann zusätzlich eine kalte Dusche (Sanskrit: Ishnaan) genommen, das Gesicht in eine Schale mit kaltem Wasser getaucht, eine kalte Kompresse auf den Nacken und/oder ein Glas kaltes Wasser getrunken werden. Dies stimuliert den N. vagus noch zusätzlich.

Tab. 8.6 Programm zur Regulation des vegetativen Nervensystems (Einzeltherapeutische Sitzung, 45 Minuten) [M1346]

Programmabschnitt	Methode und Durchführung	Hinweise
Einleitung (ca. 6 Minuten) 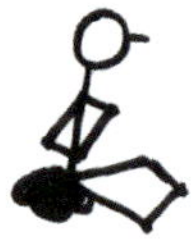	1. **Volle Yoga-Atmung auf dem Meditationskissen** **Zielstellung:** Förderung der Entspannungsfähigkeit über Fokussierung auf und Achtsamkeit für den Atem und die Atembewegung. Auf einem Meditationskissen in kreuzbeiniger Sitzhaltung werden die Hände auf den Bauch gelegt. Die Augen sind geschlossen. Zunächst wird der Atem in der Stille beobachtet. Dann bewusst den Atem verlängern und die Bewegung im Bauch beginnend über die Rippen bis zur Brust ausbreiten lassen. Für jede Inspiration und Exspiration wird die Fokussierung „Bauch-Rippen-Brust" gesetzt. Ca. 3 Minuten (➤ Abb. 8.50).	Zu Beginn kann es zusätzlich Sicherheit geben, wenn die Augen offen bleiben und einen Gegenstand anvisieren, der sich nicht bewegt, während man atmet. Die Atmung sollte nicht forciert werden, sondern langsam und stressfrei durchgeführt werden.
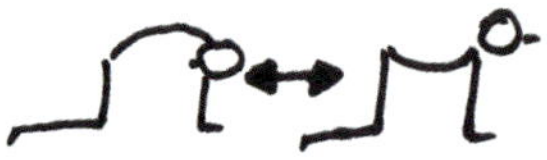	2. **Katze-Kuh-Flow** (➤ Video 8) **Zielstellung:** Mobilisation der Wirbelsäule, Massage der inneren Organe, Rhythmisierung der Atmung mit Bewegung. Im Vierfüßlerstand (alternativ im Sitz) wird in der Inspiration ein geführtes „Hohlkreuz" eingenommen. Blick dabei nach vorn. Mit der langsamen Exspiration wird die Gegenbewegung „runder Rücken" durchgeführt. Dies im Wechsel durchführen. Ca. 3 Minuten (➤ Abb. 8.51).	Der Vierfüßlerstand sollte stabil sein. Die Arme in Stützfunktion (Schultergelenk Außenrotation, Ellenbogen leicht gebeugt), die Hände unter den Schultern, die Knie unter den Hüftgelenken und die Zehen entweder aufgestellt (bei Arthrose und Steifigkeit gern mit Schuhen) oder flach und mit einer kleinen Handtuchrolle unterlagert.
Hauptteil (ca. 30 Minuten) 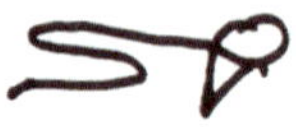	3. **Balasana** **Zielstellung:** Regulation des Sympathikus und Förderung des Parasympathikus, Förderung der Atembewegung nach dorsal, Massage der inneren Organe. Aus dem (hüftbreiten) Fersensitz wird der Oberkörper auf die Oberschenkel abgelegt. Die Arme werden neben den Körper oder unter die Stirn gelegt. Der Nacken ist in Verlängerung. Tiefe ruhige Atemzüge fördern die Entspannungsfähigkeit. Die Therapeutin/der Therapeut kann über leichte Gewebsmobilisationen (im Sinne der Bindegewebsmassage) paravertebral ausstreichen (➤ Abb. 8.52).	In dieser Position soll es zu keiner Zeit zu Schmerzen kommen. Das Gefühl des „Loslassens" und der Entspannung steht im Vordergrund. Bei steifen und unflexiblen Kniegelenken kann zwischen die Unterschenkel oder zwischen Bauch und Oberschenkel ein großes Kissen gelegt werden, um die Knie-Flexion zu reduzieren. Um die Sprunggelenke zu entlasten, kann zudem eine kleine Halbrolle unter diese gelegt werden. Entweder formen die Hände ein Kissen unter der Stirn oder ein zusätzliches Kissen wird zur Hilfe genommen, um den Nacken in Verlängerung zu bringen.
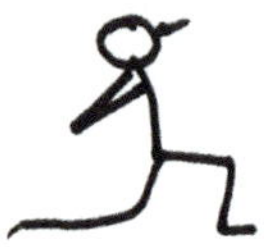	4. Anjaneyasana mit zurückgerichteten Armen **Zielstellung:** Regulation des Sympathikus über Brustwirbelsäulen-Extension, Stimulation des N. vagus, Förderung der Elastizität der HWS-Extensoren und der ventralen Kette, Förderung der posturalen Kontrolle, Aktivierung der Rumpfmuskulatur für die Körperaufrichtung. Aus dem Vierfüßlerstand wird ein Bein weit nach vorn in 90° Flexion im Kniegelenk aufgestellt. Das hintere Bein ist auf dem Boden abgestellt und sollte in mindestens 10°–20° Extension im Hüftgelenk gestreckt sein. Mit der Inspiration werden beide Arme hinter den Rücken gestreckt und die Finger ineinandergelegt. Dabei ist die Bauchmuskulatur aktiv, das Becken stabil und der Blick nach vorn gerichtet. Mit der Exspiration darf eine leichte Rückbeuge in der Brustwirbelsäule erfolgen und das vordere Bein noch ein wenig mehr gebeugt werden. Einige Atemzüge halten, dann Positionswechsel der Beine. Ca. 5 Minuten (➤ Abb. 8.53).	Mit der Inspiration sollte versucht werden, die Rückbeuge noch etwas zu verstärken, um den Druck auf den sympathischen Ganglien vor den Zwischenwirbelgelenken zu reduzieren.

Tab. 8.6 Programm zur Regulation des vegetativen Nervensystems *(Forts.)*

Programmabschnitt	Methode und Durchführung	Hinweise
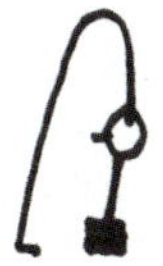	5. **Uttanasana mit Hocker oder mit Block** **Zielstellung:** Aktivierung des Carotis-Sinus-Reflexes, Förderung der Entspannungsfähigkeit und des Loslassens, Förderung der Elastizität der dorsalen Kette. Aus dem hüftbreiten Stand werden die Arme ineinander verschränkt. Mit der Exspiration wird der Oberkörper gebeugt, die Arme werden dabei auf einen Hocker abgelegt. Mit jeder Exspiration wird versucht, noch weiter loszulassen. Der Kopf sollte dabei stets locker bleiben. Ca. 2 Minuten (➤ Abb. 8.54).	Sollte der Hocker zu hoch sein, können auch die Hände auf Blöcken in der passenden Höhe am Boden aufgestellt werden. Vorsicht ist geboten bei Herz-Kreislauf-Patientinnen und -Patienten – hier sollte vorher abgeklärt werden, ob die Asana durchgeführt werden darf.
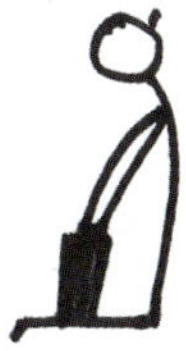	6. **Ustrasana mit Blöcken** **Zielstellung:** Regulierung des Sympathikus, Stimulation des N. vagus, Förderung der Elastizität der ventralen Kette, Förderung der Rumpfaktivität. Aus dem Kniestand wird der Rumpf aktiviert. Mula Bandha stabilisiert zusätzlich den abdominellen Kanister. Die Füße sind aufgestellt oder flach und die Blöcke liegen neben den Außenknöcheln des Fußes in einer passenden Höhe. Mit der nächsten Exspiration wird die Bauchmuskulatur aktiviert und die Hände werden langsam auf die Blöcke gegeben. Im Rumpf kommt es zu einer Rückbeuge. Mit jeder Inspiration wird das Brustbein mehr zur Decke gestreckt. Die Schulterblätter stabilisieren den oberen Rumpf. Nach 5–7 Atemzügen mit Hilfe der Exspiration und Bauchspannung aus der Asana kommen und in Balasana für einige Atemzüge wechseln. Dann wiederholen. Ca. 4–5 Minuten. Alternative: Anstatt auf die Blöcke können die Hände auch ans Becken gegeben werden und so die Rückbeuge im Rumpf unterstützen (➤ Abb. 8.55).	Die Rückbeuge kommt aus dem Hohlkreuz, nicht aus der Lendenwirbelsäule. Die Therapeutin/der Therapeut kann dies fazilitieren durch leichten Schub an den Schulterblättern zur Decke und Unterstützung der Exzentrik der vorderen Brustmuskulatur.
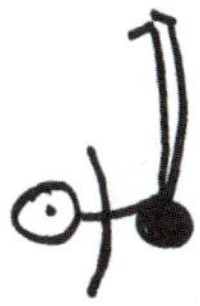	7. **Viparita Karani** **Zielstellung:** Stimulation des N. vagus im Halsbereich, Ausnutzen des Sinus-Carotis-Reflexes, Förderung der posturalen Kontrolle, Förderung der Konzentration und Aufmerksamkeit. Aus der Rückenlage werden die Beine angehoben und die Knie zur Stirn bewegt. Unter das Becken bzw. die Lendenwirbelsäule wird dann ein Meditationskissen gelegt. Die Arme können zusätzlich unterstützend an die Lendenwirbelsäule oder neben dem Körper gelegt werden. Die Beine können nun gestreckt werden. Über die tiefe und langsame Atmung, den verstärkten Blutfluss nach kranial und die Entlastung der Wirbelsäule wird der N. vagus stimuliert. Zwischen 7 und 20 Atemzügen halten. Ca. 4 Minuten (➤ Abb. 8.56).	Der Kopf sollte nicht mehr gedreht werden. Das Gewicht des Körpers verteilt sich auf der Unterstützungsfläche. Tiefe Atmung unterstützt die Entspannungsfähigkeit noch weiter. Patientinnen und Patienten mit Herz-Kreislauf-Beschwerden sollten vorher abklären, ob diese Asana durchgeführt werden kann.
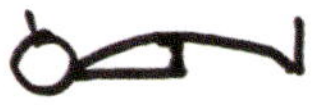	8. **Matsyasana** **Zielstellung:** Reduktion des Sympathikus, Förderung des Parasympathikus, Förderung der Elastizität der ventralen Kette und Kräftigung der dorsalen Kette, Atemvertiefung. Aus der Rückenlage werden die Hände neben das Becken gelegt. Die Beine sind geschlossen. Mit der nächsten Inspiration wird Druck auf die Unterarme gegeben, sodass sich der Oberkörper anheben kann für eine Rückbeuge. Die Beine und der Rückenstrecker werden aktiviert. Der Kopf wird auf dem Hinterkopf aufgestellt, dabei darf der Mund leicht geöffnet sein. Ca. 5–7 Atemzüge halten, entspannen und dann wiederholen. Ca. 3 Minuten (➤ Abb. 8.57).	

Tab. 8.6 Programm zur Regulation des vegetativen Nervensystems *(Forts.)*

Programmabschnitt	Methode und Durchführung	Hinweise
Schluss (ca. 10 Minuten) 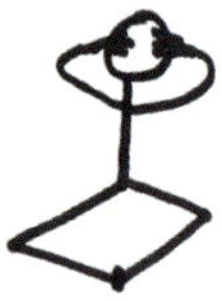	9. **Brahmari-Pranayama** **Zielstellung:** Stimulation des N. vagus im Bereich des Halses, Verlängerung der Exspiration, Förderung der Konzentration und Aufmerksamkeit. In einer sitzenden Position werden die Augen geschlossen. Die Finger werden in einem Mudra am Kopf bzw. Gesicht platziert. Einfacher: Die Zeigefinger verschließen nun die Ohren, sodass der äußere Gehörgang geschlossen ist. In der Exspiration wird ein „Brumm-Laut" erzeugt. Meist bietet sich der Laut „Mhhh" an. Dies einige Male wiederholen und verschiedene Tonhöhen ausprobieren. Ca. 3 Minuten (➤ Abb. 8.58).	Es kann auch ein spezielles Mudra verwendet werden. Dafür verschließen die Daumen die Gehörgänge und die Finger werden auf das Gesicht gelegt: Zeigefinger (über dem Auge), Mittelfinger (unter dem Auge), Ringfinger (an die Mundwinkel), kleine Finger (an die Mundwinkel).
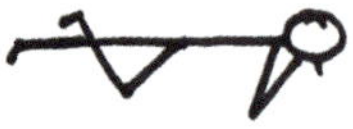	10. **Savasana auf der rechten Seite** (➤ Video 9) **Zielstellung:** Förderung der Entspannungsfähigkeit und Regeneration. Auf die rechte Seite legen. Dabei das untere Bein beugen und das obere Bein ausstrecken. Den Kopf unterlagern, dass dieser in neutraler/entspannter Position liegen kann. Ca. 5–7 Minuten oder länger (➤ Abb. 8.59).	Patientinnen und Patienten mit Herzinsuffizienz oder kardiovaskulären Beschwerden sollten sich eher auf die linke Seite legen, da der Aortenbogen nach links verläuft und so das Blut besser transportiert werden kann. Alternativ die Rückenlage wählen.

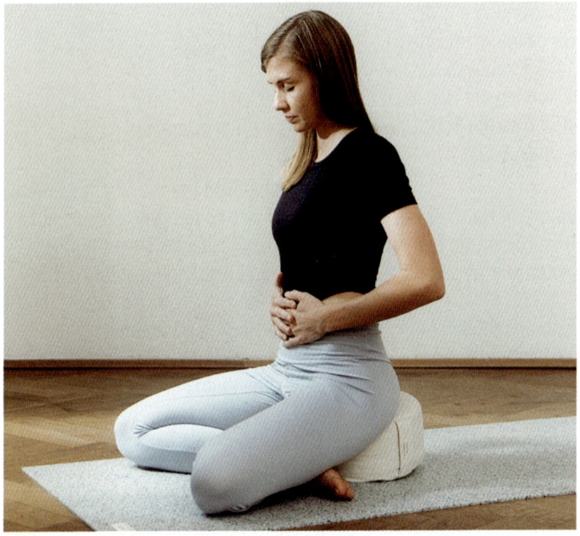

Abb. 8.50 Volle Yoga-Atmung auf dem Yoga-Kissen. [K545]

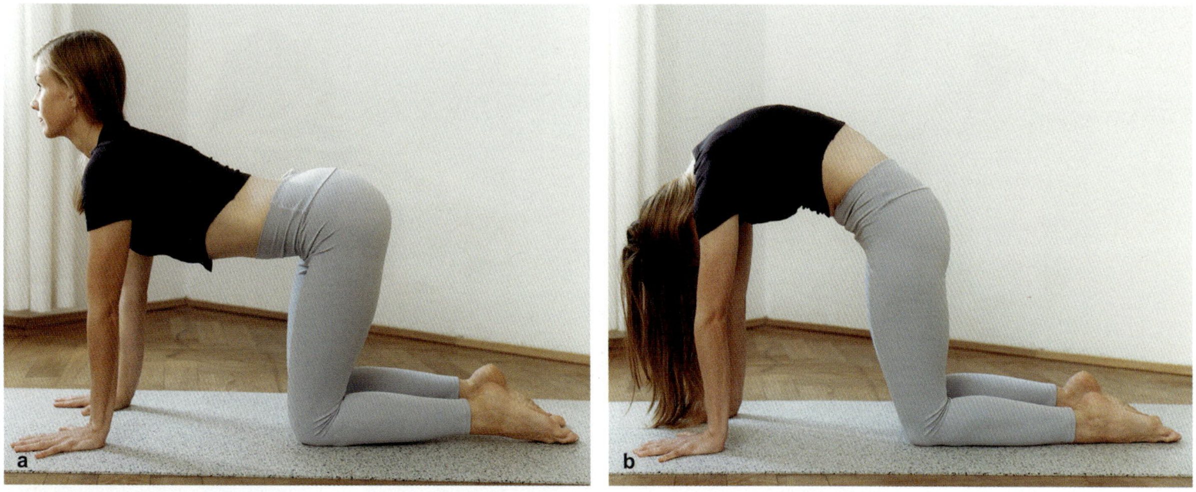

Abb. 8.51 Katze-Kuh-Flow. [K545]

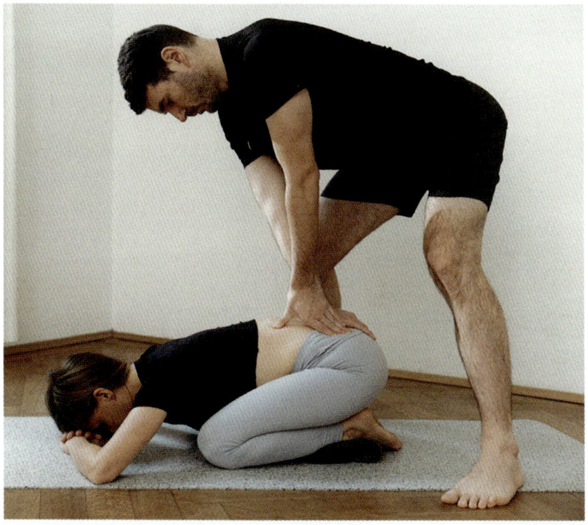

Abb. 8.52 Balasana (➤ Video 10). [K545]

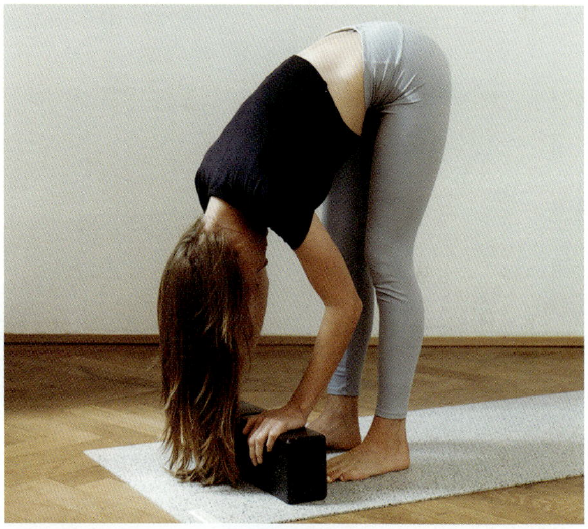

Abb. 8.54 Uttanasana mit Blöcken. [K545]

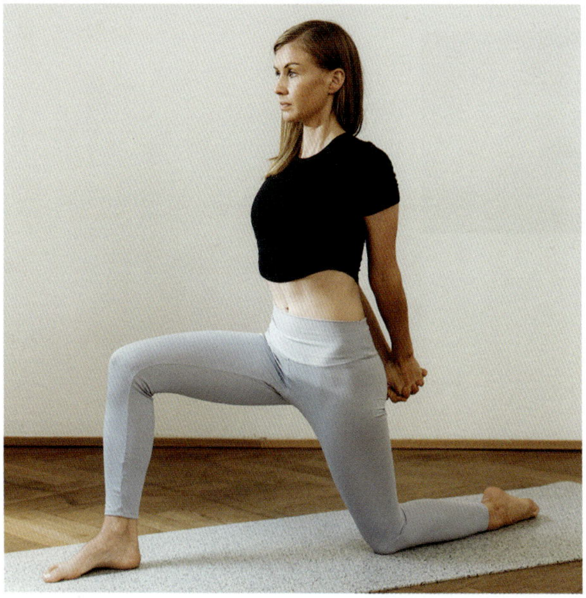

Abb. 8.53 Anjaneyasana mit nach hinten gerichteten Armen. [K545]

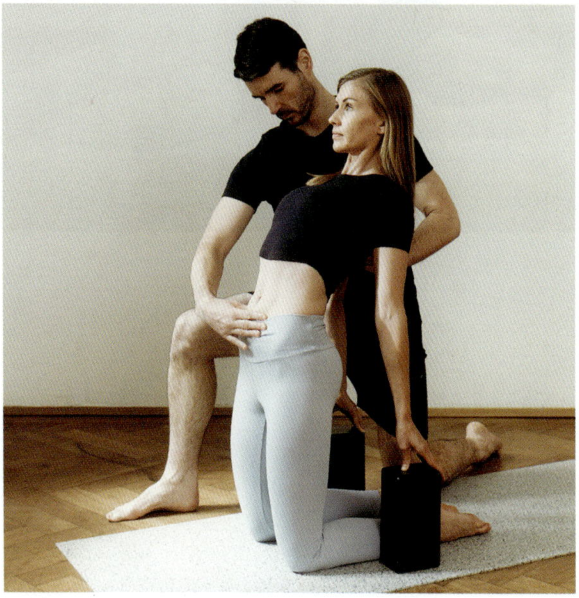

Abb. 8.55 Ustrasana mit Blöcken. [K545]

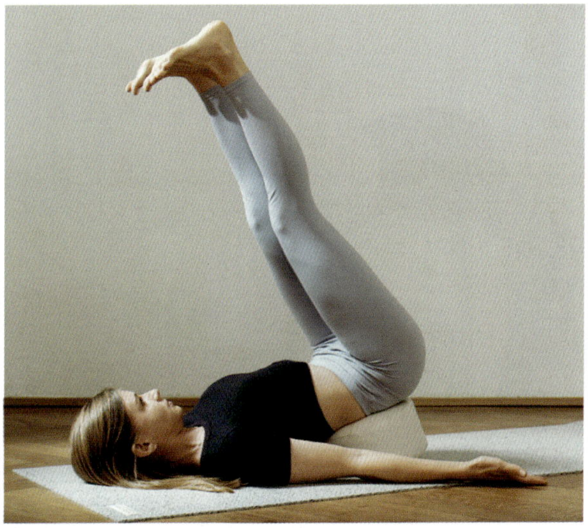

Abb. 8.56 Viparita Karani. [K545]

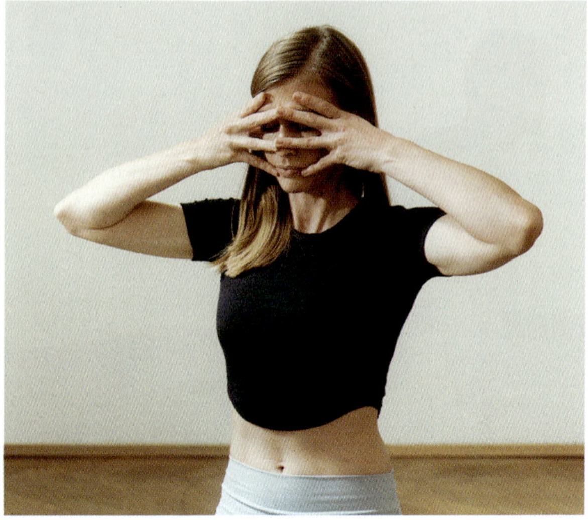

Abb. 8.58 Brahmari Pranayama. [K545]

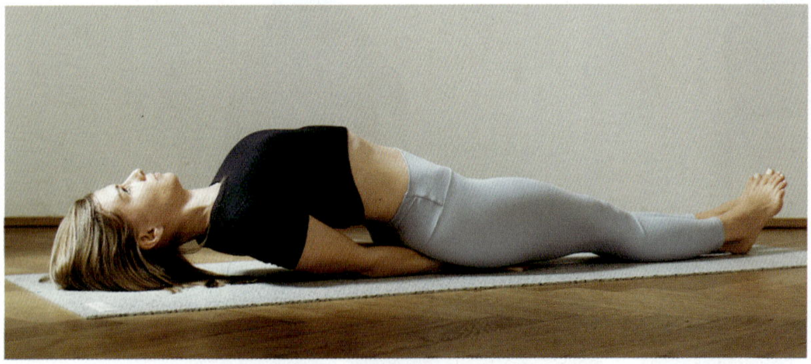

Abb. 8.57 Matsyasana. [K545]

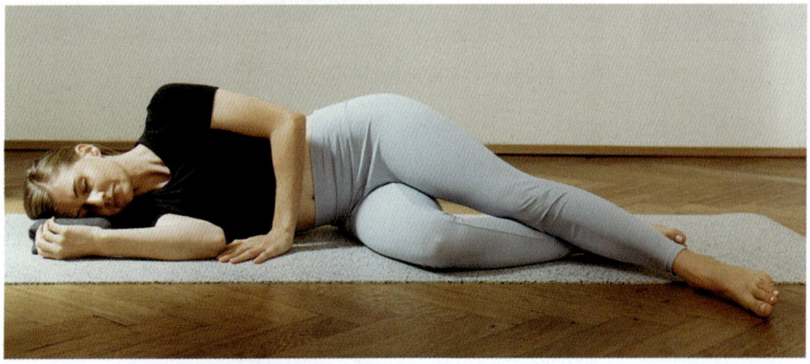

Abb. 8.59 Savasana auf der rechten Seite. [K545]

8.7 Programm zur Stabilisation des abdominellen Kanisters

Dorothea Hauswald

Die yogische Arbeit an der Ausrichtung des abdominellen Kanisters (Anatomie s. ➤ Kapitel 3.3: Der Beckenboden als Basis – die funktionelle Einheit der Körpermitte) erfolgt in diesem Programm mittels einem sehr bekannten Yoga-Flow: „der Sonnengruß".

Der Sonnengruß ist eine Abfolge von Asanas, in denen sich die Beanspruchungen abwechseln: ventrale und dorsalen Dehnungen, Stand und Bauchlage (d. h. hubreich und hubarm), Bewegung und Haltemomente. Es gibt zahllose Variationen des Sonnengrußes, der aber immer im Stand beginnt, den herabschauenden Hund und die Bauchlage beinhaltet und zum Schluss wieder im Stand endet. Je nach Intention können weitere Asanas ergänzt werden. Er kann als schneller Flow praktiziert werden oder auch langsam, haltend, mehr mit Fokus auf den Asanas oder auf den Bewegungen dazwischen, mit Pausen in Tadasana oder Bauchlage (Ashtanganamaskar).

In diesem Programm zur Ausrichtung des abdominellen Kanisters (➤ Tab. 8.7) sind Asanas gewählt, die in besonderem Maße die knöchernen Anteile des abdominellen Kanisters physiologisch zueinander positionieren, sie ausgewogen zu mobilisieren, den Beckenboden konzentrisch und exzentrisch belasten und Bauchwand zu Rückwand in ein ausgewogenes Zusammenspiel bringen. Dabei gilt es, sehr genau die Ausführung der Bewegungen und Positionen in ihrem Alignment zu beobachten und zu korrigieren, um im Detail Gesundheit zu fördern.

Der Sonnengruß wird traditionell im Atemrhythmus ausgeführt. Ein - und Ausatmen sind jeweils Asanas zugeordnet. Dadurch kann sich für die Praktizierende/den Praktizierenden ein individueller Bewegungsrhythmus ergeben, wobei es auch die Praxis gibt, dass der/die Yogalehrende den Atem und Rhythmus der Bewegung durch Kommandos vorgibt. Die Atmung wirkt als Bewegungsmotor und intensiviert die Bewegung des Zwerchfells, stimuliert die Bauch- und Beckenorgane und aktiviert den Beckenboden. Bevor aber Atem, Bewegung und Asanas miteinander kombiniert werden, sollten die Asanas einzeln in ihrer physiologischen Ausrichtung gekonnt werden, die Übergänge zwischen den Asanas flüssig beherrscht werden und sollte die/der Praktizierende die Ausdauer erworben haben, dieses Programm flüssig hintereinander in einigen Wiederholungen auszuführen.

Als therapeutisches Yoga ausgeführt, werden die Asanas des Sonnengrußes erst individuell so geübt, dass die Ausrichtung im abdominellen Kanister erfolgt und die Rumpfmuskeln funktionell zusammenarbeiten. Dann können die Asanas je nach Untersuchungsergebnis und Notwendigkeit kombiniert werden, wahlweise ohne oder mit Atemrhythmus, wobei sich die Bewegung/Asana nach dem Atem und nicht der Atem nach der Bewegung/Asana richtet. Mit der Zeit und der Praxis erweitern sich der Flow und das Programm und sie können, wenn beherrscht, eine wunderbare Stimulation der Körpermitte und des gesamten Körpers sein.

Traditionell wurde der Sonnengruß morgens zur ganzkörperlichen Aktivierung geübt, daher der Name! In der entsprechenden Variation kann er morgens zur Aktivierung, mittags zum Spannungsausgleich, nachmittags zum Regenerieren und abends zur Entspannung eingesetzt werden.

Video 11

Der Sonnengruß – von einfach zu komplex

https://else4.de/voelker_video_11

Tab. 8.7 Programm zur Ausrichtung des abdominellen Kanisters (Einzeltherapeutische Sitzung, 30 Minuten) [M1346]

Programmabschnitt	Methode und Durchführung	Hinweise
Einleitung (ca. 5 Minuten) 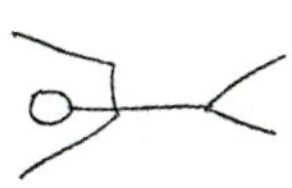	1. **RL mit in die untere und obere Diagonale ausgestreckten Armen und Beinen: Yoga-Vollatmung** **Zielstellung:** Beanspruchung der ventralen Kette auf Exzentrik, Entlastung der aufrichtenden Strukturen, Förderung der BWS-Streckung, Entlastung des Bauchraumes, Intensivierung der Zwerchfellbewegung, Mobilisation der Bauchwandmuskulatur im Atemrhythmus. Die/der Praktizierende legt sich flach auf den Boden und streckt sich aus. Mit offenen oder geschlossenen Augen wird zuerst die Atembewegung der Bauchdecke beobachtet, bevor dann sanft im eigenen Atemrhythmus im Einatem die Bauchwand nach vorne geschoben wird und im Ausatem sich die Bauchwand zurückzieht. Variationen durch bewusste Beanspruchung einzelner Regionen, z. B. Nur Unterbauch nach vorne Ausdehnung eher der Flanken Oberbauch nach vorne Betonung der Rippenbewegung nach oben – außen – hinten im Einatem und Zug nach unten – innen – vorne im Ausatem (➤ Abb. 8.60).	Kann die/der Praktizierende sich nicht X-förmig ausbreiten, weil es Schmerzen oder Unwohlsein im Lenden-, Becken- und Hüftbereich gibt oder die Arme z. B. zu kribbeln anfangen, können die Arme auch neben dem Körper abgelegt werden und die Beine aufgestellt oder auf einen Block gelegt werden.

Tab. 8.7 Programm zur Ausrichtung des abdominellen Kanisters *(Forts.)*

Programmabschnitt	Methode und Durchführung	Hinweise
Hauptteil (ca. 20 Minuten) 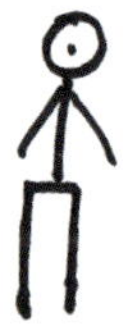	2. **Tadasana** **Zielstellung:** Ausrichtung des abdominellen Kanisters gegen die Schwerkraft, Aktivierung von Beckenboden, Bauchwand und dorsaler Muskulatur bei Thoraxaufrichtung. Im Stand werden die Füße hüftschmal aufgestellt, Füße ca. 11° nach außen zeigend, Beine gestreckt, das Becken in Beckenmittelstellung positioniert (SIAS und Symphyse genau in der Frontalebene), Wirbelsäule lang, Thoraxhebung, Nackenlängung, Arme hängen seitlich. Ausatem (➤ Abb. 8.61a).	Sollte das Becken nicht in Mittelstellung gebracht werden können, könnten leicht gebeugte Beine mit Gewichtsübernahme auf den Fersen die Positionierung erleichtern.
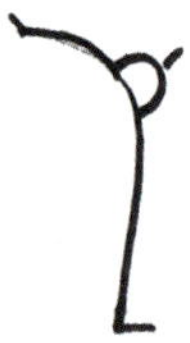	3. **Utthita Ushtrasana** **Zielstellung:** Stabilisation Beine, Becken, Lende; Intensivierung der Thoraxhebung mit Mobilisation in die BWS-Extension, Dehnung des Oberbauches, Mobilisation der Rippen-Wirbelgelenke, Mobilisation des Schultergürtels und der Schultergelenke. Heben beider Arme zur Decke mit weiterlaufender BWS-Extension und Dehnung des Oberbauches. Einatem (➤ Abb. 8.61b).	Die Bewegung erfolgt nur aus Armen und BWS. Das Becken darf sich leicht nach vorne bewegen, ohne aber eine LWS-Extension auszulösen. Die Extension soll auf die BWS beschränkt bleiben. Genaue Beobachtung: Die Beckenmittelstellung bleibt erhalten, die Beinachse verschiebt sich nur minimal nach ventral! Der Kopf wird in Verlängerung der BWS gehalten, die Augen schauen schräg nach oben. Die übermäßige HWS-Extension soll vermieden werden.
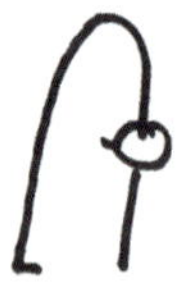	4. **Uttanasana** **Zielstellung:** Dehnung der dorsalen Kette, Mobilisation der Wirbelsäule und des Hüftgelenks in die Flexion. Vom Kopf aus rollt die/der Praktizierende die Wirbelsäule ein, die Hände bewegen sich gen Boden, zum Schluss hängt der Kopf locker und zieht den Oberkörper weiter in Flexion Ausatem (➤ Abb. 8.61c).	Je nach Dehnfähigkeit der dorsalen Oberschenkelmuskeln können die Knie gestreckt oder gebeugt sein. Die Beinachse bleibt nahezu senkrecht über dem Fuß und wird nicht nach dorsal verlagert. Die Hände müssen nicht den Boden erreichen.
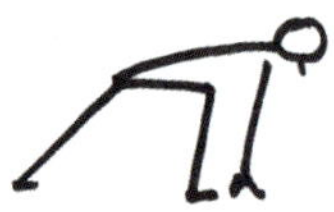	5. **Ashvasanchalanasana** **Zielstellung:** Kräftigung der dorsalen Kette, Mobilisation der Wirbelsäule und des Hüftgelenks in die Extension, Dehnung der Hüftbeuger. Die Hände setzen auf dem Boden auf, ein Bein (z. B. das rechte) setzt weit nach hinten – Streckung von Scheitel bis Ferse. Einatem (➤ Abb. 8.61d).	Das vordere Knie (hier links) bleibt über dem Fuß, so dass der Unterschenkel senkrecht steht. Die Wirbelsäule, besonders die BWS, streckt sich. Sollten zu kurze Arme die Wirbelsäule in die Beugung ziehen, können Klötze als Armverlängerer eingesetzt werden. Das hintere Bein (hier rechts) wird in Dorsalextension mit Zehenextension aufgesetzt und von der Ferse aus in die Länge gebracht. Vorsichtig kann das Becken absinken zur Mobilisation des Hüftgelenks.
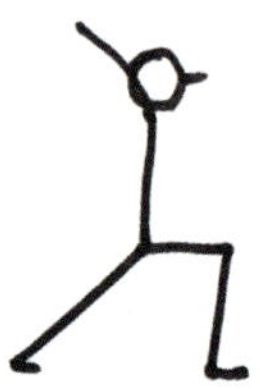	6. **Virabhadrasana** **Zielstellung:** Kräftigung der Beinmuskulatur, Ausrichtung des abdominellen Kanisters und Kräftigung der Rumpfmuskulatur in einer labilen (weil kleinen) Unterstützungsfläche. Vom Becken aus richtet sich die/der Praktizierende auf, streckt die Arme nach oben und hält die unsichere Position. Einatem (➤ Abb. 8.61e).	Die zur Decke zeigenden Arme ziehen den Thorax in die Extension und entlasten den Bauchraum. Das Becken wird in Beckenmittelstellung positioniert. Über die Schrittgröße kann eine Unbeweglichkeit des Hüftgelenks ausgeglichen werden (kleinerer Schritt = weniger Dehnung in der Leistenbeuge). Die Unterstützungsfläche kann über die Spurbreite modifiziert werden: je schmaler desto labiler, breiter als Becken, desto stabiler.

Tab. 8.7 Programm zur Ausrichtung des abdominellen Kanisters *(Forts.)*

Programmabschnitt	Methode und Durchführung	Hinweise
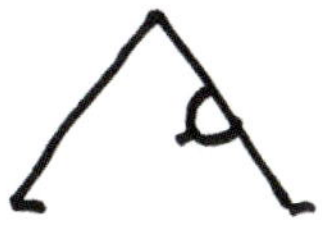	7. **Adho Mukha Svanasana (herabschauender Hund)** **Zielstellung:** Dehnung der dorsalen Kette von Kopf bis Fuß, Mobilisation des Hüftgelenks in die Flexion, Entlastung des Beckenbodens. Der Oberkörper senkt sich so nach vorne, dass die Hände den Boden erreichen. Das vordere Bein wird unter dem Oberkörper nach hinten gefädelt, beide Füße parallel hüftgelenksschmal aufgestellt. Die Hände schieben das Becken nach hinten oben, so dass sich Oberkörper und Beine strecken. Ausatem (➤ Abb. 8.61f).	Schwerpunkt der Asana ist die Streckung des Oberkörpers von den Armen aus (von Kopf bis Steiß). Bei schmerzenden Handgelenken können Blöcke unter den Händen entlasten. Die Knie können zur Unterstützung der Rumpfstreckung leicht gebeugt werden (je nach Dehnfähigkeit der dorsalen Beinmuskulatur). Die Füße werden erst ausgestellt, wenn die Streckung in Wirbelsäule und Knie erreicht ist. Der Abstand Hände zu Füßen kann variiert werden je nach individuellem Therapieziel.
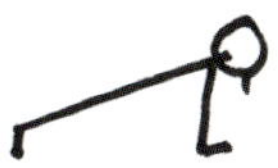	8. **Phalakasana** **Zielstellung:** Kräftigung der ventralen Kette, vor allem von Bauchwandmuskeln und Brustmuskulatur, Kräftigung der Hüftextensoren. Aus dem herabschauenden Hund heraus wird das Becken so gesenkt, dass der Oberkörper und die Beine in sich eine gerade Linie bilden (Plank). Einatem (➤ Abb. 8.61g).	Der in sich gestreckte Thorax wird von den Schultergürtel- und Armmuskeln gehalten (Hände und Schultergelenke genau senkrecht). Eventuell muss der Abstand Hände – Füße verändert werden, damit die volle Streckung erreicht wird. Das Becken wird in leichtem *posterior tilt* (Beckenaufrichtung, LWS leichte Flexion) einstellt, um den M. psoas major auszuschalten und die Aktivität der Bauchwandmuskeln zu erreichen. Besonderes Augenmerk liegt also auf der LWS, die nicht in die Extension geraten darf.
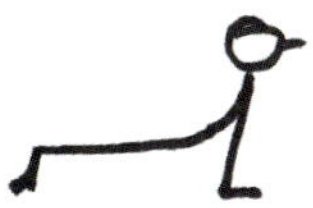	9. Urdhva Mukha Svanasana **Zielstellung:** Dehnung der ventralen Kette, Mobilisation der Wirbelsäule und des Hüftgelenks in die Extension. Aus der „plank" heraus wird das Becken in Richtung Boden gebracht, es entsteht der heraufschauende Hund. Ausatem (➤ Abb. 8.61h).	Die Arme halten über den Schultergürtel den Thorax, der Abstand Akromion zu Kopf verlängert sich. Das Gewicht verteilt sich gleichmäßig zwischen Händen und Füßen. Das Becken hängt nicht passiv in der Lendenwirbelsäule durch, sondern wird von der Bauchwand gehalten.
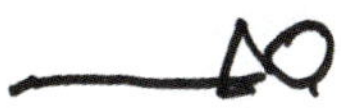	10. **Ashtanganamaskar** **Zielstellung:** Ruhemoment, Dehnung der ventralen Kette, Förderung der physiologischen Stellung der Organe des kleinen Beckens. Mittels Armkraft legt sich der Praktizierende auf den Bauch. Ausatem (➤ Abb. 8.61i).	Die Hände bleiben neben den Schultergelenken platziert, die Ellenbogen und die Stirn sinken zum Boden. In einer längeren Ruhephase können die Hände unter der Stirn übereinandergelegt und dort die Stirn abgestützt werden.
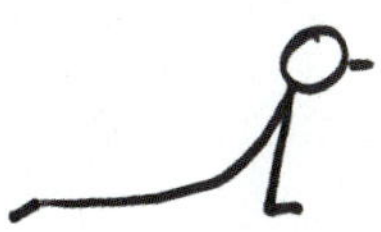	11. **Bhujangasana** **Zielstellung:** Dehnung der ventralen Kette, Förderung der Hüftextension und Brustwirbelsäulen-Extension, Brustkorböffnung, Regulation des Vegetativums. *Variation 1:* „Babykobra". In Bauchlage werden die Hände neben der Brust aufgestellt. Die Füße drücken in den Boden, das Becken drückt in den Boden und mit der Inspiration werden Kopf und Brust leicht abgehoben, der Bauch bleibt liegen. Die Schulterblätter sind aktiv und medialisiert. Die Halswirbelsäule ist stets in Verlängerung, der Nacken ist möglichst lang. *Variation 2:* „Kobra" (➤ Abb. 8.61j). Die Ellenbogen strecken sich, Thorax und Oberbauch heben sich, das Körpergewicht verschiebt sich Richtung Becken. Einatem (➤ Abb. 8.61k).	Der Kopf wird in Verlängerung der Wirbelsäule gehalten und nicht übermäßig gestreckt. Die Kraft der Kobra-Positionen kommt aus den Rückenmuskeln, d. h. die Asana wird aktiv durch Muskelkraft eingenommen und nicht passiv durch Armschub. Die ventralen Unterbauchmuskeln und die Hüftgelenksextensoren halten die LWS und das Hüftgelenk, um Überlastungen vorzubeugen.

Tab. 8.7 Programm zur Ausrichtung des abdominellen Kanisters *(Forts.)*

Programmabschnitt	Methode und Durchführung	Hinweise
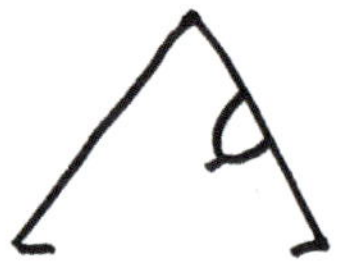	12. **Adho Mukha Svanasana** Von den Armen aus wird das Becken in den herabschauenden Hund geschoben. (siehe 7.) Ausatem (➤ Abb. 8.61k).	
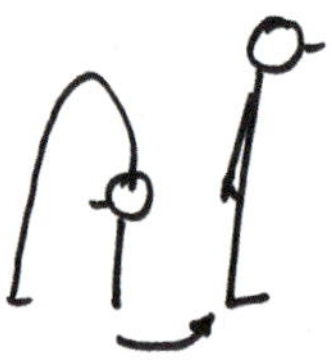	13. **Kleine Schritte vorwärts zu den Händen – hochrollen in den Stand** Einatem (➤ Abb. 8.61l).	
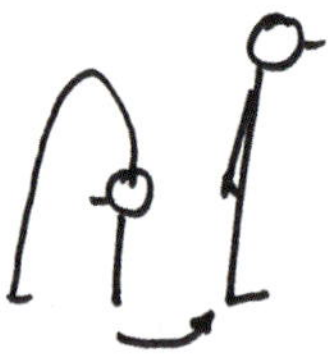	14. **Tadasana** (siehe 2.) Ausatem (➤ Abb. 8.61m).	
Hier beginnt der Flow von neuem, ab 5.) Ashvasanchalasana, mit dem anderen Bein.		
Schluss (ca. 5 Minuten) 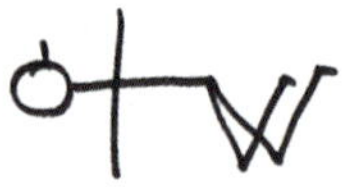	15. **Makarasana** **Zielstellung:** Förderung der Entspannungsfähigkeit, Regulation des Vegetativums, Mobilisation und Dehnung des abdominellen Kanisters in die Rotation. Krokodil: In Rückenlage ausgestreckt liegend wird ein Bein aufgestellt (z. B. das rechte) und über das andere Bein in Höhe Knie gestellt. Die Arme sind in 90° Abduktion seitlich ausgestreckt oder in U-Halte am Boden abgelegt. Das hier rechte Knie wird seitlich links zum Boden gebracht (eventuell von der linken Hand am Boden gehalten). Dies hat eine Drehung in der Wirbelsäule und eine Dehnung der Brustwand zur Folge (➤ Abb. 8.61n).	Die Verwringung sollte im Bereich der Brustwirbelsäule stattfinden. Bei Auslösung von Schmerzen wird das Knie nicht am Boden abgelegt, sondern der Unterschenkel mittels Block oder Bolster unterlagert. Der Blick geht vom gebeugten Knie in Richtung gegenüberliegende Hand.
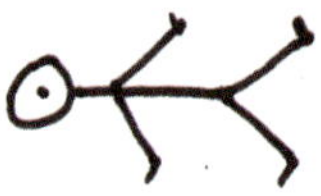	16. **Savasana** **Zielstellung:** Förderung der Entspannungsfähigkeit und der Regeneration. Die Beine ausgleiten lassen und ablegen. Arme und Beine sollten ca. 30° in Abduktion liegen. Der Atem wird nicht forciert, sondern kommt und geht entspannt. Ca. 3–5 Minuten (➤ Abb. 8.61o).	Sollte es zu kühl sein, kann eine Decke genutzt werden. Eine Rolle/Decke unter den Kniekehlen vermindert den Zug des M. iliopsoas auf Becken und Lendenwirbelsäule. Der Kopf kann zusätzlich auf einer Decke oder einem Handtuch gelagert werden

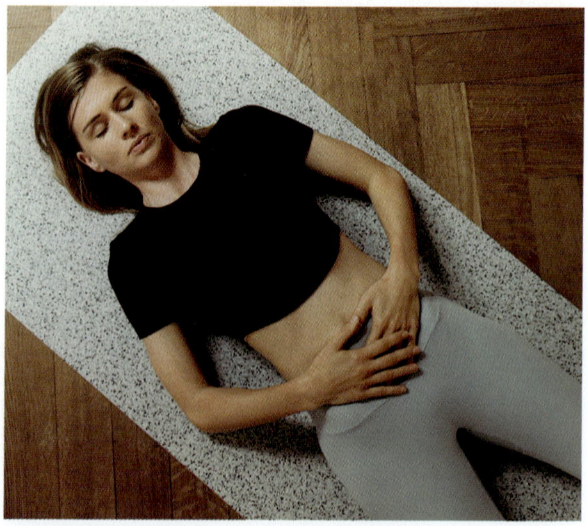

Abb. 8.60 Rückenlage: volle Yoga-Atmung. [K545]

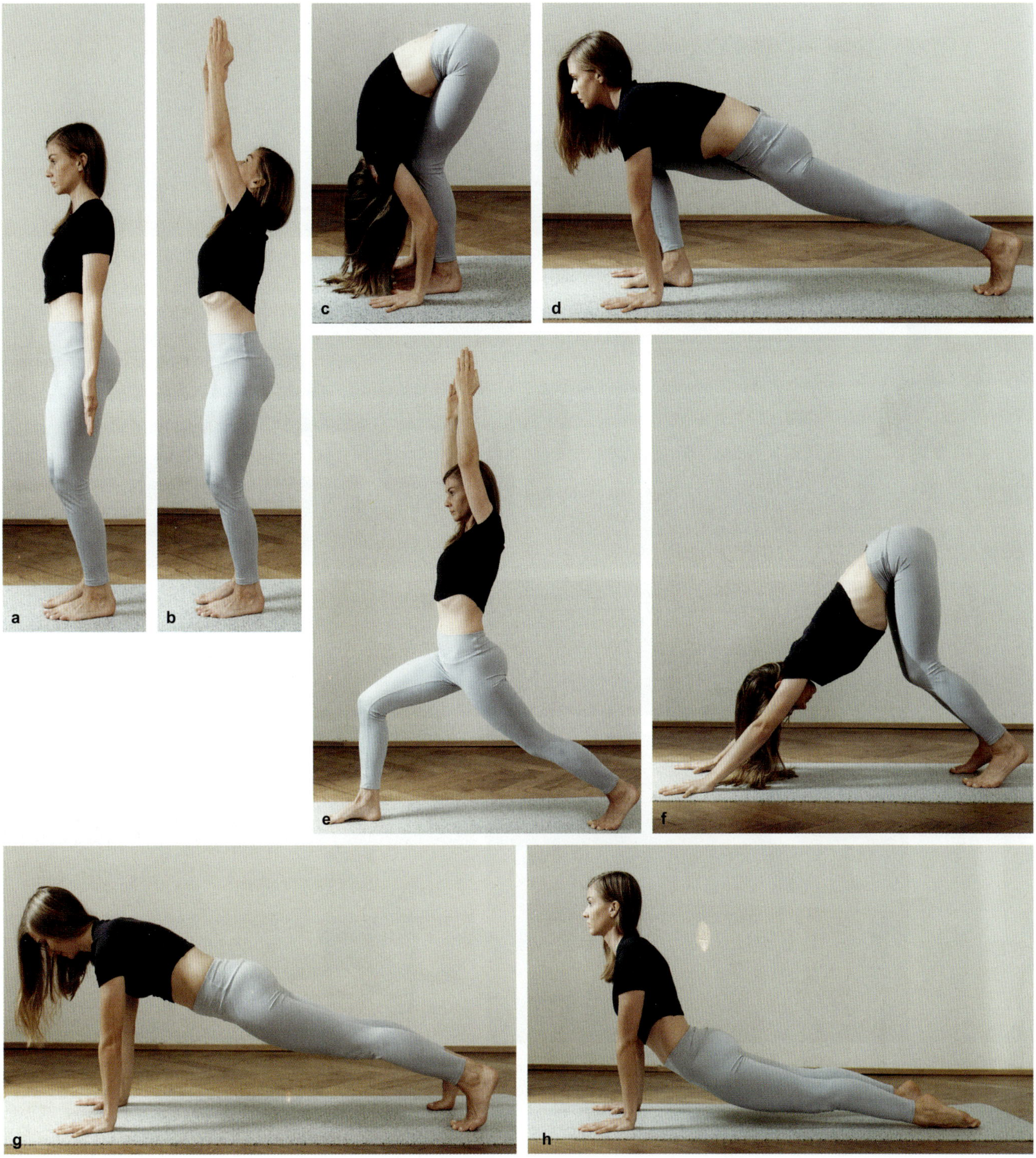

Abb. 8.61 Der Sonnengruß – Bildstrecke (➤ Video 11). **a)** Tadasana, **b)** Uttitha Ushtrasana, **c)** Uttanasana, **d)** Ashvasanchalanasana, **e)** Virabhadrasana, **f)** Adho Mukha Svanasana (herabschauender Hund), **g)** Phalakasana, **h)** Urdhva Mukha Svanasana

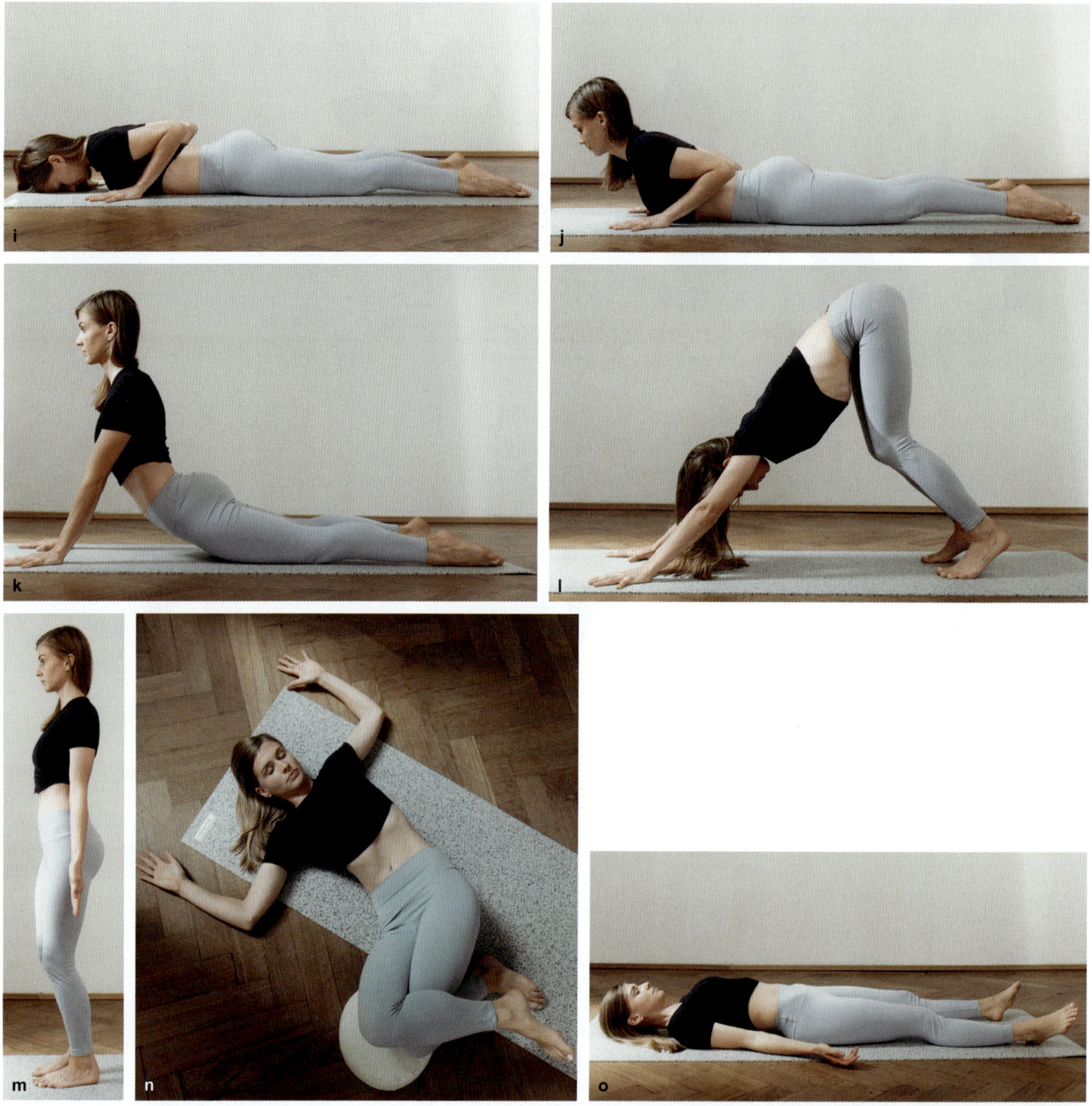

Abb. 8.61 *(Forts.)* **i)** Ashtanganamaskar, **j)** Bhujangasana Variation 1 (Babykobra) **k)** Bhujangasana Variation 2 (Kobra), **l)** Adho Mukha Svanasana, kleine Schritte vorwärts zu den Händen – hochrollen in den Stand (ohne Abbildung), **m)** Tadasana, **n)** Makarasana, **o)** Savasana. [K545]

8.8 Programm zur Schulung der Atmung

Gesine Ufkes

Ohne Atmung könnten wir nicht leben, wir kommen auf die Welt und atmen aus, wir verlassen die Welt und atmen ein. Der Atem ist immer da, die Atmung läuft unterbewusst, ohne dass wir sie willentlich ansteuern. Die Atmung wird über das Gehirn gesteuert. Dazu melden chemische Fühler, sogenannte Chemosensoren, die in den Blutgefäßen sitzen, dem Gehirn die CO_2- und O_2-Konzentrationen. Für die Steuerung ist der CO_2-Gehalt im Blut zuständig. Wenn zuviel CO_2 im Blut ist, erhöht das Atemzentrum die Atemfrequenz.

Machen Sie einmal kurz Pause, setzen sich hin und zählen Sie ihren Atemrhythmus für eine Minute. Ein Atemzug bedeutet jeweils Einatmen und Ausatmen. Wenn Sie 12–15-mal pro Minute atmen, sind Sie im normalen Bereich.

Tipp: Machen Sie das Ganze noch einmal nach einer von mir vorgeschlagenen Atemübung und lassen Sie sich überraschen (➤ Tab. 8.8).

Atmung ist eines der zentralsten Themen im Yoga. Eine wichtige Regel heißt: Der Atem führt die Bewegung. Die Atmung ist sozusagen das „Hilfsmittel", welches wir immer und überall dabeihaben, und so einfach nutzen können, um an bestimmten Themen zu arbeiten.

Im Yoga schwingen Atem und Bewegung in einer perfekten Synergie. Jede Bewegung in einer Asana wird durch eine entsprechende Atmung begleitet. Der Leitsatz heißt: Atem führt die Bewegung, also nicht zuerst die Bewegung, sondern zuerst die Atmung. Durch diese Atmung wird ein hoher Grad an Konzentration, Achtsamkeit und Feinheit für die Bewegung erzielt. Die Yogis haben den Zusammenhang von Atem und Leben in der Beobachtung von Tieren studiert. Tiere die langsam atmen, haben meist auch eine lange Lebensspanne (Skuban 2017, S. 37).

Das Wort für Atemübungen im Yoga ist Pranayama. Prana – Energie, Yama – lenken.

Es gibt hier einige wichtige Regeln zu beachten. Auch Atemübungen sollten sorgfältig trainiert werden. Sie sollten regelmäßig eingeübt und den Fokus auf der Qualität und nicht der Quantität haben, also nicht leistungsorientiert sein. Es ist nämlich auch bei der scheinbar einfachen Atmung Vorsicht geboten.

Tab. 8.8 1. Programm zur Schulung der Atmung.

Programmabschnitt	Methode und Durchführung	Hinweise
Einleitung (ca. 5 Minuten)	1. **Fokussierung** **Zielstellung:** Sensibilisierung und Fokussierung auf die Atmung. Im Sitzen (bequemer Sitz) den Oberkörper aufrichten, Schultern sinken lassen und dann sanft die Augen schließen. Die Hände liegen locker auf den Oberschenkeln. Die Aufmerksamkeit zur Nasenspitze lenken und die Atmung beobachten. Dies bedeutet: nur das Ein- und Ausatmen. Ca. 3–5 Minuten.	Es geht hier um das reine Beobachten der Atmung. Die ganze Aufmerksamkeit ist dabei auf den Ein- und Ausatmen gelegt. Wichtig ist deshalb ein bequemer Sitz, das kann eine kreuzbeinige Sitzhaltung, der Fersensitz oder sogar der Sitz auf dem Stuhl sein. Der Therapeut/die Therapeutin weist dabei immer wieder auf die Konzentration der Atmung hin.
	2. **Nachspüren** **Zielstellung:** Diese Übung hat eine sofortige Wirkung auf den Parasympathikus und ist spürbar. Eine Sensibilisierung für dieses Gefühl wird gefördert. Die Augen werden wieder geöffnet und der eigene Atemrhythmus wird gefunden. Es gilt, die Wirkung der kleinen Atemübung im Körper wahrzunehmen.	Hier geht es vor allem um das Gefühl nach der Atemübung. Diese Wirkung kann im Körper spürbar sein, aber auch in der Art des Denkens. (Entspannung).
Haupteil (ca. 20 Minuten)	3. **Bauchatmung** **Zielstellung:** Tiefe Bauchatmung, oder auch abdominale, diaphragmatische, Zwerchfell- und oder untere Atmung. Hierbei wird der untere Teil der Lunge belüftet. Die Bauchatmung massiert die inneren Organe und wirkt sich positiv auf Herz und Herzgefäße aus. Diese Übung findet im Liegen statt. Zur Verstärkung kann ein kleines Gewicht auf den Bauch gelegt werden oder alternativ die Hände. Das Gewicht oder die Hände bewegen sich mit der EA nach oben und mit der Ausatmung nach unten in Richtung Wirbelsäule. Nach einigen Atemzügen wird die Bauchatmung noch vertieft (➤ Abb. 8.62).	Die Rückenlage sollte auf einer Matte stattfinden, damit die Wirkung der Atemübung auch in der Rückseite des Körpers wahrgenommen wird, da hier ein großer Atemraum vorhanden ist. Die Füße sind aufgestellt, so ist es einfach, in den Bauch zu atmen. Wenn nötig, den Kopf mit einem Kissen unterlagern.
	4. **Rippenatmung** **Zielstellung:** Es findet eine Aktivierung der mittleren Bereiche der Lunge statt. Thorax-, Rippen-, und Zwischenrippenatmung, mit Fokus auf die seitlichen Rippen. Rückenlage mit ausgestreckten oder angewinkelten Beinen. Die Hände liegen seitlich am Brustkorb, die Finger nach vorne, die Daumen zeigen nach hinten. Vertiefung der Einatmung, die Rippen sollten sich spürbar weiten. Der Atem fließt von der Bauchatmung über die Rippenatmung in Richtung Brustatmung. Nach einiger Zeit nach der Einatmung den Atem jeweils kurz anhalten die Einatmung (Sympathikus) zu vertiefen. Zum Schluss Ausatmen und nachspüren (➤ Abb. 8.63).	Alternativ können sich hier die Arme vor dem Körper kreuzen, um dann jeweils rechts und links die Rippen zu greifen. Diese Haltung verstärkt die Wirkung der Atemübung noch mehr.

Tab. 8.8 1. Programm zur Schulung der Atmung. *(Forts.)*

Programmabschnitt	Methode und Durchführung	Hinweise
Endteil (ca. 5 Minuten)	5. **Schlüsselbeinatmung** **Zielstellung:** Förderung der Brustatmung und Belüftung der oberen Lungensegmente. Weiterhin in Rückenlage. Die Hände liegen auf dem Brustbein. Die Einatmung aus dem Bauch über die Rippen bis nach oben zu den Schlüsselbeinen holen. Das Brustbein hebt sich und der Atem kann in den obersten Teil der Lungen fließen. Ein paar tiefe Atemzüge so atmen, dann nach der Einatmung den Atem für einen Moment anhalten, um die Wirkung zu verstärken. Nach einer langen Ausatmung die Arme lösen und nachspüren (➤ Abb. 8.64).	Alternativ hier die Arme kreuzen und die Hände rechts und links nach hinten auf die Schulterblätter legen. Bei der Einatmung weiten sich die Schulterblätter, bei der Ausatmung ziehen sie zueinander hin.
	6. **Integration** **Zielstellung:** Alle drei Atemräume in einer Atmung zu verbinden. Atemvolumen erhöhen, bessere Sauerstoffversorgung und eine sanfte Dehnung der oberen Extremitäten und der Wirbelsäule. Alle Atemräume dorsal und ventral. Es findet eine gute Vorbereitung für alle Atemübungen statt. Tief in den Bauch atmen, ohne Pause weiter zwischen die Rippen in den unteren Teil der Lungen, weiter einatmen bis auch der obere Brustkorb mit Sauerstoff gefüllt ist, danach in der gleichen Reihenfolge ausatmen. Dabei den Bauchnabel nach innen ziehen und langsam den Rücken beugen bzw. über den Rücken ausatmen.	Diese Übung kann auch im Sitzen oder Stehen gemacht werden. Variante hier: In den Bauch atmen, kurz den Atem anhalten, weiter in die Rippen atmen, hier auch wieder kurz anhalten, dann in den Bereich der Schlüsselbeine, den Atem kurz anhalten. Anschließend ohne Technik passiv ausatmen. Weitere Variante: Nach der Ausatmung den Atem kurz halten.
	7. **Savasana** **Zielstellung:** Entspannung des Körpers, Förderung der Regeneration. In Rückenlage, die Beine sind leicht geöffnet, die Füße fallen nach außen, die Arme in 30° Abduktion, Kinn sanft zum Brustbein ziehen. Den Atem fließen lassen.	Eine Decke unter den Kniegelenken kann unterstützend wirken. Mit einer zusätzlichen Decke kann man sich zudecken.

In der Hatha Yoga Pradipika steht:

„So wie Löwen, Elefanten und Tiger nur langsam und allmählich unter Kontrolle gebracht werden, so kann auch der Atem nur nach und nach durch Übung unter Kontrolle gebracht werden, sonst kann es den Übenden töten"

Der Atem ist ein Instrument. Man kann mit Atmung die Spannung im Körper erhöhen oder senken.

Wenn Einatmung erhöht wird, bedeutet das, das der Symphathikus unterstützt wird. Daraus resultiert eine Spannung in den Muskeln, Bluthochdruck, eine höhere Herzfrequenz, der Stresspegel im Körper steigt. Beim Einatmen nehmen wir Sauerstoff auf und jede Zelle des Körpers wird damit versorgt.

Beim Ausatmen unterstützen wir den Parasymphathikus. Die Folgen im Körper: Die Herzfrequenz sinkt, der Blutdruck senkt sich, der Stresspegel sinkt. CO_2 wird abgegeben.

Unser Lebensrhythmus beeinflusst den Atemrhythmus. Viele Menschen atmen nicht mehr bewusst, sondern eher oberflächlich oder flach, weil einen der alltägliche Stress das bewusste Atmen vergessen lässt. Atemübungen wirken sich positiv auf das Atemsystem aus, insbesondere bei Atemwegserkrankungen, sie können das Wohlbefinden und die Vitalität steigern und Stress abbauen.
Ein richtiges Atemverhältnis ist notwendig.

Es wird unterschieden in die vier Atemphasen:
1. Einatmen (EA)
2. Atemhalten (AH)
3. Ausatmen (AA)
4. Atemhalten (AH)

Das optimale Verhältnis beträgt traditionell 1:4:2. Das bedeutet: Das Atemanhalten sollte 4-mal so lange sein wie das Einatmen und das Ausatmen 2-mal solange wie das Einatmen.

Übung

Jeweils eine Zahl steht für das innere Zählen, dies kann von Mensch zu Mensch ganz unterschiedlich sein, da der Atemrhythmus bei jedem unterschiedlich ist. Sinnvoll ist es, dass man eine eigene Taktung für das Zählen hat, dies kann z. B.: Einatmen = 1 zählen bedeuten, indem man innerlich die Zahl 1 leise vor sich hin sagt, dasselbe beim Atemanhalten und Ausatmen.

Einatmung	Atem anhalten	Ausatmen
1	1	2
1	2	2
1	3	2

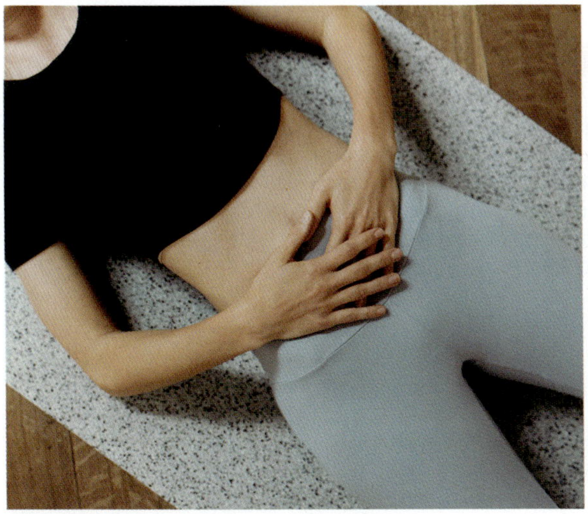

Abb. 8.62 Bauchatmung. [K545]

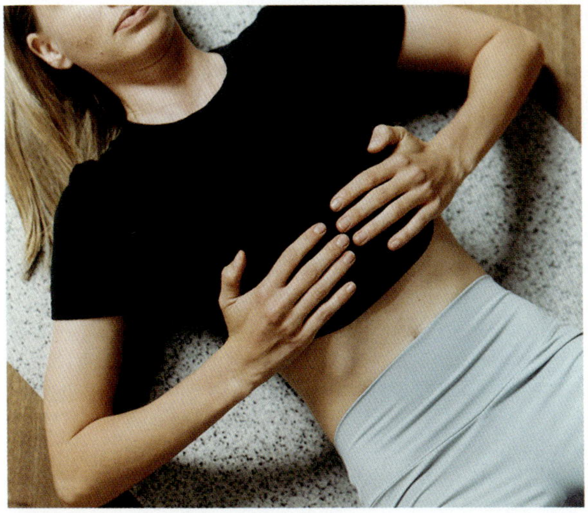

Abb. 8.63 Rippenatmung. [K545]

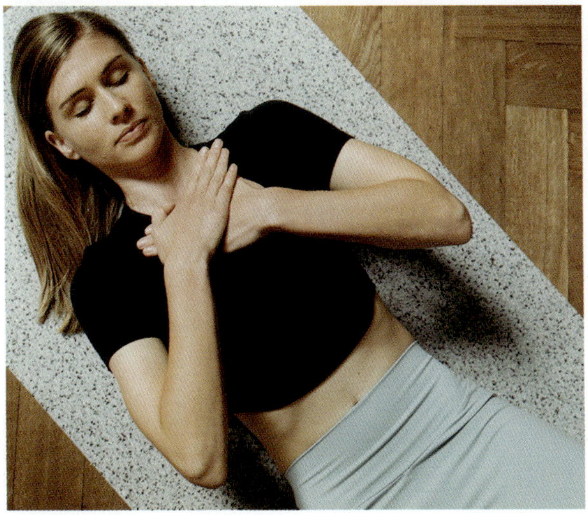

Abb. 8.64 Schlüsselbeinatmung. [K545]

8.8.1 Programm zur Stabilisierung der Mitte/des Zentrums des Körpers

Bandhas

Die Bandhas heißen übersetzt Verschlüsse. Mithilfe von drei Bandhas soll eine gewisse Stabilität im Rumpf erzeugt werden und durch das Lenken der Atmung wird die Aufmerksamkeit und Kraft nach dorsal gelenkt.

Mula Bandha

Der Wurzelverschluss oder auch Beckenbodenspannung. Hier wird die gesamte Muskulatur des gesamten Beckenbodens kontrahiert. Es wird eine Stabilität der Wirbelsäule und der Organe erzeugt sowie die bewusste Ansteuerung der Beckenbodenmuskulatur. In der Regel wird das Bandha mit der Einatmung eingesetzt.

Uddiyana Bandha

Der Bauchnabelverschluss. Der Bereich ober- und unterhalb des Bauchnabels wird nach oben in Richtung der unteren Rippenbögen eingezogen und nach hinten in Richtung Wirbelsäule geschoben. Diese Bandha regt die Verdauung an, stabilisiert den Rumpf und hilft bei der Wahrnehmung der Zwerchfellaktivität.

Jalandhara Bandha

Der Kinnverschluss. Hier wird das Kinn etwas nach vorne geschoben und dann Richtung Brustbein geführt. Dadurch wird unter anderem der Vagus-Nerv aktiviert. Es handelt sich hier um die Kontraktion der Halsflexoren, dabei wird die Halswirbelsäule und gestreckt und stabilisiert. Die Übung ermöglicht die Zirkulation der Blutgefäße und eine bessere Arbeit der Nervenbahnen. Eine Regulation der Herzfrequenz ist ein weiterer Effekt dieses Verschlusses.

Im Folgenden wird ein Programm zur Stabilisierung der Körpermitte mit Hilfe zweier Atemübungen dargestellt (➤ Tab. 8.9). Im Körper findet eine Weitstellung der Gefäße statt (Vasodilatation), die zu einer leichten Blutdrucksenkung führt und diese wiederum zu einer Veränderung der Aktivität des Thalamus. Dadurch werden interozeptive Wahrnehmungen besser weitergeleitet als exterozeptive Signale. Diese Atmung führt also zu einer besseren Körperwahrnehmung. Weiterhin regt diese Atmung die Verdauung an und massiert die Oberbauchorgane sowie das Zwerchfell.

Tab. 8.9 Programm zur Stabilisierung der Mitte/Zentrum des Körpers

Programmabschnitt	Methode und Durchführung	Hinweise
Einleitung (5 Min)	1. **Fokussierung** **Zielstellung:** Erlernen der Technik der Ujjayi-Atmung. Ujjayyi ist der Atem mit Reibelaut. Die Stimmritze wird leicht verschlossen, so entsteht ein sanftes, hörbares Rauschen. Der Bedarf an Sauerstoff wird reduziert, die Atemwege werden gereinigt und die Atemfrequenz wird reduziert. In einer aufrechten Sitzhaltung zunächst durch den Mund ein- und ausatmen. Die Hand vor den Mund halten und sich vorstellen, man „hauche" diese an. Dann den Lippen schließen und tief in die Kehle ein- und ausatmen.	Diese Übung kann zunächst auch nur bei der Ein- bzw. Ausatmung erlernt werden. Es entsteht ein kleiner Sound, der an ein Meeresrauschen erinnert.
Haupteil (20 Minuten)	2. **Atemtechnik** **Zielstellung:** Erlernen der drei Bandhas mithilfe der Ujjayi-Atmung. Mula Bandha mit Ujjayi Diese Übung wird am besten im Liegen einstudiert. Zu Beginn der Einatmung mit Ujjayi wird das erste Bandha, das Mula Bandha, gesetzt. Hierfür wird der M. levator ani aktiviert, so als würde man den Ausscheidungsdrang unterdrücken. Dies geschieht mit der Einatmung. Bei der Ausatmung wird diese leichte Spannung gehalten. Uddhiyana Bandha mit Ujjayi Uddhiyana Bandha wird kurz vor der Ausatmung gesetzt. Das bedeutet, dass der Bauchnabel nach innen und oben unter die Rippen gezogen wird. Während der gesamten Ausatmung dieses Bandha halten. Jalandhara Bandha mit Ujjayi Diese Atemübung lässt sich am leichtesten im Sitzen erlernen. Hierfür wird das Kinn nach der Einatmung in der Atempause nach der Einatmung leicht nach vorne geschoben und dann leicht in Richtung Brustbein gesenkt. Diese Bewegung aktiviert den Vagus-Nerv. Aus diesem Grunde ist es günstig, dieses Bandha während einer Atempause zu setzen. Unmittelbar vor der Ausatmung wird dieses Bandha wieder gelöst.	Vereinfacht wird die gesamte Muskulatur des gesamten Beckenbodens kontrahiert. Diese sanfte Spannung kann auch für die Ausatmung wieder gelöst werden. Dann bei einer erneuten Einatmung wieder anspannen. Zwischen den Atemzügen immer einmal wieder kleine Atempausen einlegen. Und sich etwas Zeit nehmen, um zu entspannen und die Wirkung dieser Atemübung wahrzunehmen. Es genügt eine sanfte Beugung des Kopfes. Hier kann eine angenehme Dehnung des Nackens verspürt werden.
Endteil (5 Minuten)	3. **Kombination von den drei Bandhas mit einer Yoga-Stellung** **Zielstellung:** Intensive Atemübung mithilfe der muskulären Spannung. Kräftigung und Stabilisierung des Rumpfes, Vergrößerung des Atemvolumens, Training des Zwerchfells. Die Patientin/der Patient geht in Rückenlage mit aufgestellten Füßen. Zunächst wird die oben erklärte Ujjayi-Atmung aktiviert. Dazu ist es günstig, die Hände auf den Bauch zu legen. Nachdem die Ujjayi-Atmung aktiviert ist, wird mit der nächsten Einatmung das Mula Bandha gesetzt und der Rücken sanft für die Schulterbrücke gehoben, die Hände bleiben auf dem Boden liegen. Der untere und mittlere Rücken ist vom Boden gelöst, die Ujjayi-Atmung aktiviert und das erste Bandha (Mula Bandha) gesetzt. Automatisch auch hier schon das Jalandhara Bandha (Halsverschluss). Kurz vor der nächsten selbstgewählten Ausatmung wird das Uddiyana Bandha (Bauchnabelverschluss) gesetzt und während der gesamten Ausatmung gehalten, während der Rücken zum Boden abgelegt wird. Zum Schluss alle Bandhas lösen und im eigenen Atemrhythmus atmen.	Die optimale Ausrichtung wird erreicht, wenn die Mittelfinger der Hände die Fersen berühren. Jalandhara Bandha löst sich hier von selbst. Es ist wichtig, in Ruhe zu atmen und so viele Pausen zu machen wie nötig.
	4. **Savasana** **Zielstellung:** Entspannung des Körpers, Förderung der Regeneration. In Rückenlage, die Beine sind leicht geöffnet, die Füße fallen nach außen, die Arme in 30° Abduktion, Kinn sanft zum Brustbein ziehen. Den Atem fließen lassen.	

8.8.2 Programm für Gleichgewicht und Stabilität

Die Wechselatmung oder auch Anuloma Viloma/Nadi Shodana genannt (➤ Tab. 8.10).

Diese Atemtechnik beruhigt den Geist und den Körper und aktiviert beide Gehirnhälften. Die rechte Gehirnhälfte kontrolliert die linke Körperseite und umgekehrt. Das gilt auch für die Nasenlöcher. So kann man davon ausgehen, dass durch das Atmen durch das rechte Nasenloch der Symphathikus aktiviert wird und umgekehrt durch das linke der Parasympathikus. Dies wird interessant in Bezug auf Probleme mit dem Gleichgewichts, Demenz, Schlaganfälle, etc.

Für die Wechselatmung werden im Folgenden drei Methoden vorgestellt:

1. Die einfache Atmung durch ein Nasenloch.
2. Die Atmung abwechselnd durch ein Nasenloch ein und ein Nasenloch aus.
3. Die Atmung wie bei 2. Nach der Einatmung wird das Atmen kurz angehalten.

Video 12

https://else4.de/voelker_video_12

Tab. 8.10 3. Atemprogramm für physisches und psychisches Gleichgewicht

Programmabschnitt	Methode und Durchführung	Hinweise
1. Einleitung (5 Minuten)	1. **Leichte Atemtechnik** **Zielstellung:** Hinführung zur Atemübung. Im Sitzen beide Zeigefinger der jeweiligen Hand an beide Nasenlöcher legen, allerdings die Nase nicht komplett verschließen, nur einen sanften Impuls geben, so dass weiterhin durch beide Nasenlöcher ein- und ausgeatmet werden kann. Ein paar Atemzüge so, danach beide Hände auf die Oberschenkel sinken lassen und den Fokus auf die Wahrnehmung legen.	Die Zeigefinger können an die kleinen Nasengrübchen gehen, und hier nur einen sanften Impuls erzeugen, der Atem sollte trotz allem noch durch die Nase fließen können. Falls der gehobene Arm schwer wird oder das Heben zu einer Anstrengung führt, kann der Arm auch gewechselt werden.
2. Hauptteil (20 Minuten)	2. **Wechselatmung** **Zielstellung:** Erlernen der Atemübung Wechselatmung. Im Sitzen, auf dem Stuhl oder auf dem Boden. Die Haltung sollte bequem sein. Der rechte oder linke Arm wird gehoben, der andere bleibt auf dem Oberschenkel liegen. Am besten streckt man den Daumen und den kleinen Finger und klappt die anderen Finger des gehobenen Armes ein. Der Daumen geht an das rechte Nasenloch, der kleine Finger an das linke Nasenloch. Der Daumen verschließt das rechte Nasenloch. Links einatmen und links ausatmen. Nach ein paar Atemzügen die Hand sinken lassen und die Wirkung der Atemübung wahrnehmen. Anschließend das Nasenloch wechseln. Linkes Nasenloch verschließen und nur rechts ein- und ausatmen. Die Wirkung der Atemübung kann gesteigert werden, indem links eingeatmet, kurz beide Nasenlöcher verschlossen werden, der Atem gehalten und dann rechts ausgeatmet wird (➤ Abb. 8.65).	Diese Methode ist die einfachste und kann als Hinführung zu einer Steigerung der Atemmethode führen, oder separat gehalten werden. Die Taktung der Atmung sollte sich an folgendes Muster halten: 1:1:2. (Eine Einheit einatmen, gleiche Einheit Atem anhalten, und doppelt so lange ausatmen)
3. Endteil (5 Minuten)	3. **Savasana** **Zielstellung:** Entspannung des Körpers, Förderung der Regeneration. In Rückenlage, die Beine sind leicht geöffnet, die Füße fallen nach außen, die Arme in 30° Abduktion, Kinn sanft zum Brustbein ziehen. Den Atem fließen lassen.	

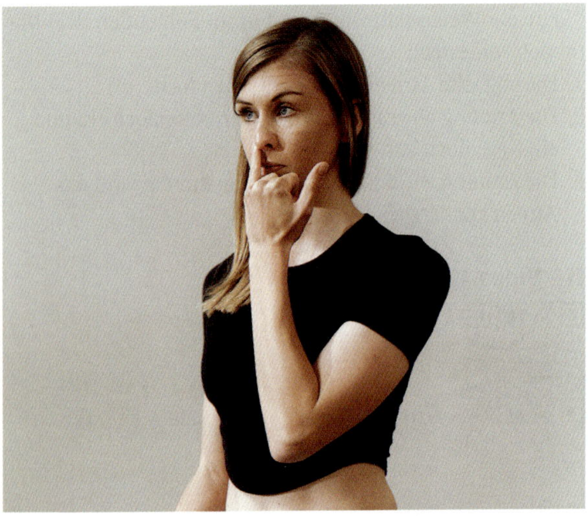

Abb. 8.65 Wechselatmung: Anuloma Viloma. [K545]

8.8.3 Programm gegen Kopfschmerzen

Menschen, die viel am Schreibtisch sitzen, unter Verspannungen im Nacken- und Schulterbereich leiden oder überwiegend kognitiv arbeiten, klagen teilweise über Kopfschmerzen bis hin zu Migräne.

Hier kann mit Hilfe der Technik des Jalandhara Bandha, kombiniert mit einer Atemübung, Abhilfe geschaffen werden (➤ Tab. 8.11).

Die volle Yoga-Atmung von Programm 1 dieses Kapitels bietet die Grundlage.

Durch die Technik des Jalandhara Bandha wird der Vagus-Nerv angeregt. Dies wiederum kann gegen Kopfschmerzen als hilfreich empfunden werden.

LITERATUR

Skuban R. Pranayama. Die heilsame Kraft des Atems. Aquamarin Verlag; 2017.

Tab. 8.11 4. Atemprogramm gegen Kopfschmerzen

Programmabschnitt	Methode und Durchführung	Hinweise
1. Einleitung (10 Minuten)	1. **Einstimmung auf die Atemtechnik** **Zielstellung:** Hinführung zur Atemübung. Im Sitzen die volle Yoga-Atmung praktizieren (siehe Programm 1) Mehrere Runden Bauchatmung Mehrere Runden Rippenatmung Mehrere Runden Brustkorbatmung Danach alle drei Bereiche mit jeweils einer Ein- bzw. Ausatmung verbinden	Die Hände können hier zur Unterstützung auf die jeweiligen Körperstellen gelegt werden.
2. Hauptteil (15 Minuten)	2. **Jalandhara Bandha** **Zielstellung:** Einsetzen des Bandhas in der Atempause. Das Jalandhara Bandha ist der Kinnverschluss. Um ihn einzusetzen, wird das Kinn in der Atempause (also nach einem vollständigen Einatmen mit der Technik der vollen Yoga-Atmung) leicht nach vorne geschoben und dann Richtung Brustbein gesenkt. Während der gesamten Atempause wird diese Position gehalten. Kommt der Ausatemimpuls, den Kopf wieder heben und tief ausatmen. Diese Technik mehrmals wiederholen.	Die Hände können zur Unterstützung auf die Oberschenkel gelegt werden, so bleibt der Oberkörper stabiler aufgerichtet. Wichtig ist, dass die Bewegung nur vom Kopf kommt, das Kinn wird vorgeschoben und dann gesenkt. Verbaler Hinweis: „Denkt an die Haltung des Kopfes wie bei einer Tempeltänzerin."
3. Endteil (5 Minuten)	3. **Savasana** **Zielstellung:** Entspannung des Körpers, Förderung der Regeneration. Entweder im Sitzen auf dem Stuhl, mit dem Rücken an der Lehne. Die zweite Möglichkeit wäre, sich auf den Boden zu legen und die Unterschenkel auf der Sitzfläche des Stuhles zu positionieren.	Fokus auf eine verlängerte Ausatmung legen.

8

KAPITEL

9

Daniel Völker

Assessments zur Überprüfung der Zielstellung

In der therapeutischen Arbeit ist die Anamnese ein essenzieller Prozess, um relevante Informationen über den Patienten zu sammeln und eine ganzheitliche Bewertung seiner gesundheitlichen Situation durchzuführen. Sie bildet den Ausgangspunkt für die (physio-, ergo-, yoga-)therapeutische Diagnose, die weitere Untersuchungsplanung, den Zielstellungsprozess und die Planung eines individuell zugeschnittenen Behandlungsplans.

Der Inhalt der therapeutischen Anamnese umfasst u. a.:

- Krankheitsgeschichte: Hier werden frühere Verletzungen, Operationen oder Erkrankungen erfragt, die Auswirkungen auf die aktuelle Funktionsfähigkeit des Patienten haben könnten. Auch relevante Nebendiagnosen und Medikation sollte ermittelt werden.
- Schmerzbeschreibung: Die Patientin/der Patient beschreibt Art, Lokalisation und Intensität der Schmerzen, um Hinweise auf mögliche Ursachen zu erhalten.
- Funktionsbeeinträchtigungen: Es wird ermittelt, welche alltäglichen Aktivitäten oder Bewegungen der Patientin/dem Patienten Schwierigkeiten bereiten, um gezielt an den relevanten Bereichen zu arbeiten. Gleichzeitig wird aber ermittelt, welche Ressourcen die Patientin/der Patient mitbringt.
- Beruf und Freizeit: Die Therapeutin/der Therapeut erkundigt sich nach den beruflichen Anforderungen und Freizeitaktivitäten, um mögliche Belastungen oder Bewegungsmuster zu erkennen und mögliche Vorerfahrungen miteinbeziehen zu können.
- Soziale Situation: Es werden die häusliche Situation und das familiäre Umfeld erfragt.
- Lebensstil und Bewegungsgewohnheiten: Informationen über Sport, körperliche Aktivität und mögliche ungünstige Verhaltensweisen werden erfasst, um präventive Empfehlungen geben zu können.

Der Bezug der Anamnese zur Befundung liegt darin, dass die Informationen aus der Anamnese der Therapeutin/dem Therapeuten helfen, eine gezielte klinische Untersuchung durchzuführen und die zugrundeliegenden Ursachen für die Beschwerden der Patientin/des Patienten besser zu verstehen. Der Befund dient dann als Grundlage für die Festlegung der therapeutischen Ziele und die Auswahl geeigneter Behandlungstechniken und -methoden. Ein umfassender Anamnesebefund ermöglicht es den Therapeutinnen und Therapeuten auch, eventuelle Kontraindikationen oder Risiken zu erkennen und die Behandlung entsprechend anzupassen, um die bestmögliche Rehabilitation und Genesung der Patientin/des Patienten zu unterstützen. Die fortlaufende Dokumentation der Anamnese während der Therapie ermöglicht zudem eine Verlaufskontrolle und die Anpassung des Behandlungsplans bei Bedarf.

Gemeinsam mit der Patientin/dem Patienten werden dann auf der Grundlage der Anamnese und Befundung persönliche Ziele, Erwartungen und Wünsche abgeklärt und möglichst nach SMART formuliert. SMART steht für:

- S = Spezifisch (Ziele sind genau beschrieben)
- M = Messbar (Ziele erhalten messbare Komponenten)
- A = Attraktiv (Ziele sind für die Patienten und Patientinnen bedeutsam und relevant)
- R = Realistisch (Ziele sind entsprechend des Gesamtbefunds auch erreichbar)

- T = Terminiert (Ziele haben eine zeitliche Begrenzung, bis diese erreicht sind)

Die Formulierung der Ziele nach SMART sorgt für einen ausführlichen, genauen und nachvollziehbaren Therapieplan. Dies sollte unabhängig davon sein, ob yogische Techniken im Rahmen einer physiotherapeutischen Intervention stattfinden, der Patient/die Patientin im Rahmen einer Verordnung von Ärztinnen oder Heilpraktikern auftritt oder Yoga als Präventionsmaßnahme angeboten wird. Die genannten Rahmenbedingungen beeinflussen jedoch unter anderem die zeitlichen, versicherungstechnischen und monetären Faktoren. Grundlage der genauen Zielstellungen bildet die therapeutische Untersuchung. In dieser werden Ressourcen und Hindernisse erfasst, prognostische Einschätzungen ermittelt und therapeutische Maßnahmen abgeleitet.

! MERKE

Defizitärer Blick: Zu häufig wird das erste Augenmerk auf die Problemstellung gelenkt. Die ersten Fragen der Therapeutinnen und Therapeuten lauten häufig: „Was ist ihr Hauptproblem?" oder „Welche Beschwerden haben Sie?". Eine Möglichkeit vom defizitorientierten hin zum ressourcenorientierten Denken und Handeln bildet die Kommunikation! Die Fragen können also lauten: „Was möchten Sie gerne in der Therapieeinheit erarbeiten?" oder „Welche Intention setzen Sie sich mit der Therapie?". Diese Kommunikation hat einen motivierenden und aktivierenden Charakter und stellt die Eigenverantwortung und Selbstwirksamkeit in den Vordergrund.

9.1 Beispiele für SMARTe Zielstellungen im therapeutischen Yoga

Zu Beginn einer therapeutischen Serie (mehrere Behandlungen in regelmäßigen Abständen) wird ein Ziel festgelegt. Folgend sind beispielhaft einige Zielstellungen aus der Praxis aufgeführt:

- Frau A. vergrößert in den nächsten zehn Therapiesitzungen ihre Gehstrecke von 250 m auf 1.000 m, um ihre Einkäufe selbstständig zu erledigen. Dafür wird die kardiopulmonale Belastung verbessert und das subjektive Anstrengungsniveau als Trainingseffekt reduziert.

  Passende Assessments zur Zielkontrolle:
  - 6-Minuten-Gehtest
  - 12-Minuten-Gehtest
  - Borg-Skala
  - Ganganalyse der Gangparameter

  Passende yogische Methoden zur Zielerreichung:
  - Yoga-Flows (z. B. Sonnengruß, tanzender Krieger)
  - Pranayama (z. B. volle Yoga-Atmung)
  - Asanas zur Förderung der Exzentrik (z. B. M. iliopsoas, M. triceps surae)
- Frau B. verbessert in den nächsten acht Therapiesitzungen die Funktionalität der oberen Extremität bezüglich der Überkopfbewegungen für Haushaltstätigkeiten. Hierfür wird die posturale Kontrolle im Rumpf gefördert, die Stabilität der Schulterblätter in der offenen Kette erarbeitet und die Standbeinaktivität trainiert.

  Passende Assessments zur Zielkontrolle:
  - ARAT (Action-Research-Arm-Test)
  - NHPT (Nine-Hole-Peg-Test)
  - WMFT (Wolf-Motor-Function-Test)
  - SHS (Schulter-Hand-Syndrom-Score)
  - GAS (Goal Attainment Scale)

  Passende yogische Methoden zur Zielerreichung:
  - Mobilisierende Asanas (z. B. stehende Rückbeuge mit Atmung, Baum)
  - Stützfördernde Asanas (z. B. Katze-Kuh, Planke)
- Frau C. erarbeitet im März einen symmetrischen und sicheren Stand-Sitz-Übergang. Hierfür wird die exzentrische Aktivität des M. quadriceps femoris, der Mm. glutei und der Rückenstrecker gefördert und der stabile Fuß-Boden-Kontakt erarbeitet.

  Passende Assessments zur Zielkontrolle:
  - Five-Chair-Rise-Test
  - Sit-to-Stand-Test
  - GAS (Goal Attainment Scale)

  Passende yogische Methoden zur Zielerreichung:
  - Stuhl-Flows
  - Krieger II
- Frau D. reduziert ihr subjektives Stressempfinden im Alltag. Dafür werden in den nächsten drei Therapiesitzungen yogische Übungen zur Stressreduktion gelernt, die nach und nach in den Alltag integriert werden sollen.

  Passende Assessment zur Zielkontrolle:
  - Perceived Stress Scale (PSS-10)
  - Stresstagebuch

  Passende yogische Methoden zur Zielerreichung:
  - Meditation
  - Pranayama
  - Asanas mit Schwerpunkt Vorbeugen
- Frau E. entwickelt in den nächsten zehn Therapiesitzungen ein Eigenübungsprogramm als Bewältigungsstrategie ihrer Rückenschmerzen. Diese zielen auf die Förderung der Entspannungsfähigkeit, die Verbesserung der kardiopulmonalen Belastbarkeit und den Aufbau sämtlicher relevanter Muskelgruppen ab.

  Passende Assessments zur Zielkontrolle:
  - STarT-Back-Tool
  - Numerische Rating-Skala (NRS)/visuelle Analogskala (VAS)
  - Roland-Morris Disability Questionnaire (RMDQ)
  - Schmerzfragebogen der DGSS (Deutsche Gesellschaft zum Studium des Schmerzes e. V.)

  Passende yogische Methoden zur Zielerreichung:
  - Tägliche Sonnengrüße im schmerzfreien Rahmen
  - Hatha Yoga
  - Tiefe volle Yoga-Atmung
  - Meditation

9

9.2 Beispiele für geeignete Assessments im therapeutischen Yoga

Folgende Kapitel geben eine Übersicht über mögliche Assessments und Untersuchungsverfahren, die den Therapeuten und Therapeutinnen praktikable Hilfestellung zur Ermittlung von spezifischen Faktoren bieten können. Je nach Assessment bietet sich eine Durchführung zu Beginn und am Ende einer Sitzung, in regelmäßigen Abständen oder innerhalb eines vereinbarten Zeitraums an. Folgende Tabellen zeigen Beispiele von Assessments auf und mit welcher Zielstellung (Untersuchungsgegenstand) diese angewendet werden (➤ Tab. 9.1; ➤ Tab. 9.2; ➤ Tab. 9.3; ➤ Tab. 9.4; ➤ Tab. 9.5; ➤ Tab. 9.6). Gleichzeitig wird ein Bezug des Assessments zur Yoga-Praxis hergestellt.

9.2.1 Assessments zur Untersuchung der Balancefähigkeit und des Sturzrisikos

Tab. 9.1 Beispiele von Assessments: Balancefähigkeit und Sturzrisiko

Assessment	Untersuchungsgegenstand	Anwendung	Yogischer Bezug
Berg Balance Scale (BBS)	Gleichgewichts- reaktionen und posturale Kontrolle, unwillkürliche Bewegungsreaktionen, Stabilität	Zur Untersuchung der Balance und posturalen Kontrolle beim Sitzen, stabilen Stehen, Verlagern des Schwerpunkts	Im Sonnengruß wird das stabile Stehen in der Berghaltung, das Verlagern des Schwerpunks in der stehenden Rückbeuge und Vorbeuge sowie das Wechseln der Ausgangsstellung vom Stand zum Boden gefordert. Besonders bei Bewegungsübergängen in Flows und beim Stabilisieren bestimmter Asanas wird ein aktives posturales System benötigt.
Funktionelle Reichweite (FRT)	Körperschwerpunkt verlagern; unwillkürliche Bewegungsreaktionen	Zur Untersuchung der funktionellen Reichweite, z. B. beim Greifen eines Gegenstandes	Beim Krieger II oder der Stuhl-Position werden die Arme gehoben und das Gewicht wird verlagert
Falls Efficacy Scale International (FES-I)	Subjektive Sturzangst	Erfassung der subjektiven Sturzangst in täglichen Aktivitäten, z. B. Treppe steigen, einkaufen gehen, auf Unebenheiten gehen	Positionswechsel wie beim Sonnengruß (vom Stand zum Boden und umgekehrt) können sowohl Sturzpotenzial als auch Therapiepotenzial haben

9.2.2 Assessments zur Untersuchung der Mobilität und Fortbewegung

Tab. 9.2 Beispiele von Assessments: Mobilität und Fortbewegung

Assessment	Untersuchungs- gegenstand	Anwendung	Yogischer Bezug
Rivermead Mobility Index (RMI)	Mobilität im Alltag	Zur Untersuchung der Mobilität und Aktivität im Alltag, Lage- und Positionswechsel, z. B. Transfers, Treppensteigen, Gehen mit Hilfsmitteln	Positionswechsel einzelner Asanas, z. B. in einem Yoga-Flow
Mobilitätstest nach Tinetti	Gehfähigkeit, Sturzgefährdung und Balance	Erfassung von Bewegungsabläufen und einzelnen Bewegungskomponenten	Positionswechsel einzelner Asanas, z. B. in einem Yoga-Flow sowie Stabilisierung von einzelnen Asanas, z. B. Baum-Position, Krieger II
De Morton Mobility Index (DEMMI)	Mobilität, Gehfähigkeit	Abbildung des Mobilitätsspektrums geriatrischer Patientinnen und Patienten, z. B. Bridging im Bett, Sitzen-Aufstehen, im Bett drehen, selbstständiges Gehen	Positionswechsel einzelner Asanas, z. B. Sonnengruß und das Einnehmen bestimmter Asanas; Halten einzelner Asanas, z. B. Brücke, Stuhl-Position
Functional Gait Assessment (FGA)	Balancefähigkeit beim Gehen	Testung der Balance in unterschiedlichen Aufgaben beim Gehen, z. B. beim Gehen und nach rechts schauen, beim Gehen und über einen Gegenstand treten	Bei Positionswechsel, z. B. aus dem Stand in Krieger II; bei Kopfdrehungen oder Folgebewegungen des Kopfes, z. B. beim Hinterherschauen der anhebenden Arme in der stehenden Rückbeuge

9.2.3 Assessments zur Untersuchung der Oberen Extremität

Tab. 9.3 Beispiele von Assessments: Obere Extremität

Assessment	Untersuchungs- gegenstand	Anwendung	Yogischer Bezug
Handkraftmessung (HKM)	Handkraft, Greifkraft	Darstellung der Handkraft in Kilogramm; gibt Auskunft über den gesamten Muskelzustand der Patientinnen und Patienten; Anwendung bei geriatrischen und neurologischen Patientinnen und Patienten	Beim Halten eines Gurtes, beim Greifen eines Blockes, beim Halten und Greifen, z. B. der Füße in Asanas wie der sitzenden Vorbeuge (Pashimottanasana)
Nine-Hole-Peg-Test (NHPT)	Feinmotorik, Geschicklichkeit, Funktionalität der Finger-Hand-Koordination	Zeitliche und objektive Messung feinmotorisch und koordinativ komplexer Aufgabe für Patientinnen und Patienten mit Rheuma, MS, Schlaganfall, Karpaltunnelsyndrom	Beim Einstellen des Yoga-Gurtes auf die richtige Länge wird Feinmotorik benötigt
Fugl-Meyer Assessment	Motorik und Sensibilität	Bestimmung der Erholung nach Schlaganfall; bei Patientinnen und Patienten nach Schlaganfall	Asanas, bei denen Arm-Hebung oder Streckung des Arms benötigt wird, z. B. Krieger I

9.2.4 Assessments zur Untersuchung der Selbstständigkeit

Tab. 9.4 Beispiele von Assessments: Alltagsaktivitäten

Assessment	Untersuchungs- gegenstand	Anwendung	Yogischer Bezug
Barthel-Index	Selbstständigkeit, Aktivitäten des täglichen Lebens	Bei Patientinnen und Patienten in der Akutphase oder Rehabilitationsphase; zur Verlaufskontrolle geeignet	Items des Index sind für Behandlungsplanung zu ungenau, können aber als Verlaufskontrolle und gezielte Beeinflussung durch yogische Techniken genutzt werden, z. B. Blasenschwäche (Training von Mula Bandha), Lagewechsel (Training von Bewegungs-Flows), Treppe steigen (Training über Stuhl-Flow)
Functional Assessment Measure (FAM)	Kognitive Belastungsfähigkeit und Funktionen, Transfers, Mobilität, Selbstständigkeit im Alltag	Für Patientinnen und Patienten am Ende der neurologischen Rehabilitation oder zu Hause lebend	Items des Assessments können Verlaufskontrolle und gezielte Beeinflussung durch yogische Techniken genutzt werden, z. B. Transfers und Lagewechsel (Training Sonnengruß), Kognition und Aufmerksamkeit (Training durch Meditation und Atmung), soziales Verhalten (Training durch Dankbarkeitsmeditation)

9.2.5 Assessments zur Untersuchung der Atmung und Belastung

Tab. 9.5 Beispiele von Assessments: Atmung und Belastung

Assessment	Untersuchungs- gegenstand	Anwendung	Yogischer Bezug
Atembefund	Atemtiefe, Atemfrequenz, Atemrhythmus, Atembewegungen, Hilfsmuskeleinsatz	Bei Patientinnen und Patienten mit Atembeschwerden, Lungenfunktionsstörungen, Stress, Schmerz, psychosomatischen Beschwerden, orthopädischen Beschwerden der Wirbelsäule und des Brustkorbs	Durch Pranayama- Techniken werden die Atmung und die zugehörigen Komponenten (wie das autonome Nervensystem) beeinflusst; die Atmung ist einer der Grundpfeiler der Yoga-Praxis
Borg-Skala	Subjektive und objektive Belastungsfähigkeit (kardiopulmonal und mental)	Zur Messung des Anstrengungsniveaus und der körperlichen Belastungsreaktionen (Puls und Sauerstoffmessung) in Ruhe und in Aktivität	Als Verlaufskontrolle und Feststellung des Belastungsniveaus vor, während und nach der Belastung/Yoga-Praxis
Sit-to-Stand-Test	Subjektive und objektive Belastungsfähigkeit und Leistungsfähigkeit (kardiopulmonal und mental)	Zur Messung der Leistungsfähigkeit (Schnellkraft, Kraftausdauer, kardiopulmonale Belastung) in Form von Wiederholungen des Sitz-Stand-Transfers und ebendieser Aktivität	Als Verlaufskontrolle und Feststellung des Belastungsniveaus vor, während und nach der Belastung/Yoga-Praxis

9

9.2.6 Weitere Assessments

Tab. 9.6 Weitere Assessments

Assessment	Untersuchungs- gegenstand	Anwendung	Yogischer Bezug
STarT Back Tool	Risiko für Chronifizierung von Rückenschmerzen, Bestimmung von Risikofaktoren	Zur Einschätzung und Ableitung von Maßnahmen bei Patientinnen und Patienten mit Rückenschmerzen	Yoga als Selbstmanagementstrategie der Patientinnen/Patienten und Therapieoption
Umfangmessungen	Muskeltrophik, Muskelvolumen, Schwellungen	Bei Patientinnen und Patienten, bei denen primär das Ziel des Muskelaufbaus oder der Reduktion von Schwellungen besteht; auch als Methode zur Verlaufskontrolle	Yoga kann den Muskelaufbau und den Muskelzuwachs fördern, besonders kräftigende Asanas wie Krieger II, Stuhl, Planke oder herabschauender Hund
Testung der Beweglichkeit und Elastizität (Gelenkmessungen und Muskeldehnungstests)	Passive und aktive Beweglichkeit	Zur Verlaufskontrolle, Feststellung von Gelenkbewegungen, Elastizität der Muskulatur, Feststellung von anatomischen Limitierungen	Für ökonomische Bewegungen wird im Yoga freie Beweglichkeit der Gelenke sowie eine elastische Muskulatur benötigt
Perceived Stress Scale (PSS)	Subjektives Stressempfinden	Zur Ermittlung von Stressoren und des persönlichen Stress-Levels in Form eines Fragebogens, Nutzung als Verlaufskontrolle	Yoga kann als Strategie zur Stressbewältigung genutzt werden

Zusammenfassung

An jedem Anfang einer therapeutischen Einheit steht ein persönliches Gespräch, welches als ein wichtiger Bestandteil der Patienten-Therapeuten Beziehung zu sehen ist. In der folgenden Anamnese werden wichtige Variablen wie Gesundheitszustand, Patientengeschichte oder soziale und umwelttechnische Faktoren ermittelt. In der Befundung werden dann Ressourcen und Hindernisse bestimmt. Gemeinsam formulieren Patientin/Patient und Therapeutin/Therapeut dann eine Zielstellung nach SMARTen Grundsätzen und verständigen sich auf einen therapeutischen Zeitraum. Um die Zielstellung besser abschätzen und eingrenzen zu können und die Baseline (Anfangsstatus) mit dem Outcome (Ergebnis) am Ende vergleichen zu können, werden geeignete Assessments und Untersuchungsverfahren benötigt. Gerade Physio- und Ergotherapeutinnen und -therapeuten bringen meist einen großen Schatz an Untersuchungstechniken mit, die in klassischen Therapiesitzungen verwendet werden. Es gilt, diese passend anzuwenden und daraus geeignete yogische Behandlungsstrategien abzuleiten. So wird die Yoga-Therapie objektiver und somit auch nachvollziehbarer und transparenter. Dennoch sollte nicht vergessen werden, dass es beim Yoga nicht um höher-schneller-weiter geht, sondern häufig die persönliche Erfahrung und das Erleben eine wichtige Stellung einnehmen und per se außerhalb des therapeutischen Rahmens nicht klassisch ergebnisorientiert sein müssen.

Register